U0600794

医院管理理论与实践

主编　郭春涛　邝慧薇　刘向前　焦丰叶
李　敏　蔡　华　陈咏俊

黑龙江科学技术出版社
HEILONGJIANG SCIENCE AND TECHNOLOGY PRESS

图书在版编目(CIP)数据

医院管理理论与实践 / 郭春涛等主编. -- 哈尔滨：黑龙江科学技术出版社，2024.4

ISBN 978-7-5719-2359-4

Ⅰ. ①医… Ⅱ. ①郭… Ⅲ. ①医院—管理 Ⅳ. ①R197.32

中国国家版本馆CIP数据核字（2024）第068963号

医院管理理论与实践

YIYUAN GUANLI LILUN YU SHIJIAN

主　　编　郭春涛　邝慧薇　刘向前　焦丰叶　李　敏　蔡　华　陈咏俊
责任编辑　包金丹
封面设计　宗　宁
出　　版　黑龙江科学技术出版社
　　　　　地址：哈尔滨市南岗区公安街70-2号　邮编：150007
　　　　　电话：（0451）53642106　传真：（0451）53642143
　　　　　网址：www.lkcbs.cn
发　　行　全国新华书店
印　　刷　黑龙江龙江传媒有限责任公司
开　　本　787 mm×1092 mm　1/16
印　　张　22
字　　数　557千字
版　　次　2024年4月第1版
印　　次　2024年4月第1次印刷
书　　号　ISBN 978-7-5719-2359-4
定　　价　198.00元

【版权所有，请勿翻印、转载】

编委会

主　编

郭春涛　邝慧薇　刘向前　焦丰叶

李　敏　蔡　华　陈咏俊

副主编

张彩云　边　璐　陈麦趁　孙淑玉

李　冉　秦令民　唐　琳

编　委（按姓氏笔画排序）

邝慧薇（广东省人民医院南海医院）

边　璐（滨州医学院烟台附属医院）

刘向前（潍坊市人民医院）

孙淑玉（烟台市中医医院）

李　冉（中国航天科工集团七三一医院）

李　敏（青岛市即墨区中医医院）

张彩云（滨州市中医医院）

陈麦趁（广东药科大学附属第一医院）

陈咏俊（高密市人民医院）

秦令民（日照市皮肤病防治所）

郭春涛（淄博市第四人民医院）

唐　琳（沧州医学高等专科学校）

焦丰叶（青岛市卫生健康委员会医院发展中心）

蔡　华（济南市中心医院）

前　言

医院是最大限度满足患者就医，为人类卫生健康事业服务的社会公益机构。医疗质量管理是医院健康、稳步发展的基本保障。随着医疗改革的深入，医院管理也出现了许多新的特征。因此，编写一本适应现代医院管理的指导用书也变得十分必要。本书是根据国家医疗行业的相关政策法规、医院管理科学规律和实践经验，以及编者自身践行医院医疗管理工作的经验和教训编写而成，旨在指导医院进行科学化、规范化、制度化、常态化管理。在编写过程中，各位编者遵循科学性、规范性、严谨性、指导性和实用性的基本原则，希望能为医疗机构全面合理管理行政和业务工作提供参考。

本书内容是管理学等相关学科在医院管理中的具体应用。本书充分借鉴了管理学等相关学科的理论和方法，对医院病案基础管理、医院药事管理、医疗质量管理、医务与医疗安全管理、医院电子病历管理、医院感染管理等内容进行了较为详细的阐述。本书全面总结了各位编者的医院管理实践经验，提出了现代化建设标准体系与建设方法，展示了医院管理的成果，涵盖了近年来我国医院管理实践中应用广泛或正在逐步引入的管理理论与方法，对于提高医院经济管理水平和决策效率起到一定推动作用。本书内容涵盖面广，既注重基础，又突出重点，可供广大医院管理者阅读使用。

由于管理学领域发展迅速，加之编者编写经验有限、日常工作繁重、编写时间紧张等诸多因素，书中缺点和错误之处在所难免，诚请广大读者提出批评，以便提高。

《医院管理理论与实践》编委会

2024 年 2 月

目　录

第一章

管理学与医院管理学

第一节　管理学的概述

一、管理的概念

管理是人类社会活动的重要组成部分之一，是一切有组织的社会劳动必不可少的活动过程。解决有限资源与相互竞争的多种目标之间的矛盾是管理的基本任务，如何将有限的资源在相互竞争的多种目标之间合理分配，如何有效组织、控制和协调资源，如何领导和激励生产实践活动中最重要的人力资源，这些都是管理者面对的重要问题。

（一）管理的定义

从字面上讲，管理就是管辖和处理的意思。管理作为一个科学概念，到目前为止还没有一个统一的为大多数人所接受的定义。国内外专家学者由于研究管理时的出发点不同，他们对管理所下的定义也就不同，但都从某个侧面反映了管理的不同内涵。强调工作任务的人认为，管理是由一个或多个人来协调其他人的活动，以便收到个人单独活动所不能收到的效果。强调管理者个人领导艺术的人认为，管理就是领导，基于组织中的一切有目的的活动都是在不同层次的领导者的领导下进行的，组织活动是否有效，取决于这些领导者个人领导活动是否具有有效性。强调决策作用的人认为，管理就是决策。

还有许多专家学者对管理下了很多定义，如哈罗德·孔茨在其《管理学》一书中指出，管理就是设计和保持一种良好环境，使人在群体里高效率地完成既定目标；斯蒂芬·P·罗宾斯认为，管理是指同别人一起，或通过别人使活动完成得更有效的过程；丹尼尔·A·雷恩认为，管理是指管理者为有效地达到组织目标，对组织资源和组织活动有意识、有组织、不断地进行的协调活动。

管理要解决的本质问题是有限资源与组织目标之间的矛盾。管理通常是指在特定环境下，通过计划、组织、控制、激励和领导等活动，协调人力、物力、财力和信息等资源，以期更好地实现组织目标的过程。这包含以下四层含义：管理采取的措施是计划、组织、控制、激励和领导这五项基本活动，又称为管理的五大基本职能；通过五项基本活动，对人、财、物、信息、时间等组织资源进行有效的协调与整合；管理作为一种有目的的活动，必须为有效实现组织目标服务，以使整个组织活动更加富有成效，这也是管理活动的根本目的；管理活动是在一定的环境中进行的，环境既给管理创造了一定的条件和机会，同时也对管理形成一定的约束和威胁，有效的管理必须充分考虑组织内外的特定条件。

（二）管理的基本特征

1.管理具有必然性

管理是共同劳动的产物，在社会化大生产条件下得到强化和发展，广泛适用于社会的一切领域，已成为现代社会极为重要的社会功能。随着生产力的发展和人类社会的进步，资源与目标之间的矛盾越来越复杂，管理的重要性也更加突出，管理越来越成为经济社会发展的关键因素。当今世界，各国经济社会发展水平的高低很大程度上取决于其管理水平的高低。

2.管理具有两重性

一种是与生产力相联系的管理的自然属性，另一种是与生产关系相联系的管理的社会属性。管理的自然属性是指通过组织生产力、协作劳动，使生产过程联系为一个统一整体所必需的活动，并取决于生产力发展水平和劳动社会化程度。同时管理又是管理者维护和巩固生产关系，实现特定生产或业务活动目的的一种职能，这是管理的社会属性，取决于社会关系的性质和社会制度。

3.管理具有不确定性

影响管理效果的因素往往很多，而许多因素是无法完全预知的。其中最难以精确把握的就是人的因素，包括人的思想、个性和人际关系等，都是管理的主要对象，但同时又都是不确定和模糊的。所以类似这种无法预知的因素造成管理结果的不确定性。

4.管理具有系统性

组织作为一个整体是由各要素的有机结合而构成的。在进行管理时，经常需要考虑各要素之间的关系，以及单个要素变化对其他要素和整个组织的影响，以全局和联系的方式来思考和解决问题。

5.管理既是科学又是艺术

管理是一门科学，它具有科学的特点，即客观性、实践性、理论系统性、真理性和发展性，管理的科学性在于其强调客观规律，研究对象和管理规律均客观存在。管理也是一门艺术，能够像艺术一样，熟练地运用知识并且通过巧妙的技能来达到某种效果，具有实践、创新、原则性和灵活性等特点，符合艺术的特点。

二、管理学理论

管理的观念与实践已经存在了数千年，但管理形成一门学科才有一百多年的历史，以泰勒的科学管理理论的产生为标志，可简单划分为古典管理理论、中期管理理论和现代管理理论等阶段。

（一）古典管理理论

自从有了人类历史就有了管理，管理思想是随着生产力的发展而发展起来的。在古典管理理论出现之前，管理者完全凭自己的经验进行管理，没有管理规范与系统制度，被称为经验管理或传统管理。此后，随着生产力的发展，管理理论开始创立与发展，以泰勒的科学管理和法约尔的一般管理为代表。

1.科学管理理论

创始人泰勒出生在美国费城一个富裕家庭，主要代表著作有《计件工资制》《车间管理》和《科学管理原理》。《科学管理原理》奠定了科学管理理论的基础，标志着科学管理思想的正式形成，泰勒也因此被西方管理学界称为“科学管理之父”。泰勒的主要思想和贡献：管理的中心问题是提高劳动生产率，工时研究与劳动方法的标准化，科学地挑选与培训工人，实行差别计件工资制，管理职能与作业职能分离，强调科学管理的核心是“一场彻底的心理革命”。

2.一般管理理论

在以泰勒为代表的一些人在美国倡导科学管理的时候，欧洲也出现了一些古典的管理理论及其代表人物，其中影响最大的要属法约尔及其一般管理理论。法约尔将企业的全部活动概括为六种：技术性工作，商业性工作，财务性工作，会计性工作，安全性工作，管理性工作。法约尔在《工业管理与一般管理》一书中提出了一般管理理论。法约尔的主要管理思想与贡献：对企业经营活动的概括，最早提出管理的职能，系统地总结管理的一般原则，对等级制度与沟通的研究，重视管理者的素质与训练。

(二)中期管理理论

1.人际关系理论

尽管泰勒的科学管理理论与法约尔的一般管理理论在20世纪初对提高企业的劳动生产率产生了很大作用，但是仅通过此种理论和方法解决提高生产率的问题是有难度的。一个以专门研究人的因素来达到调动人的积极性的学派——人际关系学派应运而生，为以后的行为科学学派奠定了基础，也是由科学管理过渡到现代管理的跳板。该学派的代表人物是美国哈佛大学的心理学教授梅奥，代表作为《工业文明的人类问题》。人际关系理论是从著名的霍桑试验开始的，试验结果表明，生产率提高的原因不在于工作条件的变化，而在于人的因素；生产不仅受物理、生理因素的影响，更受社会环境、社会心理因素的影响。梅奥认为企业中的人首先是“社会人”，即人是社会动物，而不是早期科学管理理论所描述的“经济人”；生产效率主要取决于职工的工作态度和人们的相互关系；重视“非正式组织”的存在与作用。

2.系统组织理论

巴纳德是对中期管理思想有卓越贡献的学者之一，是社会系统学派的创始人。该理论认为，社会的各个组织都是一个合作的系统，都是社会这个大协作系统的某个部分或方面；组织不论大小，其存在和发展都必须具备3个条件，即明确的目标、协作的意愿和良好的沟通；同时必须符合组织效力和组织效率这2个基本原则，组织效力是指组织实现其目标的能力或实现目标的程度，组织效率是指组织在实现其目标的过程中满足其成员个人目标的能力或程度。

(三)现代管理理论

现代管理理论产生与发展的时期是管理思想最活跃、管理理论发展最快的时期，也是管理理论步入成熟的时期。第二次世界大战以后，世界政治趋于稳定，生产社会化程度的日益提高，现代科学技术日新月异的发展，人们对管理理论普遍重视，出现许多新的管理理论和学说，并形成众多学派，称为“管理理论丛林”，其代表性学派如下。

1.管理过程学派

以亨利、厄威克、古利克、孔茨、奥唐奈等为代表，该学派认为，无论是什么性质的组织，管理人员的职能是共同的。法约尔认为管理有五种职能，包括计划、组织、人员配备、指挥和控制，它们构成一个完整的管理过程。管理职能具有普遍性，即各级管理人员都执行着管理职能，但侧重点不同。

2.行为科学学派

行为科学学派是在人际关系理论的基础上发展起来的，代表人物和代表作有马斯洛及《激励与个人》、赫兹伯格及《工作的推动力》、麦格雷戈及《企业的人性方面》。该学派认为管理是经由他人达到组织目标，管理中最重要的因素是对人的管理，所以要研究如何调动人的积极性，并创造一种能使下级充分发挥力量的工作环境，在此基础上指导他们的工作。

3.决策理论学派

从社会系统学派发展而来，主要代表人物是曾获诺贝尔经济学奖的赫伯特·西蒙，其代表作为《管理决策新科学》。该学派认为，管理就是决策。管理活动全部过程都是决策的过程，管理是以决策为特征的；决策是管理人员的主要任务，管理人员应该集中研究决策问题。

除上述代表性学派外，现代管理科学理论还包括伯法的数理学派、伍德沃德的权变理论学派、德鲁克和戴尔的经验主义学派、卡斯特和卢森特的系统管理学派等。此后，随着社会经济的迅速发展，特别是信息技术的发展与知识经济的出现，世界形势发生了极为深刻的变化。面对信息化、全球化、经济一体化等新的形势，管理出现了一些全新的发展，这些理论代表了管理理论的新趋势，包括企业文化、战略管理思想、企业流程再造、学习型组织和虚拟企业等。同时，现代管理也出现了战略化、信息化、人性化和弹性化等趋势。

（刘向前）

第二节 医院管理的发展动态与改革热点

一、医院管理的发展动态

（一）法人治理结构

“法人治理”一词源于公司治理，是指所有者对经营者的一种监督与制衡机制，即通过制度安排，合理配置所有者与经营者之间的权利与责任关系，以保证所有者利益的最大化，防止经营者对所有者利益的背离。具体表现为股东会、董事会、经理层、监事会等分权与制衡的结构安排，又称为法人治理结构。

我国的公立医院属于事业单位法人，按大陆法属于公法人，政府以其财政对公立医院的债务承担无限责任，公立医院与政府间为行政隶属关系，政府实际上承担了公立医院的出资人、行业监管者和上级主管部门等多重角色。我国的公立医院治理架构主要是实行院长负责制，院长是法定代表人，全面负责医院的建设发展，党委发挥政治核心和监督保障作用，职代会参与民主管理。现阶段，医院的法人治理结构尚未建立和完善，公立医院法人缺乏完整的出资人代表，所有者职能分散，所有权和经营权的缺位、越位和不到位情况并存。国家医改方案中明确提出要“完善医院法人治理结构”。公立医院的法人治理结构是对出资人、医院和行业监管部门三方权利的一种制度安排。通过这种制度安排，既能有效保障作为出资人的政府利益，又能够维护公立医院作为经营者的自主权利，还能实现对公立医院的有效监督。建立公立医院法人治理结构是公立医院改革的基本任务，对于改善公立医院管理具有重要意义。

(二)建立现代医院管理制度

现代医院管理制度是指适应社会发展需求和公立医院改革要求,能够有效改进医院管理、提高医院运行效率、保障医院公益性质、符合行业发展规律的一系列医院制度的总和,包括产权制度、组织制度、法律制度、领导制度和监督制度等形成的管理体制,以及在该体制运行环境下医院处理与各方面关系的行为规范、行为方式、行为准则等。在现代医院管理制度下,医院是自主管理、自负盈亏、自我发展、自我约束的独立法人实体和市场竞争主体,产权明晰、权责明确、政医分开、管理科学。现代医院管理制度的建立包含了管理体制、运行机制、补偿机制、监管机制等方面的改革,以及政府职能的转变。政事分开、管办分开的管理体制是现代医院管理的基础;包括医院人事薪酬、财务和信息管理制度等在内的运行机制的改革是现代医院管理的核心;改革补偿机制,改变以药养医模式是建立现代医院管理的重要推动力;而建立完善的信息公开、审计监察、绩效考核制度则是现代医院管理的保障。

(三)注重公立医院公益性

社会组织的公益性是指一定社会组织通过自身有目的的活动,以非营利方式向社会提供某种满足社会和公众基本需要的产品或服务的行为。社会公共事业机构的公益性由政府设置这类机构的公益目的决定,医院的公益性是卫生事业公益性的具体体现。在我国医疗服务提供体系中,公立医院占有绝对主体优势地位。公益性是公立医院的基本属性,本质是为全体居民提供均等、可及的基本医疗服务。

目前社会普遍认为存在公立医院公益性的弱化或淡化,注重和强化公立医院公益性是公立医院改革的根本任务。一般认为,公立医院公益性核心的加强在于强化政府主导责任和完善治理机制,具体途径可以从制度设计、制度保障和制度执行 3 个维度入手,重点关注政府投入和医院管理及监管 2 个关键环节。在政府投入方面,一是要以国家和地区财力、城乡居民支付能力及医疗服务需要出发,科学合理地确定公立医院的数量和配置要求;二是准确计算医务人员的劳务价值,通过调整医疗服务价格等手段,理顺扭曲的补偿机制;三是确保对公立医院的基本公共投入,落实对传染病医院、精神病医院、职业病防治院、妇女儿童医院和中医院的投入倾斜政策。在医院管理和监管方面,公立医院的办医主体要加强公立医院的全面预算管理,将所有收支纳入预算;建立符合社会需要和行业特点的绩效考核体系和激励约束机制,引导公立医院加强内部管理,提高效率、节约成本、控制费用、优化服务。

(四)管理人员职业化

医院管理人员职业化是指医院管理工作由医院管理专门职业技能培训、掌握管理科学知识和技能,以从事医院管理为其主要经济来源的专门人员担任,医院管理人员的职业化是当前世界各国医院管理队伍建设的重要趋势。现阶段,我国绝大多数的医院院长是医学专家,其中临床医学专家占多数,大多从专业技术人员中选拔出来,经过一定程度的管理培训。院长中相当一部分是某一专业技术领域的专家和权威,临床实践经验丰富,但缺乏系统的医院管理培训;在从事管理工作的同时,还要兼顾自己的专业技术工作,从事医院管理的时间相对有限。近年来,管理人员的职业化越来越被关注,国务院办公厅颁布的《关于城市公立医院综合改革试点的指导意见》中要求加强公立医院院长职业培训。中共中央办公厅发布的《事业单位领导人员管理暂行规定》中强调要通过严格标准条件、规范选拔任用、从严管理监督等方面加强事业单位领导班子职业化水平。医院一方面要积极招募具有行政管理和医院管理专业背景的人员从事医院行政管理工作,规范医院管理人员岗位培训,加强系统的医院管理知识和技能的培训;另一方面,加强制度建设，明确医院管理干部任职要求，减少临床、管理兼职情况，提升管理队伍的职业化水平。

（五）管理手段信息化

医院管理手段信息化就是充分利用现代化信息技术手段，通过建设各类信息系统，实现患者诊疗信息和行政管理信息的采集、加工、存储、传输和服务功能。目前，各地二、三级医院已建成医院信息系统，包括临床信息系统、医学影像信息系统、实验室信息系统及办公自动化系统。一些发达地区的三级医院已开始建设覆盖整个医院管理环路的医院资源计划系统，系统涉及财务成本核算、预算管理、人事薪酬、物流管理、绩效管理等一体化综合管理系统。通过信息的处理、共享与交换，为医院的医疗、科研、教学和管理等提供决策支持。信息化手段在医院管理中的应用主要有业务、管理和决策三个层面。业务应用围绕日常诊疗活动展开，侧重便捷患者诊疗、保障医疗安全、优化服务流程、降低诊疗费用、提升服务质量；管理应用围绕医院运行活动展开，强调提升运行效率、降低运行成本、优化绩效分配、引导可持续发展；决策应用则注重基于海量数据支持，开展决策咨询和战略规划，实现管理的循证决策。

二、医院管理的改革热点

（一）区域卫生规划与卫生资源整合

区域卫生规划是指在一个特定的区域范围内，根据经济发展、人口结构、地理环境、卫生与疾病状况、不同人群需求等多方面因素，确定区域卫生发展方向、发展目标与发展模式，合理配置卫生资源，合理布局不同层次、不同功能、不同规模的卫生机构，使卫生总供给与总需求基本平衡，形成区域卫生的整体发展，是政府对卫生事业发展进行宏观调控的主要手段。区域卫生规划的核心是卫生资源配置，以需求和问题为导向，服从于经济社会发展和医药卫生体制改革需要，从而实现区域医疗卫生服务体系整体效能的提升。卫生资源的配置须关注资源结构、配置效率和服务能级 3 个要素。

目前，大中城市中心城区的卫生资源配置已达到相当水平，区域卫生规划的重点也从新增资源布局转变为存量资源整合。资源整合是指在资源总量不变的前提下，为达到优化配置的目标，将不同隶属关系、不同级别、不同类别和不同功能的资源聚合到一起，形成分工合作、有机统一的整体的过程。卫生资源的整合一般分为纵向整合和横向整合，纵向整合是指在提供服务过程中具有不同功能、提供不同服务的医疗机构之间的协作；横向整合是指在提供服务过程中具有相同功能、提供相似服务的医疗机构之间的协作。在实践中医院的纵向整合多表现为多部门、跨系统间不同层次机构的整合，如医疗集团的组建；而横向整合多为同一办医主体为提高资源配置效率，组织相同级别或能级的医院间的有机组合、资源共享。

（二）公立医院管理体制改革（“管办分开”）

国家医改方案中明确将“管办分开”作为公立医院管理体制改革的核心内容。政事分开，管办分开，就是把政府的公共管理职能和作为出资人的职能分离，强化政府社会管理和公共服务职能。“管办分开”的“管”就是“管行业”，侧重监管，履行规划、标准、准入、监督等职能，由卫生行政部门承担；“办”就是“办实业”，侧重举办，履行内部管理、日常运行、经营发展等职能，由办医主体承担。

我国北京市海淀区、上海市、无锡市、成都市等地相继开展了区域范围的卫生系统“管办分开”改革探索。管办分开后，各地办医主体主要从 4 个方面探索建立出资人制度：①通过建立现代医院管理制度，推动公立医院管理体制和运行机制改革。②运用规划管理手段和资源聚集优势，提升医院的整体运行效率。③加强医院的软硬件建设，提升医院的核心竞争力。④优化医院服务流程，规范服务行为，缓解人民群众看病就医突出问题。有的还积极探索建立群众监督委员会、卫生行政部门和其他政府部门等多方共同参与的外部治理架构。

（三）公立医院补偿机制改革

长期以来政府对公立医院的投入不足，并执行低于成本的医疗服务价格，由此形成的“以药养医”的公立医院补偿模式，也被认为是造成公立医院公益性淡化和“看病贵”的重要原因，补偿机制的改革成为公立医院改革的难点和重点。国家医改方案明确提出将公立医院补偿由服务收费、药品加成收入和财政补助三个渠道逐步改为服务收费和财政补助两个渠道，也就是说补偿机制改革的主要举措是增加政府投入、调整医疗服务价格和取消药品加成。政府负责公立医院基本建设、大型设备购置、重点学科发展、符合国家规定的离退休人员费用和政策性亏损补偿等，对公立医院承担的公共卫生任务给予专项补助，保障政府指定的紧急救治、援外、支农、支边等公共服务经费，对中医院（民族医院）、传染病医院、职业病防治院、精神病医院、妇产医院和儿童医院等在投入政策上予以倾斜。加强政府对公立医院的投入，引导公立医院加强公益性和专业化管理，通过制度设计激励公立医院在保证服务质量的同时保持较高的服务效率是顺利推进补偿机制改革的关键。

（四）内部绩效考核和评估

绩效考核是指组织按照既定的战略目标，运用一定的标准和指标，对员工的工作行为及取得的业绩进行评估，并运用评估结果对员工未来的工作行为和业绩产生正面引导的过程和方法，目前已被普遍引入医院内部管理体制。开展医院内部绩效考核和评估是提高管理效率，降低运行成本，改善服务结果及科学合理分配人员薪酬的重要举措。

大多数二、三级医院都结合各自实际建立起了内部绩效考核和评估指标体系，以及与之相配套的收入分配制度。公立医院内部医院绩效考核和评估指标多围绕医院公益性、患者满意度、服务量、服务质量、资源利用效率、可持续发展能力等维度展开。考核和评估的常用方法包括目标管理法、360°绩效考核法、关键绩效指标法、平衡计分卡法等。指标权重设定和测量常用的方法包括以德尔菲法为代表的专家咨询和以数据包络分析、秩和比法等为代表的数理统计方法。在具体指标值采集上，基于医院信息系统的客观指标采集占据主导地位。此外，按绩效支付理论和按疾病诊断相关组分类也在医院的内部绩效考核和评估中扮演了重要的角色。

（五）公立医院内部运行机制改革

公立医院的内部运行机制是指在现有管理体制下，基于一定的政策环境、资源配置结构、卫生筹资方式和保障制度约束，医院按照客观规律组织实现政策目标的方式和途径。《关于公立医院试点改革的指导意见》指出公立医院内部运行机制改革的内容主要包括以下几方面。

（1）完善医院内部决策执行机制，完善院长负责制，按照法人治理结构的规定履行管理职责，严格执行“三重一大”决策制度；实施院务公开，推进民主管理。

（2）完善医院组织结构、规章制度和岗位职责，推进医院管理的制度化、规范化和现代化。

（3）完善医院财务会计管理制度，严格预算管理和收支管理，加强成本核算，加强资产管理，建立健全内部控制，探索实行总会计师制度。

（4）深化人事制度改革，完善分配激励机制，科学合理核定人员编制，建立健全内部绩效考核和薪酬分配制度，充分调动医务人员的积极性。通过公立医院的内部运行机制改革，加强医院的专业化、精细化和规范化管理，注重社会满意、学科建设、服务质量、服务效率，促使公立医院的发展模式由粗放扩张向注重内涵转变。

(六)医院流程再造

哈默尔首次提出业务流程再造,核心是改变以往组织中按职能设置部门的管理方式,代之以面向顾客满意度的业务流程为中心。流程再造被引入医院,目的是以业务流程再造理论为指导,以"流程导向"为目标,以"顾客满意"为标准,运用现代人文手段,通过建立流畅的服务链,对医院内所有的工作流程及医院外的沟通流程加以改造,以达到改善服务、适应患者需求和降低成本的目的。在实施医院流程再造的过程中,需要关注的关键环节主要有以下3个:①与患者关系最密切的流程;②不合理的、无价值的流程;③最能获得医护人员支持和参与的流程。在我国,医院流程再造的研究和发展的目的在于促使医院建立真正以患者为中心的服务流程,使患者从入院到出院全程成为一个完整通畅、快捷优质的服务通道,从而提高患者与医务人员的满意度。

(七)信息化支撑的医院精细化管理

医院精细化管理是现代医院管理的基本要求,信息化则是实现医院精细化管理的重要支撑。近年来医院都相继建成了医院信息系统、临床信息系统、实验室信息系统、放射信息管理系统、医学影像信息系统等,以及通过区域卫生平台实现医院间的互联共享,并向标准化、区域化、集成化、智能化方向发展。应用信息化手段辅助管理决策,推动医院管理向专业化、科学化和精细化转变。基于医院信息化平台的精细化管理主要包括以下 3 个方面。

1.精细化质量管理指标体系

包含反映医院各种精细化管理制度的量化指标,并保证各项管理制度能通过体系中的指标得到彻底的贯彻执行。

2.信息化基础支撑体系

在精细化管理的实施过程中,首要任务是确保从医院各类信息系统(医院信息系统、临床信息系统、实验室信息系统、医学影像信息系统)等基础支撑体系中抽取源数据的可得性、正确性和完整性,通过精细化的业务数据科学、客观、准确地反映医院运营中各个层面的真实状态。

3.精细化质量管理的应用系统

依托信息化平台的各类业务应用,必须与医院自身的管理思路及相应的制度建设高度契合,以保证精细化管理的持续性和发展性。

(八)住院医师规范化培训

住院医师规范化培训是指医学专业毕业生在完成医学院校教育之后,以住院医师的身份在认定的培训基地接受以提高临床能力为主的系统性、规范化培训。作为毕业后医学教育的一个重要组成部分,住院医师规范化培训是医学生成长为合格临床医师的必由之路,对保证临床医师专业水准和医疗服务质量具有极为重要的作用。《临床住院医师规范化培训试行办法》曾正式对住院医师规范化培训工作作出规定。国家医改方案也明确将住院医师规范化培训制度列入当年5 项重点改革任务中。住院医师规范化培训的推行包含确定招收对象、培训内容和模式,遴选培训基地,实施培训招收和考核认证等内容。在机构编制核定、人员待遇、学位衔接和经费保障方面都需要相应的配套政策支持。上海等公立医院改革试点城市已分别结合实际,探索建立起了住院医师规范化培训制度。7 个部门联合出台了《关于建立住院医师规范化培训制度的指导意见》,对全国范围内全面启动住院医师规范化培训工作提出了具体要求。

(九)医师多点执业

为解决我国卫生人力资源配置总量不足且结构不均衡的问题,国家医改方案中明确提出研究探索注册医师多点执业。同年 9 月，国务院卫生行政主管部门也下发了关于医师多点执业有关问题的通知，医师可以在两个以上医疗机构从事诊疗活动即多点执业。政府希望通过行政规定鼓励和推动医师多点执业政策的实施，以促进医疗资源合理流动，在让更多患者享受到优质医疗资源的同时，也让广大医师最大限度地发挥自身价值，获得更多收益。

医师多点执业在我国尚处于探索试行阶段，在政策实施过程中还有诸多配套问题需要完善并同步推进，主要有 3 个方面。

(1)完善修订《执业医师法》等相关法律法规，明确医师多点执业的法律保障。

(2)健全完善相关配套制度，包括健全医疗质量管理制度、建立医师风险保障制度和改革医师人事管理制度。

(3)完善医师执业监督管理，既发挥卫生行政部门对医师多点执业行为的有效监管，也要发挥医师协会等行业组织的自律监督。

(十)医患关系改善与医疗纠纷处理

医患关系是医疗活动中基本的人际关系，是以临床医师为中心的医疗服务供方和以患者为中心的医疗服务需方在医疗服务过程中形成的相互影响、相互制约的特殊关系。近年来，医患关系日趋紧张。据统计全国平均每年、每家医疗机构发生医疗纠纷的数量多达 40 起。尤其近年来，医疗纠纷数量逐年递增，许多医疗纠纷演变为恶性的伤医、杀医事件，甚至出现职业“医闹”，严重扰乱了正常的医疗秩序，医院在处理医疗纠纷的过程中牵涉了大量的人力、物力。《医疗事故处理条例》中规定，处理医疗纠纷有协商、行政调解和司法诉讼三个途径。但在实践中行政调解运用较少，多地也引入了以司法部门主导设立的医患纠纷人民调解委员会(简称医调委)的第三方调解机制帮助处理医疗纠纷。面对日趋紧张、信任缺失的医患关系，目前在处理医患纠纷的实践中医患关系的社会属性越来越受到关注，提出运用社会工作理论解决医患纠纷。医务社会工作是指在医院中运用社会工作的专业知识和技术，为实现患者康复的目的开展一系列包括与疾病的预防、治疗、康复有关的社会和心理方面的专业服务，充分体现“以患者为中心”的服务理念，成为患者、家属、医务人员、医院管理者和社会各方沟通的桥梁，大力开展医务社会工作已成为构建和谐医患关系的重要策略。

(边　璐)

第三节　医院功能与医院服务

一、医院功能

医院功能也就是医院的任务。《医疗机构管理条例》指出医疗机构(含医院)是以尊重生命、救死扶伤、维护和保证公民健康为宗旨，要以患者为中心，在提高医疗质量的基础上，保证教学和科研任务的完成，并不断提高教学质量和科研水平。同时做好预防、指导基层工作。国外有的将医院功能分为照料病员、培养医师及其他人员、增进大众健康和推进医学的研究 4 个方面。医院的基本功能应如下。

（一）医疗

医疗是医院的主要功能。医院医疗工作以诊疗与护理两大业务为主体，医疗与辅助业务密切配合，形成一个医疗整体，为患者服务。医院医疗一般分为门诊医疗、住院医疗、康复医疗和急救医疗。门诊、急诊诊疗是第一线，住院患者诊疗是重点。

（二）教育培训医务人员及相关专业人员

医学教育有个显著的特点，就是学校只是医学教育的一部分，必须经过毕业后医学教育才能培养成为一个合格的医师。临床医学是实践医学，医院是住院医师的规范化培训和专科医师培养的基地。临床研究生的培养也是大型医院，尤其是教学医院的基本任务。医院必须具有对全体医院工作人员进行培养教育的功能。发挥这一功能才能不断培育专业医务人才队伍，提高业务技术水平，提高医疗质量。此外，教学医院还要承担临床教学的任务。

（三）开展科学研究

医院是集中进行医疗实践的场所。医院开展科学研究是提高业务水平的需要，如开展新业务、新疗法，要先进行实验研究，取得成果，然后用于临床，对临床研究，往往能对医学发展做出贡献，提高医疗质量。医院在医疗实践中蕴藏着无数的研究课题，医院必须具有临床医学研究的功能。

（四）预防保健和社区医疗服务

医院不仅单纯为了治疗患者，还必须进行预防保健工作，开展社区医疗服务，成为人民群众健康服务活动的中心。要扩大预防，指导基层，开展健康咨询、门诊和住院体格检查、疾病普查、妇幼保健指导、卫生宣教等业务。医院必须对社会保健作出自己的贡献。

（五）康复功能

医院的康复功能日益受到重视。事实上，康复范围不只是康复各种治疗，其涵盖范围相当广泛，其主要目的与功能分别是：第一要让每一位患者能在生理上完全康复，第二是使每位患者在心理上完全摆脱创伤，第三则是使患者能早日回归社会，第四是使患者发挥其原来的角色功能，而不是留下任何疾病的阴影，第五为预防患者再患同一伤病而住院。

以上五项功能不是各自孤立的，而是相互联系、相辅相成的。也不是并列的，而是以医疗为中心，医疗与其他四项功能相结合，围绕医疗工作统筹安排，才能全面完成医院各项任务。

二、医院服务

医院是以诊治疾病、护理患者为主要目的的医疗机构，是对公众或特定人群进行疾病防治和保健康复的场所。医院以患者和一定的社会人群为主要服务对象，以医学技术为基本服务手段，以满足医疗保健需求为主要服务内容，以蕴含生命健康与安全的医疗产出和非物质形态的健康服务为主要服务形式。医院服务，从内涵上看，包括技术性服务和功能性服务；从外延上看，可分为疾病诊疗康复服务、亚健康人群的保健服务、健康人群的疾病预防服务等。医院服务是一种特殊的公共产品，医院是产品的提供者，医务人员是产品的生产者，患者是产品的使用者，社会是产品的受益者。

作为典型的服务单位，医院服务与其他服务又有着本质的差异。医院服务的特性如下。

（一）无形性与易逝性

医院服务在本质上是一种行动、过程和表现，不是实物。医院服务很难向患者进行具体展示，医院服务的需求和供给是同时显现的。因此医院服务尤其是急诊服务具有地域性。医院服务很难用专利等手段加以保护，新的服务项目可以轻易地被仿效。未接受服务的患者很难感知和判断其质量和效果，对医疗服务质量进行客观评估，往往根据医务人员、服务设施和环境等有形线索来进行判断。患者为了减轻医疗服务的风险，通常相信亲朋好友的推荐、医院在社会上的声誉及他们自己过去的就诊经验。

医院服务不是有形产品，不能被储存、返修或返工。医务人员的技术、技能不实际操作，就会生疏荒废。医院的服务能力不及时应用到诊疗服务之中，不转化为实实在在的服务，就没有价值，就意味着资源的流失和浪费。这要求医院在对医疗需求进行科学分析的基础上，合理确定医院的适宜规模，配备医务人员、医院设施和医疗设备。

（二）专业性与伦理性

医院服务是知识密集型产品，是多种思维劳动的综合产物。由于医院服务关系到人的生命安危，所以法律上规定只有具备专门的知识、受过专门训练的医疗专业技术人员和具备法定条件的医疗机构，才能作为医疗服务的提供者或经营者。

由于绝大多数患者不具备医疗专业知识，很难对自己的医疗需求、服务内容和服务质量作出科学的判断，不得不依赖医疗专业技术人员的专门知识和技能。医院服务的提供者完全可以操纵患者的医疗需求，甚至可以创造医疗需求。医务人员与患者在对疾病的认识程度上极度不对称，医务人员在心理上具有绝对优势。提供者可以利用技术上的垄断地位和需求者的紧迫需要而单方面决定服务的内容和服务质量。另外，患者在疾病的诊治过程中需要把自己身体的隐秘部位暴露给医务人员，把自己的一些隐私告诉医务人员。所以医院服务具有很强的伦理性。医院服务的专业性和伦理性，要求医院的医务人员树立以患者为中心的理念，发扬救死扶伤、人道主义精神及对医疗事业无私奉献的价值观念，具备高尚的医德情操和道德素养。

（三）社会性与公益性

医院肩负着重要的社会功能，医院的服务具有社会性。医院的功能不仅仅体现在诊治某个患者的个体效果，重要的是要看它的社会效果。医院的社会功能主要体现在：①维护和增进人类健康。人类的繁殖、出生、发育、疾病、衰老、死亡是一个自然过程，这一过程日益需要医疗活动的干预和影响。所以医疗保健已成为人类社会生活中必不可少的条件。②保护和增强社会劳动力。医疗的最佳效果是使患者重返社会，参加精神文明和物质文明建设。医疗工作是直接为生产力的基本要素之一劳动力服务的，只对劳动者的自然属性发生作用，不直接影响劳动者的社会属性。③社会适应不良的调节。医疗能够帮助个人暂时离开所处社会环境，缓和精神上的紧张，补偿社会功能上的缺陷。④完善社会健康体系。医院的任务是以医疗为中心，同时开展社会预防。要求临床医师在日常医疗的各个环节中体现预防观点，落实预防措施，完成预防任务；要求医院扩大服务范围，从院内服务扩大到院外服务，从技术服务扩大到社会服务，为完善社会健康体系作贡献。⑤调剂社会公益、福利。医疗卫生事业是政府实行一定福利政策的社会公益事业，医院等卫生机构均获得政府或社会组织一定数额的事业补贴经费，因此起着促进或延缓社会财政对公共事业的补偿或其他特殊分配的作用。

医院服务包括预防保健、疾病诊疗等内容，其中预防保健由社会人群共享，属于公共服务；疾病诊疗虽然都有具体的服务对象，但也属于准公共服务。因此，医院服务的公益性不容置疑。医院是社会保障体系的一部分，医院服务首先要强调的是其社会效益。医院在为社会服务的时候，对患者要不分贫富贵贱，要一视同仁。医院服务的公益性决定了其必须坚持社会效益与经济效益的统一，在确保社会效益的同时讲求经济效益，以增强医院实力，提高医疗服务的水平与效果。提高经济效益的根本途径在于提高医疗服务的水平与质量，注意投入与产出的合理比例。

（四）随机性与连续性

人们什么时候生病，生什么病，或疫情什么时候发生，多大规模，都是事先很难准确预料的；同时每一位患者都有个体化的表现。因而医院服务的需求与供给都具有很大的随机性，既不可能像一般日常生活消费品那样有计划地消费，也不可能像工厂那样按标准程序进行大批量商品的生产。在医院必须强调时间就是生命，在治疗与抢救患者过程中要分秒必争。医院要方便患者就医，节假日往往是多数患者可以自由支配的时间，医院服务不应该有节假日之分，必须是24小时服务。

医院接受患者就诊、病情观察与治疗要求连续不间断，各种工作安排都应适应医疗工作连续性要求，医院必须为患者提供连续的不间断的医疗服务。

（五）生产与消费的同一性

医院服务具有生产与“消费”不可分离的特点，服务人员向患者提供服务之时，也正是患者“消费”服务之时。医院服务的完成，实际上是医务人员和患者互动配合，共同与疾病斗争的结果。因此患者在接受治疗时，不是被动无关的，他是医务人员的重要协作者，医疗的质量不完全由医师决定，而是很大程度上受双方的合作意识、指导接受能力与参与配合程度的影响。医院服务的同一性决定了患者在医疗服务质量评价中起十分重要的作用。

（六）广泛性与层次性

医疗服务面广，各行各业、男女老少，在产生医疗需求时，不得不选择医院的服务。尽管人们都希望最好是“别有病”，但是一旦有了病，就必须去医院看医师。当然也有许多人由于各种原因，生病后没有及时就诊，这样医院就存在着大量的具有潜在需求的患者。如果医院还是等患者上门，那么，医院起不到对疾病的预防作用，也使患者的疾病得不到及时发现、及时治疗，较难取得医疗效果。

医院服务的层次性主要表现：①核心服务是医院服务的最基本层次，也就是患者需求的物质或服务的利益。例如患者到医院看病是为了诊断病情，寻找治疗方法，得到高质量的治疗，尽快解除病痛，获得康复。②形式服务即患者需求的医疗服务实体或外在质量。如医疗服务的项目、技术水平、设备条件、治疗质量与效果，能否满足患者的不同需求。③附加服务即患者需求的医疗服务延伸部分与更广泛的医疗服务。如医学知识的介绍、病情咨询、服务承诺、就医环境、生活方便舒适程度等。

（七）异质性与不确定性

医院服务由医院员工提供，同时需要患者的积极参与。医疗服务质量取决于很多服务提供者不能完全控制的因素，如患者清楚表达的能力、员工满足患者需要的能力和意愿、患者间的相互作用、患者对服务的需求程度等。同样的疾病对于不同的个体，症状、体征都不会完全一样，同样的病用同样的药在不同个体的反应是不一样的，有的反应常常不可预知。同一位医务人员、同一个诊疗环境、同一个病种、同一个诊疗方案，对于不同的患者都可能产生不同的疗效，表现为不同的服务质量。实践中，导致医院服务异质性的原因主要有3个方面：一是医务人员的原因，由于心理状态、服务技能、努力程度等的不同，同一家医院中的医务人员提供的服务是有差异的，即使同一位医务人员提供的服务在不同的情况下在质量上也可能会有差异。二是患者的原因，如患者知识水平、经济水平、个人体质等不同，直接影响服务的质量和效果。三是医务人员与患者间相互作用的原因,即使是同一位医务人员向同一位患者提供的服务,也可能会因双方当时的情绪等原因而存在差异。

医院作为提供医疗服务的组织还具有卫生服务组织所共有的特性,例如定义和衡量产出较为困难、服务工作多变而且复杂、大多数工作紧急且不容延误、工作几乎不允许含糊和出错、组织内部各个部门和岗位高度相互依赖并且要求高度协调等。

(边　璐)

第四节　医院管理者

一、医院管理者的角色

管理学大师亨利·明茨伯格在其巨著《管理工作的性质》中对管理者的角色和作用进行了多方面的研究和论述。他通过大量的、长期的观察和研究得出结论:一个管理者同时起着不同的作用。这些作用和工作可归纳为3个方面:人际关系方面的角色、信息情报方面的角色和决策方面的角色。

(一)人际关系方面的角色

着重于人际关系的建立与维系,具体包括下列3种角色。

1.代表人

管理者是组织机构的象征,作为组织机构的代表人有责任和义务从事各种活动,如会见宾客、代表签约、剪彩、赴宴等,有些属例行公事,有些具有鼓舞员工士气的性质。但全都涉及人际关系的活动,没有一项涉及信息处理或决策。医院管理者是其所管理的医院或部门的名誉领袖,在我国目前绝大多数的公立医院中,院长是医院的行政首长和法定代表人,有权履行相应的责任和义务。

2.领导者

领导者负责对下属激励、任用、培训和沟通。管理者通过领导角色将各种分散的因素整合为一个合作的整体。医院员工多为具有一定专业知识和技能的知识分子,作为医院管理人员,要具备很强的影响力,要根据医务人员个体的需求和群体的文化特点采取适宜的激励手段,讲究领导艺术,培育团队精神,构建相应的医院组织文化,以提升医疗服务水平,履行医院社会功能。

3.联络人

联络人负责同他所领导的组织内外无数个个人和团体维持关系,建立和发展一种特别的联系网络,将组织与环境联结起来。医院的服务对象是人,需要与各行各业打交道,医院的运营与社会环境关系密切。医院是由多部门、多专业、多岗位构成的较为复杂的组织机构,医院工作协作性强,这就需要医院管理者具有较强的协调能力。

(二)信息方面的角色

管理者在其组织内部的信息传递中处于中心地位,事实上是组织的"中枢神经",其既是获取外部信息的焦点,也是传递信息的来源。信息角色包括下列3项。

1.收集者

作为收集者，其角色是寻求信息，使其能够了解组织内外环境的变化，找出问题和机会。医院的运营需要分析和掌握大量的信息，这些信息包括政策信息、市场信息、科技信息、医院内部运营信息、员工思想动态、部门和员工绩效等。医院管理者要善于通过各种有效途径收集和分析处理信息，善于进行科学的调查研究，善于通过信息的处理寻找存在的问题和发展机遇，制定发展战略，采取相应的管理措施，保证医院各项工作正常进行，促进医院健康发展。

2.传播者

将收集到的信息传播给组织的成员。医院管理者涉及的信息有的是关于事实的客观信息，有的是关于价值的主观信息。管理者通过信息的传播有效沟通，以激励和约束下属，指导下属正确决策，指挥下属有效执行。

3.发言人

医院是面向社会的开放式组织，是人群密集的公共场所，医院的运营状况与民众生活、社会稳定密切相关，医院的服务能力和医疗水平备受社会关注。医院管理者应该承担发言人的角色，代表医院或相应部门对外发布信息，以期争取社会公众、利害关系人的理解与支持，维护医院的社会形象。

(三)决策方面的角色

管理工作中最重要的部分也许就是担任决策角色。医院管理者对其管理的医院的战略决策或部门机构的工作运转系统负有全面的责任，医院管理者的决策职能十分重要。包括以下 4 个主要角色。

1.战略决策者

医院管理者，特别是院长作为医院战略决策者，是医院发展战略和改革创新的设计者和发起者，需要按照医院所有者及其代表的意志控制战略目标实现和改革创新的活动进程，发现并利用各种机会促进医院组织的变革。

2.资源分配者

资源分配是组织战略制定的核心，战略是由重要的组织资源的选择决定的。进行资源分配是医院管理者必须承担的角色。这里所说的资源包括人力、资金、物质材料、时间及信息。

3.协商谈判者

医院在其运营过程中，不可避免地与外界发生各种关系，代表医院与相关组织和人士进行协商和谈判，进行资源的交易是医院管理者必须承担的角色。

4.危机管理者

医院工作具有较高的风险性，医疗事故、医患纠纷及未预料的事件均有可能发生，医院管理者应该是出色的危机管理者，善于进行危机或组织冲突的处理和解决。

二、医院管理者的能力

我们已经进入了科技创新和信息时代，知识经济也日渐兴盛。新时代的管理者应以怎样的管理理念、方法、手段、技能迎接挑战？毋庸置疑，时代的发展对管理者的技能提出了更高的要求。管理者除具有专业知识、管理理论、心理学知识外，更要注重能力的培养。

(一)表达力

演讲与口才对医院管理者来说，其重要性不言而喻。过去那种“皇帝的女儿不愁嫁”的观念已经被彻底淘汰了，实事求是地宣传医院和个人，有利于提升医院和个人在公众中的知名度，也是管理者良好感召力的体现。在构建医院内部和谐的环境中，最佳的表达力和沟通技巧，是管理者与职工交心换心的最好时机，也能起到激励员工和协调工作的作用。表达力又可分为语言表达能力和文字表达能力。语言表达能力就是通过说话表达主题思想的能力。在实际工作中，有的不会说话或说了半天对方不知表达什么问题，特别是向上级有关单位反映诉求时，不能突出主题，逻辑混乱，既浪费了有限的时间，又引起对方的不满。影响语言表达能力的方面主要有：①信息不准或问题把握不清，有畏惧心理。②思路不清晰，目的不清楚，主题不明确，反复废话太多。③在与人谈话时，口齿不清楚，语言不简洁，观点不明确，条理不清楚。④没有针对不同谈话对象采取不同的表达方式。

文字表达能力包括专业论文的书写、公文写作、总结、发言稿件写作等。特别是公文写作，不掌握公文写作的特点和要求，会因公文写作要点不清、文笔不畅、格式不对影响办公效率，失去宝贵的时间和机会。

（二）分析力

分析力是医院管理者所要具备的素质之一。首先，要熟悉党和国家的方针政策。知晓国家法律规章和管理办法，有一定的理论修养，从讲政治的高度，洞察形势的发展变化，在错综复杂，风云突变的情况下不迷失方向，客观地、全面地分析形势和自身的优势与不足，作出正确的判断分析，选择正确的方向。其次，信息是提高分析力的重要保障，是医院管理者进行分析和科学决策的基础和依据。现代管理的重心在经营，经营的中心在决策，决策的前提在预测，预测的基础是信息。要善于搜集信息，积累信息，分析信息和使用信息，只有获取真实的信息，通过分析和判断，才能发挥信息的作用，为分析提供可靠的依据。最后，要善于思考问题，思考应把握全局的原则，防止片面性、盲目性，要通过问题的现象看到问题的本质，把前因后果联系起来，从政策的出台背景，所采取的措施，应达到的目的进行综合分析，找出事物的发展规律，不断提高分析问题和解决问题的能力。

（三）领导力

领导力是引领与影响个人和组织，在一定条件下实现某种目标行动过程的能力。领导是一个行为过程，而致力于实现这个过程的人就是领导者。一个有能力的领导会给医院和职工带来成功的希望，使人们对他产生一种敬佩感。敬佩感是一种心理磁石，它会吸引人们自觉地去接受影响。在当今高度信息化和严峻的市场竞争形势下，领导者应具备 9 种新能力。

1.核心竞争能力

核心竞争能力是在一组织内部经过整合了的知识和技能，尤其是关于怎样协调多种生产技能和整合不同技术的知识和技能。它首先应该体现为一种文化力。医院管理理论发展到现在，医院文化在医院管理中的作用越来越受到重视，医院文化是医院特有的，是医院在长期发展过程中逐步积累、提炼出来的，是其他医院无法模仿的。其次，是学习能力，面对形势的变化，能否作出快速的反应，能否及时调整自已适应新形势，都要靠学习。不会学习就不会工作，也就无从创新和发展，培养学习型医院是当今医院管理者最关心的一个问题。再次，是创新能力，创新是医院发展的动力，医院只有创新才会发展，才会有突破。最后，是实践能力，凡成功的医院都是重视实践的，光说不练是不行的，任何优秀的思想和计划都要靠行动来变为现实。

2.战略主导能力

置身于日益复杂的生存环境，面对日益激烈的生存竞争，医院要保持可持续发展，应该由销售主导型经营方式向战略主导型经营方式转变。转变经营方式是一项长期复杂的任务，先要在思想观念上更新。当环境发生变化以后，原来的新观念则成了旧观念，原来是发展动力，现在则是发展的阻力。管理者应站在全局的高度，以战略的眼光分析目前和未来的发展趋势，不要被眼前利益所驱动。

3.互动影响能力

在现代医院管理中，医院管理者担当着不同角色，如外交家、宣传家、教育家、观察家、调解人等。这些角色无不需要领导者与其他群体成员产生互动，而互动的结果并非取决于职权等级关系，领导者的影响力才是其中的关键。

领导者的影响力就是领导在领导活动中，有效地影响和改变被领导者的心理与行为使之纳入群体活动目标轨道的能力。也就是领导的状况和行为在被领导者身上产生的心理效应。在领导与被领导者的关系中，领导起主导作用，领导如果不能影响或改变被领导者的心理和行为，就很难实现领导功能，群体目标也很难达到。

4.自我调控能力

这表现在日常工作中对事态的发展、对人的控制上，更表现在关键时刻的胆略和才智对局势的控制上。冷静处事是为人的素质体现，也是情感的睿智反应。生活有太多的逆境，它是生活中的偶然。但是在理智面前，偶然总会转化为令人快慰的必然。

5.动态决断能力

超脱是领导工作的一个重要原则，但在一些特殊情况下，领导者又不能不介入下级的工作，否则就可能造成失误，甚至犯失职性错误。那么，在什么情况下需要介入下级的工作呢？①特殊性事件。有些事件发生突然，影响面大，力度强，又很敏感，处理不好会造成很坏后果。在这种情况下，领导者视情况直接过问，甚至越级指挥都是必需的。②复杂又难以预测的重大工作。有些工作事关重大，或受各种客观条件的限制，无法弄清工作的环境和背景；或工作本身过于复杂，又没有足够手段证实其科学性。③特殊时期。历史或工作进程处在发生重大变化的阶段，领导者面临许多关系全局的重大问题，只要有一件或一个环节处理不当，就可能造成巨大损失或失败。④关键性大事。事务本身关键，或事务处在某个关键点上，处在一触即发状态，因为关系重大，领导者必须介入。⑤某个局部出现严重问题，其自身已无力解决，这时主管领导必须亲自前往处理，或向上级请求派工作组全权解决。

6.创新思维能力

一个民族要对人类作出贡献，列于世界先进民族的行列，这个民族必须具有强烈的创新意识、全面的创新精神和能力。其中，创新意识、创新能力的养成是关键的、核心的方面。

在知识经济条件下，医院的竞争力大小取决于其创新力的强弱，医院的创新力包括以下几个方面。

(1)品牌创新。一方面要求根据时代的发展和竞争的变化对品牌的设计和使用加以更新，另一方面要根据医院的发展，扩大品牌的知名度，争创全国品牌和国际名牌。

(2)服务创新。服务是有形技术的延伸，能够给患者和公众带来更大的利益和更好的满足，因而越来越成为医疗的一个重要组成部分。服务创新就是强调不断改进和提高服务水平和服务质量，不断推出新的服务项目和服务措施，力图让患者达到最大的满足或满意。

(3)战略创新。即技术陈旧战略，是医院根据市场需求变化规律有意识地淘汰旧观念、落后的管理手段和技术，推出新技术和手段的战略，通过医院自己对技术和手段加以否定而不断注入

"新鲜血液",使得医院发展曲线呈平稳上升态势。

(4)知识化创新。知识化创新是知识经济发展的产物,是知识经济相适应的一种新观念。它高度重视知识、信息和智力。凭知识和智力而不是凭经验在日益激烈的市场竞争中取胜。

(5)发展趋势创新。要顺应国内、国际大趋势,朝着多样化、多能化、简便化、舒适化、环保化方向发展,并注重实施医院整体概念的发展战略。

7.现代流通能力

随着经济结构的调整和多样化、个性化消费需求的出现,使经济社会对物流的需求发生了质的变化,实行科学的物流管理已成为降低成本、提高效益的最重要途径之一。要改变过去重采购、轻流通,重现金流、轻物流的传统观念,应充分利用第三方物流的作用,减少药品、耗材、被服等物品在采购、仓储等环节所造成的损失。

8.多元思考能力

思维即是财富,这是林语堂先生说过的一句话。古人曰:"行成于思。"没有思维上的变动就不会产生行为上的变化,也可以说,人类历史上的所有新东西都是从思维创新开始的。市场竞争,实际上是人才的竞争和思维能力的竞争,只有充分发挥人的聪明才智和创新能力,在医疗质量、患者安全、外部环境、内部和谐、建立评价评估体系、再造服务流程、引进和开展新的技术和手段等方面进行多元化思考,才能使医院保持领先的地位,永远立于不败之地。

9.人力资源管理能力

人力资源管理的含义:一个组织对人力资源的获取、维护、激励、运用与发展的全部管理过程与活动。现代人力资源管理的本质就是了解人性、尊重人性、以人为本。对于一个医院来讲,把劳动人事管理上升到现代人力资源管理,建立起能够吸纳人才和激发员工积极性与创新性的管理机制,有利于医院把人力资源作为一种财富来开发挖掘和积累升值,有利于医院的全面发展和持续发展。

三、医院管理者的管理风格

医院的可持续发展和保持旺盛的生命力,与医院管理者的风格有密切的联系,在激烈的竞争中要管理好一所医院,与管理者风格、管理水平、管理技能是分不开的。

(1)要具备专业知识、管理知识和其他辅助知识,懂政策、懂技术、懂管理。及时了解和掌握党和国家现阶段对卫生工作的有关方针、政策及有关规定,掌握现代化的管理理论、方法、手段,把社会科学知识与自然科学知识结合起来,把系统论、运筹学、经济学、信息论、行为科学、控制论等逐步运用于管理之中,真正做到按管理科学规律办事,努力使自己成为医院管理的行家里手,熟读政策的高手,驾驭工作的能手。

(2)坚持以人为本的管理理念,推行人性化管理,形成良好的团队精神和医院文化,营造一个和谐、团结、协作、健康、向上的工作氛围。放弃本位主义,做职工的朋友,理解职工、尊重职工、宽容职工,与职工平等相待,向职工问计问策,虚心请教,听取批评和建议,充分调动职工的主动性、积极性,使职工具有主人翁的责任感,从工作中获得物质和精神利益的享受。

(3)不谋私利,秉公办事。管理者要有正确的权力观和政绩观,权力只能为全体职工的根本利益服务,定政策、办事情都要以医院发展和全体职工的根本利益为出发点和落脚点。成绩是全体职工共同努力得到的,不能为了政绩盲目发展,以损害医院和职工的切身利益换取自己的荣誉。更不能争名夺利,在职工中失去威信,只有淡泊名利,一心为公,才能赢得广大职工的支持和拥护。

(4)处事果断,敢于承担责任。管理者在大是大非面前,应旗帜鲜明、态度明确、拥护党和国家、医院和职工的利益。在工作中勇于承担责任,鼓励职工在技术上大胆探索和实践,要善于团结和带领领导班子成员一起工作,要虚怀若谷、宽宏大量,不斤斤计较权力之争。特别是团结那些提出反对意见或意见提错了的同志一起共事。在日常管理中不居高临下,不伤害职工的自尊心,批评时要掌握方式、方法,正面引导,以理服人。

四、医院管理者的人格

良好的人格形象可使他人钦佩、敬仰而产生模仿意识。一个完美的形象,外在表现是语言、行为符合职业道德的要求,内在的表现是靠心理作用有意识地控制自己的表情、动作,调整情绪,以适应管理者不同角色的转换。首先,医院管理者要表现出强烈的事业心和责任感,树立"以患者为中心"的服务理念,处处起模范带头作用,以热情、诚恳、宽容、积极的态度对待每一位职工,使职工感到亲切、信任,愿意和你沟通、共事,同吃苦、共命运,让职工由"要我去做"变成"我要去做"。其次,应该具有很强的情绪控制能力。一个医院管理者情绪的好坏,可直接影响整个医院的工作氛围和工作效率。管理者的情绪不单是个人的事情,将会影响下属和职能部门的工作人员。管理者的情绪变化无常、大起大落,让职工感到无所适从,造成不必要的误解,所以要学会控制情绪,遇事不乱,大智若愚。再次,应宽以待人、严于律己。人往往能够对别人的缺点看得一清二楚,在批评他人的时候,容易忽视自身的缺点。批评一旦超出所能忍受的范围,反而引起厌恶和反感,丧失说服力。对自己要严,对他人要宽,时时刻刻严格要求自己,身正不怕影子斜,别人会信服你,而诚心实意帮助职工,从关心、爱护的角度说服教育,以理服人,以德服人,职工就会感激你,尊重你的人格。最后,要诚实守信,言必行,行必果。信誉就是生命,诚实可信,言行一致,不说大话,严守信誉是与职工建立长期稳定工作关系的基础。职工最怕领导说了不算、承诺的事不兑现,时间一长逐渐失去了对领导的信任。管理者应该说话算数,说真话,说实话,承诺的事情一定要认真落实。即使是说了,但条件不成熟一时办不了的事情,也要向职工讲清原因,求得理解。只有在职工中树立讲信誉、守承诺、敢决策、重效果的人格魅力,才能在管理中达到政令通畅,人心所向,职工拥护,领导满意的权威效果。

(郭春涛)

第五节　医院组织结构与岗位设置

一、医院组织结构的概念和特点

医院组织结构是医院为实现组织整体目标而进行分工协作,在职务范围、责任和权利等方面进行划分所形成的结构体系。它反映了医院组织各部分的排列顺序、空间位置、聚集状态、联系方式及各要素之间的相互关系。医院组织结构应该具备目标的统一性、高度的稳定性和适时性的特点。

(一)目标的统一性

医院中的组织结构是通过各自承担的任务构成的管理体系,这个体系中的各个组织和部门都是为了实现医院的总目标而工作的。所有医院,不论是民营的还是公立的,不论规模大小,其共同目标都是救死扶伤，维护人群的健康水平，因此医院的一切工作必须以患者为中心，医院的组织结构也要体现这个中心目标。

（二）高度的稳定性

任何组织都需要高度的稳定性。对各级各类医院来说，其目标是一致的，其基本任务是相似的，其组织结构的基本职责是相同的。如医院部门都分为医疗、护理、医技、行政后勤等几大类别，诊疗单元分内、外、妇、儿、五官等科室。

（三）适时性

现代医院的组织结构不是一成不变的，而是随着组织内外部要素的变化而变化的。各医院可根据自身条件和工作发展计划，根据时代和社会发展的需要，对党群、行政后勤、业务管理等各体系及各业务部门进行调整。

二、医院组织结构的主要功能

所有的管理职能需要依托一定的组织才能实现，管理者都是在组织中工作的，组织的大小、规模、复杂程度等特性影响着管理者的管理成效。组织结构规定和制约着管理系统功能的性质和水平，限制着管理系统功能的范围和大小。医院的组织结构是为达到医院的目标，由医院成员来实现的活动体，医院的职责和任务就是医院成员通过完成组织结构的功能来实现的。医院组织结构的基本功能可归纳为以下 5 个方面。

（一）指导功能

医院要达到既定的目标，保证其良好的运行，必须通过医院组织结构来实施贯彻相关的制度和章程。医院内部通过组织结构，各部门各司其职，上级的命令或者任务，通过组织结构，落实到医院各个负责部门，使之变成全体员工的行动。

（二）管理功能

管理就是用科学的理论及方法和行之有效的规章制度等推行医院的政令和计划，完成党的工作任务，使医院医疗、教学、科研、党务各项活动能够协调发展。管理功能涉及的领域很广，例如门诊管理、住院管理、护理管理、信息管理、人力资源管理等。

（三）服务功能

医院组织结构是为了完成医院的既定目标、任务而服务的，应坚持“领导为群众服务、后勤为医疗服务、医技为临床服务、全院为患者服务”的原则，在整个服务体系中应遵循“以患者为中心”的宗旨。

（四）协调功能

医院组织结构为保证完成既定目标，协调领导与群众、后勤与医务、科室与班组等各种工作关系，使其和谐的工作，避免冲突，提高功效，惯性运转。

（五）监督、考核和保护功能

协助领导对下属科室、班组及其工作人员按照医院的规章制度进行检查、考核，并保证医疗和财务安全，依法保障职工的合法权益。

三、现代医院组织结构类型

医院的组织结构与其他的组织结构一样，是权责分配关系构成的体系。医院的组织结构并不是一成不变的，它会随着医疗制度、医院战略、医院环境的变化而发生变化，医院的组织结构变革是基于服务患者、方便患者、满足患者的需要。因此，适时选择合理的医院组织结构是医院决策者面临的一大考验。医院组织结构模式的选择主要受医院任务目标、医院内外环境、技术和医院本身的特性影响，规模不同的医院之间组织结构存在差异，综合医院和专科医院的结构也有差异。医院常见的组织结构类型主要有以下几种。

（一）直线型组织结构

直线型组织又称单线型组织，它是使用最早，也是最简单的一种组织类型。特点是组织的领导人员对其所管辖的范围及其下属拥有完全的直接职权，一切指挥与管理职能基本上都由其执行，不设职能机构或仅有少数职能人员协助其工作。该组织结构的优点是结构简单，管理人员少，职责权利明确，工作效率较高。缺点是组织结构缺乏弹性，对领导的要求较高，要求领导人员通晓多方面的知识和具备较强的工作能力。这种组织只适用于规模较小、管理层次较简单的医院。

（二）职能型组织结构

它是按照分工原则进行设计的。这种组织结构的特点是医院各组织部门按照职能进行划分，实行专业化分工；由院长对各职能部门进行统一管理，高度集权。该组织结构的优点是结构简单、权力集中、指挥统一，易于医院实现职能目标。缺点是对外界环境的变化反应较慢；可能引起高层决策堆积、层级负荷加重；可能导致部门间缺少横向协调，对组织目标的共识有限，导致创新能力有限。这种组织结构比较适合于中小型综合医院及服务范围单一的专科医院。

（三）直线职能型组织结构

它是直线职能与参谋职能有机结合，按照组织和管理职能来划分部门和设置机构。这种组织结构的特点：以直线为基础，在各级行政负责人之下设置相应的职能部门，分别从事专业管理，作为该领导者的参谋，实行主管统一指挥与职能部门参谋、指导相结合的组织结构形式。职能部门拟定计划、方案及有关指令，统一由直线领导者批准下达，职能部门无权下达命令或进行指挥，只起业务指导作用，各级行政领导人实行逐级负责，形成高度集权的组织结构。

这种组织结构把管理机构和人员分为两类：一类是直线指挥部门和人员，拥有决定和指挥权，并对该组织的工作负有全部责任。另一类是职能部门和人员（也称为参谋部门和人员），是直线指挥部门和人员的参谋，只对直线指挥人员起参谋助手作用，对下级直线部门只提供建议和业务指导，没有决定和指挥的权利。一般情况下，直线指挥部门给职能部门授予一定的权利，它可代替指挥部门行使一定的指挥权利。

直线职能型组织在摒弃了直线型的缺点基础上，仍保持了其优势，这种组织实行的是高度集权，能保证组织内有一个统一的指挥与管理。同时有一套职能部门和人员，作为直线指挥人员的参谋助手，因而能够对本组织内的活动实行有效管理。缺点是由于权利过多集中于最高管理层，下一级部门的主动性和积极性的发挥受到一定限制；医院部门之间横向联系较差，容易产生脱节与矛盾，对新情况难以及时做出反应；医院各参谋部门与指挥部门之间的目标不统一，容易产生矛盾；信息传递路线较长，反馈较慢，适应环境变化较难。这种组织结构比较适用于中型组织，我国的二级及以上的医院绝大多数采用这种组织结构。

（四）矩阵型组织结构

它是在直线职能组织结构的基础上，又有横向的机构系统，使组织结构既保留纵向的垂直领导系统，又使横向之间发生联系。横向的组织系统是医院按任务的项目与规模而设置，如科研组织等，这种组织的人员大多数是从相关业务或职能科室中调用的。

矩阵型组织结构是实现多重组合的一种方式。矩阵是横向联系的一种有力方式，其独特之处就在于同时设有辅助诊疗部门（横向的）和医务部门（纵向的）结构。这种组织结构的优点是使集权和分权有机结合，增强了管理工作的科学性和灵活性，有利于医院各学科的发展和专门人才的培养。这种组织对医疗任务重、业务情况复杂、辅助诊疗技术较高、科研任务较多的大型医疗机构是一种行之有效的组织形式。随着医学科学及相关学科的发展，矩阵组织结构将是现代化医院组织结构设置的趋势。

（五）其他组织类型

随着医疗卫生事业的不断发展，以及人民群众卫生服务需求的不断增长，医院在不断发展中出现了许多复合的组织类型。一些股份制医院借鉴现代企业的模式，在医院组织中建立了董事会或股东大会等投资管理机构；一些医院集团把管理部门逐渐游离出去，形成独立专业的管理体系。这些组织形式反应灵活，组织运行更加专业化，在一定程度上促进了医院的发展。

医院组织结构的设置，要从医院的工作性质和任务规模出发，适应自身的职能需要。在实际医院管理活动中，大部分医院的组织结构并不是纯粹的一种组织结构类型，而是以某一种组织结构类型为主、多种类型并存的结合体。医院的组织结构不是一成不变的，当医院发展的环境发生了变化，医院战略必然也发生变化，战略决定组织结构，新的战略必须有相应的组织结构来支持和保证。因此，依据环境和战略要素变化进行适应性调整转变，是医院管理者面临的一个重要课题。组织结构的调整要根据医院的战略目标、行业特点、管理现状和发展阶段，从医院的治理结构、职能科室的功能定位及职责划分、管理权限等方面有针对性地进行调整。通过医院组织结构的调整，医院整体管理水平将会得到提升，工作效率将会得到提高。从而促进医院内部的沟通合作，建设良好的医院组织架构，为医院的长期稳步发展提供保障。

四、医院的岗位设置

组织为了完成自己的整体目标，必须设计各种不同职能的部门机构，将整体目标分解给各个部门机构，各个部门机构的工作进一步分解，相应工作落实到各个岗位上。岗位即是职位，它是根据组织目标需要设置的具有一个人工作量的单元，是职权和相应责任的统一体。每个人所承担的工作内容共同构成了部门或组织的工作内容，每个岗位之间相互联系。因此，科学合理的岗位设置不仅有助于组织的精简、高效，而且还能为工作分析奠定基础。

岗位设置就是指医院在上级规定的岗位总数及岗位结构比例内，根据医院发展状况和总体战略发展规划，科学、合理地确定岗位职责，明确各部门各级各类岗位数量。

（一）岗位设置的原则和依据

1.岗位设置的原则

（1）以服务为中心的原则。提供服务是医院的根本，岗位设置要以医院发展战略为指导，体现医院发展规划，服务服从于医院发展中心。在满足日常工作需要的基础上，突出重点学科和优先发展专业地位，在其岗位设置数量和级别层次上重点倾斜，增强其发展的活力和后劲。

（2）按需设岗的原则。科学合理设置岗位，不多设或者高设岗位，造成岗位的冗余及交叉，以少量的岗位满足最大的工作需要，提高岗位的效率。坚持以事定岗、因事设职的原则，以工作任务、职责和技术要求确定岗位设置。

（3）重点突出的原则。医院的发展要重点明确，通过岗位设置充分发挥其调节作用和导向作用，在重点学科、重点发展专业、关键岗位人才等方面给予倾斜。同时，要向工作环境差、风险高的部门倾斜,压缩责任轻、技术含量低的岗位的数量和级别。

(4)最高限额的原则。岗位设置应该根据医院的规模及本地区服务的范围而定,医院的岗位总数和比例结构都应受到严格的控制,按照上级人事部门规定的职位数和比例设岗,不得突破规定的上限。

(5)科学合理的原则。岗位设置是医院人力资源管理的一项基础性工作,对于规模和级别不同的医院,其内部的保障部门和业务科室,岗位设置都有通用的规范,要严格坚持设置原则和标准,做到科学合理,促进医院协调发展。

2.岗位设置的依据

(1)工作任务和实际需要。

(2)工作性质和特点。

(3)专业技术难易程度及人员层次需求。

(4)科室或部门的规模和技术力量。

(二)医院岗位分类

1.岗位分类

岗位分类又称为职位分类,是指将所有的工作岗位按照其业务性质或者职责大小、工作难易程度等划分为若干个职位,并且对每一个职位进行准确的定义和描述,然后制定岗位说明书,并作为人员管理依据。

2.医院的岗位类别、等级

按照医院内工作性质的不同,医院的岗位可以分为医疗技术岗位、行政管理岗位及后勤岗位等,医疗技术岗位包括医疗、护理、药剂、医技等几类。各个岗位的责任大小、技术难易程度、工作经验要求及对员工的要求不同,在此基础上又可以划分为不同的等级,如初级、中级、高级等。

(三)医院人员配置

1.医院人员配置标准

长期以来,我国医院人员都是按照卫生行政部门和有关部门制定的人员编制标准和政策来配置。随着医疗卫生环境的变化及卫生事业的发展,这些标准已不能适应当前医院的发展要求。

一般而言,人员配置标准有两种:一是单位用工标准,二是服务比例标准。前者指完成单位任务所需员工数量,其员工总量取决于任务总量;后者是指按照服务者与被服务者的比例进行人员配备。

由于医院属于公益性服务行业,其人员配置一般是按照服务比例标准。即当地人口总量与卫生技术人员的比例,或者患者服务量与医务人员的比例等。不同地区可根据当地经济发展状况、人口数量、医疗服务需求等因素,按适当的比例调整。

2.制定医院人员配置的方法

(1)比例定员法:这是指根据服务人员(医疗技术人员)与被服务人员(患者)的数量及比例,以及不同职位、等级之间员工的比例确定人员配置的方法。这种方法适用于确定医院各级、各类人员的配置。根据《医疗机构专业技术人员岗位机构比例原则》,各级医院高级、中级、初级员工的比例分别为:一级医院为 1∶2∶(8～9);二级医院为 1∶3∶8;三级医院为1∶3∶6。医院病床与医院工作人员的比例:300 张床位以下的医院 1∶(1.3～1.4);300～500 张床位的医院为 1∶(1.4～1.5);500 张床位以上的医院为 1∶(1.6～1.7)。除此之外,医护之间、卫生技术人员与管理人员之间、卫生技术人员与工勤人员之间的比例,各医院可参考自身发展需要,综合考虑当地的人口、经济发展状况、医院的规模和人才结构等因素来具体确定。

(2)效率定员法：根据医院各科室的工作量(劳动定额)和员工的工作效率确定人员配置的方法。效率定员法主要适用于医院卫生技术人员、工程技术人员、工勤人员的配置。

其公式：所需人员数＝工作总量/员工的工作效率×出勤率。

例如：某医院门诊部平均每天接诊患者 1 000 人次，每位医师日均可接诊患者 50 人次，医师的出勤率为 90％。根据上述公式：门诊医师配置数＝1 000/50×90％＝18，即该医院门诊部医师的配置数为 18 人。

(3)岗位定员法：根据医院各科室工作岗位的多少，按各岗位的工作量，员工的工作效率、工作班次、出勤率为依据，确定人员配置的方法。这种方法和床位的多少及床位的使用率有关，主要适用于住院部医疗技术人员的配置。

其公式：人数＝床位数×床位使用率×诊疗每位患者每天所需时间/每名医疗技术人员日均诊疗时间。

例如：某医院内科病房有床位 100 张，床位使用率为 90％，每位患者每天诊疗耗时 1 小时，每名医师每天工作 8 小时。根据上述公式：人数＝100×90％×1/8＝11.25，即该医院内科病房医师的配置数为11～12人。

(4)设备定员法：根据医院内仪器设备数量和使用频次、每台设备所需员工数量和员工出勤率确定人员配备的方法。设备定员法主要适用于医疗技术科室操作人员的配置。

其公式：人数＝仪器设备台数×设备使用频次/每台设备每班次所需人员×出勤率。

例如：某医院放射科有 X 光机 2 台，每天各使用 2 个频次，每台设备每个班次需要人员 1 名，其出勤率为 85％。根据上述公式：人数＝2×2/1×85％＝4.7，即该医院放射科 X 光室的操作人员配置数为4～5 人。

(5)职责定员法：又称为业务分工定员法，指在一定的组织机构条件下，根据岗位的职责范围、业务分工来确定人员配置的方法。职责定员法适用于医院管理人员、工勤人员等，这类岗位职责繁杂，工作难以量化，其配置大多以医院人力资源管理者平日的观察和经验为依据。

(唐　琳)

第二章

医院病案基础管理

第一节　病案的编号

病案号是病案的唯一标志。收集患者身份证明资料及分派病案号是对每位就诊或住院的患者做的第一步工作，也是以后获得恰当的患者身份证明资料的唯一途径。病案采取编号管理是对资料进行有效管理的最为简捷的方法。

ID是英文identity的缩写，是身份标识号码的意思，在医疗信息管理中就是一个序列号，也叫账号。ID是一个编码，而且是唯一用来标识事物身份的编码。针对某个患者，在同一系统中它的ID号是不变的，至于到底用哪个数字来识别该事物，由系统设计者制订的一套规则来确定，这个规则有一定的主观性，如员工的工号、身份证号、档案号等。

病案号(medical record number，MRN)是根据病案管理的需求，以编码的方式而制订的、有规则的患者身份标识码，是在没有使用计算机以前人工管理病案的标识码。用现在的观点说病案号也是一种ID。

当计算机软件介入到医院门诊管理工作中，使得管理那些流动的、不在医院建立正规病案的门诊患者成为可能，为这些患者分配一个可以唯一识别的ID是非常重要，且必需的。这也就是我们常说的门诊就诊卡中的患者ID。这时候就出现了两种ID，一种是没有建正规病案的门诊患者的ID，一种是建立了正规病案患者的病案号。很显然建有病案的患者有MRN作为唯一标志，而没有病案号的患者就依靠ID来进行识别。实践经验证明建立了正规病案的患者需以病案号作为唯一识别的标识，若以电子计算机的ID号同时用于识别有无正规病案患者的信息，必将造成医院内医疗信息的混乱。

一、病案编号系统

(一)系列编号

这种方法是患者每住院一次或门诊患者每就诊一次就给一个新号，即每次都将患者作为新患者对待，建立新的患者姓名索引和新的病案，并与该患者以前的病案分别存放。这种方法使患者在医院内可有多份病案，就诊、住院次数越多资料就越分散。这种分割患者医疗信息方法不利于患者的医疗，易造成人力和资源的浪费，很难提供患者完整的医疗资料。

(二)单一编号

即患者所有就诊的医疗记录统一集中在一个病案号内管理。采用的方法是在每位患者首次来院就诊时，不管是住院、看急诊或门诊，就要发给一个唯一的识别号，即病案号。

采用这种方法不论患者在门诊、急诊或住院治疗多少次，都用这一个号。这种方法的特点是每个患者只有一个病案号、一张患者姓名索引卡，患者所有的资料都集中在一份病案内。这些资料可以来源于不同时期、不同诊室和病房。如果不只是一份病案也可以使用单一编号系统将分散放置的病案联系起来，保持患者信息资料的连续性和完整性。

(三)系列单一编号

它是系列编号和单一编号的组合。采用的方法是患者每就诊一次或住院一次，都发给一个新号，但每次都将旧号并入新号内，患者的病案都集中在最后，最终患者只有一个号码。

此种方法在归档或查找时，需在消除的原病案号的位置上设一指引卡，以表示病案最终所处的位置，因此患者越是反复就医，病案架上的指引卡也越多，同时患者姓名索引的资料也要不断地修正。用本次就诊以前的病案号查找病案，就要沿着病案架上的指引卡依次查找。这种方法既浪费人力和物资资源，又降低了供应病案的速度。

二、病案编号的类型

(一)直接数字顺序编号

医院的患者流动性大，病案发展迅速，利用数字编号的方法管理大量的病案，比其他方法更简捷，便于病案的归档、排序、检索、信息的加工和整理，以及编制索引。具体方法是按阿拉伯数字的顺序从零开始，按时间发展分派号码。系列编号和单一编号系统均采用这种发号方法。

数字编号管理病案的优点是方法简单、便于操作和管理，而且使用广泛，特别是适用于计算机管理。

(二)其他编号类型

1.字母-数字编号

这种方法是将数字与字母结合起来使用。优点是可以用于大容量的编号，例如用 AA 99 99 代替 99 99 99。其缺点：①写错或漏写字母，各类医务人员在使用病案号时难免写错或漏写字母。如医师的处方、病案记录、各实验室检查申请单和报告单、各种申请书、护理记录等，需要书写病案号。②常提供错误的病案号码，患者不注意病案号中的字母，往往只记得数字编号，因而提供的病案查找号码常是错误的。

过去，我国有些医院曾采用此种编号方法。当编号发展到 10 万时，就更换字母，并将此称为“10 万号制法”。其目的是减少号码书写的错误，将号码控制在 5 位数内，但实际上号码加上字母仍为 6 位。由于病案数量发展快，字母更换得频繁，给使用者造成诸多不便。目前我国电讯号码已达11 位数，身份证号更是多达 18 位数。人们在生活中对于 7、8 位数字的运用习以为常。条形码用于病案号管理给我们带来的实惠，毋庸顾虑号码的差错。

2.关系编号

关系编号是指其部分或全部号码在某种意义上与患者有关。如采用出生日期 8 个数字中的后 6 个数字，再加上表示性别的数字(奇数表示男性，偶数表示女性)、表示地区编码的数字及 2～3 个或更多的数字作为顺序号以区别生日相同者。

例如：	1970	08	30	1	09	2
	年	月	日	性别	顺序号	地区码

在计算机系统中，除此以外还应有 1～2 个校验值。亦有采用身份证号码作为病案号的。

(1)使用关系编号的优点。①容易记忆,便于查找:病案号内含一些与患者有关的信息(性别、年龄、出生日期),使患者容易记忆;如果在检索患者姓名索引发生困难时(拼错姓名、同名同性别),根据出生日期或其他相关信息就可以找到病案。②易于鉴别:可以较好地鉴别患者。

(2)使用关系编号的缺点。①增加记录错误的机会:由于号码较长增加了记录错误的机会,特别是在非自动化系统管理中。②数字的容量有限:因为使用的出生日期的最大数值是31,月份的最大数值是12,只有年的数字是从00~99。③管理不便:如果在建立病案时不知道出生日期,就需要用临时号码代替,一旦知道了生日就要变更号码,给管理带来不便。

3.社会安全编号

使用社会安全编号主要是在美国。与身份证号码使用相似,所不同的是有些患者可能不只有一个安全号,医院不能控制和核实社会安全号的发放情况,只能使用它,造成号码的不连贯。

4.家庭编号

家庭编号是以家庭为单位,一个家庭发给一个号,再加上一些附加数字表示家庭中的每一成员。

例如:家庭号码为7654。

附加号码:01=家长(户主);02=配偶;03以后的数字=孩子或家庭其他成员。

林一枫 01 7654

张士容 02 7654

林　杰 03 7654

林　迎 04 7654

家庭中每一位成员的病案(或称为健康档案)分别用一个夹子(或袋子)保存,然后将所有的病案以家庭为单位按数字顺序分组排列。

我国以地区开展的社区医疗保健,分片划分管理的各居民点的医疗保健,以街道或里弄门牌号码建档,强调以家庭为单位。家庭编号适用于门诊治疗中心、社区医疗单位及街道保健部门的健康咨询、预防保健等。

此方法的主要缺点:当家庭成员发生变化时,如结婚、离婚、病故等,造成家庭人数和其他数字的变化,特别是要改变患者姓名索引资料。

5.冠年编号

即在数字号码前冠以年号。年与年之间的号码不连贯。

例如:1992年的病案号自92-0001开始编号,任其发展,年终截止。下年度更新年号。1993年的病案号自93-0001开始编号。

此种方法的优点是可以直接从病案编号上获得每年病案发展的情况,但其缺点也是显而易见的。

三、病案编号的分派

一个好的病案管理系统应能有效地控制病案,从患者入院建立病案时就应对其实行有效的管理,要建立有关的登记、索引和号码的分派等,不要在患者出院后再做这些工作。只有在患者入院时或住院期间做好病案的登记工作,才较易获得完整准确的资料。

号码的分派有两种主要方式。

(一)集中分派

通常只有病案科负责分派号码。

如果患者到了登记处(不论是住院还是门诊患者),工作人员就要与病案科联系以得到一个新的号码。

在登记处(或住院处)工作人员将患者的病案号、姓名、性别、出生日期及其他资料登记好后(一式两份),将其中的一份交与(或通过电子手段传送)病案科。

无论是手工操作还是利用电子化设备,号码的分派过程都应进行清晰地记录和控制,保证号码的准确发放,避免号码发放遗漏或重复。

(二)分散分派

如有若干个登记处,病案科应将事先确定好的大量供新患者使用的几组号码同时发放到各登记处。每组号码的数量应由每个登记处的工作量而定,这些号码应加以限制并应小心控制,登记处应将每天号码发放的情况反馈给病案科。在每个独立的登记处,当他们的计算机可用于核实患者姓名索引并同时得到下一个病案号时,就可以进行号码的分派。但要注意,如果有很多人负责分派号码,就会增加号码重复使用的可能性,因此应有一套控制措施。

四、号码分派的控制

不论是集中分派还是分散分派,重要的是要有分派号码的控制方法。可用总登记簿或用计算机系统控制号码的分派。计算机程序上或登记簿上注有全部已分派及待分派的号码,号码分派后就在该号码的后边立即填上患者的姓名,同时记录分派号码的日期。

例如:	号码	姓名	日期	发号部门
	207860	刘宇良	2007 年 7 月 12 日	门诊登记处

(一)门诊病案号码的控制

1.专人掌握

应有专人掌握号码的发放,待用的病案应事先做好编号的检查核对。

2.查重制度

患者新建病案时应坚持执行姓名索引的查重制度,确认未曾建有病案后,再分派病案号。

3 核对制度

应建立发放病案号的核对检查制度。

(1)每天检查。每天检查病案号发放的登记记录,核对号码分派后的销号情况。

(2)合并重号病案。患者姓名索引归档操作时发现重号病案,应及时合并,保留新的患者姓名索引,消除新号使用旧号,将新号再分配给其他患者使用。

(二)住院病案号码的控制

1.病案科专人掌控

由病案科专人掌握、控制号码的发放。有手工管理和计算机管理两种方法。手工操作时病案科将病案号用列表的形式发出,住院处每收一位患者,必须按列表上的号码以销号的方式(即在已使用的号码上画一横线)分派,并在号码后填注患者姓名。然后将号码列表单反馈于病案科。使用计算机网络系统实现数据共享,计算机会自动控制病案号的发放情况。当接到住院处发出新患者的身份证明资料,经核对后确认发给的新号。

例如：

病案号	患者姓名	病案号	患者姓名
~~263491~~	米定芳	262496	
~~262492~~	卜来柱	262497	
~~262493~~	刘林子	262498	
262494		262499	
262495		262500	

2.逐一核对病案号

病案科每天将新入院的住院患者应逐一核对，若发现有老病案使用旧病案号，将新病案号再次发给住院处重新使用，并找出老病案送至病房，同时通知病房及住院处更改病案号。

3.填写病案号码

明确规定医师对有正规病案的患者，在填写入院许可证时必须清楚地填写病案号码。

4.科室密切合作

住院处要与病案科密切合作，详细询问患者，准确收集患者身份证明资料，认真填写住院登记表。

（三）计算机系统的病案号码的控制

使用计算机进行号码的自动分派，要根据基本数字的计算确定一个校验位。校验位检查是检查由于数据字段转录引起的错误或号码在使用中排列错误的一种方法。它包含每个数字在字段中的位置和数量值的信息。

如果转录错误（错误数字）或易位错误（两个数字颠倒）导致计算机结果与校验值不同，它就会显示出错误信息，应随时注意纠正错误。

（四）号码的分派时间

病案号码不应提前分派，一定要在患者办理建立病案手续时及第一次办理入院手续时分派。患者入院后有关患者在院所做的记录均以分派的病案号码作识别，确认患者的记录。不应在患者出院后病案科整理出院病案时再分派病案号。

（五）号码类型的影响

号码呈现的方式对有效控制号码有一定的影响。一个全数字形（即不加字母等）的号码出现在表格中，可降低错误引用的发生率。

五、病案管理系统

（一）病案集中管理

集中管理是指将患者的住院记录、门诊记录和急诊记录集中在一个病案内保存，用一个编号管理；或将住院记录、门诊记录分别编号，分别归档，但都集中在病案科统一管理。这样的管理方式分为一号集中制、两号集中制、一号分开制和两号分开制。

1.一号集中制

目的是在医院内最大限度地来保证病案资料的整体性、连续性，全面地搜集有关患者的医疗信息资料。

方法：将住院记录、门诊记录和急诊记录按患者就诊时间顺序集中在一份病案内，即患者凡来医院就诊的记录集中保存在一个编号内，在一处归档，记录完整。这是病案管理工作中最简捷的方法，较其他方法操作简单、可免去一些重复工作、节省资源，利于资料的使用。

2.两号集中制

即住院记录与门诊记录分别编号，但病案却集中在一种编号内管理，只归档一份病案。这种方法适用于建筑形式集中、门诊与病房连在一起的医院。

方法：①门诊病案、住院病案各自建立编号系统，两种编号并存，各自发展。②门诊患者如果不住院，其病案资料则永远使用门诊病案号管理。③患者一旦住院则发给住院号，取消门诊病案号，并将门诊病案（含急诊记录）并入住院病案内，永远使用住院病案号管理。④空下来的门诊病案号不再使用，如要重复使用应注意避免出现重号差错。⑤两种编号均由病案科掌握，分发给登记处或门诊挂号处和住院处使用。⑥患者住院时，登记处或住院处须告知患者，将患者挂号证上的门诊病案号改为住院病案号。⑦建立改号目录卡，按门诊病案号排列，作为门诊病案并入住院病案的索引，指引门诊病案转入住院病案号。⑧将患者姓名索引中的门诊病案号更改为住院病案号。

患者手中挂号证的病案号码，须在登记处（住院处）办理住院手续时立即更改。必须提请住院登记处的同志切实做好。①优点：保持了病案的完整性、连续性，门诊与住院病案较易区别，便于存放，有利于科研使用。②缺点：造成了工作的复杂化，容易发生号码混乱，增添了改号手续，但患者住院前门诊病案资料的登记涉及多科室、多种类，不易全部更改，长时间影响病案的查找供应，稍有疏忽即会给今后的工作和患者带来很多不便。

3.一号分开制

住院病案与门诊病案分别管理，各自排架归档，但却同用一个病案号。

优缺点：方便门诊患者就诊时使用病案，保护住院病案的安全。但科研总结使用病案必须从两方面查找，即门诊病案、住院病案都提供使用。

4.两号分开制

即门诊病案与住院病案分别编号，单独存放、互不关联。虽然分别管理、各自存放，但仍存放在病案科内。门诊病案用于患者在门诊就医使用，住院病案则作为患者住院期间的医疗，以及今后的教学和研究使用。为便于门诊医疗，将复写的出院记录、手术记录置于门诊病案内。

病案采用两号集中制或分开制，从管理学上评价要比一号集中制管理使用更多的资源，投入更多的人力进行重复的工作。分开管理也使得资料分散，不利于医疗、科研使用。书写时也容易将号码混淆，造成工作复杂化。

（二）病案分散管理

即患者的病案分散在多个医疗部门，分散于病案科以外如特殊的治疗科室。分散存放在其他部门的病案最好由病案工作人员严格监督及控制。

（三）特殊病案的管理

在医院的某些部门中，由于患者的医疗需要，有必要将病案在本部门保留较长一段时间，如进行肾透析、肾移植、放射疗法或化学疗法的病案。

如果将这些特殊的、适当数量的病案暂时放在某一特殊部门，那么就出现了微量或“卫星”病案中心。病案就像存放在病案科一样。作为病案科的工作人员必须知道哪些病案放在“卫星”病案中心。当患者治疗结束或死亡，这些病案就应送回病案科进行归档，而不可无限期地保留下去。

（孙淑玉）

第二节 病案的归档

对病案不能进行有效的管理必将严重影响诊所或医院内的日常工作。因此病案科的工作职责就是要建立一系列制度和程序以保证病案在医疗、医学法律、统计、教学和研究方面被有效地应用。

对病案科工作的评价是根据其为各部门的服务效率来判断,也就是说当病案需要用于医疗时,应随时可以获得。因此病案科工作的效率及对病案的控制是病案管理中须考虑的两个重要的事情。

一、病案归档系统的种类

病案的归档就是根据病案的标识(号码)将病案按一定的顺序进行系统性的排列、上架,以便能快速、容易地查阅和检索病案。病案归档系统是病案排列归档的系统性管理方法。

好的归档系统有利于对病案的有效控制,不同规模的医疗机构采用的归档方法亦可不同,实践证明用编号排架归档优于其他方法。我国过去及现今使用的归档方法如下。

(一)按姓名排列归档

如果不使用病案编号管理,患者的姓名则是唯一检索病案的依据。可将其按汉语拼音或字母的顺序排列,此种归档方法只适于病案数量很少或患者流动量非常小的诊所或医务室。

(二)按户口集中存放归档

这种方法适于街道保健机构。其以户口为依据,类似家庭编号,将家庭中的所有成员都分别建立病案,但都集中装在户主的封袋内。归档是按街道、里弄(胡同)、居民住宅楼编成次序,再按门牌号码编序。病案架亦按街道、里弄(胡同)、居民住宅楼作出标记,病案依户主居住的门牌号码存放在病案架上。这样可以掌握每个家庭成员的健康状况,适用于开展社区医疗。

(三)按号码排列归档

采用号码归档有多种方法,具体如下。

1.数字顺序号归档

以数字顺序号排列归档的方法是直接将病案按数字自然顺序排列归档。采用此方法归档可反映病案建立的时间顺序。数字顺序号归档法的优点:易于掌握、简单易行,易于从储存架上检索号码连续的病案。数字顺序号归档法的缺点:①容易出现归档错误。②容易照抄已写错或读错的号码,如将 1 写成 7。③容易将号码上的数字换位,如病案号码是 194383,但按 193483 归档。④由于最大的号码代表的是最新发展的病案,因此就会使大部分近期使用频繁的病案集中在病案库房某一区段归档。⑤由于大部分病案和检验回报单要在同一区域归档,影响对病案人员的归档工作的分派。

2.尾号归档

为了改进检索和归档的效率,用其他的方法取代了直接顺序归档法。其方法有两种,即尾号归档法和中间号归档法。采用这种方法归档的目的是减少和杜绝归档错误,提高归档的速度和准确率。

(1)尾号归档方法。①将 6 位数的号码分为三部分,第一部分位于号码的右边的最后 2 个数字,称为一级号(也称为尾号);第二部分位于号码的中间 2 个数字,称为二级号(也称为中间号);第三部分位于号码的最左边 2 个数字,称为三级号(也称为查找号),见图 2-1。②在尾号归档中,每一级号都有 100 个号码,范围从 00～99。③归档时将尾号一样的放在一起,再将中间号一样的挑出来,按查找号顺序大小排列。

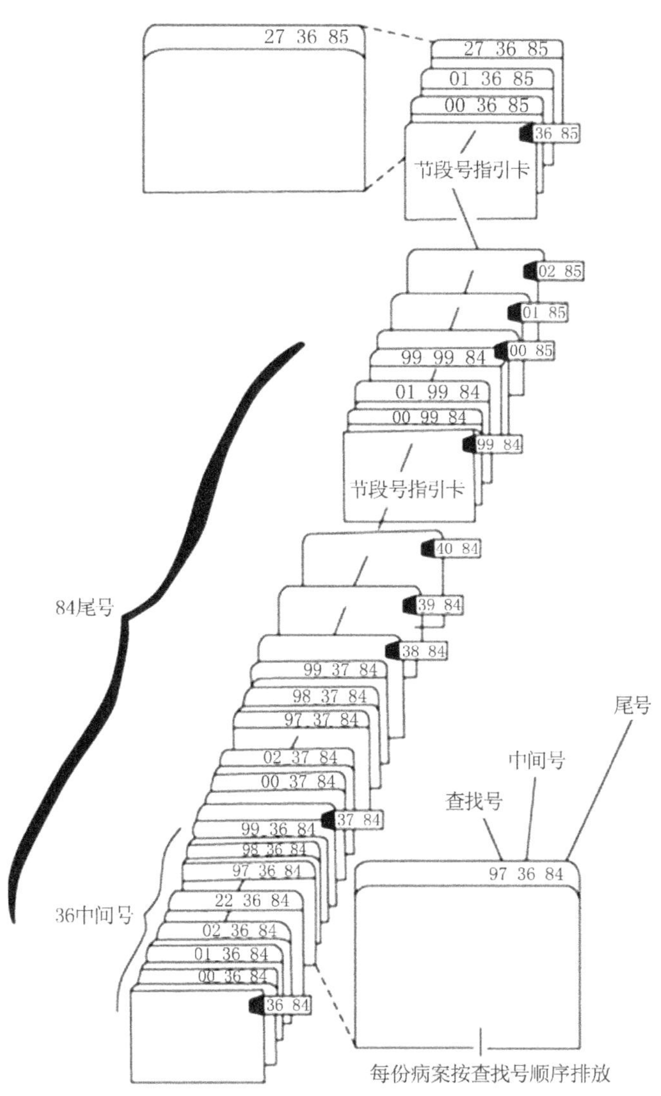

图 2-1 病案尾号归档示意图

(2)尾号归档的优点。①病案可均匀地分布在 100 个尾号内。②每 100 个新病案号只有一个病案排列归档在同一个一级号(尾号)中。③免除归档区域内工作人员拥挤的状况。④负责病案归档的工作人员分工明确、责任心强。⑤工作人员的工作量分配较均匀。⑥当加入新病案时,非活动性的病案可以从每一尾号组内取出。⑦使用尾号归档法减少了错放病案的机会。⑧使用尾号归档法提高了归档速度。

(3)注意使用原则。在较大的综合性医院,尾号归档法应与序列号归档法并用。即尾号归档法用于活动性病案,对于被筛选出的不活动病案(置于第二病案库房)采用序列号归档法。

3.尾号切口病案排列归档法

我国有不少地区和单位的门诊医疗记录采用门诊病案卡片,在归档排列方法上使用了尾号的排列归档管理方法。此种方法适用于门诊患者较多的医院和采用两号分开归档的病案管理,突出优点在于较其他归档方法快速、简便。

4.中间号归档法

中间号归档法的优点基本与尾号归档法的优点相同。其缺点是学习和掌握此方法难于尾号法。因病案号不是均匀分布,当旧病案抽取出来存入不活动病案库时,病案中就会出现空号现象,如果病案号多于6位数,此方法效果并不好。

(四)病案号的色标编码归档

色标编码是指在病案夹的边缘使用不同的颜色标志病案号码,以颜色区分号码。这是为使病案人员便于识别病案号,避免出现归档错误。使用色标编码要比按尾号和中间号排列归档病案的方法来说更方便。

1.国外色标编码法

通常在病案夹的不同位置用10种颜色表示0～9的数字。一种或两种颜色的色标可用来表示尾号归档中的一级号码。就两种颜色来说,上边的颜色代表一级号的十位数,下面的颜色表示一级号的个位数(表2-1)。

表2-1　尾号颜色标志

一位数尾号	颜色标志	二位数尾号	颜色标志
0	紫色	0 0	紫色 紫色
1	黄色	0 1	紫色 黄色
2	深绿	0 2	紫色 深绿
3	浅蓝	0 3	紫色 浅蓝
4	橙色	0 4	紫色 橙色
5	棕色	1 5	黄色 棕色
6	粉色	1 6	黄色 粉色
7	浅绿	2 7	深绿 浅绿
8	深蓝	3 8	浅蓝 深蓝
9	红色	4 9	橙色 红色

色标的使用通常限制在号码的2～3位数,使其尽可能简单并维持效果,其目的仅仅是避免归档错误。

2.我国的色标编码法

(1)彩色色标编码法。①尾号色标编码:用于按尾号方法排列归档病案时,通常在病案夹边缘的不同位置用10种颜色分别表示0～9的数字,以一种或两种颜色的色标用来表示一级号。就两种颜色来说,上边的颜色代表一级号的10位数字,紧挨在下面的颜色表示一级号的个位数字。如:142049这一号码中,用橙色和红色分别表示一级号中的4和9。②中间号色标编码:如果采用中间号排列归档,其由于一级号在中间,就要用颜色表示在“20”的数字上。一般将色标限制在号码的 2 或 3 位数,使其尽可能地简单并维持其效果,因其最大的目的是避免归档的错误。③顺序号色标编码:将不同的颜色标志固定在病案袋右下角,每 1 000 个号码更换一种颜色。

(2)单色色标编码法。包括顺序号单色画线标志。在病案封袋右边的不同位置印以黑线,从上至下分为7 个档次,每一档次 1 000 份病案,即 1 000 个号码为一档次。当号码发展到第 8 个 1 000 时,黑线的位置又返回到第一档次。

二、归档系统的转换

当你要改变现在的归档系统时,不要低估了从一种归档系统转换为另一种归档系统工作的复杂性,以及所需要的转换时间及准备工作,不论做哪些系统的转换,大量的病案位置的移动和病案的其他方面问题都是必须加以考虑和控制的。下面就顺序号向尾号系统转换作一叙述。

(一)转换工作的要求

1.事先设计转换方案

要考虑病案数量,考虑时间、空间和物资等需求。如对于时间的分析要考虑需要多少天可以完成系统转换,是否可以分段进行,会不会干扰正常工作。对于空间需要则需要计算 100 个尾号归档病案的架位。对于事先需要准备的物品,如病案条形码、色标、病案封面等需要事先准备好。设计方案要经过大家的讨论然后提交上级部门审批。

2.人员进行培训

归档系统的转换改变了日常习惯的操作方法,必须经过专门的培训才有可能圆满完成转换。培训除理论讲解目的、意义、方法外,还要在模拟现场进行教育。

3.进行必要的物质准备

库房的空间与充足的病案架是物质保证的前提;根据病案存贮的数量安排好转换的时间,如利用法定的长假,以不影响日间正常工作。

(二)转换的步骤

(1)培训工作人员熟练掌握尾号归档法。

(2)调查、计算年病案发展数量,并计算几年内所需病案架之数量,准备足够的病案架;把所有病案架按尾号排列规划。

(3)计算并准备好所需指引卡的规格及数量。

(4)在转换排列过程中,注意找出以往错误归档的病案。归档方法的转换等于将病案进行重新组合,在这一过程中注意纠正过去难以发现归档的差错。

(5)未在架上的病案应填写好示踪卡,指明去向(包括已丢失的病案)。

(6)筛选非活动病案,并按顺序号将不活动病案存入第二病案库。非活动病案在患者就诊时再行转换。

(7)转换过程中还应注意更换已破损的病案封皮(袋)。

三、归档工作的要求

(一)归档是一项重要工作

归档时要认真细致、思想集中、看准号码,不要抢时间。

(二)防止归档错误

如将号码看颠倒,字形看错,例字形 1、7、9;3、5、8;0、6 等,或将双份病案放入一个位置内。

(三)归档工作要坚持核对制

采取归档“留尾制”,即不要一次性把病案全部插入,要留一小部分于架外,经核对无误后方可将病案全部推入架内。

(四)保持病案排放整齐

归档时应随手将架上的病案排齐。病案排放过紧,应及时移动、调整,保持松紧适度,可防止病案袋破损,提高工作效率。

(五)破损病案的修补

对破损的病案袋或病案应在归档前修补好。

(孙淑玉)

第三节　病案的供应

病案管理的目的在于病案的利用。如果我们只知道保管病案而不去利用病案,则失去了病案管理的意义。病案室的工作大部分都是为临床和患者的医疗服务,病案管理所做的一切工作都是为了提供服务和资料的利用。病案只有被有效地使用才能产生效益。因而病案供应在病案管理中是一项很重要的工作,病案在为医疗、教学、科研服务的过程中,是一个不可缺少的环节。病案的供应体现着病案的科学管理和病案工作人员辛勤劳动的成果,也是检验病案管理好坏的一个依据。因此可以说,病案供应工作反映着病案管理的整体水平,因此要求病案供应工作人员在工作中必须做到:检索病案动作要快、抽取出的病案要准确,对病案需求者要认真负责、态度好。要求病案供应工作人员要以快、准、好的供应准则,保证病案供应工作的顺利完成。

病案供应工作中包括查找、登记、运送、回收、整理、粘贴、检查、检验回报单和归档等。以上每道工序完成质量的好坏,都影响医疗、教学、科研工作的开展。因此对每个工作环节都要有明确的操作方法和要求。

一、病案供应工作的原则

(1)在安全、保护隐私、保护医院利益、保护医师知识产权、符合医院规定的的条件下,应尽可能地提供病案服务。

(2)病案只有在医疗或教学使用时可以拿出病案科。建立保存病案的目的主要是为患者的继续医疗,为患者医疗需要病案科必须及时将病案送达临床医师。一份优秀的病案包含了一个典型的病例,是临床示教生动的活教材,必须带出病案科在教学中展示。

(3)所有送出的病案都要有追踪措施,以表明病案的去向。如采用示踪卡、登记本、登记表、条形码计算机示踪系统等方法,建立有效的病案控制方法。

(4)所有借出的病案都要按时收回及时归档,严格病案执行借阅制度。

(5)凡是科研、查询、复印等使用病案,一律在病案科内使用。病案涉及患者的隐私,为保障病案的安全,病案需在病案科内使用。

要建立有效的控制病案的方法,最大限度地做好病案的保管和使用工作。作为病案科的负责人或供应工作的负责人,必须对病案的保管和使用负全责。所有从病案科拿出去的病案,必须了解谁是使用人，在哪里使用，需要使用多长时间。要能够掌握和控制病案的流动情况，每个负责病案供应的工作人员都必须遵守病案供应工作的原则。

二、病案供应的种类

（一）门诊病案的供应

门诊是为广大患者进行医疗服务的第一线，也是病案管理服务于临床医疗最主要的工作。门诊病案供应经常是在较为紧张的环境中进行的，这是一件时间要求很强、供应量很大且容易出现差错的工作。它要求工作人员在短时间内，将大量病案分送到各个诊室。因此，工作人员要做到快、准、好地供应病案，就必须按操作规程细心、快速、准确地查找和调运病案，避免因为差错而造成往返调换病案，耽误患者的就诊时间。预约挂号可使门诊病案供应在患者就诊的前 1 天准备就绪，有较充分的时间做好供应工作。目前我国绝大部分患者还是当天就诊当天挂号，故需要当天查找、使用的病案数量多，时间紧，这是门诊病案供应的特点。

（二）急诊病案的供应

因为是急诊使用病案，故应安排专人负责查找。急诊病案供应要求查找迅速，送出及时。特别是近期曾就诊者或近期出院的病案，同前一次诊治或处理有密切的联系者，更需要又快又准的输送病案，以免延误病情、耽误抢救的使用。

（三）预约门诊病案的供应

门诊预约挂号的病案供应，特点是供应时间较从容，这就要求工作人员更应该认真、细致地核对，确保准确地供应，保证患者按时就诊。采用电脑管理预约患者，可打印出预约就诊清单，病案科根据其清单供应病案，同时可以更清楚、全面地了解掌握预约患者就诊情况。

（四）住院病案的供应

病案管理工作首要的任务是服务于患者的医疗，患者在办理住院手续时，住院处要立即通知病案科将病案送达患者住院的病室，为医护人员接诊患者、了解病情提供参考。医院要做到一切以患者为中心做好工作，患者一经办理了住院手续，并且确认已有就诊病案，病案管理人员就要及时将病案送至病房，并做好登记。患者一旦出院，应将新旧病案一并收回，并在示踪卡上注明。

有些医院患者入住病房后再由医师到病案科办理借阅手续取得病案，这有悖于保存病案的目的和一切为了患者的服务宗旨。正确的做法应该是，护送人员携带病案陪同患者共同到达病房，并与医护人员做好交接。从医疗安全着眼，此种做法应作为规范医院的工作制度。

（五）科研、教学病案的供应

利用病案进行科研总结分析，是对病案资料深入的开发利用。临床教学使用病案示教，丰富了实践教学。一些负有科研、教学任务的较大型的综合医院，医疗、科研、教学任务十分繁重，病案科需要向他们提供大量有价值的病案进行科研总结。历史较长的医院储存的病案多，可提供给科研的病案数量大。一些样本较大的课题参阅病案的人员多，需要病案的数量大且保存时间长，常要重复使用。

由于科研使用病案的特点，使科研、教学使用的病案不同于一般就诊病案的供应。它可以和使用者约定分期分批地提供病案在病案科内使用，并提请爱护和妥善保管病案。不仅要为使用者提供病案服务，还要为其提供使用病案的方便条件；在满足科研教学需要的同时，还要做到不影响患者就诊使用病案。这就需要供应病案的工作人员掌握工作方法，管理者必须对他们的工作提出要求。

(六)医疗保险病案的供应

医疗保险在社会的推广普及、病种医疗费用的管理、医院内医疗保险办公室、上级医保部门对医疗费用合理理赔需要核查医疗消耗的费用,则要凭借病案作为医保费用审核的依据,病案科几乎每天都要接待医保人员查阅病案,随着参保人员不断增加,病案科为医疗保险部门提供的病案量不断提升。病案信息管理,投入了国家医疗改革的行列,扩大了病案对外服务的窗口,直接为广大患者服务。

有的地区患者出院后医保中心即将病历从医院拿走,这种做法有碍医疗安全且不合国家法规,一旦出现患者紧急就诊时,如产妇大出血、心脏病等,医院不能立即提供病案,造成医疗事故隐患。医疗保险部门查阅病案也须参照病历复印的有关规定办理借阅手续,病案不得拿出医院。

(七)为公检法取证的供应

病案的本身是具有法律意义的文件,它记录了医务人员对疾病的诊治过程。病案中的各种诊疗记录、检验检查的结果,以及患者或家属签字的文件,如住院须知、手术同意书、危重病情通知书等知情同意书。这些有患者或家属签字的文件赋予医院某种权力,它具有法律作用。随着人们法律意识的增强,医疗纠纷、民事诉讼案件的增多,病案作为公检法机关判断案情的证据,医院提供病案资料的频率呈上升趋势。

(八)患者复印病案资料的供应

遵照《医疗事故处理条例》及《医疗机构病历管理规定》,医院应受理有关人员要求对病历内容复印的申请。自《医疗事故处理条例》颁发后,病案信息由为医院内部服务逐渐延伸到为社会广泛服务,开拓了病案管理人员的新视野,病案科每天都要接待大量的患者申请复印病历,病案科已成为医院为患者服务的窗口、接待患者服务的前沿,大量查找病案供应复印的需求。

树立以患者为中心建立人性化服务的理念。各医院病案科在完成既定工作任务的同时,积极创造条件增添设备、简化手续,为等候复印的人员设置舒适的环境,在不违背规定的原则下尽量满足患者复印病历的需求。一些单位为减轻患者负担,避免农村乡镇患者复印病历往返奔波,为患者开展病历复印邮寄服务,主动地为医疗保险实施、为国家医疗改革做好服务工作。

1.根据国家规定允许复印病案的人员

(1)患者本人或其委托代理人。

(2)死亡患者近亲属或其代理人。

(3)公安、司法部门、劳动保障部门、保险机构。

2.复印病案时要求提供的证明材料

(1)申请人为患者本人的,应当提供其有效身份证明(身份证)。

(2)申请人为患者代理人的,应当提供患者及其代理人的有效身份证明(身份证)。

(3)申请人与患者代理关系的法定证明材料;申请人为死亡患者近亲属的,应当提供患者死亡证明及其近亲属的有效身份证明(身份证),以及申请人是死亡患者近亲属的法定证明材料;申请人为死亡患者近亲属代理人的,应当提供患者死亡证明、死亡患者近亲属及其代理人的有效身份证明(身份证)、死亡患者与其近亲属关系的法定证明材料,申请人与死亡患者近亲属代理关系的法定证明材料;申请人为保险机构的,应当提供保险合同复印件,承办人员的有效身份证明(身份证),患者本人或者代理人同意的法定证明材料,患者死亡的,应当提供保险合同复印件,承办人员的有效身份证明(身份证)、死亡患者近亲属或者代理人同意的法定证明材料。合同或者法律另有规定的除外;公安、司法部门因办理案件,需要复印病案资料的,应当提供公安、司法部门采集证据的法定证明及执行公务人员的有效身份证明(工作证)。

3.病案可供复印的范围

为患者提供复印件主要是根据需求,如报销、医疗目的,一般不需要复印病程等主观资料,但如果患者要求,根据《中华人民共和国侵权责任法》,也应当提供病案的所有资料。下列资料属于病历的客观资料:①门(急)诊病历。②住院日志(即入院记录)。③体温单。④医嘱单。⑤检验报告单。⑥医学影像检查资料。⑦特殊检查(治疗)同意书。⑧手术同意书。⑨手术及麻醉记录单。⑩病理报告单。⑪出院记录。⑫护理记录。

在医务人员按规定时限完成病历后,方受理复印病案资料的申请并提供复印。

(孙淑玉)

第四节 病案的控制与示踪系统

病案流通管理的重要性在于可以保证了解病案的去向,保证病案处于随时可以获得的状态。现在病案的利用是多用户的,病案流通也是多环节的,因此必须制订一些使用规则,同时配有严格、科学的管理手段,才能有效地控制病案,更好地发挥病案的作用。

一、病案控制系统

(一)定义

为保证病案供应的及时性、准确性,应当对病案采取有效的控制措施。措施包括手工填写的示踪卡、计算机示踪系统,以及为保证病案高效、准确的检索及归档的病案号色标编码、病案归档导卡等,这一系列控制病案的方式,统称为病案控制系统。随着信息系统的发展及现代化数字设备的应用,病案示踪系统的手段和工作结构也将随之产生日新月异的变化。

(二)病案控制的原则

病案工作人员对所有的病案归档操作及其使用必须加以控制,不论什么原因,凡是从已归档病案架中取出的病案,必须要有追踪。病案离架取走后,必须有记录,如示踪卡或计算机的示踪系统。病案示踪系统的最终目的是提供病案信息为医疗活动和社会实践服务,保证病案信息的完整性、准确性和安全性。掌握每份病案的流动情况是病案信息管理人员重要的职能。

医院或诊所的工作人员使用病案,必须保证病案完好地送回病案科,使用者如果没有事先和病案科联系,并及时改变示踪卡上病案的去向等信息,则不得将病案送到其他任何地方或转给他人,当使用病案的人发生变化时应重新办理借用手续。如果病案被丢失、错放,使用者应负责找回,他们对病案的使用和安全应负有责任。

(三)病案控制的规则

在病案控制系统中建立有效的病案管理规则,是衡量病案科管理水平的一个标志,它可以约束使用者,起到帮助管理者对病案管理人员工作的监督和指导作用。

(四)病案控制的制度

制度是要求所有病案管理人员共同遵守的规程或行为准则。根据病案管理规则及控制病案的原则，各医院及诊所的病案科必须制订出适用于本单位合理的病案使用制度、病案借阅制度、病案摘阅及复印制度等。

医院的病案委员会应制订有关使用、借阅病案的制度，基本内容应包括：①除为患者医疗使用外，病案不得从病案科取出。②凡是送到诊室或病房的病案必须进行示踪，示踪卡上应显示患者的姓名、病案号、科别、时间、借用医师姓名或病房等有关资料。

(1)每天工作结束时，将所有病案从诊室收回，出院患者的病案应在患者出院后 24 小时内从病房收回。

(2)如有可能，用于科研及其他方面使用病案应在病案科查阅，病案科应尽可能地为使用者提供方便，以保证使用者及时、容易地拿到病案。

(3)病案在病房、门(急)诊科室使用期间，病房、门(急)诊科室护士对病案负管理之责。病案科应建立一定的工作程序，并且使其工作人员能遵循这一程序，保证对进出病案科的病案进行全面控制，不但要考虑到病案在借出病案科以外的登记和追踪，还要记录病案在病案科内部流通的交接信息，然而并非病案管理人员完全力保病案的安全，参与病案流通使用的人员必须建立病案安全的意识，肩负起病案管理的责任，防止病案丢失。

(五)病案控制的方式和方法

有效的方式和准确的方法是完善病案控制系统的最主要的也是最后的一环，也是病案控制的原则、规则、制度的具体体现和实施。

病案控制方式包括病案使用登记本、手工填写示踪卡、电脑自动示踪系统、病案号的色标编码、病案归档导卡等。

病案控制方法是示踪系统中的具体操作步骤。病案示踪系统记录了病案由产生到使用再到最终封存或销毁的整个活动历程，其结构和流程也是围绕病案的建立、整理、编目、质控、保管和使用来设计，不但要考虑到病案在借出病案科以外的登记和追踪，还要记录病案在病案科内部流通的交接信息。示踪系统设计是为了帮助病案管理员进行借阅登记，快速的查询和定位病案所在的位置，为临床、教学和科研任务提供便捷优质的服务。发展到今天，计算机示踪系统所承载的任务远远超出这一内涵，还包括出院登记、库房管理、中转工作站登记、病案催还等与病案流通相关的功能模块。

首先要了解计算机示踪系统中各个模块的功能和应用，病案流通的主要途径，目前病案的用途主要有患者门诊就医使用、住院治疗使用、科研和教学、医疗保险、社会保险、医疗纠纷、复印等，除了门诊和住院医疗使用病案以外，其他方式使用病案都需要到窗口办理相应借阅手续，我们暂且把他们统一归为一类，称为科研教学和其他，于是可以得到以下流程图(图 2-2)。

1.权限的控制

病案示踪系统是一部控制病案的管理系统，每一环节的操作都直接影响到病案实体的流通状态，影响病案管理人员对病案去向的判断，因此保证示踪系统信息的准确性是保证系统与病案实体流通状态同步的关键，建立完整和安全的权限管理至关重要。

(1)工作站的权限控制。工作站是一个逻辑上的病案服务台，病案借出病案科后每经过一个工作站，都需要进行交接确认，便于病案管理者随时掌握病案的流动状态，根据病案在工作站间的交接日志，判断病案的流通进程。

(2)用户的权限管理。用户权限的设置，一方面是为了限制未经授权的用户非法使用示踪系统，另一方面可以通过权限的设置很好地进行业务分工，使每个岗位都能各司其职，避免越权和越界的操作产生。

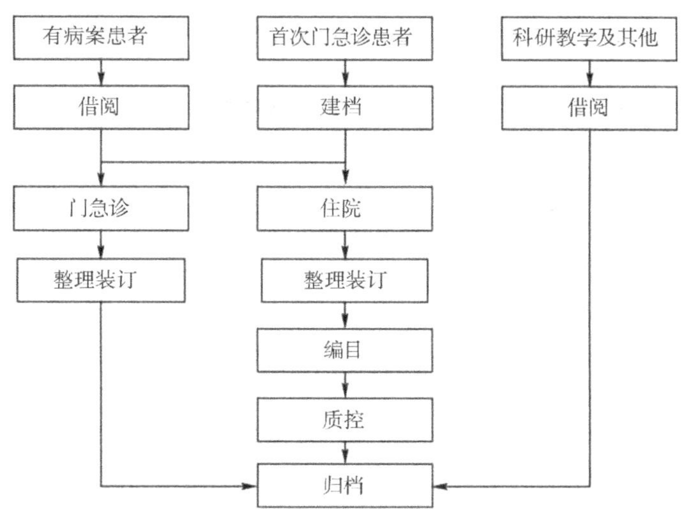

图 2-2　病案的使用流程

2.病案需求信息的获取

一般来说，病案科提供专门的服务窗口，凡到窗口即时办理的业务，不需要申请，按规定办理借阅手续即可。而对于门诊就诊和住院治疗使用的病案，病案科依据相应的业务协议主动提供病案服务。因此，在患者挂号和办理住院手续后，病案示踪系统快速、准确地从 HIS 中获取信息，为临床及时提供病案服务。

事实上，通过信息系统传递的需求种类很多，不限于门诊就诊和住院治疗，还有预约的科研病案、工作站提交的需求等，对这些需求的处理也非常重要。不同的需求提供病案的途径也有所区别，因此示踪系统必须自动将需求进行分类，并按照既定的规则顺序打印病案申请单。申请单应该在显著位置上列出病案号和姓名，方便查找人员核对病案，并明确打出使用单位的信息和具体地址。如果示踪系统应用在一家拥有多个病案库房的医院，那么相应的申请应该分别投递到病案所在的库房。除此之外，对申请单进行初步的筛选和过滤也是非常必要的环节，例如：多科挂号警告、退号退院警告、病案借出警告等，这样可以第一时间为病案查找人员提供一个大概的查找方向，减少无效劳动的产生。

3.病案借阅登记

病案一旦离开病案架，从库房中取出，为了避免发生丢失，便于随时追踪病案去向，必须进行详细的借阅登记。包括借阅的原因、使用单位、使用人、出库时间、操作人员及使用期限等翔实准确登记。对于科研和其他借用，就直接与使用人交接，定期催还即可。

4.工作站交接登记

工作站是病案流通过程中经过的病案服务台，也可能是病案最终送达的护士站和分诊台，负责病案的中转，可以与病案科和其他工作站进行直接沟通，处理与病案输送有关的突发事件。正常情况下病案从库房借出到使用完毕回收的流程如下。

病案库房总服务台→工作站 A→…→工作站 X→使用单位。

工作站应该提供以下操作。

(1)发送确认、回收确认。用于记录经过工作站的标记点，一般用于发送或回收时目标明确且不需要病案停留的确认操作。

(2)收到确认。主要应用于病案送达目标单位时的确认操作或者由于某种原因病案需要在工作站保存一段时间,例如:出院病案在病案整理、编目、质控操作间滞留时应使用此种操作。另外也适用于预约病案的暂时保存、科研病案保留待用及阅览室阅览等。

(3)转科操作。转科操作适用于多个科室使用同一册病案时的情况,例如:同一患者在多个门诊科室就诊,病案需要在首诊科室用完后转去第二就诊科室使用。

(4)转站操作。可用于病案在工作站间的传递。

(5)病案使用申请。病案申请是一种通知库房调取病案的需求信息,该信息会在库房终端机上显示并打印出来,同时也为病案出库时自动填写使用部门提供信息支持。

5.病案的回收

(1)门诊病案的回收。患者门诊就诊使用的病案,就诊结束使用完毕的病案由各科分诊护士集中存放在分诊台指定地点,病案回收员定时回收。回收病案要逐一进行回收确认,全天就诊结束后,末端工作站工作人员要打印出当日未回收病案的催还单,并根据催还单上列出的病案号码到相应科室的分诊台回收剩余的病案。

(2)住院病案的回收。患者住院期间病案要一直保存在相应的病房,直到患者办理出院手续,完成本次住院治疗为止。病案由负责住院病案整理的专人回收,每天早上从 HIS 系统中接收上一工作日出院病案信息,并打印出出院病案回收核对表格,病案回收人员再依照表格上注明的信息到病房回收病案。收回到病案整理室进行收回登记,经整理、装订,送交编目室、质控室、随诊室等,各个工作站之间交接传递一定要进行确认登记。最终一册资料完整和质量合格的病案才会流回病案库房,等待专人入库上架。

(3)科研和其他使用病案的回收。凡是由使用者到病案服务窗口借阅的病案,在使用完成后必须由使用者本人交回病案窗口。对于借出病案科使用的病案,在接近归还期限之前,系统会自动提醒病案管理者及时催还,并根据需要打印出病案催还单,必要时采用电子邮件和短信通知。

6.病案的入库登记

各个环节回收的病案最终会回到病案库房的综合服务台,上架前要对所有病案进行入库登记,登记内容包括入库人、入库时间、工作站、库房等信息。按规定的顺序排放统一归档上架。

7.病案的示踪查询

病案的示踪查询实际是示踪系统数据的一个综合展现,它可以把病案的历次使用记录、住院信息及变更记录整合在同一个界面中,让我们可以随时掌握病案的活动轨迹和当前动向。它的核心功能就是病案的快速定位,无论病案是处在流通环节当中还是保存在库房之内,都可以准确反映病案的当前状态。特别是出现病案丢失情况的时候,示踪查询更是帮助我们分析和解决问题的得力工具。

图 2-3 是从工作中截取的一个真实样例,从图中可以清晰地看出 1641 患者病案的建立时间、使用时间及每次使用的具体流程。目前这个病案就保存在库房当中,如果是借出状态,系统会自动用警告色来加以提醒。如果想了解患者的住院记录,切换一下显示页面就可以了,非常方便快捷。当然这只是个样例,实际应用中不同软件公司会有不同的框架设计和页面风格。

8.统计分析

病案的整体使用情况真实地反映了病案科的运行现状,对病案示踪系统的数据进行科学的挖掘和分析,可以帮助病案管理决策部门发现存在的问题,并以此为据制订管理模式、分配医疗资源、改善服务流程、提高服务质量。

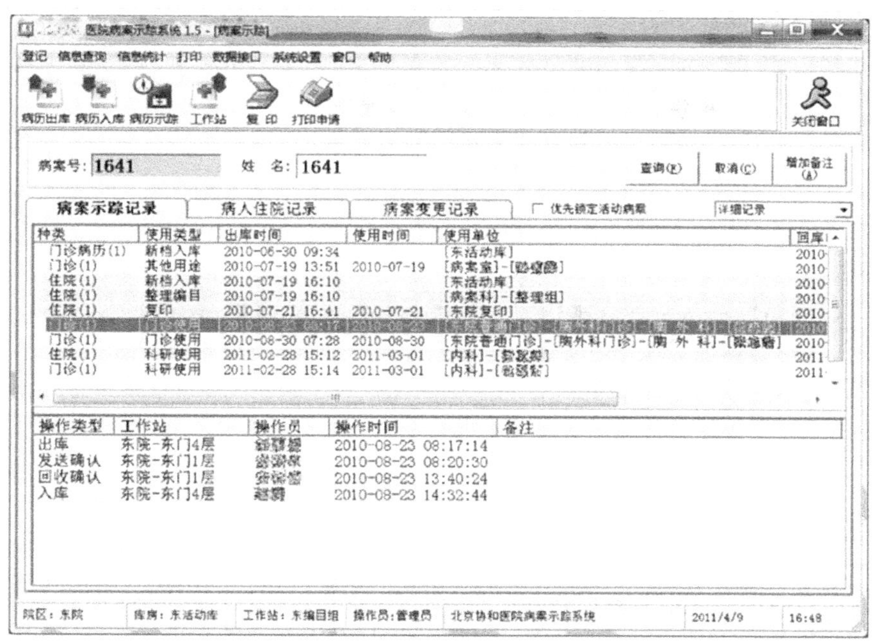

图 2-3 示踪查询

(1)逾期不归病案的统计。逾期不归病案用于统计使用部门拖欠病案的情况,统计结果一方面可以用于督促相关部门及时归还病案和办理续借手续,另一方面也可作为医院绩效考核和职称晋升的参考依据。

(2)入出库情况统计。对入库、出库和工作站流量的统计可以帮助管理者了解各个岗位的工作量,是定岗定编和计算岗位津贴系数的重要依据。

(3)病案借阅情况统计。对不同时期病案借阅情况进行分析,掌握全院、科室及个人借用病案的情况和特点,以便制订有针对性地服务方案,合理安排服务资源。

(4)住院病案回收情况统计。住院病案回收情况的统计可以反映住院医师的病案完成情况,同时也可以反映病案整理员的工作情况,监督住院病案的回收质量。

(5)病案库存情况。对病案库存情况进行分析,可及时了解病案的膨胀进度,根据病案的活动情况,定期转移活动度较低及不活动病案到备份库房,有助于合理安排库房空间。

9.字典维护

一个完善的病案示踪系统需要数据庞大的数据字典支撑,任何一个字典中的数据不准确,都会影响整个系统的稳定运行,因此字典的维护工作相当重要,不但要指定专人进行维护,而且要及时与相关系统保持沟通和同步,制订周密的维护计划。科别字典和医师字典涉及的应用范围广泛,最好与 HIS 系统有统一的维护方案。示踪系统内部字典可以单独维护,例如:病案类别字典、病案使用类别字典、库房等。

二、病案借阅的控制

做好病案借阅的控制是为了达到病案管理的目的,使之能更好地、及时准确地为各方面使用者提供所需要的病案信息,充分体现病案的价值及其信息的实际效益。病案管理最基本的也是最重要的工作之一,就是对病案实施有效地控制,切实掌握每份病案的流动情况。

(一)控制借阅病案的方式

如病案需借出病案科使用或病案科内无阅览条件,在病案离开病案科前,必须办理借阅病案的手续,便于病案管理人员掌握和控制病案的流动情况:①病案借调登记本。②计算机自动示踪系统。③示踪卡。

示踪卡通常放于病案所在病案架的原位置或按一定要求集中存放。在任何情况下取用病案,没有示踪卡就不得将病案取走,这是控制病案的最重要的原则。

(二)病案借阅的控制方法

(1)病案找出后,借用人必须在示踪卡或登记簿填写各项内容,签署本人姓名。要求字迹清楚、易于辨认。病案管理人员要逐一核对。

(2)填写好的示踪卡可放于病案所在病案架的原位,或集中按病案号顺序排列于卡片盒内。

(3)病案归还后撤出示踪卡或在登记簿注销。检查归还病案的情况,然后归档上架。

(4)对示踪系统定期检查,督促借用人按期归还借阅的病案。

(三)病案借阅计算机自动示踪系统

随着现代化信息技术的发展,许多传统的病案管理方法已被现代技术取代,计算机病案示踪系统是利用信息技术的发展、条形码技术的成熟应用,将条形码自动识别技术应用到病案管理过程中的回收、整理、入库、归档、上架、下架、借(调)阅、归还的业务环节中,提高了数据采集和信息处理的速度,保证了运行环节中的准确率,为医院管理者提供翔实、准确、及时的基础数据。该系统建立在条形码技术的基础上,能够准确地对病案进行借出、追踪、归档管理,提供病案去向信息,掌握病案的流向和使用情况,掌握科研病案及再次入院病案的使用情况。使病案示踪系统更快速、简捷、准确地控制病案的流通使用。

操作方法:①每份借出病案科使用的病案,必须将有关信息输入计算机,如果使用了条形码技术,对准条形码扫描必要的信息可自动录入,注意录入借用人的姓名和录入人的标记。②病案归还后扫描条形码便可消除示踪系统中借阅病案的信息。③定期检查借阅病案的情况,督促借用人按期归还借阅的病案。

三、病案借调(阅)的管理

(1)无论采取何种借调(阅)的方式,均应由病案科专人负责管理。

(2)负责借调(阅)病案的工作人员,应按有关规章制度严格办理借调(阅)手续,并限制一次借调(阅)病案的数量,较大量的借调(阅)病案可采取分批供应的办法。

(3)借调(阅)病案的手续,对本院内或院外人员应有区别,便于管理。

(4)示踪卡应按要求存档,定期检查,及时做好归还病案的注销工作。使用自动示踪系统应及时做好有关数据的处理。

四、病案摘阅的管理

病案摘阅的管理是为病案的使用者提供阅览及摘录有关资料的工作,或进行部分资料的复印。借助于科技手段,目前在病案科做病案摘要的工作几乎被复印所替代,资料复印更能够保持原样,避免摘录的错误。做好这项工作不仅可以为患者在其他医院就医时提供参考资料,以满足患者在其他医院的医疗,亦可为司法等部门提供处理案件的依据。做好病案的摘阅工作可以大大减少病案的流动,同时又能充分发挥病案的作用,提高其资料信息的使用价值。

（一）病案可供摘阅的范围

（1）科研方面使用病案及医师撰写论文等。

（2）患者需到其他医疗部门就医的病情摘要。

（3）医疗行政部门对病案的质量检查、医疗情况的调查等。

（4）社会方面的使用。如司法部门、律师事务所、社会福利、医疗保险和其他保险等部门及使用公费医疗的事业单位。

病案科应由专人负责病案的摘阅工作，注意及时提供，并随时将使用完毕的病案归档。病情摘要一般应由指定人员完成，或由经治医师或其他临床医师根据医疗需要摘写。如需将病案送至临床科室去完成，必须做好登记及示踪工作。

（二）病案摘阅的制度

（1）凡属摘阅范围使用的病案，一律在病案科内使用，不得携出室外。

（2）院内医务人员阅览病案时应穿工作服或持借阅证，不准带包进入病案科及阅览室。

（3）外单位摘阅病案者，必须持单位正式介绍信，并经医务处、病案科主任批准后方予以接待。需抄写摘要者，经主管人员审阅后盖章有效。

（4）凡到病案科使用病案者，应自觉遵守病案科各项管理规定，不得私自拿取病案。

（5）使用者应对病案的完整、整洁和安全负责，不得私自拆卸、涂改、撕毁、玷污病案，违者应接受批评教育或处罚及连带的法律责任。

五、病案的其他控制方法

保证任何时候都能得到病案是至关重要的。病案管理人员在浩如烟海的病案中要能够迅速、准确找到需要的病案，除了精于专业理论和技术外，还必须借助各种方式方法。病案归档和检索方法的掌握和运用，是及时检索病案的保证。以病案的编号管理而论，在传统的管理工作中，不断创造了系列编号、中间位编号、尾数编号的管理方法。为了便于检索病案，避免归档排架的差错，又采用号码的颜色标记，有效地控制了病案的归档差错，使病案管理工作日臻完善。其中病案的尾号加颜色标记的归档方法即为成功之例。

除了通过病案号码颜色和排列帮助检索外，病案导卡也是一个重要的控制方法。导卡形状是在卡片的上边或侧面有一块突出的作为书写病案起止号的表头。在其突出的部位标有某一区域内的病案号，通过其指示使病案的归档及检索变得更容易、更迅速。另外当病案需要倒架挪动时，导卡可根据需要随之移动，起到指引病案位置的作用。

（一）导卡设置的数量

导卡数量的需求取决于该部分归档病案的厚度及归档的方法。确定导卡的数量可用下列公式计算。

导卡的总数＝病案的总数/两导卡之间的病案数

（二）导卡的质量

导卡应选用韧性很强的材料制作，且最好使用不同于病案的颜色做导卡，使其醒目，在整个归档区域能清楚地看到。

（孙淑玉）

第三章

医院药事管理

第一节 医院药事管理的概述

药事原是泛指一切与药品有关的事务和活动，包括药品的研发、生产、经营、使用、药事法规及药学教育等。医院药事即医疗机构药事，指在医疗机构中，一切与药品和药学服务有关的事件。药事管理是指以保障公众用药安全、有效、经济、合理为目的，以患者为中心，以临床药学为基础的药事组织的行为。有效的药事管理，不仅可以保障公众的用药安全，提高公众的健康水平，还能不断提高药事组织的经济和社会效益水平。

近年来随着社会科学及药学技术的不断进步，人们生活水平不断提高，公众对医疗卫生行业的需求和要求也越来越高。医院药事管理学也逐步发展为一门独立的学科，实现了从“以药品为中心、保障供应”的药事管理模式到“以患者为中心，保证安全、有效、合理、经济用药”的药事管理模式的转变。

一、概念

《医疗机构药事管理暂行规定》中指出：“医疗机构药事管理是指医疗机构内以服务患者为中心，以临床药学为基础，促进临床科学、合理用药的药学技术服务和相关的药品管理工作。”医院药事管理以研究药事管理活动的规律和方法及实践医院药事管理活动为目的，涉及医院药学、管理学、经济学、社会学和法学等相关学科。

二、药事管理组织结构的变革

（一）我国药事管理组织结构的发展

在药事管理委员会创立之前，医院药事管理的职责是由药剂科（药学部、药房、药局）履行的。药剂科负责制定医院药事管理的有关制度，并予以执行，名义上有统管全院药事的职权，却因为仅仅是医院的一个职能部门，与医疗、护理部门平级而导致现实工作中难以履行对医疗和护理部门药事活动的监管。在这种形势下，医院药学界呼吁设立某种超越医院一般职能部门之上的、可以对全院药事工作进行决策、协调和管理的机构。

药事管理委员会最初只是以小组的形式对涉及全院的药事工作进行协调，后来慢慢发展为就某些重大的药事问题进行决策。《医院药剂管理办法》中明确规定，县以上（含县）医院，要求设立药事管理委员会，县以下医疗单位可设立药事管理组。这是药事管理委员会发展历史上的标志性事件，它确立了药事管理委员会作为医院药事管理组织在医院中的地位。《医疗机构药事管理规定》中指出，二级以上医院应当设立药事管理与药物治疗学委员会，其他医疗机构应当成立药事管理与药物治疗学组。经过多年的发展，药事管理委员会已经广泛存在于各级医院中，并发挥着药事管理的重要作用。

关于药事管理委员会的性质和职责，可简要地概括为：监督法规的执行、药品管理、药物评价及用药教育和临床指导。药事管理委员会超越医院各职能部门，本着以保障患者安全、有效、合理、经济用药的目的，以委员会制的形式对全院药事活动从组织和控制两个方面进行统一管理。在组织方面，药事管理委员会负责建立医院各级药事组织，就医院层面的药事活动进行部门间的协调。在控制方面，药事管理委员会负责统一规范医院药事活动，并就药事组织间和各部门内部的药事活动进行控制。

(二)发达国家医疗机构药事管理组织的概况

国外医院目前已普遍设立了此类机构，美国、英国称为药学和治疗学委员会；德国称为药品委员会；日本则称为药品选用委员会或药事委员会。大量实践证实，药事管理与药物治疗学委员会可有效地协调、监督、指导整个医疗机构科学管理药品及合理使用药品，对医院药事的管理有着极其重要的作用。

发达国家药事管理委员会的主要作用和任务是提高医药服务质量，并对治疗的成本-效果进行管理。国外医院药品和治疗委员会的成员一般来自内科学、外科学、药学、护理学、质量管理、医院管理、信息系统和院内感染控制等各个科室。在美国，成员数一般为 8～12 人，在澳大利亚平均为 9 人。大多数委员会实行会议制度，每个月召开 1 次会议。日本在药事委员会内设立了安全顾问委员会、医疗事故对策委员会和院内安全推进委员会等机构，以指导医、护、药人员安全用药。

（郭春涛）

第二节　临床药学与药学服务

临床药学是研究药物预防及治疗疾病的合理性和有效性的药学学科。临床药学主要研究药物在人体内代谢过程中发挥最高疗效的理论与方法。它侧重于药物和人的关系，直接涉及药物本身、用药对象和给药方式，因此也直接涉及医疗质量。

一、临床药学概述

(一)主要任务

临床药学的主要任务是运用现代医学和药学科学知识，围绕合理用药这个核心，不断提高药物治疗水平。临床药学的主要任务包括以下几个方面：促进合理用药、治疗药物监测、药品不良反应监测、药物信息和药学科研等。

(二)存在问题

我国临床药学事业从无到有，从小到大，已取得了卓越的成绩。临床药学的发展是未来医院药学工作的发展方向和生存基础。但整体上，我国临床药学在各区域、各医院规模发展不平衡，特别是与国外先进国家相比，还有很大的差异。如临床药学人才的培养、制度建设、领导的重视与政策法规的制定等。此外，重医轻药、重经济效益、忽略合理用药的做法也不鲜见。

二、药学服务

（一）药学服务的概念

药学服务的概念是由英国学术界首次提出，后来美国医院药师协会提出：药学服务是指药师对受药物防治疾病的正常人或患者的生命质量的直接负责，以用药有利于达到改善心身健康为目标，承担监督执行保护用药安全有效的社会责任。

（二）药学服务的实施

药学服务的本质是全面改善或提高患者的生活质量，它是药师和患者之间的一种契约关系，在这种关系中药师凭借其知识与技能调控患者的药物治疗效果，承担药物治疗结果的责任。然而，尽管药师是药学服务的主体，药学服务的开展却需要医院各种技术人员共同协作来完成。只有医院管理者、医护人员和药师通力协作，才能更好地推动我国药学服务工作。

三、临床药师

临床药师是医院药师中的新角色。其核心任务是直接参与临床药物治疗活动，为临床医护人员和患者做好药学信息咨询等各项与合理用药有关的工作，以提高临床药物治疗的安全性、有效性和经济性。

（一）临床药师制及临床药师职责

为规范医疗机构药事管理工作，保证人民用药安全、有效、经济，多部门联合下发的《医疗机构药事管理暂行规定》中提出，要逐步建立临床药师制。此后，多部门联合印发了《医疗机构药事管理规定》，要求建立临床药师制。临床药师的职责是发现用药问题、解决用药问题、防止用药问题。

（二）临床药师实践方式

临床药师深入临床实践的方式有专科定点深入、一般定期深入、会诊、重点患者用药监护、体内治疗药物浓度监测结果解释与利用、药品不良反应监察、新药临床观察和药学咨询等。

（三）临床药师的培养

根据医院的实际业务水平、岗位工作需要及职业生涯发展，制定、实施临床药师在职培训计划，加强临床药师的继续教育。

（四）临床药师绩效考核

包括临床药师完成岗位工作的数量、质量、技术水平，以及患者满意度等内容，并根据不同年资的临床药师分级制定，从而在制度上保证临床药师工作的开展，激发临床药师的工作热情。

（郭春涛）

第三节 医院门诊部与住院部药房的调剂管理

一、门诊和住院部药品调剂工作的内容

门诊调剂工作包括药师根据医师处方为患者提供优质的药品，同时按照医嘱向患者说明每种药品的用法用量、使用中的注意事项、可能出现的常见不良反应及常见不良反应的简单处理。

住院部调剂工作包括配合各临床科室，依照规章制度和操作规程，调配住院患者的处方和临床科室的请领单，保证给患者的药品准确无误、质量优良；深入临床科室了解病区备用药的保管和使用情况，监督并协助病区做好药品的请领保管和合理使用；为医师、护士、患者提供药物咨询服务；搜集患者用药中的不良反应并及时上报；加强住院患者用药教育及出院患者带药的延伸用药指导工作。

二、处方调配的质量管理

(一)审方

审方是指药师收到患者提交的处方后，对处方进行必要的审查。处方审核是调剂工作中的重要环节，是防止药品差错、事故，保证调剂质量的关键第一步。处方审核的主要内容：处方书写、开具是否规范；规定必须做皮试的药品，处方医师是否注明过敏试验及结果的判定；处方用药与临床诊断的相符性；剂量、用法的正确性；选用剂型与给药途径的合理性；是否有重复给药现象；是否有潜在临床意义的药物相互作用和配伍禁忌；其他用药不适宜情况。处方审核的工作应由药师以上的专业技术人员承担。

(1)审查处方书写(患者姓名、性别、年龄、病历号/病案号、就诊科别/病房床号、开方日期、医师签名盖章)是否合格。

(2)门诊处方限定 7 天内调剂。超过有效期的处方，应由处方医师重新开具处方或更新处方日期并签字后，方可调剂。

(3)每张处方限开 5 种药品。品种数超过规定的，应经处方医师重新开具处方，符合有关规定后，方可调剂。

(4)规定必须做皮试的药品，处方医师应注明过敏试验及结果的判定。

(5)严格执行药品的剂量规定。对超剂量处方，应拒绝调配。一般门诊、急诊患者每张处方不超过 3 天用量；一般慢性病不超过一周用药量；癫痫、结核、肝炎、糖尿病、高血压、心脏病、精神病等慢性病或行动不便者不超过一个月用量。对于特殊管理药品要严格按有关规定执行。对于特殊患者、特殊情况用药需经处方医师特别注明并经上级领导同意后方可调配。

(6)处方用药应与临床诊断相符合，选用剂型与给药途径应合理。

(7)不得有重复给药现象，处方药品名称应使用通用名。

(8)处方中如有配伍禁忌、妊娠禁忌、用法用量超过常规的超说明书用药情况，需经处方医师重新签字。

(9)字迹不清的，不可主观猜测，应与处方医师联系，由医师写明、重新签字，核实无误，方

可调剂。

(10)调剂药师无权更换处方药品,不得自行修改处方。

(二)调配

调配是指处方经审核合格后,依照处方要求获取、配制药品的过程。调配药品时必须按照调配顺序和操作规程操作。

(1)调配程序:按处方内容调配→自行核对→调配人员在后台配药单上签字、盖章。

(2)需拆外包装的药品不要用手直接接触,并尽可能保存其内包装或使用厂家的原容器包装。对于必须转移到其他容器中再分装的药品,应使用专用器具,小心操作以避免污染。分装容器应保持清洁、无污染。分装后应在外包装材料上注明药品名称、剂型、规格、数量、批号/有效期、用法和用量。

(3)应检查药品有效期,保证所调配的药品在患者服用期内不超过药品标示的有效期。

(4)应检查处方上的药品名称与药品货位和药品外包装上的药品名称是否一一对应,若有不符必须经核实后,确认为同一药品,方可调配。

(5)内服、外用药品应按规定使用相应的药袋分开包装。

(6)已拆外包装但未发出的剩余药品,应与整包装药品分开存放。

(7)应检查药品是否变质(变色、风化、潮解、破碎等)。

(8)应在保证药品外观质量和有效期的前提下,先进先出。

(9)同一药品存在不同批号时,在保证药品质量和用药安全的前提下,应尽可能调换为同一批号药品。对于无法调换的应向患者明确说明,征得患者同意后方可调配,并在药品外包装上标示清楚,在发药时再次提醒患者。若患者不同意,重新开具处方或予以退药处理。

(三)核对

核对是指药品调配完毕,对处方和药品的核对,以及为患者实施必要的用药交代。复核是调剂药品的重要环节,是保证患者用药安全和合理用药的重要手段。

(1)应仔细核对患者姓名、药品名称、规格、数量、用法是否与处方一致;核对有无配伍禁忌、妊娠反应和超剂量用药。对特殊管理药品和儿童、老年人、孕妇、哺乳期妇女的用药剂量,应特别仔细地核对。

(2)复核有无多配、错配、漏配。对易发生调剂差错的药品应特别仔细地核对。

(3)复核药品外观质量、批号/有效期,特别注意对于某些药品的特殊用法、用量的复核。

(4)复核合格后签字、盖章。无第二人核对时,调配人应自行复核并签字,以示已经过复核。

(5)未经复核的药品和处方上无审核人、调剂人签字的药品不得发出。

(6)核对患者姓名无误后,必要时核对患者就诊卡信息,警惕重名现象。对于处方中注明的药品特殊用法、用量及注意事项必须向患者口头交代清楚。特殊药品应向患者说明保存方法。

(7)应耐心回答患者的询问。发现问题及时责成有关人员纠正。属差错事故要按规定程序报告,妥善处理。

三、门(急)诊和住院部药房的处方管理

(一)处方的区分

为了区别处方类别,减少差错,保证患者安全用药,麻醉药品处方是淡红色,急诊处方用淡黄色,普通处方用白色,儿科处方用淡绿色。处方笺应由当地卫生行政部门统一格式,各医疗机构

自行印制。

(二)处方的权限

必须取得执业医师证书,经注册后并从事临床工作的医师才具有药品处方资格。执业助理医师开具的处方,需经执业医师审查并签名后方为有效。对于麻醉药品,必须具有医师以上专业技术职务,并经考核能正确使用麻醉药品的方可授予麻醉药品处方权。对不符合规定、不合理处方,药房有权拒绝调配。

药师没有处方修改权,不论是处方中任何差错和疏漏,都必须请医师修改;如缺药,建议用代用品,也必须通过医师重开处方。药师有权监督临床医师合理用药,对违反规定乱开处方、滥用药品的情况,药师有权拒绝调配。

(三)处方的保管

每天处方按照普通药品处方、精神药品处方、麻醉药品处方分类装订;普通药品处方保存1年,精神药品处方保存2年,麻醉药品处方保存3年。处方保存到期后,由药学部报请院长批准后销毁,药学部领导负责监督,并记录销毁情况备查。

(四)处方的评价标准

处方分为合理处方(医嘱)和不合理处方(医嘱)。

1.门诊处方

不合理处方包括不规范处方、用药不适宜处方及超常处方。

(1)有下列情况之一的,应当判定为不规范处方:处方的前记、正文、后记内容缺项,书写不规范或者字迹难以辨认的;医师签名、签章不规范或者与签名、签章的留样不一致的;药师未对处方进行适宜性审核的(处方后记的审核、调配、核对、发药栏目无审核调配药师及核对发药药师签名,或者单人值班调剂未执行双签名规定);新生儿、婴幼儿处方未写明日龄、月龄的;西药、中成药与中药饮片未分别开具处方的;未使用药品规范名称开具处方的;药品剂量、规格、数量、单位等书写不规范或不清楚的;用法、用量使用"遵医嘱""自用"等含糊不清字句的;处方修改未签名并注明修改日期,或药品超剂量使用未注明原因和再次签名的;开具处方未写临床诊断或临床诊断书写不全的;单张门急诊处方超过5种药品的;无特殊情况,门诊处方超过7天用量,急诊处方超过3天用量,慢性病、老年病或特殊情况下需要适当延长处方用量未注明理由的;开具麻醉药品、精神药品、医疗用毒性药品、放射性药品等特殊管理药品处方未执行国家有关规定的;医师未按照抗菌药物临床应用管理规定开具抗菌药物处方;中药饮片处方药物未按照"君、臣、佐、使"的顺序排列,或未按要求标注药物调剂、煎煮等特殊要求的。

(2)有下列情况之一的,应当判定为用药不适宜处方:适应证不适宜的;遴选的药品不适宜的;药品剂型或给药途径不适宜的;无正当理由不首选国家基本药物的;用法用量不适宜的;重复给药的;有配伍禁忌或者不良相互作用的;其他用药不适宜情况的。

(3)有下列情况之一的,应当判定为超常处方:无适应证用药;无正当理由开具高价药的;无正当理由超说明书用药的;无正当理由为同一患者同时开具两种以上药理作用相同药物的。①门诊甲级处方:无不规范处方、用药不适宜处方及超常处方。②门诊乙级处方:规范处方要求中1～15条合计有3～4项缺陷的处方或者有1项用药不适宜的处方。③门诊丙级处方:规范处方要求中1～15条合计有5项及以上缺陷的处方或者有2项以上用药不适宜处方,或者有1项超常处方。

2.住院医嘱

住院医嘱的点评：用药无指征；选药不恰当；联合用药不恰当；重复用药；用法用量不合理；疗程不合理；中西药物联用不合理；病程记录未阐明更换抗菌药物的原因；出现药物不良反应未及时停药；不符合用药经济学原则；与用药相关的检查不完善；预防给药的时间不对。

(1)住院甲级医嘱：无不合理用药的医嘱。

(2)住院乙级医嘱：上述12条中合计有3～4项缺陷的医嘱。

(3)住院丙级医嘱：上述12条中合计有5项及以上缺陷的医嘱。

四、相似药品的管理

随着药品种类不断增多，包装相似的药品也越来越多。有研究表明，药名相似或药品包装相似造成的调剂差错占总调剂差错的1/3以上，相同药名不同规格造成的差错占总调剂差错的1/4以上。因此，近年来，对相似药品的管理尤为重视，如何防范相似药品引起的调剂差错，成为医院药学工作者积极思考的一个问题。

(一)相似药品的分类

品名相似药品(听似)、包装相似药品(看似)、成分相同厂家不同的药品、规格不同的同成分药品(一品多规)、剂型不同的同成分药品(一品多剂型)等。

(二)相似药品的管理要点

(1)根据日常工作中容易错发的药品，归纳总结出相似药品目录。

(2)对不同类型的相似药品设计不同的醒目标识加以警示。

(3)相似药品尽量避免邻近存放；如条件允许，可设置不同货位号以方便药师区分；亦可在医院信息系统上加以警示。

(4)药师必严格执行操作规程，调剂药品必须做到“四查十对”、细心缜密、严防纰漏疏失、规避差错风险。

五、药品的分装管理

二次分装药品是指医院药房药师与临床医师为了满足不同患者疾病的需求，根据共同协商制定的处方用量进行调配时，将药品原包装拆除后重新装于药袋中，交给患者使用的药品，也称为拆零药品。二次分装药品的使用可节约药品资源，也可减轻患者的经济负担。但药品经二次分装后，由于包装材料、贮存条件发生变化，容易出现以下质量问题：包括药品外观性状的改变；药品水分超标，尤其是易潮解的药品；药品药物含量降低，甚至变质等。药品分装是调剂工作的重要环节之一。由于分装时药品直接暴露于空气中，为确保患者用药安全，对人员、环境及过程均有较为严格的要求。

(一)环境和设备

1.环境

盛放药品的容器应定期消毒，工作人员必须穿戴清洁的工作衣帽和口罩，并保持个人卫生，无污染。

2.设备

自动或半自动分装设备，要及时维修保养，保持其准确性和洁净卫生；器具用后要及时清洗、沥干。

(二)技术要求

1.人员

对从事该项工作的人员应进行培训,加强工作责任心,具备必要的专业知识,由药剂士以上专业技术人员担任。

2.分装容器

包装材料应对人体无害,不影响分装药品的稳定性;纸袋或塑料袋要无毒、清洁卫生,药袋上需注明药品名称、规格、数量、分装日期和药品的有效期等。

(三)分装质量控制

(1)为了保证分装准确无误,必须核对分装原瓶与分装容器的品名、规格、数量,经第二人核对;分装前后药品数量需相符,如出现不明原因的数量差错,不得分装。颜色、大小、形状相同和相似的非同种药品不得同时分装,以防混杂。

(2)易吸湿、风化的药品,应少分装或临时分装,并加套塑料袋以防止吸潮变质。

(3)分装后剩余的药品应密封,并置专柜保管。

(4)出现潮解、变色、分解、过期、霉变等现象的不合格药品不得分装。

(5)分装完毕后应检查核对后方可封口,贴好瓶签,及时登记;分装后的药品应定位存放,柜内保持清洁整齐。

(6)分装另一品种时必须清理现场,以免发生混药。

六、调剂差错的管理

调剂差错属于用药错误的一种,是整个医疗环节中由药师直接把关的一个重要的预防用药错误的关键点。医疗机构中用药差错比较普遍,而调剂和给药错误在用药差错中占有较高比例。用药错误给患者带来的损害是显而易见的。美国食品和药品监督管理局估计,在美国由于用药错误每天至少造成1例患者死亡事件,每年至少造成130万患者受到伤害。在澳大利亚,每年大约有1%的患者由于用药错误而受到伤害。

调剂差错可发生于处方开具、审核、调配及发药的任何一个环节。在日常调剂工作中,调剂差错不可避免。因此,加强调剂差错的管理,须增强药学服务人员工作的责任心,强化优质药学服务及风险意识,减少药品调剂工作中各种差错、事故的发生,并使差错、事故一旦出现就能得到及时、妥善的处理。

(一)调剂差错、事故的认定

药品调剂是医疗服务的重要组成部分,药品调剂导致的差错、事故亦归属于医疗差错及事故的范畴。

1.药品调剂事故的认定

药品调剂的事故是指药学专业技术人员在调剂工作中的过失行为直接造成患者死亡、残疾、组织器官损伤导致功能障碍的情形。

凡属下列情形之一者,定为药品调剂事故:药品调剂错误导致患者死亡的;药品调剂错误导致患者残疾的;药品调剂错误导致患者功能障碍的;其他过失导致严重损害患者身体健康的。

2.药品调剂差错的认定

药品调剂的差错则指药学专业技术人员在调剂工作中虽有过失,但尚未造成药品调剂事故那样严重后果的情形。

凡属下列情形之一者，定为药品调剂差错：药品品种调剂错误而延误患者治疗的；药品品种调剂错误而导致患者出现药物不良事件的；药品剂量调剂错误而导致患者治疗无效或效果不佳的；药品剂量调剂错误而导致患者出现药物不良事件的；临时调剂药品没有标示或标示不清而导致患者未遵医嘱用药的；药品调剂数量错误，影响用药疗程的；药品调剂错误已追回、未给患者带来任何损失的；其他服务过失导致的差错。

（二）调剂差错、事故的处理办法

（1）严格执行“四查十对”制度。查处方，对科别、姓名、年龄；查药品，对药名、剂型、规格、数量；查配伍禁忌，对药品性状、用法用量；查用药合理性，对临床诊断。

（2）调剂人员在发生差错事故后，应立即告知部门负责人，及时采取补救措施，尽可能减轻差错事故造成的后果；同时向科室负责人报告，严重的差错事故应及时向上级职能部门及分管院长报告，以便及时处理，减少损失。发生差错事故后如不按规定报告，有意隐瞒，事后经领导或他人发现时按情节轻重给予处分和处罚。

（3）建立差错事故登记制度，药房负责人是第一责任人，应认真如实登记差错事故，要认真履行职责。组织人员每月对本月发生的差错事故认真分析讨论，分析发生的原因，提出防范和解决方法。

（4）对于发生的差错，如能及时发现并及时更正，未发生不良后果的，登记后，给予当事人口头警告。

（5）发生差错事故，当事人未能及时发现，被临床科室检查发现，当事人应积极主动与临床科室联系，及时采取补救措施，登记差错并进行相应处罚；造成药品损失的，另由当事责任人等价赔偿。

（6）发生的差错事故，酿成医疗纠纷或造成医疗事故的，按医院的有关文件规定处罚，由当事人承担相应责任。

（7）对于有争议或未涵盖的差错事故，由药学部或相关部门进行认定。

（三）调剂差错的预防

（1）建立健全规章制度及标准操作规程，提高药学专业技术人员责任心和岗位职责主观能动性。

（2）加强业务学习，提升专业技能，做好处方审核工作，将差错预防在调剂前。如发现有疑义的处方，应及时与开方医师联络确认。

（3）对过期失效、污损变质的药品，设置不合格药品区，单独存放并登记。

（4）注重高危药品及相似药品的管理。

（5）调配处方要严格做到“四查十对”。

（6）严格执行调剂差错登记报告制度。对严重的差错应及时组织分析讨论，以防再次发生。应定期汇总差错，采用科学的管理工具如根因分析法等，深入分析差错发生的原因，尤其是系统流程的因素，以利持续改进。

七、用药教育

患者用药教育是指通过直接与患者或其家属沟通交流，解答其用药疑问，介绍药物和疾病知识，提供用药咨询服务。药师对患者进行教育和咨询，使其准备好并积极执行药物治疗方案和监护计划，从而获得预期的药物治疗结果。

(一)用药教育的目的

开展用药教育工作,一方面可以提高患者的依从性,增强患者对治疗的信心,更好地配合临床治疗;另一方面可显著提高患者对疾病、药物的认识,帮助患者正确、安全选择和使用药物,这样可保证最大限度发挥药物的治疗作用,最大程度降低药物对患者的伤害,取得最好的临床疗效。

(二)用药教育的内容

药师应向患者提供药物的一般知识,包括药物的名称、数量、规格、储存等;药物的使用方法,包括药物的疗程及服用安排、药物的用法用量、用药途径等;药物的安全信息,包括药物的不良反应或变态反应、潜在的药物相互作用、服药期间的注意事项等。

(三)用药教育的方法

(1)药师应针对不同患者,从不同角度有侧重地向其提供合理药物信息。用药教育内容应可靠可信,应有据可查,而且药师应将药学专业术语翻译成通俗易懂的语言向患者说明解释,必要时在药品包装上贴上清晰的用药信息。

(2)针对门诊患者,用药教育的重点是使患者正确理解所患疾病与使用药品的相互关系,药品的正确获得、服用、保存方法,重点强调服用的剂量、频率、间隔时间及合并药品之间可能存在的不良相互作用,正确引导患者理解药品说明书的内容,恰当了解药品的各种不良反应及处理办法。

(3)针对住院患者,日常用药教育的重点内容包括帮助患者遵医嘱用药,辅助患者正确掌握用药方法,及时处理药物不良反应,考察可能产生不良反应的其他因素;集中用药教育内容主要针对不同疾病的药物治疗知识的宣教,特殊药品的血药浓度监测和合理用药知识的宣教。

(4)对特殊人群,如孕妇、老年人、儿童、婴幼儿应提示其用药剂量和次数的差别,并提醒用药过程中须注意的问题。

(5)可以在门诊候药区设立咨询专区或在门诊药房设立咨询窗口,供患者在领药过程中进行用药咨询,也可以设立专门的咨询办公室,由专职药师提供用药咨询服务,必要时提供用药教育的书面指导资料。

(6)建立药师用药教育技能的培训和考核办法,注重对药师进行药品知识、用药教育、药物咨询、用药调查等多方面的培训,提高药师用药教育的水平。

(郭春涛)

第四节　医院制剂管理

医院制剂是医疗机构制剂俗称,是指医疗机构根据本单位临床需要,经省级食品和药品监督管理部门批准而配制的自用的固定处方制剂。医疗机构须取得《医疗机构制剂许可证》后方可配制医院制剂。医院制剂应当是市场无供应的品种,且不得在市场销售。特殊情况下,经省级以上食品和药品监督管理部门批准,方可在指定的医疗机构之间调剂使用。

医院制剂是因应临床治疗需求而产生和发展起来的,是医院药学重要组成部分,不仅有助于弥补市场药品供应不足,为患者开展特色治疗服务,还有利于开展临床医学科研及开发新药,是将临床实践中的医药科研成果转化为生产力的重要纽带。

医院制剂与市售药品一样具备安全性、有效性和质量可控性，有其自身的特点，如配制数量小，仅适用于本医疗机构就诊患者；品种及规格多，提供患者个体化给药；供应及时，无流通环节，可第一时间满足患者需求；价格低廉，无税收，无流通环节加成，定位于临床服务；便于教学和开展临床及药学研究。

为了加强对医疗机构制剂的监督管理，确保其质量和安全有效，国家有关部门发布了《医疗机构制剂配制质量管理规范》以规范制剂配制。优良药房工作规范对房屋设施、机构人员、设备、卫生、物料、配制管理、质量管理、使用管理、供应商审计、自检等提出了严格要求。制剂室（中心）往往为达到和满足这些要求，编制了系列制度及规范化的标准操作规程。

一、质量管理系统

质量管理系统主要由质量保证和质量控制两部分组成。质量保证主要职责是保证制剂的设计与研发规范，保证生产管理和质量控制严格按照规程进行，明确各岗位管理职责，保证采购和使用的原辅料和包装材料正确规范无误（原料必须符合药品质量要求，辅料必须符合食用级以上要求），保证中间产品质量得到有效控制，保证每批产品经质量授权人批准后方可放行，保证药品贮存和使用各种操作过程中有保证药品质量的适当措施，并对各种方法及仪器设备使用标准操作规程进行确认和验证，定期检查评估质量保证系统的有效性和适用性。质量保证在实施质量保证时须有相应管理制度，如配制制剂质量管理责任制度、制剂质量管理实施办法、关于质量监管及改进措施落实操作规程和制剂召回制度等。质量控制主要职责是建立相应的组织机构、文件系统，确保物料或产品在放行前完成必要的检验，确认其质量符合要求，例如，各种物料、中间品、成品质量标准及检验，各种方法及仪器设备使用标准操作规程。

二、配制管理系统

配制管理系统主要是保障制剂正常规范运行，严格按照各种方法及仪器设备使用标准操作规程实施操作，防止生产过程中的污染和交叉污染，保证生产出符合要求的合格产品。其管理内容包括人员（培训上岗）、环境设备、清场等，其操作系统主要有制剂配制操作和包装操作。其各种方法及仪器设备使用标准操作规程主要有各种剂型配制规程、岗位操作规程、各种制剂配制规程、清场规程、设备使用规程、厂房和设备的维护保养规程、各操作验证工作规程等。

三、卫生管理系统

卫生管理系统主要是进行相应的厂房环境卫生、洁净区清洁消毒、个人卫生、生产用具及洁净服等的管理，制定相应制度及操作规程。如工作人员卫生制度，工衣、工鞋、工帽管理制度，洁净室管理制度，消毒剂管理制度，工艺卫生制度，人员定期体检制度，健康档案制度，生产区域内环境清洁规程，清洁工具及管理标准操作规程，洗手规程，紫外灯使用标准操作规程等。

四、库房管理系统

库房管理系统主要是对于物料及制剂成品进行验收、入库、储存、发放等过程及设施进行管理，以保证所发放物料及制剂成品是合格品，所发放的程序合规，手续齐全，物料及制剂成品存放环境和位置符合要求，防止不合格物料用于制剂配制，防止不合格制剂应用于临床。其主要制度及操作规程有仓库安全管理制度，危险药品管理制度，物料(原辅料、包装材料)采购管理规定，物料入库分类编号管理规定，物料验收贮存领取和发放标准操作规程，成品验收贮存规定，不合格原辅料、成品处理规程，剩余物料退库标准操作规程，成品库管理制度，成品发放使用标准操作规程，标签或说明书管理办法，库存物料及成品盘存规定等。

五、制剂注册研发系统

制剂注册研发系统是医院制剂不可或缺的制剂技术支撑系统，该系统组成人员主要是具有一定技术开发能力的兼职人员，主要从事医院制剂重新注册、制剂技术服务及新制剂研制开发注册、新药开发等。由于医院制剂服务于本单位临床特色治疗需要，而作为大型医疗机构，有大量临床科研试验研究，存在大量临床有效且独具特色的协定处方，为使这些处方安全合法应用于临床，必须按照相关法规进行安全性、有效性、质量可控性研究。

(郭春涛)

第五节 医院药品管理

一、药品的流程管理

(一)采购

药学部或药剂科的药库负责全院的医疗、教育和科研用药品采购。医院“药品供应目录”由医院药事委员会审定批准，药库须严格按照医院“药品供应目录”采购药品，目录外药品采购须有相应的审批制度和流程。新药采购严格按照医院药事委员会的决议进行，首次购进药品前应做好首营药品管理工作，保障购进药品的合法性和质量可靠性。药品采购应根据临床用药特点和用量，制订科学合理的采购计划，保障临床用药可获得性，同时维护合理的药品库存周转率，采购价格和形式严格遵照国家药政管理的各项法规要求。药品采购时应与供货企业签订《药品质量保证协议书》，并严格执行和监督对方执行《药品质量保证协议书》的每一项条款。特殊药品毒、麻、精、放及易制毒化学品、危险化学品的采购须严格按《中华人民共和国药品管理法》《医疗机构麻醉药品、第一类精神药品管理规定》《医疗用毒性药品管理办法》《易制毒化学品管理条例》等国家法律法规的要求进行采购。认真做好麻醉药品及第一类精神药品购用印鉴卡的定期换证工作，保持合理库存，认真做好易制毒化学品的公安局申购备案工作。药品供货商的指定需经医院药事委员会审定批准，药库须建立药品供应商资质档案，保障供应商资质的合法性，对供应商的药品供应能力、服务质量等做定期评价。定期将医院的药品采购情况、部门领用情况、库存情况(包括库存周转率、滞销药品、断货率)进行数据汇总分析、上报，为医院的药品管理决策提供依据。采购药品须经规范验收后方能入库。药品验收要求对品种、批号效期、数量进行核实，对外观质量进行质量验收，合格后方能验收入库，并做好验收记录和票、账、物管理。对于麻醉药品、精神药品、易制毒化学品和危险品入库验收必须做到货到即验，至少双人开箱验收，清点验收到最小包装，验收记录双人签字。首次购入的首营药品应会同采购员一同验收。

(二)调剂

严格遵照国家处方管理办法要求,加强医院处方管理,包括医师处方权限、处方量的管理、药师调剂权限管理、处方书写规范管理、处方用药适宜性判断等。药品调剂必须经由审核、调配、核对和发放四个步骤。

1.审核

具有药师及以上职称人员负责处方或医嘱的用药适宜性审核,发现用药不适宜应当反馈处方医师,经其确认或者重新开具处方后方能调配。

2.调配

应当按照操作规程调配处方药品,做到“四查十对”,即查处方,对科别、姓名、年龄;查药品,对药名、剂型、规格、数量;查配伍禁忌,对药品性状、用法用量;查用药合理性,对临床诊断。在完成处方调配后,应当在处方上签名或者加盖专用签章。

3.核对

具有药师及以上职称人员负责处方或医嘱的核对。认真审核调配的药品是否与处方或医嘱相符,正确书写药袋或粘贴标签,注明患者姓名和药品名称、用法及用量。

4.发放

具有药师及以上职称人员负责药品的发放。向患者交付药品时,按照药品说明书或者处方医嘱用法,进行用药交代与指导。完成处方发放后,应当在处方上签名或者加盖签章。

二、药品的质量管理

(一)药品的储存养护管理

药库的房屋要求建筑坚实、室内干燥通风、门窗牢固,有基本的防火防盗设施。仓储区域标示清晰,药库实行色标管理,待验区为黄色,待退区为绿色,不合格区为红色。药品应根据其性质及存贮要求分别贮存于冷库、阴冷库或常温库,对温湿度进行监测,发现库房的温湿度超出临界范围时,及时采取调整措施,使其恢复到规定的温湿度范围内,并予以记录。做好设备保养,防霉、防蛀、防虫等。药品应严格按照仓位存放在货架或地仓板上,严禁货物直接接触地面、倒置及混垛现象,药品与仓库地面、墙、顶、空调等之间应留有相应的间距,与地面的间距不小于 10 cm。严格效期管理,按照先产先出的原则。仓库管理员应定期对库存药品进行养护,检查药品质量及保管措施,发现问题及时处理。对于麻醉药品、精神药品和毒性药品另设特殊药品专库,不与其他药品同库存放,设置防盗监控和专用保险柜,专库和专柜应当实行双人双锁管理。对化学危险品另设危险品仓库,并按公安部门要求进行统一管理。专库管理人员由医务处、药剂科指定,经保卫部审查合格并通过公安部门培训方可上岗。

(二)药品的冷链管理

对贮藏温度要求为冷藏(2～8 ℃)的药品应做全程冷链管理,保证这类药品在运输、贮藏、配制、院内运送、病区暂存全过程的 2～8 ℃温度要求,有 24 小时温度监控措施。

(三)药品的效期管理

药品应按临床需要有计划采购和申领,防止药品储存过久而失效。药品贮存养护时须定期翻垛、药品调配时须执行“先进先出、近期先用”原则。所有药品应定期检查有效期,建立近效期药品警示制度,加强对近效期药品的监控。药品滞销不用时,应及时反馈、联系退回,防止药品过期失效。

三、药品的预算和账物管理

(一)药品的预算管理

药品成本的增长高于其他医疗费用增长,控制药品成本已成为控制医疗总费用的长期而有效方法。药品的预算管理就是指医院对医院药品的年度使用量进行预算管理,包括药库药品、门急诊和住院药房药品、病房药品及临床科室药品的预算管理,确保药品成本在预算控制范围内,从而实现药品成本在宏观和微观层面的有效控制或调控。药品的价格、使用情况、药品更替和创新是驱动药品成本增长的主要因素。实施药品预算管理时,保障患者的用药安全和药学服务质量是前提。

(二)药品的账物管理

建立药品账物管理制度,逐步实现药品数量信息化实库存管理。所有药品出入药库或调剂部门的操作应有凭证、可追溯,并在医院药品管理系统中进行,包括常规的药库药品采购、调剂部门的药品申领、调剂部门之间的药品调拨、退药、临床常备药品的申领、医疗保障用药的申领、医嘱用药的调剂等。药库和调剂部门定期对药品进行进、销、存实库存盘点,核对电脑结存数和货架实物数,统计药品盘盈、盘亏、报损、报溢数量,并分析原因。统计报表报科主任及分管院长审核,确认后交医院财务。麻醉药品、一类精神药品等特殊管理药品,设立一品一账册,每次药品出、入库由专人(做账人员)凭发票或双方签名确认的领药单登记药品数量,有交接登记,日结月清并定期进、销、存盘点。一旦有账物不符,要及时查清原因,及时向医院及卫生行政部门上报情况,严防麻、精药品的流失。

四、药品的信息化管理

医院药品信息系统是医院信息管理软件的重要组成部分,用于中、西药库及调剂部门的药品管理。系统应能与其他医院信息管理系统联网实现信息共享,如药品的基本信息、批号、效期等;管理功能全面,实现药品信息的全面管理,包括药品的数量和金额管理;具有查询和报表功能,可多条件或模糊查询,为药品管理提供依据,提高管理效率。药品管理信息系统的实体有管理员、药品、患者、供应商、仓库。管理员实体包括管理员账户、管理员密码、管理员权限。药品实体包括药品编号、药品名称、批准文号、药品剂型、药品规格、生产日期、有效日期、生产厂家、药品价格及调剂信息、招标情况等。患者实体包括患者编号、患者姓名、患者病情。供应商实体包括供应商编号、供应商名称、供应商联系电话。药品信息化基本模块有用户管理模块、普通查询模块、库存管理模块、消耗管理模块、高级查询模块。

五、药品的安全管理

(一)新药引进管理

凡属医院药品目录以外的、未在本医院使用过的药品均被视为新药,即当药品的通用名、剂型、规格、生产厂家这四个属性中任何一个不同于医院药品目录中的药品均被视为新药。医院药事委员会对新引进药品实行申请审评制。按照有关法规,遵循“严格审核制度,兼顾医疗、科研、教育”的宗旨。严禁科室、个人私自采购药品供临床使用。新药引进程序为临床医师申请、所在科室主任审核同意、药事相关专家初审、药事委员会终审、新药公布和采购、新药使用评价、医院药品目录的调整。新药申请人的资质要求是有丰富临床经验、有较高的药物治疗和评价能力的在职临床医师。科主任负责对申请人提交的新药报告审核,从新药的安全性、有效性和经济性,以及自身医疗、科研或教学需要等方面进行评价,批准后签字提交至药事委员会办公室。药事相关专家对新申药品的合法性、质量可靠性、药剂学、药理学、药动学、药效学、安全性和经济性等初审,同时对新申药品和医院现有同类、同种品种做比较分析,提出初步评审意见提交药事委员会。药事委员会全体委员讨论是否同意引进新药,采取全体委员会委员无记名投票方式,2/3 及以上票数为通过,最后由主任委员汇总讨论意见,形成会议决议。药事委员会办公室根据药事委员会的决议,发出新药批准文件,交送药学部或药剂科执行。药学部或药剂科做好首营药品的资料建档,编写新药注意事项和信息资料供临床参考,与相关的临床科室沟通后,确定购买药品相关事宜,药库适时采购药品。对新批准的药品,相关临床科室和药学部门在开始使用 6 个月内,应严密观察药品的临床疗效、不良反应等。药事委员会根据临床专家对新药使用的反馈,在 6 个月内写出该新药的临床应用分析报告及安全性评价,作出继续使用或剔除药品的决定。新药在临床正常使用 2 年后,应收编入医院的药品目录及处方集中。

(二)药品目录管理

加强医院药品目录管理,确保医院药品供应全覆盖统一管理。药事委员会负责医院药品供应目录的核定及医院药品处方集的修订,药品供应目录应定期修订。药学部或药剂科负责医院药品目录的编写,根据药事委员会颁布的医院药品目录将所有药品信息录入系统并定期维护,以保障医师医嘱所开具的药品在医院药品目录之内。临床应急需要用医院目录外药品时,可申请临时采购药品,任何科室、个人不得私自采购或使用目录外药品。

(三)特殊药品管理

根据《中华人民共和国药品管理法》,国家对麻醉药品、精神药品、医疗用毒性药品和放射性药品实行特殊管理,以保证其合法、合理使用,发挥其防治疾病的作用。医院对特殊药品的管理和使用必须严格按照国家药品管理法及相关《医疗用毒性药品管理办法》《医疗机构麻醉药品、第一类精神药品管理规定》《麻醉药品和精神药品临床应用指导原则》《处方管理办法》等法规文件执行。

1.麻醉药品和精神药品的管理

麻醉药品和第一类精神药品的采购须根据医疗需要编制年度采购计划,向当地药品监督管理部门提出申请,经核准后获得印鉴卡,凭印鉴卡及核准的数量到指定医药公司购药,数量不足时可申请追加。麻醉药品和第一类精神药品的管理采取五专管理和三级管理。专人负责(包括采购、验收、储存保管、调配、专窗)、专柜加锁(库房要求专库、专用保险柜、监控设施、报警装置联网)、专用账册(内容包括日期、凭证号、领用部门、品名、剂型、规格、单位、数量、批号、有效期、生产单位、发药人、复核人和领用人签字)、专册登记(内容包括发药日期、患者姓名、用药数)、专用处方。三级管理要求药库对药房进行监管,药房对病区和患者进行监管,各病区及手术室可根据医疗实际需要申报备用一定品种和数量的麻醉药品和第一类精神药品,按基数管理。麻醉药品和第一类精神药品的使用管理须做到如下要求:经注册后具有执业医师资格的医师经过有关麻醉药品和精神药品使用知识的培训和考核合格取得麻醉药品和第一类精神药品的处方权。三级医院可自行考核并授予执业医师处方权、药师调剂权;二级及一级医院须经区卫生行政部门考核并授予执业医师处方权、药师调剂权。癌痛和中、重度慢性疼痛患者如需长期使用麻醉药品,首诊医师应当建立专用病历并留存,即二级以上医院开具的诊断证明、患者有效身份证明文件、为患者代办人员身份证明文件、签署的知情同意书。专用门诊病历由医院统一编号后予以保管,专用于麻醉药品、第一类精神药品的配用，不能用于其他疾病的诊疗和药品的配用。处方用量管理见表 3-1。

表 3-1 处方用量管理表

	注射剂	空缓释制剂	其他剂型
一般患者	一次常用量	7 天常用量	3 天常用量
癌痛中重度慢痛患者	3 天常用量	15 天常用量	7 天常用量
住院患者		逐天开具，每张处方为 1 天常用量	
哌甲酯	—	30 天常用量	15 天常用量
盐酸二氢埃托啡	一次用量	—	—
盐酸哌替啶		一次用量，仅限于医疗机构内使用	

注射剂配发使用注意事项：医院调剂部门不能将麻醉药品和第一类精神药品的注射剂直接发给患者，应有医护人员和药师交接取药，患者凭注射单和磁卡在注射室注射。回收和退方：使用麻醉药品注射剂或麻醉药品贴剂的患者，再次调配时药师须回收原空安瓿或用过的贴剂，并记录回收数量。药房不得为患者办理麻醉药品的退方，患者多余的麻醉药品（不需再使用的情况下）应无偿交回药房，由药房按规定销毁。处方保存：麻醉药品和第一类精神药品处方 3 年，第二类精神药品处方 2 年，麻醉药品处方 3 年，麻醉药品、第一类精神药品专用账册的保存应当在药品有效期满后不少于 2 年。保存期满后经医疗机构主要负责人批准、登记备案方可销毁。空白处方领用按印刷编号并有记录，药房配发的处方按年月日逐日编制顺序号。特殊药品被盗、被抢、丢失或者其他流入非法渠道的情形应立即报告部门负责人，并由部门负责人报告药学部门主任，再上报保卫部门、医务部和当地卫生行政部门。

2.毒性药品的管理

医疗机构须向有毒性药品经营许可的药品经营企业购买毒性药品。毒性药品须由责任心强、业务熟练的主管药师以上的药学人员负责管理，设毒剧药柜，实行专人、专柜加锁、专用账册。专柜上必须印有规定的毒药标识。毒性药品应每天盘点一次，日清月结，做到账物相符。日常应严格毒性药品交接制，交接时须在账册上签字，做到账物相符。医院及科室负责定期监管毒性药品的安全管理。患者如需用毒性药品，应由多年实践经验的主治医师开具处方，并写明病情及用法。毒性药品须按药典规定每次处方剂量不得超过 2 天极量。调配毒性药处方时，必须认真负责，称量要准确无误，处方调配完毕必须经另一药师复核后方可发出，并签名。对处方未注明“生用”的毒性中药，应当付炮制品。如发现处方有疑问时，须经原处方医师重新审定后再行调配。处方一次有效，并保存 2 年以备后查。发现毒性药品账物不符时，当事人须立即上报，及时找寻原因，防止毒性药品流弊。发现毒性药品有损、溢时，当事人须及时填报报损、报溢报表，上报药学部门负责人、主管院长。

（四）高危药品管理

高危药品是指药理作用显著且迅速，一旦用错或即使在正常剂量下也易危害人体安全的药品，包括高浓度电解质制剂、肌肉松弛剂、细胞毒性药品、抗血栓形成药、镇静药和麻醉药等。高危药品应按药品的储存要求，设置专柜或专区，不得与其他药品混合存放，且有醒目标识以与普通药品区别。高危药品由药房统一储存，病区或诊室如确实需要，须由所在科室主任与存放病区负责人提出申请，设置专柜或专区，上锁存放。加强高危药品的数量管理和效期管理，每天清点药品数量，保持先进先出，保证药品安全有效。高危药品调配发放和使用要实行双人复核，药房配发高危药品应与其他药品分开放置并有标识，确保使用准确无误。有条件的医院应对高危药品实行静脉药物配置中心集中调配，由经过规范培训的专业人员负责配置，配置成安全浓度后才送至病房。只有在非常紧急的抢救情况下才可由病区配置至安全浓度后使用。加强高危药品的不良反应/事件监测。药学部门应加强对临床科室（病区、诊室）备用药品、抢救车药品的管理力度。建立病区、诊室和药学部门之间备用药品、抢救车药品的基数管理。药剂人员定期下病区和诊室，对备用药品、抢救车药品做监管和检查，确保药品品种、数量、有效期及使用、保管等规范，发现问题及时整改。

（五）患者自备药品管理

自备药品一般指住院期间患者使用非本院药学部门供应的、由本人或其家属带入的药品。原则上医院不接受患者使用自备药品，仅当医院无此药或无同类药物且患者病情需要时方可自备使用。患者或其家属提供的自备药品必须是合格药品，并提供购药发票、药品检验报告书（生物制品合格证）、药品说明书，否则医院有权拒绝。使用程序为在患者入院须知中标明自备药品使用原则、程序及注意事项，患者入院时由主管医师告知患者或其家属，患者签署入院须知。使用自备药品时住院用药医嘱单上须注明“自备药品”。自备药品可由患者自行保管，按药品说明书要求储存药物，患者使用自备药品时须告知护士，由护士按常规要求查对品名、生产厂家、规格、批号、效期及配伍禁忌等，并做好给药记录。

（六）退药管理

按国家有关规定，药品一经发出原则上不允许退药。如遇特殊情况确实需要退药时，如药品质量问题、药品不良反应、患者死亡、错误处方等，则须遵循已开启的或外包装已变形的药品不得退还、需冷藏保存的药品不得退还、特殊管理药品不得退还的原则。退药前药学人员必须核实药品发票和取药副联单，仔细核实药品名称、规格、批号、效期和外包装质量等，确认该药品为医院药品后，方可启动退药程序，即在发票和取药副联单的药品名称上注明“同意退药”并签字，患者至处方医师或医院指定部门开具退方，凭退方至财务处退费。药学人员将退药信息输入电脑，包括患者姓名、科别、药品信息及退药理由、医师姓名等，定期对退药进行汇总和分析，报备相关部门，促进医疗质量持续改进。

（七）药品召回管理

有下列情况发生的必须召回药品：接上级部门的药品召回通知或国家通报的不合格药品、假药、劣药；药品生产企业或药品供应商书面要求召回的药品；遭患者投诉并证实的不合格药品；在验收、保管、养护、发放、使用过程中发现的不合格药品；临床发现有严重不良反应的药品；有证据证实或高度怀疑被污染的药品。具体操作：按召回要求立即通告全院停止使用，召回在各病区或各药房的药品，退回药库。查找处方或病历信息，找到用药患者，通知其停止服药，尽快送回或取回药品。药库应将召回药品隔离在规定的储存区（不合格区），对召回药品的批号、数量等相关信息进行确认后填报药品召回记录（包括名称、批号、实施召回的原因等基本信息）备案。通知供应商，按召回程序退回药品。

（八）捐赠药品管理

医院应建立捐赠药品管理制度和使用原则，捐赠药品必须是合格药品。由供应商、厂家、社会团体无偿提供给医院，包装上印有“非卖品”“赠送药品”等字样。医院用药目录已有的捐赠药品应报药事委员会备案，医院用药目录以外的捐赠药品须经药事委员会讨论同意方可在医院使用。赠方应提供捐赠药品的批准文号、检验报告书等资料，药学部门负责捐赠药品的资质和质量验收、入账、储存保管和调剂发放。任何药品企业不得以捐赠药品形式抵扣药价，任何捐赠药品不得直接出售给患者。捐赠药品应免费给特定情况的患者，或用于特定医疗任务，用药前应签署知情同意书。

（郭春涛）

第四章

医疗质量管理

第一节 医疗质量管理的内容

一、医疗质量形成要素及其三级结构

医疗质量的形成既是一个过程，又有一定规律。医疗质量的形成过程，由三个层次构成，称为“三级质量结构”，即结构质量、环节质量和终末质量。这是医疗质量管理的实践经验总结。遵循医疗质量形成的过程及规律，按层次实施对构成医疗质量的各环节进行有效的控制是医疗质量管理的根本。医疗质量的三级结构是密切联系、互相制约、互相影响的。结构质量贯穿于质量管理的始末，终末质量是基础质量和环节质量的综合结果，而终末质量又对结构和环节质量起反馈作用。

(一)结构质量

结构质量是由符合质量要求，满足医疗工作需求的各要素构成，是医疗服务的基础质量，是保证医疗质量正常运行的物质基础和必备条件。如果离开扎实的基础医疗质量谈医疗质量就是一句空话。

医疗质量要素通常由人员、技术、物资、规章制度和时间五个要素组成，是最基本要素。目前根据医疗质量管理的实际，各个学者在此基础上进一步扩展，使得医疗质量要素更加符合医院医疗质量管理。例如，医疗质量十要素：①医院编制规模。②人员结构，包括人员资历、能力、梯次、知名度与人员素质。③卫生法规、规章制度、技术标准及其贯彻执行情况。④资源，包括医疗设备的先进程度、技术状态和与物资供应(药品、器材等)。⑤医院文化与思想作风和医德医风教育。⑥医院地理位置交通情况。⑦医院绿化环境与医院建筑合理程度。⑧医院信息化建设。⑨为患者服务的意识和服务理念。⑩医院卫生经济管理。

1.人员

人是医疗质量要素中首要因素。人员素质对医疗质量起着决定性的作用。它包括医院人员的政治思想、职业道德、工作作风、业务技术水平、身体健康状况，机构与人员组织配置的合理程度，如人员编制、年龄、资历、能力、知识结构等。人员管理包括：①数量要充足，结构要合理。根据医院的规模和功能任务，在人员数量上一定要配够。根据医院的功能、性质、任务等不同，各类医学专业人员之间都要按一定的结构比例配备。例如，医院的总人数与床位数、医学专业人数与

保障专业人数、医师与护士、司药与技师及高、中、初级职称的比例。②重视医学专业人员，但不可忽视保障人员。医、药、护、技等医学专业人员是医疗服务的直接参加者，对医疗质量具有直接决定作用，而医疗保障人员包括医疗活动的生活服务人员，保障医疗服务的水、电、暖、气、衣、食、住、行等，对于医疗服务质量的影响虽然是间接的，但影响往往很大，不可忽视这支队伍的建设。

2.技术

技术是医疗质量的根本。医疗服务的实质是“人”运用“医疗技术”为“患者”服务。因此，在这里的“人”不只是医学专业人员，还包括参与医疗活动的所有人员；“患者”不只是生了病的人，还包括以保健为目的的所有人；医疗技术一般是指医学理论、医疗技能和专科技术水平，但这里的“医疗技术”不只是单纯的专业技术，还包括在医疗活动中使用的所有技术。

(1)技术质量。各种技术均有其质量指标，来评价工作的优劣程度。技术质量是在医疗技术上以最小的消耗取得最大的医疗效果。技术质量的评价：①医疗工作效率和质量指标的完成情况。②规章制度执行情况。③新技术、新疗法、新药物的评审情况。④经济效益的评价等。

(2)技术要靠学习、实践和训练。不论是医疗专业技术、管理专业技术，还是保障专业技术，并不是天上掉下来的，也不是生来就有的，而都是靠学习实践和训练获得的。①学习专业技术：对于专业理论上的知识，主要是靠学习。例如，医学专业理论的进展、学科发展趋势、医院管理观念、方法和技术的改革等方面的新知识、新观点，必须通过学习去掌握、去更新。②总结专业经验：高超的技术除了学习训练外，还要通过总结经验。不总结经验，专业技术就不会提高，不善于总结经验，专业技术提高也不会快。尤其是医院管理技术，如果不善于总结，仅靠学习和训练是不会有提高的。③以医疗专业技术为主导：无论在什么时候，医疗专业技术都是形成医疗质量专业技术中的主导技术。如果医疗专业技术水平很低，也必然地影响到医疗质量。④注重保障专业技术：尽管保障专业并不直接参加医疗活动，在医疗活动中位于从属地位，但是保障专业在医疗活动中的作用是十分重要的。

(3)加强“三基”训练是医院人才培养和提高技术的一项长远的任务。“三基”是在《全国重点高等学校暂行工作条例》中提出的，是指基础理论、基础知识和基本技能的简称。只有切实抓好“三基”训练，才能不断提高医务人员素质，适应世界科学技术日新月异的发展形势，才能有广阔的适应能力，才能满足社会主义现代化建设的需要。①基础理论是经过实践检验和论证了的系统知识，为人们在基础科学研究中获得关于客观事物及其现象的本质与规律的知识。临床医学基本理论是指与疾病诊断、治疗有关的基础理论，如人体解剖、生理、病理、药理学、输液、输血、水电解质平衡基础理论；休克、感染、发热等的病因及发病机制，常见病的诊断、鉴别诊断和处理原则，危重患者的营养、热量供应及护理基础理论。②基础知识是指某一学科中由一系列基本概念和原理所构成的系统知识。临床医疗基础知识是指为疾病诊断、治疗直接提供科学依据的基础知识，如医疗护理技术操作常规，各种疾病的阳性体征，各种检验检查的标本采取方法及临床意义，各种药物的基本成分、作用、使用方法、适应证及禁忌证。③基本技能是为顺利地完成某种任务所必需的活动方式。临床医疗基本技能是指诊断治疗的操作技能和思维判断能力。前者如各种注射、穿刺技术基础；后者如对患者的诊治过程，根据自己掌握的理论知识和实践经验、结合患者的病情，通过反复思考、分析、归纳，拟订出完整的诊断治疗计划等。

(4)医院管理技术。医院管理对医疗质量的作用非常重要。医疗活动必须在医院管理的控制下运行，没有医院管理活动的医疗是不可能的，医疗质量也是不可能产生的。医院管理技术对于医疗质量管理影响很大，管理技术水平高，医疗质量肯定好，这是毋庸置疑的。医学科学的发展，一方面促进了医院管理的发展，另一方面又对管理提出了新的更高的要求。新的管理理论、观点、观念和方法应运而生，使医院管理水平上了一个台阶。尤其是计算机在医院管理中的应用，更加使医院管理方法步入现代化、规范化和自动化的轨道，对医疗质量管理更加全面。

3.物资

物资是医院存在的基础，也是医疗质量的基础。如果没有物资这个物质基础，要提高基础医疗质量就是“无源之水”“无本之木”。医院是看得见摸得着、客观存在的由物质构成的有形体。医院物资、药品器材的供应、设备的完好和先进程度是医疗质量的保证基础。

物资的医疗质量效益主要靠物资管理。物资对于基础医疗质量的作用显而易见，但并不是说有了物资、使用了物资，基础医疗质量就提高了。相反，有了物资不用，或只用不管，物资在基础医疗质量建设中仍然是不会产生多大效益的。因此，管理好物资才是提高基础医疗质量的重点。

（1）设备的购置。一定要符合医院实际，切不可脱离医院的实际情况。医用物资的价格相差很大，小到几分钱的针头，大到上千万元的仪器。医院在引进时，一定要考虑到所花费用与医院的实际情况相符。根据医院的任务、功能、技术发展特点和当地卫生资源分布情况，积极引进和发展新技术设备，并有计划地进行设备更新换代。设备建设也要从区域规划的全局出发，防止资源浪费。

（2）加强设备管理。要提高设备完好率和使用率。不仅要把设备使用率看作是对卫生资源的利用，而更重要的是要将其看作是提高基础医疗质量的一个内容。同时还要注意物资合理使用，如果不该做的检查做了，不该使用的药物使用了，就可能影响到医院长远的医疗质量效益。

（3）药品物资。指药品、试剂、消毒物品、消耗性物资、生活物资等方面医疗所需药品物资，供应要齐全、及时和质优。它是医疗服务质量的物质基础和保证。加强医疗质量管理，必须抓好药品物资管理规章制度，严格执行《药品管理法》，完善药品物资管理规章制度，严格把好质量关，保证药品物资质量，杜绝假冒伪劣药物品。合理用药，保障医疗需求。

4.规章制度

医疗质量管理必须以规章制度为准则，就是指医疗工作必须严格地执行各级各类规章制度，按章办事。没有规章制度，医疗质量就无法形成；有了规章制度而不去执行，医疗质量同样不能保证。

（1）用规章制度规范医院工作制度。医院的工作，不论是直接参加医疗服务还是间接参与医疗服务，都需要有一整套工作制度。如果没有这个“规矩”，医院的各项工作就进行不下去。一个患者从在门诊到病房住院，对一个疾病从检查诊断到治疗护理，都要有一套规章制度，就是由于有一整套的工作规范，才使得患者的住院诊疗有了保证。

（2）用规章制度规范工作人员行为。医疗服务是一项很严密的工作，对于每一个参与医疗服务活动的人员，都应该有相应的任务分工和责任要求，使每个工作人员任其职、尽其责，共同完成医疗服务工作。否则，医疗服务就处于无政府状态。

（3）用规章制度规范质量评价。医疗质量的高低是通过对疾病的诊疗来形成，通过对各种服务效果的评价来体现。因此，必须有一套评价标准。如诊断质量、治疗质量、护理质量等的评价标准，既是评价质量的指标，又是医疗质量管理准则。

5.时间

时间又称时限,实施任何医疗过程,都必须注意及时性、适时性和准时性,医疗质量必须有时间观念,重视时间对基础医疗质量的影响。

(1)时间能影响医疗质量。医疗质量的高低与时间有着密切关系。例如,在一般的疾病诊疗中,时间对于质量有影响,但并不是主要的。而在特殊情况下,如急症抢救时,时间又显得非常重要,往往只是几分钟甚至数秒钟,患者的转归就可能是截然不同的两种结果。这两种结果,就是两种医疗质量。此时,时间就是生命,争取时间就是争取生命;时间就是质量,争取时间就是提高质量。

(2)工作效率。医疗质量的一个组成部分,浪费时间就是降低工作效率,而降低了工作效率就是降低了医疗质量。因为,充分利用时间是提高工作效率的主要方法。

值得注意的是医疗质量五要素并不是孤立存在的,他们互相依靠、相互制约,必须通过有效的组织管理,把各个要素有机地组合起来。①要素要齐全,缺一不可。在医疗质量要素中人的因素是第一位的。但同时也要注重其他要素的综合作用。因为这些要素在医疗质量中所占的"分量"虽然各不相同,但离了哪一种都不行。例如,只有人、物、技术要素,没有规章制度也是不行。人没有规章制度,在医疗活动中就没有"规矩",各类工作人员不知道自己要干什么、该干什么,各自为政,各行其是,没有制度的约束,工作中就会造成脱节和混乱,差错事故接踵而来,医疗质量就不可能提高。②结构要合理,比例要适当。各质量要素之间的比例,也就是我们平常所说的"配套",也就是各基础医疗质量要素的最佳组合。

(二)环节质量

环节质量指医疗全过程中的各个环节质量,又称为过程质量。在医疗工作的全过程中,存在着许许多多的环节,医疗质量就产生于各环节的具体工作实践之中,环节质量直接影响整体医疗质量,对环节质量的控制,亦称为环节质量管理。

1.医疗服务过程和环节质量内容

医疗服务的过程质量管理首先要明确医疗服务的过程。过程的划分一般根据医疗服务的组织结构和患者的就医流程进行。前者通过医院的组织形式对医疗质量进行管理,后者是在以患者为中心思想指导下,进行的医疗质量过程策划,以便使医疗工作更加符合患者的需求。

(1)医疗服务的组织结构,通常与医院的组织结构一致,分为临床、医技和门急诊等。

临床科室医疗过程及其特点:①直接为患者提供服务。②各临床科室工作流程和内容基本相同,都是围绕患者的诊断、治疗和护理工作展开。临床医疗质量主要通过病历质量反映,检查、评价医疗质量主要应以病历为依据。

医技科室医疗过程及其特点:①大部分是为临床科室的诊断提供服务,不直接服务于患者。②医技科室较多,业务各异,质量要求也各有特点。医技科室质量主要是诊断质量和作业过程质量,专业性强,一般采取同行专家监控、检查、评价,来保证其医疗质量。

门急诊医疗过程及其特点:①不仅直接为患者提供服务,而且患者对诊疗技术和时限有较高要求。②就诊环节较多,不仅仅是诊断、治疗和护理等医疗工作,还包括医技科室的诊断及药房、收费等单位的配合。因此,医院门急诊质量管理是医疗质量管理的重点。

(2)患者就医流程。门诊一般流程是挂号、候诊、就医、检查、取药或治疗、收费。住院就医流程大体可分为就诊、入院、诊断、治疗、疗效评价及出院六个阶段。

(3)环节质量内容。基于上述医疗服务过程,环节质量根据不同的工作部门和性质,尤其不同的质量要求。主要包括:①诊断质量指检诊、各项技术操作、诊断等。②治疗质量指一切治疗工作的实施质量,如医疗措施的决断和治疗方案的选定,手术、抢救、用药及各种医疗的处置。③护理质量指对患者的基础护理和专科护理,各种护理技术操作,医疗用品灭菌质量等。④医技科室工作质量包括放射线科、病理科、特诊科、检验科、核医学科等科室的各种诊疗性的操作质量。⑤药剂管理质量主要指药品的采购、保管、领发、供应工作质量。⑥后勤保障质量包括水、电、汽、气、暖的供应,后勤生活物资的供应等。⑦经济管理主要包括医疗经费成本核算、资金使用、医疗收费标准执行及经济效益的分配等。

2.诊断环节质量管理

(1)诊断。医疗活动的第一步,也是一个"关口",因此把它作为医疗活动的第一环节。诊断的"诊"是指看病,"断"是指判断。通常诊断既是一个过程,又是一个结果。说诊断是一个过程,是指诊断就是医师对疾病进行诊察的过程。这个过程包括望、闻、问、检查、分析和诊断六个过程。说诊断结果是一个病名,是指医师作出的诊断就是某种疾病的病名。

(2)影响诊断环节质量的主要因素。①临床医师的物理检查质量,如一些专科操作技术质量。②医技科室的仪器检查质量,如物理、化学等仪器的检查质量。

(3)诊断环节医疗质量管理方法。由于医院不同、情况不同、医师不同,监控的方法也就不同。根据诊断环节的几个步骤,诊断环节质量管理主要应该加强:①落实检诊制度中规定的新入院伤病员,医师应在 2 小时内进行检诊;疑难、急危重伤病员,应立即检诊,并报告上级医师,实行经治医师、主治医师、正(副)主任医师和科主任分级检诊。②落实查房制度规定的一般主治医师最少每天要查房 1 次,特殊情况要随时查,科室主任每周查房 1 次,主治医师每天也应对本组重点患者查房 1 次。③落实会诊、疑难病例讨论和术前讨论制度。

3.治疗环节质量管理

(1)治疗是一个结果,就是指治疗后即产生相应的结果。一般来说,患者到医院看病的目的是治疗,治疗效果是患者对医疗质量的直接评价。但有时治疗后并没有效果,这本身也是一种结果。治疗的结果以疗效来表示,共分为治愈、好转、无效、死亡和未治结果。通常通过门诊(急诊)抢救脱险率、治愈好转率、无菌手术切口甲级愈合率、手术并发症发生率、活产新生儿死亡率、麻醉死亡率等指标评价治疗质量。

(2)治疗环节质量与多个专业工作、多个部门人员有关。①医师,主要是制订治疗计划和实施治疗,包括手术、医疗技术操作等。②护士,各级护士是各种治疗方案的直接实施者,药物等一些治疗方案,一经医师确定(下医嘱),就由护士去执行。③药师,治疗用药的调剂、配制都是由各级药师完成的。④技师,仪器的治疗大都是由医技人员操作的。

(3)技术水平是治疗疾病的基础。技术水平高,治疗效果肯定好,治疗质量也就高。否则,就相反。涉及治疗的专业技术较多,包括临床护士技术水平、药材供应技术水平等。

(4)制度是治疗环节医疗质量的保证。①靠制度管理,除了国家的有关规定外,各个医院还有自己的规定。主要包括各科室工作制度,如"治疗室工作制度""换药室工作制度""放射治疗工作制度""高压氧工作制度"和"理疗工作制度"等,如能严格执行,治疗质量就会有保证。②加大技术训练力度。对于各类人员,加大专业技术训练,只有专业技术水平提高了,治疗环节的医疗质量才能提高。

4.护理环节质量管理

(1)护理工作质量。对医疗质量作用很大,如果没有临床护理工作,医疗活动仍然是无法进行的。

(2)护理环节质量内容。护士对患者要实施责任制管理下的整体护理，护士对自己分管负责的患者要观察记录病情变化，如测量患者的体温、脉搏、呼吸、血压、体重、出入量和瞳孔等项目，并如实记录；协助生活不能自理的患者日常生活，如进食、饮水、排泄、沐浴、翻身、拍背和起居等；进行病区秩序管理，如探视管理、陪员管理和作息制度管理等。常用的护理质量指标有病区管理合格率、护理技术操作合格率、急救物品准备完好率、表格书写合格率和护理差错发生率等。

(3)护士素质。包括思想素质、业务素质、身体素质和心理素质。另一方面，护士的素质对护理质量有直接的影响。

(4)护理环节质量管理要点。①监督落实规章制度：分析以往发生的护理差错事故，大部分是没有执行规章制度所致。要监控护理环节医疗质量，首先要监督各项护理规章制度的落实。例如，医嘱制度、查对制度和分级护理制度等。规章制度不落实，要保证护理环节医疗质量是不可能的。②督促履行工作职责：实施责任制护理，使得护士职责明确，并有相应的绩效考评方法和奖惩办法，使得缓解质量管理落到实处。③提高护理技能：由于护理操作技术引起护理质量降低的情况在临床上并不少见。例如，吸痰技术不过硬，就有可能由于痰没有及时吸出而致患者窒息死亡；导尿技术不过关，不但会损伤患者的尿道，而且还会影响疾病的救治；静脉穿刺技术不精，就可能由于给药不及时而延误抢救时机。因此，只有强化训练，才能提高护理操作技术。

5.环节质量管理的主要方法

(1)分解过程，明确环节质量内容。环节质量是医院质量管理的重要组成部分，医疗质量产生与各个环节质量，每一个环节的质量都会直接影响到整个医院质量。因此，要重视每一个环节的质量管理，首先必须将每一个环节分解到最小单元，即具体内容，才能真正达到环节质量管理的目的。

(2)把握好重点环节。①重点科室，如门诊、急诊、外科、妇产科、骨科和麻醉科等。②重点人员，如新毕业人员、新调入人员、实习生和进修生等。③重点因素，如思想不稳定、工作不安心，以及对立功受奖、技术职务或评定不满等。④重点时间，如节假日，工作特别忙碌时。⑤对重点环节和对象要重点检查、分析、及时发现问题，及时进行研究，采取有效对策。例如，三级检诊、会诊、查房、大手术、急危重患者抢救、疑难患者会诊、病历书写、新技术应用、医疗安全等。

(3)环节质量管理的检查方法。通常采用现场检查和跟踪检查，也可采用全面检查、抽样检查或定期检查。利用数理统计方法分析和及时采取相应控制措施是十分重要的。同时，要运用现代计算机技术，建立医疗质量实时控制模式，提高医疗环节质量管理的水平。

(4)环节质量指标。急诊抢救患者到院后开始处置时间≤5 分钟；院内急会诊到位时间≤20 分钟；急诊检查一般项目出报告时间≤2 小时；平诊检查一般项目出报告时间≤24 小时等。

从医院医疗质量管理和控制角度看，医疗环节质量管理是一种十分有效的管理手段，因为它是一种现场检查和控制，可及时发现问题和及时纠正，以保证医疗质量。

(三)终末质量

医疗终末质量是医疗质量管理的最终结果。医疗终末质量管理主要是以数据为依据综合评价医疗终末效果的优劣。发现问题，解决质量问题。因此，医疗终末质量是评价质量的重要内容，它不仅能客观地反映医疗质量，而且也是医院实施医院信息管理系统的重要组成部分。终末质量管理虽然是事后检查，但从医院整体来讲仍然起到质量反馈控制的作用，可通过不断总结医疗工作中的经验教训，促进医疗质量循环上升。

1.医疗终末质量统计指标

主要是指出院病历质量控制，医疗指标质量控制。医疗质量统计指标项目繁多，有代表性的有以下几种。

(1)美国学者潘顿提出9项指标：①床位使用率(标准值85%～90%)。②平均住院日(标准值6～8天)。③转归统计。④死亡率(标准值4%以下)。⑤尸检率(标准值25%以上)。⑥并发症(标准值4%以下)。⑦感染率(标准值2%以下)。⑧不必要手术率(标准值10%以下)。⑨会诊率(标准值15%以上)。

(2)美国学者麦志博尼将潘顿9项增加到20项：如把死亡率细分为麻醉死亡率(标准值1/5 000以下)、术后10天内死亡率(标准值1%以下)、分娩死亡率(标准值0.25%以下)、新生儿死亡率(标准值2%以下)等。

(3)日本学者三藤宽氏提出的13项医疗统计评价指标：平均病床利用率为82%(100张床位左右的小医院应为80%，400张床位以上的医院以93%为恰当)；病床周转率；平均住院日(一般急性病为8天，正常分娩为7天)；手术麻醉死亡率不得超过0.02%；院内分娩死亡率不超过0.25%；手术后死亡率(指术后10天内死亡的患者)不得超过1%；院内新生儿死亡率为2%以下；尸检率在教学医院至少达到25%；会诊率；院内感染率；并发症发生率；不需要手术而行手术率不应超过5%；诊疗协议会次数。

(4)《医院管理学》提出了15项指标。工作量统计，门诊量及每天平均门诊人次、住院人数、手术人次；转归统计，治愈、好转、无变化、未治、死亡；病床使用率，标准值85%～93%；病床周转次数，参考标准值17～20次(年)；平均住院日，参考标准值综合医院为15～20天；医院死亡率，参考标准值为4%以下；麻醉死亡率，参考标准值为0.02%以下；手术后死亡率(指术后10天以内)，参考标准值为1%以下；分娩死亡率，参考标准值为0.25%以下；新生儿死亡率，参考标准值为2%以下；尸检率，参考标准值为10%以上(教学医院和省级医院适用)；会诊率(包括病例讨论)，参考标准值为占入院病例15%以上；无菌手术感染率(包括分娩)，参考标准值为1%以下；手术并发症发生率，标准值为3%～4%；医疗事故发生数(分等级)。

(5)国家卫生行政部门制定的《综合医院分级管理标准》中对终末质量提出了6个方面23项指标。诊断质量包括入院与出院诊断符合率，手术前后诊断符合率，临床诊断与病理诊断符合率，二级转诊患者重点专科确诊率；治疗质量包括单病种治愈好转率，急诊抢救成功率，住院患者抢救成功率，无菌手术切口甲级愈合率，单病种死亡率，住院产妇死亡率，活产新生儿死亡率，病种术后10天内死亡率；工作效率指标包括病床使用率，病床周转次数，出院患者平均住院日；医院感染包括医院发生感染率，肌内注射化脓率，无菌手术切口感染率；经济效益包括平均每门诊人次医药费用、单病种平均每住院人次医药费用；其他包括麻醉死亡率、尸检率、医疗事故发生率。

2.医疗终末质量指标统计管理

医疗终末质量指标统计管理指医院医疗终末数字资料的收集、整理、计算和分步骤进行科学的管理过程。一是以数字为事实，为医疗质量管理提供更可靠的质量改进依据。二是应用终末质量统计指标，为质量管理的计划、决策、内容、措施、评价提供可靠依据，从而更好地为患者健康服务。

(1)医疗终末质量指标统计管理作用主要体现在指标项目固定，易形成共识。医疗指标传统性强，统计项目、内容较固定，带有普遍性，长期以来形成了医务界的一致认识。通常主要指标达到规定标准,就能知道医院的质量基本管理情况。如门诊接诊患者次数、出院患者数、特色专科收纳患者情况等。

(2)医疗终末质量指标统计管理内容。①统计资料的连续性:医院医疗终末质量统计资料有相当强的连续性。对连续性的资料进行分析研究,就可以反映事物的本质和规律性,可以指导未来的医院质量管理工作。②资料的准确性、完整性和及时性:要求统计数字必须真实准确,不能弄虚作假,不能报喜不报忧,而要实事求是。统计资料必须完整,不能残缺不全,不能想当然办事。统计资料要及时,统计资料具有很强的时效性,有不少资料具有重要的全局指导意义。而且,有些专题或专项调查资料具有重要的全局指导意义,若延误了时间,不但影响工作的开展,而且为决策提供错误的依据,后果严重。

(3)医疗终末质量统计分析方法。①对比分析:各项统计指标完成情况必须与上个月、上个季度或上个年度或一个时期不同指标进行比较,哪些指标提高了,哪些指标降低了,哪些指标增加了,哪些指标减少了。首先是与上级规定的指标比较,看指标完成情况;其次是纵向比较,全院各科室与往年比较;三是横向比较,如大致相同科室,即人员、床位基本相同科室的比较;四是重点指标比较,如门诊人数、出院人数、经济收入、病历质量等,这些指标具有代表性,需要重点比较,详尽分析;五是分层次比较分析,如内科片、外科片、医技片、大型设备使用、人员与质量比较、质量与效益比较等。②百分比分析:如甲级病案的百分比、床位使用率、治愈率等。③统计表图:绝大多数数据可以制成统计表和统计图。统计表简明扼要,概括性强,比较充分,一目了然。常用的统计表有简单表和复合表。需注意的是统计表要便于进行对比分析;表的内容要围绕主题,重点突出,简单明白;常用的统计图主要有条图(单式条图、复式条图、分段条图)、圆图、百分条图、线图、直方图和箱式图等。运用统计图不仅直观,而且可以提高实际效果。

3.终末质量目标管理方法

目标管理(MBO)是管理科学的一种管理方法,也是一种现代的管理思想。它是根据外部环境和内部条件的综合平衡,确立在一定时间预定达到的成果,制订出总目标,并为实现该目标而进行的组织、激励、控制和检查的管理方法。也就是说,根据医疗质量的要求,把医疗质量指标的标准值化作一个时期(年度、季、月等)的目标,并将目标分解到各个部门和个人,严格按目标执行和实施,并进行考核和结果评价。

(1)终末质量目标管理的作用。①用于未来管理:用医疗终末质量结果(统计数据),将医疗质量的事后管理转移到未来的目标上,使医疗质量成为具有主动性和前瞻性的动态管理。②用于绩效管理:终末质量的目标管理最终是衡量工作绩效,通过医疗质量统计指标的比较分析,针对性强,说服力好。③用于激励管理:合理医疗质量目标是提高医疗质量无形的激励剂。以充分调动医务人员的主动性、积极性和创造性。使医务人员的创新精神达到最大限度地发挥。可使科室、全体医务人员按照目标要求去努力奋斗,创造性地完成任务。④用于奖惩措施:终末质量一般用来评价医疗质量,并与医院奖惩挂钩。奖惩是目标管理的一个显著特点,如果说有目标,而没有明确的奖惩措施,这样的目标是失败的目标。每个人都有荣誉感,完成任务希望得到一定的精神、物质奖励。这是目标管理成功的关键。

(2)终末质量目标质量管理需要注意的问题。目标质量管理是科学的管理方法,运用得当,能极大地提高医院的质量水平,但如果管理不当,也会把医院引向歧途。因此,制定目标时,必须慎之又慎,充分考虑到实施过程中可能遇到的问题,尽量把问题解决在目标制定之前,即使问题出现在实施过程中,也应考虑到目标恰当的弹性,以利目标的贯彻执行。一是建立健全目标质量管理制度；二是制定质量目标应广泛征求意见；三是目标要具有挑战性，但又要符合实际，具有可行性；四是目标要定量化、具体化，目标完成期限要适中；五是防止单纯经济观点。

二、医疗质量管理的实施

(一)医疗质量管理实施策划

1.策划内容

策划内容包括：①组织机构与领导。②策略性计划制订。③人员训练与教育。④系统管理及流程管理。⑤信息系统建立与管理。⑥绩效评估和顾客满意度测评。这些内容都应该具体操作，并制订相应的评估标准。

2.全员参与

医院质量管理需要医院全体员工共同参与、集思广益，并且上升到医院文化高度，形成强有力的团队精神，使医院所有员工都为之献计献策，共同奋斗，这样才能够达到质量改进的目的。为此，要做好如下工作：①要做好宣传、发动工作，营造浓厚的氛围。利用各种手段，像橱窗、院报、黑板报、闭路电视、知识竞赛等，加大宣传力度，努力做到人人皆知，达到全员参与、气氛热烈，保证宣传工作的广泛性和深入性。②树立典型，以典型带动全院。各部门、各科室要结合本部门、本科室工作特点和实际情况，研究具体实施方案，指定专门人员负责，分层次，分重点，将质量工作落实到每一个具体的岗位，具体人员。要注意发现和树立典型，通过现场观摩、经验交流等形式，以点带面，以优促劣，以典型推动工作，把工作抓实、抓细。

3.各负其责，分工合作

医疗质量管理工作涉及全院各个部门，为确保医疗质量管理工作正常运行和取得应有的效果，要求各部门明确职责，按医疗质量管理要求和标准进行具体分工。同时，涉及多单位、多部门的工作，在相互衔接的接口或界面上设计医疗质量问题的，要在调查研究的基础上，相关部门共同研究，本着“全院一盘棋、一切为了伤病员”的思想，明确各自的责任，努力消除在管理、分工和职责等方面的薄弱环节，从制度上加以规定，避免在关键环节上扯皮、推诿现象的发生。

4.建立定期监测系统

(1)设计规范性统计报表，保持统计报表的权威性和延续性，让员工们熟悉统计报表的指标和标准。通过统计报表评估医院各级质量，并定期公布统计信息，运用统计信息进行质量考评与讲评。

(2)建立质量监控信息系统，指派专(兼)职人员负责定期监测工作，依据标准和结果定期评估医院各部门质量情况并取得信息，发现缺陷或问题，提出改进意见，并定期进行信息反馈。

(3)统计对比。主要进行自我比较和与同级比较。通过统计比较寻找差距、确立新的目标，促进医院和科室质量改进。

5.成立质量小组解决专项质量问题

医院应根据实际情况，对发现的带有全局性或规律性的医疗质量问题，采取专项解决措施。即每年有计划地解决 2～3 项关键性质量问题。质量小组是基于某个项目需要而成立的任务性小组，其组员 6～8 位，应由具有决策作用的领导、专业人员参加。同时所有成员都应该对这项任务十分熟悉。为保证效果，小组成员应该接受必要的学习培训，并颁发证书。预期完成任务后，将其总结得出的结果，包括制度修订、设备的增加、操作的改进等，在医院适当范围推广应用。

6.实施奖励制度及鼓舞活动

这是一种十分重要的反馈方式。奖励包括奖金、嘉奖、立功、公开表扬等。鼓舞活动，包括酒会、餐会、庆功会、动员会、团体郊游、度假旅行等。

(二)医疗质量管理实施步骤

1.策划设计阶段

(1)医疗质量管理体系诊断。①步骤包括科室全体人员热烈讨论，首先确定谁是科室最为重要的顾客，其次确定什么是大家最关心、最亟待改进的质量特性，然后再确定什么是关键的流程及因素，最后充分讨论，提出改进质量的策略和方法。②主要内容包括系统调查医院质量管理组织及各部门职能执行情况、总结现有体系存在问题，特别是规章制度落实、质量记录等情况，同时调查患者的意见及医院领导与医务人员对质量的期望。

(2)集中全体有关人员的智慧。可以采用头脑风暴法或鱼骨图法及流程的工具来了解问题，并将问题按其困难程度分类。如果是本级组织无法解决的问题，就把它排除在外；如果是简单可行、较快就可解决的问题，无须成立质量小组；如果是比较复杂的老问题，则需组织科室的质量小组来收集资料、分析讨论，即用问卷调查、意见箱、电话拜访来收集资料、了解顾客的需求、期望及不满，并借助上述种种资料，安排需改进项目的优先顺序，选择适当的机会，充分授权科室内质量管理小组，推动方案的制订。

(3)设计质量管理模式，建立评估指标。针对关键质量特性和关键流程设计质量管理模式与流程，建立各项评估指标和标准。

(4)实施培训辅导。①制订质量教育计划。②针对各类人员进行培训，如领导层培训、骨干培训及全员培训等。

2.实施阶段

重点工作：①制定和运行实施计划。②认真做好质量实施的记录。③定期检查质量运行情况，并详细记录。④评估质量。

3.总结整改阶段

针对质量实施过程的成绩和问题进行总结，表彰先进，推广其做法，对存在问题进行分析研究，制订整改措施。

三、医疗质量控制

(一)医疗质量控制层次

控制是质量管理的基本手段。根据医疗质量形成特点和医疗质量管理组织层次，完整的医疗质量控制应是以个体质量控制，科室质量控制，院级和机关职能部门的质量控制，区域性的专业学科质量控制四级层次展开。

1.个体质量控制

临床医护人员，包括医技科室人员，多是在没有外部监控条件下进行独立操作、独立决断、独立实施各种诊疗服务。因此，个体性自我控制，就构成了医疗质量管理最基本的形式。职业责任、敬业精神、学识、技能和经验占有重要作用。个体质量控制：一靠各级人员职责；二靠规章制度，工作程序，技术规程；三靠作风养成，靠扎扎实实的日常工作。个体质量控制既有自我约束作用，又有互相监督作风，形成一种协调约束机制。

2.科室质量控制

从某种意义上说，科主任的技术水平和管理能力决定了该学科的质量水平。除非同行专家评审，作为一般业务行政职能部门是没有能力直接控制质量形成的全过程的。环节质量控制、终末质量检查、评价是科主任的职责，是科主任的经常性工作。除非为了某项科研目标、专项临床研究、开展高新技术，通常情况下，不宜另设质量管理小组。减少层次环节，明确责任，注重效果。

3.院级及机关职能部门的质量控制

医院领导和机关职能部门在医疗质量管理中主要是组织协调作用，并以不同形式参与医疗质量的控制。机关职能部门对医疗质量的检查控制：①通过日常业务活动进行质量检查组织协调。②根据医疗质量计划和标准，定期(月或季)组织实施全院性的医疗质量检查，进行医疗质量分析、讲评。③针对医疗工作中发现的医疗缺陷和问题进行跟踪检查分析，并制定改进措施，并运用正反典型事例向全院进行教育。④注意掌握各专业质量管理的关键点及关键点相联系的例外情况。⑤质量保障组织服务工作。

4.区域性的专业学科质量控制

由该领域学术水平比较高的单位牵头，集合该区域的有影响力的专家，组成质控专家小组。制定质量控制标准、设计质量检查方法、进行质量检查、开展质量活动、召开质量会议、评价检查结果。

(二)医疗质量系统控制法

1.系统性全面质量控制

根据全面质量管理思想，医疗质量控制必须实行系统性全面质量控制，患者从入院到出院的整个医疗过程，要实行不间断的质量控制，对这一过程中的各部门、各环节及全过程中的各项治疗、护理、技术操作和其他医疗生活服务工作都要进行连续的全面质量控制，实行标准化、程序化、规范化、制度化的管理。

2.全程性控制中的重点控制

即对医疗质量影响较大的关键环节、重点对象。医疗过程中的重点环节是检诊、查房、病历书写、会诊、大手术、抢救核心业务新技术的开展。诊疗中的重点对象一般是指危重、疑难、抢救、监护和大手术患者。在全过程性控制中抓住重点环节，选准关键点，及时发现，处理与关键点相联系的例外情况，质量控制就能成为一个相对封闭的良性循环。

(三)医疗质量信息控制

医院的医疗实践活动会产生大量的医疗信息，医院的信息机构应及时准确地收集、整理和分析获取的信息，并及时反馈给机关与科室，以指导决策、调整偏差、实施有效的控制。全面、准确、及时、可靠的信息反馈是质量的重要保证，为此，医院应加强信息管理组织和业务建设，创造条件，应用电子计算机对信息实施处理。但医疗信息反馈的同时，还必须重视现场检查、事中观察对医疗质量控制的重要性和必要性。要清楚认识到，医疗质量控制在许多情况下，是无法计量的。

1.信息反馈控制

医疗质量控制常是通过质量检查，发现问题，找出原因，进而提出改进措施纠正工作中的偏差。这种回过头来改进工作的方法称为回顾性控制，亦称为事后检查。

2.信息前馈控制

现代科学管理要求质量控制要以“预防为主”，实行预先控制，即通过有效的计划管理，按照医疗质量形成的规律和特点，采用预防性管理方法，通过抓影响质量的因素和薄弱环节，消除质量隐患从而保证医疗服务的高质量。

（四）医疗质量实时控制

1.医疗质量实时控制的特点

医疗质量实时控制是指在患者在住院期间对医疗过程质量进行控制。其特点：①住院患者而不是出院患者。②医疗过程的环节质量而不是终末质量。③采用通信技术与信息技术来实现。一般认为，实时信息不可能实时控制，因为实时信息在控制前需要找出控制偏差，这就需要时间，即时滞现象。要达到实时控制，必须是可以超前预料到的事件和过程。国外对实时控制设计多采用回顾分析和预期研究相结合的方法。强调实时控制要抓住时段中最重要、最有意义的部分进行控制，并认为实时控制能使错误发生的概率降为最小。

2.医疗质量实时控制主要方法

运用持续质量改进（CQI）原则，采用 CQI 的 FADE 方法，即选择重点（focus）、分析（analyses）、提出（developed）和实施（execute），把医疗全过程作为质量控制系统，采用选择关键要素、分析医疗过程、建立医院医疗质量实时控制模式和实施医疗质量实时监控四大步骤。

（1）选择关键要素。①过程分解：根据国家医院管理的有关法律法规和医院医疗规章制度条款进行层层分解至最小、最基本要素，针对管理要素及其相互有关的各因素进行分析，寻找有效管理途径，制定管理流程，实现要素管理。②找出主要影响因素：采用统计学方法对医院医疗质量的主要影响因素进行多因素与单因素分析，将医疗质量管理与控制置于医疗质量的基础质量上。

（2）分析医疗过程。①以患者为中心进行过程分析：在整个医疗过程中，患者门诊诊疗（挂号、就诊、检查、治疗、取药）和住院患者诊疗（门诊、预约住院、办理住院、检查诊断、治疗或手术、治愈出院）全过程构成质量环，每一个质量环过程直接影响和决定医疗质量与服务质量。因此，对质量环的管理，首先要对全过程细化分解，直到质量环过程的最基本单元，从最小单元的质量问题进行研究改进。②关注医疗过程的所有部门：在医疗过程管理模式中，不仅要解决直接为患者提供服务的部门。同时，支持或者辅助医疗过程是特别重要的，如手术室、麻醉科、医技辅助诊断科室的质量和效率都是直接影响医疗服务质量。

3.建立实时控制模式

在选择的关键要素与分析医疗过程的基础上，依据医院质量要求制定相应的医疗质量的控制办法，主要通过现场控制、反馈控制、前馈控制三种模式，将以往的出院患者的信息变为在院患者的实时信息，建立分析评价的控制系统，以实现医疗质量实时控制的目标。其中最为关键的是：①确立标准，在医疗质量管理控制中，控制标准是首先根据医院管理总目标来制定，目标明确了，控制标准才能具体；控制标准具体了，控制工作才能有效。②衡量成效，在衡量成效时，要把握住有效信息的及时性、可靠性。其次是对信息的分析，采用技术手段和方法，发现问题，解决问题。建立医疗质量指标体系和目标值，分别对日、周、月、季和年度的实际值进行分析，及时衡量和评价控制成效，并定期进行质量考评和讲评。③纠正偏差，偏差就是实际结果与标准不符。这是控制工作的最后一个步骤，也是控制工作的关键，因为它体现了执行控制职能的目的。采用统计预测及时对在院患者的医疗质量指标的偏差进行指导性控制。采用系统的监测和控制功能，及时将科室医疗质量反馈给科室，对住院患者采用现场控制，保证医疗质量控制的效果。

4.建立医疗质量实时控制计算机系统

系统主要功能：①监测功能，选择主要监测点和内容，制定相应标准，采用计算机自动监测。

也可根据逻辑关系进行重点监测。②控制功能，采用控制图法，对医院和科室进行患者平均住院日、医疗费用和药品费用进行实时查询和控制。③报警、提示、反馈功能，对发现的质量偏差或超标准趋势，给予标注、提示，并将信息迅速反馈。④统计辅助功能，利用先进统计软件 SAS、SPSS 的强大统计功能，从统计规律性的角度发现缺陷，如某项变量值超标；对总体进行统计推断，进行总体参数估计、差别性检验、相关回归分析等，进行辅助控制。

（郭春涛）

第二节　医疗质量与法律法规

医学与法学的联系源于两者在实践中对人的生命健康与尊严的共同维护，因此，医疗质量与法律法规也是两个不可分割的部分。医学有着双重属性即自然科学与社会科学的属性。医学的发展离不开法学的实践，医疗质量的改进与提高，离不开法律法规的保障。为此，针对中国医疗质量与患者安全存在的问题与现状，中国政府制定了方方面面相应的法律法规，卫生行政主管部门出台了多项政策和标准规范，以促进医院的发展与质量建设。

一、法律法规是医院质量建设的保障

医院是一个组织严密，行业特点明显，服务于患者的实体组织。由各种要素构成，包括医学专业人员、护理专业人员、工程技术人员和一般服务人员；医院环境、院容院貌、医院建筑、各种设施、医疗设备、信息系统、病案、图书情报资料等。医院要组织各类人员，面对不同的患者与种类繁多复杂的疾病。如果没有各种相关法律法规与规范保障、指导与约束，那将会是什么局面，大家可想而知。实践证明医院工作制度化是保证医院系统正常运行的基本条件。

在我国目前已经颁布并实施的与医院管理方面有关的主要法律：《中华人民共和国传染病防治法及其实施办法》《中华人民共和国母婴保健法及其实施办法》《中华人民共和国献血法》《中华人民共和国执业医师法》《中华人民共和国药品管理法》，行政法规如《医疗机构管理条例》《医疗事故处理条例》《职业病防治法》《血液制品管理条例》，以及部门规章规定、办法、决定等医院内部制度。这些法律、法规、条例、规章、规范和常规是医疗机构和医务人员的工作依据和“指南”。例如，《中华人民共和国献血法》要求，使用血液及血液制品前，医疗机构及其医务人员必须对患者或其亲属进行输血风险教育，详细交代使用血液及血液制品可能发生血源传播性疾病、输血反应等情况，方可使用血液及血液制品。由于受医学科学技术和检测手段的限制，部分经血液途径传播疾病尚未被全面认识，只能对献血者和血液进行病毒抗体检测，并不能完全排除丙型肝炎、艾滋病等的早期感染。因此，经输血感染疾病的可能性和危险性是不能完全避免的。对此，国际上发达国家也不例外。所以，在医疗过程中，医务人员在给患者输血时履行了相应的告知义务，患者及其亲属充分知情同意，即使发生了经血液途径传播疾病，医疗机构和医务人员可以减轻或不需要承担责任。医疗机构和医务人员在自己的有关执业活动中应当掌握相应的规定，并遵循规定，以确保其执业的合法性。在医疗活动中，最常用、最直接的是有关医院、医疗行为管理的规章、诊疗护理规范、常规。在判断是否构成医疗事故时，这是最基本的判断标准。

在医院最常用到的医疗质量和医疗安全的核心制度包括首诊负责制度、三级医师查房制度、疑难病例讨论制度、会诊制度、危重患者抢救制度、手术分级制度、术前讨论制度、死亡病例讨论制度、分级护理制度、查对制度、病历书写基本规范与管理制度、交接班制度、临床用药审核制度等，是患者安全和医疗质量的重要保证。医院管理既要以正确的人生观、价值观、世界观为导向，又要靠制度作保证，没有制度的管理是无效的管理。规章制度是全体成员的行为准则，也是医院管理的准则。管理人员所拥有的权利是建立在制度的基础之上，是制度的权威，是制度的强制力，在医院制度面前，每个人都处于同等地位。因此可以说医院的规章制度是搞好医院管理的基础，健全的法律法规是医院质量建设的保障。

二、法律法规促进医学学科技术发展

医学技术的重大创新与应用都向法律提出了挑战，而相应法律的制定与实施又为医学的进一步发展提供有力的制约与保障。医学科学的自然属性，是治愈疾病、增进人的健康从而维护人类的延续，由于医学研究对象的特殊性，使得这门科学与其他科学尤其是法学联系得格外紧密。法律是强制性的社会规范，其主要功能之一是维护人的生命健康这一最基本权益。医师在进行医学研究或医疗实践时，不但要遵循医学的科学技术规范，同时也要遵循社会伦理、道德和法律规范。随着现代医学科学的迅猛发展，辅助生殖技术、器官移植、克隆技术、干细胞技术、转基因技术、基因工程技术等高新的医疗技术在医疗实践中得到了广泛的应用。然而，医学的实践与进步在推动自身进步、提高人类生命质量的同时又不可避免地引发社会伦理、道德、法律等诸多问题：器官移植技术应用引发的器官的来源与采集、器官商业化问题，辅助生殖技术引发的出生子女的法律地位、性别选择问题，基因医学技术应用所引发的基因资源主权、基因工程风险防范和操作的安全性、基因工程技术可能被滥用、知识产权保护及人类基本权利的尊重等，所有这些问题都需要制定相应的法律、法规进行规范和调整，于是相应的医事法律法规应运而生。如法国的《器官移植法》、美国《统一组织捐献法》、德国的《基因技术法》及联合国教科文组织通过的《人类基因组与人权普遍宣言》等。国务院与卫生部（现卫健委）近年来也出台了一系列相关政策与法规如《中华人民共和国侵权责任法》《医疗机构管理条例》《医疗技术临床应用管理办法》等法律法规，特别是对涉及人类健康的高端技术如干细胞技术、转基因技术等三类技术由国务院卫生行政主管部门直接管理。由此可见，医学技术的发展与实践是医疗法律法规产生的源泉。医学科学在探索人类健康和生命的过程中，充满着难以预料的风险，需要一定的社会条件作保证，其中包括法律的保护和导向作用。法律法规又进一步推动与促进医学技术的发展。同时，在维护人类自身的生命健康与尊严，规范医师的医疗行为起到监督保障作用。

三、法律法规是调解医患矛盾与质量纠纷的准绳

我国医疗纠纷呈逐年递增趋势。医疗纠纷的发生，不仅使患者的权益受到侵害，医疗机构正常的医疗秩序、权益受到扰乱和损害，甚至激化成社会矛盾，给和谐社会的构建增添不稳定因素。医疗纠纷有其特殊性，即涉及医学与法学两大领域。医疗纠纷往往是由医疗损害所引起，因此，医疗侵权损害事件的多少就自然成为医疗质量高低的一个重要标志。为确保医疗服务质量，我国政府卫生主管部门制定了《医疗机构管理条例》。随后，又发布了《中华人民共和国执业医师法》《中华人民共和国护士管理办法》和《执业药师资格（药品使用单位）认定办法》。依法取得执业资格的医疗专业技术人员，如医师、护士、医疗机构中的药师等，还包括中央职称改革工作领导小组发布的《卫生技术人员职务试行条例》中所规定的其他卫生技术人员，如技师，以及《医疗事

故处理条例》《医院投诉管理办法(试行)》等20多部卫生管理法律、法规，为加强医疗质量管理、维护医患双方的合法权益提供了法律武器，也为医院和专业技术人员提供了竞争的公平环境。这些法律制度的建立与完善，对不断提高医疗质量，促进医学科学发展，保护患者和医疗机构及其医务人员的合法权益，维护医疗秩序，保障医疗安全，息息相关。《医院投诉管理办法(试行)》对于医院及医务人员与患者沟通提出了明确的要求：医院应当体现“以患者为中心”的服务理念，提高医务人员职业道德水平，增强服务意识和法律意识，提高医疗质量，注重人文关怀，优化服务流程，改善就诊环境，加强医患沟通，努力构建和谐医患关系；医院应当健全医患沟通制度，完善医患沟通内容，加强对医务人员医患沟通技巧的培训，提高医患沟通能力；医院全体工作人员应当牢固树立“以患者为中心”的服务理念，全心全意为患者服务，热情、耐心、细致地做好接待、解释、说明工作，把对患者的尊重、理解和关怀体现在医疗服务全过程；医务人员应当尊重患者依法享有的隐私权、知情权、选择权等权利，根据患者病情、预后不同及患者实际需求，突出重点，采取适当方式进行沟通；医患沟通中有关诊疗情况的重要内容应当及时、完整、准确地记入病历，并由患者或其家属签字确认。医患纠纷发生后，有效的医患沟通，对于缓解医患矛盾和对立情绪，及时、妥善处理纠纷具有重要意义。

四、树立法律意识提高医疗服务质量

21世纪医学科学的发展面临着自然科学和社会科学互相渗透、互相影响、互相促进又互相制约的局面。临床工作也面临着技术规范与行为规范的法律机制约束。医疗法律法规的发展与完善，为维护人的生命健康与尊严提供了广阔的舞台，也为医学专业人才的全面发展提出新的要求，因此医院要不断开展医疗卫生管理法律法规宣传教育工作。医院要建立职业道德教育制度。按照《公民道德建设实施纲要》的要求进行道德教育，普及道德知识和道德规范，帮助医务人员加强道德修养。坚持理论联系实际，注重实效，做到经常化、制度化。建立职业道德考核与评价制度，制定职业道德考核评价标准及考核评价办法，定期或不定期对医务人员职业道德状况进行考核评价，并将其作为一个重要指标纳入岗位目标管理。医院要组织医务人员认真学习执业医师法、献血法、药品管理法、医疗机构管理条例及其实施细则等法律、行政法规，严格依法执业，依法规范诊疗行为，真正做到依法行医。特别是《侵权责任法》严格规范了医疗机构及其医务人员在诊疗活动中的诊疗义务及法律责任，医务人员要认真学习，不断提高学法、守法的自觉性。诊疗护理技术规范、常规是长期医学科学实践经验的总结，是医疗护理技术科学化、标准化、规范化的典范、是确保医疗质量的重要措施。医学科学是一门实践性、应用性很强的科学，随着医学科学的发展和医学实践的丰富，新项目、新技术不断涌现，新的仪器设备和药品不断被开发研制出来，诊疗护理规范、常规也在不断地被修订、完善。因此，医务人员必须通过不断的培训和继续教育，才能紧跟医学科学的发展，不断充实、提高医疗技术水平和业务能力。教育和培训包括岗位培训、提高学历教育和继续教育等。《临床住院医师规范化培训试行办法》和《临床住院医师规范化培训大纲》对医师的岗位培训作出了具体的规定。要坚持理论联系实际，注重实效，做到经常化、制度化。建立职业道德考核与评价制度，制定职业道德考核评价标准及考核评价办法，定期或不定期对医务人员职业道德状况进行考核评价，并将其作为一个重要指标纳入岗位目标管理。医学科学的发展要求医务人员注重医学理论、法学知识与能力的培养。要做到医学与法学并重、理论与实践并重、改革与创新并重，才能更有助于培养出富有创新精神的集知识、能力、素质于一身的全面发展的医学人才，这也是提高医疗服务质量的根本途径。

(郭春涛)

第三节 医疗质量与医院文化

一、医院制度是患者安全和医疗质量的保证

医院是防病治病，保障人民身体健康的社会主义卫生事业单位，必须贯彻党和国家的卫生方针政策，遵守政府法令，为社会主义现代化建设服务。

医疗质量和患者安全是医院工作永恒的主题，也是医院管理的核心。医院规章制度是医院文化的重要组成部分，它既是医院精神、办院宗旨、价值观、道德规范、行为准则的反映，也是医院管理科学化的重要手段，医院制度文化是联系精神文化和物质文化的纽带，渗透在医院工作和医院管理的各个方面，是患者安全和医疗质量的保证。

广义的医院制度包括国家法律如《中华人民共和国药品管理法》《中华人民共和国传染病防治法》等，行政法规如《医疗机构管理条例》《医疗事故处理条例》等，地方法规如《上海市精神卫生工作条例》等，以及部门规章规定、办法、决定如国务院卫生行政主管部门制定的《医院工作制度》《医疗机构评审办法》《医院感染管理办法》等及医院内部制度等。

医院的各项制度是医院工作客观规律的反映，是医疗实践活动的经验总结。医院是一个复杂的系统，涉及多个部门多个岗位，具有很强的技术性、时间性、连续性、协调性、规范性、风险性等特点，要保证医院各类人员各项工作有章可循，有法可依，各司其职，各负其责，就必须有科学、完善的规章制度。实践证明医院工作制度化是保证医院系统正常运行的基本条件。

医疗质量和医疗安全的核心制度包括首诊负责制度、三级医师查房制度、疑难病例讨论制度、会诊制度、危重患者抢救制度、手术分级制度、术前讨论制度、死亡病例讨论制度、分级护理制度、查对制度、病历书写基本规范与管理制度、交接班制度、临床用药审核制度等，是患者安全和医疗质量的重要保证。医院管理既要靠正确的精神文化作导向，又要靠制度作保证，没有制度的管理是无效的管理。规章制度是全体成员的行为准则，也是医院管理的准则。管理人员所拥有的权利是建立在制度基础之上的，是制度的权威，是制度的强制力，在医院制度面前，每个人都处于同等地位。因此医院的规章制度是搞好医院管理的基础。

二、医务人员职业道德关系到医疗质量和患者安全

医德医风建设是医院职业道德建设的主要内容，医德医风建设，教育是根本，制度是保证，监督是手段。

医务人员职业道德直接关系到医疗质量和患者安全。医院要坚持以德治院，不断提高医务人员的职业道德素质。医院要经常向员工进行职业道德重要性与必要性的教育，各级领导干部与共产党员要率先垂范，严于律己，做出榜样。同时还要通过健全的规章制度，严格的纪律来调整本行业本单位人员的行为和关系，把个人自律与制度约束统一起来，建立健全医德规范，坚持用制度管住人、管好人。同时有效的监督是加强医德医风建设的重要环节，要形成多形式、多层次、多方位、多渠道的监督网络，密切医患关系。通过严格奖惩制度，坚持把医务人员的服务态度、工作精神、医疗行为等医德医风要素作为考核工作人员实绩的主要内容。只有这样在员工中

形成高标准的职业道德风尚，才能推动医院精神文明建设和医院文化建设的健康发展。

另一方面，医院的精神文明建设和医院文化建设又进一步促进医院的医德医风建设。医院工作坚持以患者为中心，主动以患者的眼光审视思考我们的工作，不断满足患者的需求；主动关爱患者，尊重、理解患者，给予关爱与同情，医疗护理每个环节的工作都要做到更细、更新、更优；主动观察，即用心去发现患者的问题，及时解决他们的困难与问题；主动沟通，就是与患者形成默契和与心灵的共鸣，给患者更多心灵上的关爱与慰藉。良好的职业道德，不仅表现在良好的服务态度、服务艺术，同时还要有精湛的医疗技术，才能满足患者的需求，让他们对医院的各项工作满意放心。

三、坚持人本管理的原则，不断提高医疗质量

企业文化理论力图纠正和补充科学管理中对人的忽视，强调科学管理和“文化管理”的有机结合，一方面强调管理以人为中心，人是管理活动的主体，充分发挥人的积极性和创造性，通过尊重人、关心人、培养人、激励人、开发人的潜能，提高管理的绩效。另一方面，要在科学管理的基础上，更加重视文化管理，更加重视研究人性，更多关注医疗行为和就医行为，通过注重人的思想、道德、价值观念等的建设，提高人的质量，进一步保证医院的服务质量。

医院管理从科学管理到人本管理的转变，本质上就是文化的转变，是从被动式单一化、统一化的服务模式向因人而异、因时而异的主动式人性化、多样化服务模式转变，也是从物化管理向文化管理的转变，是以人的素质提高为中心的需求和推动，从根本上改变了医院的精神面貌。在以人为本的医院文化建设中，首先应该关注并指导员工树立正确的理想信念，将医院目标与个人理想有机地结合起来，并为之努力奋斗，这将会激发员工的创造力和能动性。坚持以人为本，就是要求员工做到服务思想牢、服务技术精、服务作风正、服务态度好、服务质量高。医院文化是医院的灵魂，是实现制度与医院战略的重要思想保障，是医院制度创新与服务创新的理念基础，是医院行为规范的内在约束。把质量当作医院永恒的生命，转变服务观念，规范服务流程，提高服务艺术，改善服务环境，满足患者需求，实现患者满意，家属满意，社会满意，自己满意的服务质量目标。

总之，通过一个良好的医院文化，引导、激励工作人员为患者提供安全、有效、方便、价廉的医疗卫生服务。

（陈麦趁）

第五章

医务与医疗安全管理

第一节　医务管理

一、概述

医疗工作是医院的核心业务，医务管理维护医院医疗秩序，保障医疗质量和医疗安全具有非常重要的作用，也是医院综合管理水平的重要体现。管理是一种活动，即执行某些特定的功能，以获得对人力和物资资源的有效采购、配置和利用，从而达到某个目标。医务管理是指医院相关管理部门对全院医疗系统活动全过程进行的计划、组织、协调和控制，使之经常处于工作状态，并能够快速适应客观环境的变化，从而达到最佳的医疗效果和医疗效率。

(一)医务管理的主要职能

通常，由于各个医疗机构规模、类别、科室设置等不同，其对医务管理部门所赋予的相应工作职责也会有所差异，医务管理的工作职能大体可以概括为计划、组织、控制和协调职能。

1.计划职能

计划职能即根据医院总体工作计划拟定符合医院实际情况和发展特点的业务计划。

2.组织职能

组织职能即根据有关法律、法规、条例、标准及医院的规章制度，组织全院医技人员认真贯彻执行，保证医疗业务工作的常规运行，杜绝医疗事故，减少医疗缺陷。

3.控制职能

控制职能即负责医疗工作的宏观管理，制订医疗质量标准和考核办法，并对全院医疗质量进行检查、监督和控制，确保医疗安全。

4.协调职能

协调职能即正确处理医院内外各种关系，为医院正常运转创造良好的条件和环境，促进医院整体目标的实现。

(二)医务管理面临的最主要问题——管理效率

在管理实践过程中我们常常发现，需要进行协同完成的工作，往往是整个管理流程中最可能出现各种问题的环节。管理问题有各种各样的表现形式，譬如相互推诿、流程不清、责任不明、执行力不强，但其最终的表现形式，均体现为项目推进效率低下。原因之一是在组织管理，尤其是多部门涉及的组织管理过程中存在一个非常重要的概念被忽视——“命令链”。

命令链是一种连续的、不间断的权力运行路线，从组织最高层扩展到最基层，不可见但实际存在。它可以回答：谁向谁报告工作。例如：有问题时，“我去找谁”和“我对谁负责”。命令链的运行效率直接决定了组织执行力的效果。

国内的医院无一例外都是典型的科层制组织，在这样的组织架构中，讨论命令链的重要性一定要理清两个附属概念：权威性和命令统一性。权威性是指管理岗位所固有的发布命令并期望命令被执行的权力。为了促进协作，每个管理岗位在命令链中都有自己的位置，每位管理者为完成自己的职责任务，都要被授予一定的权威；命令统一性原则有助于保持权威链条的连续性。它意味着，一个人应对一个且只对一个主管直接负责。如果命令链的统一性遭到破坏，一个下属可能就不得不疲于应付多个主管不同命令之间的冲突或优先次序的选择，直接降低效率。

国内各公立医院的现行体制，决定了在医务管理命令链的信号传递中，权威性是没有异议的，但是由于管理维度和科室职责之间的不匹配，导致很多具体的管理实务需要两个以上的部门或个人协同处理，命令统一性就存在较大的分歧，因此多部门协作的工作往往缺乏效率。

这里，就引申出了一个非常重要的问题，如何保障医务管理工作的有序推进且确保有效率？

(三)现代医院医务管理的核心——制度

如何提高医务管理效率？需要体制机制做支撑，关键是需要制度体系做保障。在人类的社会互动过程中，每个人所拥有的有关他人行为的信息均是不完全的，因此，有必要制订一种旨在简化处理过程的规则和程序，通过结构化人们的互动、限制人们的选择集合来规范人的行为。

这种规则和程序，就是制度。往往需要协同完成的医务管理呈现出效率低下的特点，原因是命令统一性出现了问题，实质就在于多方的参与使得事务的执行出现了不确定性从而影响效率。而制度最大的作用，是通过建立一个人们互动的稳定结构来减少不确定性。因此，对于现代医院医务管理而言，制度设计和建设尤为重要。

在进行制度设计时，为了保证制度的完整和全面，尤其是制度的可执行性，通常情况下要兼顾到下列几个方面的问题。

1.设计的目的

制度本质上是一种人为设计的、形塑人们互动关系的约束。因此在每一项制度设计之初就应该有明确的管理对象、内容、流程、目的。

2.权威的明确

制度应该界定一套位置与每一个位置上参与者的命令归属关系。让参与其中的人能够依照这样的归属关系明确其本人命令链的上下游，从而避免决策、意见的冲突和混乱。

3.行为的界定

在制度设计中，最为重要的，是要对所涉及的各个环节给出明确的规则，让人知晓其对“约束”的界定。任何人通过对制度的学习即可明确合规与违规之间的区别、界限。

4.流程的规范

制度必须提供一个框架，包含标准的执行流程和大概率出现异常情况时的应急处置方案。每一种不同的处置方案均有明确的指令发出者和指令执行人，保证制度执行的畅通。

5.交流的渠道

在制度被执行时，一定会出现不同位置上参与者之间观念、意识、行为的冲突。因此在设计时，要充分考虑到不同参与人的交流渠道，并且能够界定所使用的方式和流程上的约束。

6.依从的监督

制度在被设计时，一定要将依从成本考虑在内。因为任何制度都存在依从与违反两种结果。必须在设计之初就要考虑到如何识别那些违反制度的行为，并衡量其违反的程度，尤其重要的是，知道谁在违规。

精巧的制度设计是提高医务管理效率水平的最优方式，此外，对于医务管理而言，制度的设计固然重要，制度的全面性也是现代医院医务管理的重要保障。

二、组织架构

组织架构是指一个组织整体的结构。医务管理的组织架构一般是指与医务管理有关的科室设定、分工安排、人员权责及各个环节之间的相互关系。医务管理组织架构的本质是为了实现医院管理目标而进行的分工与协作的安排，组织架构的设计要受到内外部环境、组织文化、组织内人员的技术技能等因素的影响，并且在不同的环境、不同的时期、不同的使命下有不同的组织架构模式。

(一)医务管理组织架构将随着多院区发展模式发生相应变化

按照国家深化医药体制改革相关文件精神，未来公立医院改革方向会有两个："医院合理规模控制"和"医院集团化趋势"。随着分级医疗政策的推进，由单体医疗中心规模扩张模式转为医联体多院区模式将是必然的趋势。

要适应这样的变化，医务管理要做两方面的准备：①医务管理人员应对整个医务管理的内容做到去芜存菁，洞悉医务管理的内涵和实质，然后对各项管理工作开展制度化、体系化、标准化改造以利于快速复制，同时将医务管理从管理实务性工作上升到学术理论高度，保证同一医务管理理论在不同医疗机构中管理水平与质量的同质化。②开始探索有效的医师集团管理模式，为了解决优质医疗资源的不均衡，除了行政性的拆分优质大型医院，还有一种有效的方法就是利用市场的力量调配医疗资源，医师集团模式就是一种有益的尝试。

现有的医师集团模式存在以下几点问题：①组织内医师晋升机制和继续教育机制缺失。②组织结构松散成员黏度低。③缺乏明确的战略目标和盈利模式。④缺乏实体医院作为依托。⑤目标客户没有明确的市场区分。这几个缺点都可以通过与传统的大型医院结合，也即"联合执业"来弥补。

以下几个新的问题需要医务管理人员认真思考：①责任与收益的分配模式。②集团内医师的再培训机制。③"联合执业"中相关法律法规的适用问题。④"联合执业"中组织有效性如何解决。

(二)MDT医疗模式对医务管理组织架构的可塑性提出了更高要求

医学学科整合是继学科细分后的又一学科发展趋势。在历史上，随着科学技术的进步，医学学科不断细分，这样的分化在初期确实有利于医学研究的深入和发展，但是在临床实际诊疗过程中一方面因为不同专精方向的医师给出的诊疗计划不尽相同，仅让患者独立选择诊疗方案造成极大的困扰；另一方面对医学生的全面培养、医疗基本技术的掌握也面临很大的缺陷。因此，国内外先进的医疗机构都开始了对学科设置的重组，开展学科发展中心化的探索。

将学科进行重组，如将心外科与心内科重组建立心脏疾病中心、将神经内科与神经外科融合组建神经疾病中心、胸外科与呼吸科组建胸部疑难危重症疾病诊治中心，甚至以老年、免疫等综合性疾病为中心建设综合性科室等，都是国内部分医疗机构已经开展了的对学科融合的尝试。

这样做不仅有利于患者得到联合支持治疗，也可以执行高效的 MDT 诊疗模式，打破科室间的壁垒，提高危重患者的救治经验和科研能力，带动学科整体发展。现代化医院管理必然会进入医学学科整合时代，医务管理也要随之改变甚至先于医院做出调整以适应时代的变化和临床工作中对效率需求的提高。

医务管理群组化可能是一种切实可行的解决方案。必须要认识到的是，无论医学学科如何整合，医务管理维度也不会发生太大的变化，只是会出现不同的管理项目组合形式，例如以“授权管理”为例，原来可以分为门诊资质授权、手术资质授权、药物资质授权、会诊资质授权等，因为医学学科整合的自下而上性，管理部门的设置应该随临床需求而变化，因此可能会将各类授权工作从原有的职能部门剥离出来组建成为一个新的“授权管理办公室”，全面负责医院授权管理，保证效率与质量；再如，随着学科整合医学新技术势必会蓬勃发展，可以将医疗技术管理、医学伦理审查、医学技术转化组建成一个综合性办公室，简化流程，提高医院新技术转化效率。

(三)人工智能等技术革命可能颠覆传统的管理组织架构

随着国民经济的发展和技术水平的提高，互联网概念和信息技术开始渗透进入生活中的方方面面，医疗卫生行业也不例外。

传统的医疗体系中有六大利益相关方：医师、患者、医院、医药流通企业、医药制造企业、医疗保险机构。随着互联网概念的介入，将会重构或新建一些关系连接模式。

可以看出，在互联网概念介入后与医务管理相关的发展模式主要有以下几种：就医服务、远程医疗、医疗联合体改革、新型健康管理模式发展等。面对这些变化，医务管理人员应该进行思考和积极改变，梳理管理体系，改变管理流程，重组医务管理模式，适应市场变化。

(四)科学合理的医务管理组织架构要求执行力强的职业化管理人员

客观地讲，长期以来中国的公立医院一直处于半计划经济体制时代，行政管理接受上级卫生主管部门管理，医院收益绩效接受市场检验。在这样的体制下，公立医院内部管理体制和运行机制中存在的明显的官僚化和行政化。随着医疗体制改革的深入和开放社会资本进入医疗行业，公立医院必然会面临市场经济的冲击，当面临生存考验的时候，各个医院就需要精简人员、缩编机构，这时就要求每一个医务管理从业人员不仅拥有医学知识储备，还需要具备现代化管理思维及管理水平，否则一定会被市场所淘汰。

医务管理需要从以下 3 点入手：①对医务管理人员的管理学、社会学、法律知识等方面的培训优于医学知识的培训，基本的医学知识和医院运行体系、规则仍然是继续培训的重点。②医务管理团队要注意学科背景的构成，加强团队异质性方面的考量，强化医务管理中多学科交叉所带来的创新收益。③借鉴企业管理中的职业经理人模式，参考企业的在职业化上的管理经验和绩效考核方法，开拓管理思路、提高管理水平。

三、主要内容

(一)依法执业管理

依法执业是指医疗机构按照《医疗机构管理条例》《医疗机构管理条例实施细则》《医疗机构诊疗科目名录》等卫生法律、法规、规章、规范和相关标准要求开展一系列诊疗活动的行为，主要包括机构合法、人员合法、设备合法和行为合法 4 个内容。其中，机构合法是指医疗机构必须依据《医疗机构管理条例》《医疗机构管理条例实施细则》等国家相关法律法规规定，经登记取得《医疗机构执业许可证》。人员合法是指在医疗机构内从事需要特许准入的工作人员必须按照国家有关法律、法规和规章规定依法取得相应资格或职称，如从事临床医疗服务的医师必须依法取得执业医师资格并注册在医疗机构内。设备合法是指医疗机构不得使用无注册证、无合格证明、过期、失效或按照国家规定在技术上淘汰的医疗器械，医疗器械新产品的临床誓言或者试用按照相关规定执行。行为合法是指医疗机构和医疗机构内的有关人员必须按照国家有关法律、法规和规章的要求开展相关工作。

1.医疗机构依法执业的意义

医疗服务涉及公民的生命健康权，是《宪法》明确规定的公民最基本权利，任何人不得侵害；同时，医务人员在提供医疗服务过程中往往又涉及对患者进行检查、用药、甚至手术等。由于医患双方在专业知识方面的差异，导致患方往往只能“被动”接受服务。因此，国家、卫生行政部门为确保医务人员的医疗行为所导致的结果不与患者的生命健康权相违背，从不同层面出台了一系列法律法规、规章制度，对医方的主动权加以约束，对患方的被动权加以保护。但实际生活中由于这些法律法规又不够健全完善，医务人员法制意识相对薄弱，而人民维权意识在不断增强，导致医务人员在发生医疗纠纷、诉讼时，往往拿不出有利于自己的证据。因此，在全面深化依法治国的大背景下，加强医疗机构依法执业管理应该成为医院管理的重要工具和组成部分，也是防范医疗事故，保障医疗安全，促进医疗机构健康发展的重要保证。

据不完全统计，目前，与医疗机构执业相关的法律共 11 部、行政法规 39 部、部门规章 138 部，还有形形色色的行业规范、技术规程、技术指南及行业标准等。但其中使用较多的主要有《中华人民共和国执业医师法》《医疗机构管理条例》《医疗事故处理条例》《人体器官移植条例》《医疗机构病历管理规定》《医疗机构临床用血管理办法》《放射诊疗管理规定》等。

2.医疗机构常见违法违规行为

(1)未取得《医疗机构执业许可证》擅自执业。①未经许可，擅自从事诊疗活动：如黑诊所、药店坐堂行医等。②使用通过买卖、转让、租借等非法手段获取的《医疗机构执业许可证》开展诊疗活动的。③使用伪造、变造的《医疗机构执业许可证》开展诊疗活动的。④医疗机构未经批准在登记的执业地点以外开展诊疗活动的。⑤非本医疗机构人员或者其他机构承包、承租医疗机构科室或房屋并以该医疗机构名义开展诊疗活动的。

(2)使用非卫生技术人员。卫生技术人员是指按照国家有关法律、法规和规章的规定依法取得卫生技术人员资格或者职称的人员；非卫生技术人员是指未取得上述任职资格（资质或者职称）的人员在医疗机构从事医疗技术活动的。医疗机构使用非卫生技术人员的主要表现形式：①医疗机构使用未取得相应卫生专业技术人员资格或职称（务）的人员从事医疗卫生技术工作的。②医疗机构使用取得《医师资格证书》但未经注册或被注销、吊销《医师执业证书》的人员从事医师工作的。③医疗机构使用卫生技术人员从事本专业以外的诊疗活动麻醉药品和第一类精神药品处方资格的医师开具麻醉药品和第一类精神药品处方的。④医疗机构使用未取得医师资格的医学毕业生独立从事医疗活动的。⑤医疗机构使用未取得药学专业技术任职资格（执业资格或者职称必须均无）从事处方调剂工作。⑥医疗机构使用取得《医师执业证书》但未取得相应特定资质的人员从事特定岗位工作的。⑦医疗机构使用未变更注册执业地点的执业医师、执业护士开展诊疗或护理工作的。⑧医疗机构使用未获得《外国医师短期行医许可证》的外国医师从事诊疗活动的。⑨其他。

(3)超范围行医。超范围行医是指医疗机构超出《医疗机构执业许可证》核准登记的诊疗科目范围开展诊疗活动的行为。主要表现形式：①未经核准从事计划生育专项技术服务。②未经核准开展医疗美容服务。③未经核准擅自开展性病专科诊治业务。④未经批准开展人类辅助生殖技术。⑤擅自从事人体器官移植。⑥未经医疗技术登记擅自在临床应用医疗技术。⑦其他。

(4)非法发布医疗广告。医疗广告是指利用各种媒介或形式直接或间接介绍医疗机构或医疗服务的广告。医疗机构非法发布医疗广告的主要表现形式:①未经取得《医疗广告审查证明》发布医疗广告。②虽取得《医疗广告审查证明》,但医疗广告内容或发布媒体与《医疗广告审查证明》内容不一致。③医疗机构以内部科室名义发布医疗广告。④利用新闻形式、医疗资讯服务类专题节(栏)目发布或变相发布医疗广告。⑤其他。

3.医师多点执业带来的影响

《中共中央国务院关于深化医药卫生体制改革的意见》中首次提出医师多点执业概念,此后,陆续出台相关政策大力推进医师多点执业得到有效落实。然而,医师多点执业后,医师从定点执业向多点执业的转变,身份由"单位人"向"社会人"的转变必然会促进医务管理工作发生变化。第一,医师多点执业对传统医师培训模式也将产生重要影响,目前而言,医师的毕业后教育主要发生在医院,而医院也遵循"谁培养谁收益"的原则,掌握了对医师技术劳务价值使用的控制权。而多点执业政策执行后,既有格局将可能被打破,出现"为他人作嫁衣裳"的局面。第二,在不同地点执业过程中,参与多点医师面临的医疗纠纷和医疗安全问题等医疗风险和责任的分担也将是新形势下医务管理部门即将面对的问题,特别是在医师执业相关法律法规不完善的情况下这一问题将更加凸显。第三,医师多点执业对传统的工作评价模式也将产生挑战,多点执业后医师的工作将在多个执业点进行,对其执业绩效考核变成一个相对动态的过程,无论是工作数量和质量还是数据收集的全面性、及时性都将面临新的挑战。第四,医师的流动虽然能够扩大医院的影响力,但也有可能会带走部分病源,从而影响到主执业机构的既得利益。

4.如何加强依法执业

随着现代医学技术不断发展,放射诊疗设备被广泛运用到各级医疗机构,在提高患者疾病放射诊断与治疗质量同时存在放射设备无证经营、从放人员非法执业,放射性职业病、过量照射或防护不当引起患者投诉、医疗纠纷、放射事故等问题。医院应从管理机制、从放人员、放射设备及受检者防护管理等几方面开展放射防护管理工作。

(1)完善管理组织架构。医院成立以分管院领导为主任委员,相关临床、医技科室和有关职能部门负责人为委员的放射防护委员会,管理办公室设在医务部,安排专人负责放射防护管理工作;相关科室成立了放射防护管理小组,安排兼职人员负责本科室的放射防护管理工作,从院、科两级构建了放射防护组织体系,委员会建立了工作制度,明确了部门职责,放射防护委员会实行例会制度,定期对放射防护管理工作存在的问题进行总结并提出整改意见和办法。

(2)健全规章制度。按照国家相关法律法规规定,对新、改、扩建放射工作场所,放射设备的引进、换源、退出,放射防护用品的规范使用均做出明确规定,同时,各科室还根据设备分类制订了放射设备操作规程,由医院统一修订后下发并上墙,为强化放射防护管理提供了制度、规程保障。

(3)强化过程管理。①规范从放人员管理:医院对所有从事放射工作人员均进行了职业健康岗前、在岗及离岗体检,其中在岗体检不超过 2 年进行 1 次;每 2 年进行 1 次工作培训,每 4 年进行 1 次辐射安全与防护培训,通过加强放射防护安全培训,降低职业照射和提高放射防护水平。工作人员在体检、培训合格取得《放射工作人员证》后方能从事放射诊疗工作。从放人员进入放射工作场所必须按要求佩戴个人剂量计,医院委托第三方检测机构每季度进行 1 次个人剂量检测，针对剂量>1.25 mSv的人员进行调查，并填写分析调查记录表。同时，医院为每位从放人员建立职业健康档案，包括职业健康检查记录、放射培训记录、个人剂量监测数据等资料，为规范从放人员管理提供了资料保障。②重视放射设备管理：医院凡新增放射设备均按要求委托第三方有资质的卫生技术服务机构及环评机构进行职业病危害预评价与环境影响评价，对新增放射设备项目可能存在的职业放射危害因素及项目拟采取的防护措施、防护用品分析评价。评价报告完成后报卫生、环保主管部门进行审批，审批通过完成项目建设后再进行职业病危害控制效果评价与环境验收监测，再报卫生、环保行政主管部门审批并通过专家验收后，放射设备在取得《放射诊疗许可证》《辐射安全许可证》后正式投入运营使用。在用放射设备每年定期进行1次设备性能及防护状态检测，检测合格后方能继续使用。严格做到放射设备依法执业管理。③加强工作场所管理：放射工作场所防护门、观察窗厚度均按规定达到与墙体相同防护厚度，进出口设置醒目的电离辐射警示标志，工作指示灯有文字说明。按照放射工作场所分类：放疗场所设置了多重安全联锁系统、剂量监测系统、影像监控、对讲装置、固定式剂量报警装置，剂量扫描装置和个人剂量报警仪等；核医学设置了专门的放射性同位素分装、注射、储存场所与放射性固体废物存储室及放射性废水衰变池，配备了活度计及表面污染监测仪；介入放射及X射线诊断场所配备了工作人员及受检者的铅围裙、铅围脖、铅帽、铅眼镜等防护用品。④强化受检者管理：受检者在进行放射诊疗前，工作人员告知放射检查的危害，检查时对其他非检查的敏感部位（如甲状腺、性腺等）采取屏蔽防护，如受检者较为危重检查时需陪伴，工作人员也为陪伴提供并使用了相应的防护用品，由于受检者防护意识较为薄弱，医院在每个放射检查室设置了防护用品使用示意图指导受检者及陪护如何正确使用防护用品。

(4)管理成效。通过规范放射防护管理，健全组织构架，完善管理工作机制，优化工作流程，提升人员防护意识等措施。

(二)医疗技术管理

医疗技术是指医疗机构及其医务人员以诊断和治疗疾病为目的，对疾病做出判断和消除疾病、缓解病情、减轻痛苦、改善功能、延长生命、帮助患者恢复健康而采取的诊断、治疗措施。

1.医疗技术管理的重要性

医药卫生是高新技术密集型领域，现代生命科学技术的飞速发展，推动了组织学技术、系统生物学技术、干细胞和再生医学、生物治疗等高新技术迅速发展，高新技术的发展是把双刃剑，为疾病治疗和健康维护带来了曙光的同时，也会产生一些如医学伦理等方面的影响。我国医疗技术准入管理和监督制度发展相对落后，医疗技术的发展和管理步调的不一致，致使少数涉及重大伦理问题、存在高风险或安全有效性有待进一步验证的医疗技术管理与监管存在一定风险。因此，对医疗技术实行规范化管理，是医院伦理管理的必然要求，也是医疗机构保障医疗安全、规避风险、承担社会责任的具体体现。

2.医疗技术管理的现状和难点

医疗技术的监管是全球化的难题，为更好实现对医疗技术的有效管理，各国采取了医疗技术评估、行政规划和干预、专科医师培训制度、医疗保险制度等各种综合手段和方法。我国仅有《人类辅助生殖技术管理办法》《人体器官移植条例》等几部针对专项技术管理的特别规定，尚无一部系统性规定。《医疗技术临床应用管理办法》对医疗技术实行分类分级管理：将医疗技术分为三类，并对第二类、第三类技术实施准入管理和临床应用前第三方技术审核制度。目前，我国医疗技术管理已逐渐进入创新转型阶段。在政府简政放权的大环境下，原第三类医疗技术管理规范已不适应当前医疗技术管理要求。对此,《关于取消第三类医疗技术临床应用准入审批有关工作的通知》取消第三类医疗技术临床应用准入审批,并对医疗技术的管理由“准入审批”改为“备案管理”,医疗机构对本机构医疗技术临床应用和管理承担主体责任。

《医疗技术临床应用管理办法》目的在于加强医疗技术临床应用管理,建立医疗技术准入和管控制度,促进医学发展、技术进步,提高质量,保障安全。此管理办法以部门规章的形式下发,旨在加强医疗技术应用管理顶层设计、建立制度和机制、强化主体责任和监管责任。

3.医疗技术管理实务

(1)高风险医疗技术管理。高风险医疗技术广义上是指安全性、有效性确切,但技术难度大、风险高,对医疗机构服务能力、人员水平有较高要求;或者存在重大伦理风险,需要严格管理的医疗技术。相对于普通医疗技术,具有高危险性、高难度操作性,具有准入要求。高风险医疗技术管理是医院医疗技术管理工作的重要组成部分,应当遵循科学、安全、规范、有效、经济、符合伦理的原则。科室开展高风险医疗技术,应当与其功能任务相适应,具有符合资质并获得医院高风险技术授权的专业技术人员,相应的设备、设施和质量控制体系,并严格遵守技术管理规范。在高风险医疗技术管理中,应该建立相配的医疗技术准入和管理制度,同时对开展高风险技术的医务人员进行动态授权,以提高医疗质量,保障医疗安全。

(2)医疗新技术。医疗新技术主要是指医疗机构此前从未开展过的,对治疗、诊断疾病确切有效的,具有一定创新性并且具有一定技术含量的,有临床应用价值的新技术和新方法。包括对各类医技检查、临床诊断和临床治疗过程中相关的器械设备、药物、检验检测试剂、手术耗材等的技术创新,改造和扩展功能、医疗新技术开展临床应用涉及设备、药剂、运营及伦理审查等多个方面。

(3)强化过程管理。①申报管理:新技术审核实施院科两级审核。申报人所在科室对申报者资质、能力、技术条件、安全性、有效性及伦理风险等进行可行性论证,医务部组织专家进行可行性论证,专家论证严格实行回避、保密制度;医院伦理办公室进行伦理审查;医疗新技术管理专委会审批。②审批管理:医疗新技术管理专委会定期对通过专家论证和伦理审查的新技术/新项目进行审批,经委员讨论投票通过后正式开展实施。③应用管理:经批准开展的新技术/新项目在临床应用中,严格履行告知义务,征得患方书面同意后方可实施;实施过程中一旦发生不良医疗事件,严格按照“不良损害应急处置预案”相关规定进行处置,并立即停止该项目,收集相关证据资料,查找原因,报告医教部,医务部组织相关人员开展调查后报医疗新技术管理专委会决定该技术/新项目是否继续开展。④追踪管理:经批准开展的新技术/新项目,项目负责人定期向医务部提交《诊疗新技术/新项目进展报告》,内容包括诊治患者情况、质量和安全分析、成本效益分析等。⑤保障支撑:医院将临床新技术/新项目申报、开展情况纳入科室年终考核评分;同时,对技术新颖、成熟度较高、临床应用前景好的新技术/新项目,可申请医院临床新技术基金资助。

(三)医疗授权管理

医学作为一门实践科学,需长期实践经验的积累。依法取得执业资格、并进行注册,是一名医师能够从事医疗活动的基本条件,通常并非所有满足执业医师从业条件的医师都能独立完全所有与自身专业相关的临床工作,按照不同工作能力、岗位职责及岗位管理要求,医师的资质水平对质量安全影响重大,根据资质实施授权是有效手段。

1.医疗授权管理的界定

授权是指将权利转移出去,让他人共担,以实现更大的管理效益,授权管理目前广泛应用于金融、信息、企业等行业管理中。由于患者疾病的个体差异性、医疗救治的时效性、医疗专科的独特性，对患者的诊疗活动采取统一固定的模式会脱离临床实际。因此，对医疗服务主体（如医师、护士等）进行分权、授权的程度，远远大于其他行业，即每位医疗组长有权力决定其诊治的患者所需的医疗服务项目。但由于医疗服务的不可逆行，没有约束的授权又容易导致医师对同一种疾病可能采取各种不同的治疗方案，使得治疗效果与治疗成本参差不齐，势必造成患者的利益损害，影响医疗质量和医疗安全。

2.医疗授权管理的必要性

医疗管理的最终目的在于提高医院的社会和经济效益。因此，医院管理者进行决策时，应充分运用授权与目标管理的理念，达到管理的专门化与人性化。

（1）医疗授权是规范执业人员行为的基础。授权是完成目标责任的基础，权力伴随责任者，用权是尽责的需要，权责对应或权责统一，才能保证责任者有效地实现目标，进而规范执业人员的行为。

（2）医疗授权是调动执业人员积极性的需要。通过赋予权力，实现目标，激发执业人员的潜在动力，调动被授权者的积极性和主动性。

（3）医疗授权是提高下级人员能力的途径。通过授予具备相应岗位素质要求的医师从事相应岗位工作的权利，实现自我控制与自我管理，在一定程度上改变完全在上级医师指导或指挥下做事的局面，有利于下级人员发挥临床工作和协调能力。

（4）医疗授权是增强应变能力的条件。现代医疗管理环境的复杂多变性，对医院组织管理提出了更高的要求：必须具备较强的适应和应变能力。而具备这种能力的重要条件即相应岗位素质要求的医师应被赋予相应的自主权。

3.医疗授权的原则

开展医疗授权管理以医疗授权为手段，健全机制，理顺流程，对影响医疗质量和医疗安全的重要环节（如岗位），技术开展评估、实施准入，强化考核，从而实现全过程监管。通过提高执业人员素质和能力，规范医师行为，合理、安全、有效地应用医疗技术，规避可避免的医疗风险，从而持续改进医疗质量，保障医疗安全。医疗授权管理具有以下特点。

（1）明确授权。授权以责任为前提，授权的同时应明确其职责，责任范围和权限范围，包括行使权力的前提、时间、对象、方式、规范等。同时，还需要建立处罚机制，对超越授权范围开展医疗行为进行处罚。

（2）视能授权。医疗服务的授权标准必须以医师、技师的自身能力水平为主体，依据工作的需要和授权对象能力大小、水平高低制订授权标准，不可超越授权对象能力和水平所能承受的限度，以保证医疗安全为前提，最大限度地发挥授权对象的能力。

（3）完整授权。“疑人不用，用人不疑”，卫生技术人员一旦达到授权的标准，医疗管理部门就应向其授予对应的权利，并为其行使对应的医疗诊疗权利提供支持和便利。

（4）动态授权。授权不是弃权，在授权以后，应对医师、技师等行使医疗权限的行为进行持续动态追踪的监管，同时定期对医疗权限进行清理和重新评定，针对不同环境，不同条件、不同时间、授予不同的权力。如果出现权力使用不当或违反规章制度者，应及时缩减或终止授权。

4.医疗授权的实施

（1）搭平台，建制度。医院层面应成立医疗授权管理委员会，成员应包括院领导、医务、质控、护理等行政部门负责人及各临床、医技科室主任。同时，应该建立工作制度，明确权限申请、审批、调整和终止程序；建立工作例会制度，定期对全院各级授权进行调整。

(2)抓重点,分类管。医疗业务过程环节千头万绪,将医疗授权工作全面铺开势必不具可操作性,医疗授权管理工作是否能落到实处,关键在于抓住重点环节,进行重点管理。

(3)强监督,勤考核。授权不等于弃权,如何确保被授权者合理使用取得的授权,必须建立与之配套的考核评价体系,不合格者及时终止授权。医院应建立完整的考核评价体系,确保被授权者合理使用被授予的权力,组织多部门进行动态管理,定期或不定期对各级授权人员进行考核,考核不合格者及时终止授权。同时,取得医疗授权意味着医院对其医疗业务水平的认可,取得岗位和技术授权也意味着要付出更多的努力,承担更重要的责任。为保证每一位被授权者以积极的态度认真履职,必要的激励机制不可或缺。

(四)医务流程管理

医务流程管理是医务管理的重要内容之一,流程一词指的是主体为达到某种特定目标,按照一定形式进行的连续不断的一系列动作或行为。通过分析流程中的各个环节,保留有价值的环节,尽量减少没有价值或阻碍流程运行的环节,最终达到每个步骤都能够为流程创造价值的目的。医院流程优化通过借鉴流程管理在生产中的成功经验,从而利用其理念和工具对医院管理流程进行优化和改善,以满足广大患者的需求和医院自身发展的需要。目前,医务管理的流程主要涉及资质审核、任务指派、应急处置、风险预警等。其业务流程的正常运行需以流程管理方法论的运用为基础,以"规范、培训、总结、改进"的实施为保障。

在医务管理中推进流程管理是一个循序渐进的过程。应重点做好宣传引导,在医疗相关部门统一思想,在流程管理的重要性上达成共识。具体操作层面,应根据管理实际情况,明确管理目标,对现有流程进行分析,判断现有流程与管理目标的协调程度,从而决定是否设计新流程,舍弃一些比较陈旧的流程,设计过程中要注意流程的可操作性;如果现有流程无明显缺陷,则仅需对其进一步规范,可通过加强日常宣讲、培训,强化流程管理意识,保证全院职工认可管理的各个环节,从而确保流程管理的全面展开、有序推进。同时,在流程管理中,要任命流程负责人或成立管理小组,负责整个流程的规范、改进、革新;新的流程在设计结束后,需要对其进行全面检查,并加强制度建设,总结经验,反思流程的可行性和最优化探索,持续改进,构建流程优化长效机制。以下以院内科间会诊管理优化为例浅谈医务管理流程优化。

1.院内科间会诊流程优化背景

会诊是在临床诊疗过程中,对疑难危重患者的诊治,仅凭本医院、本科室医疗水平不能解决,需要其他医院、科室医务人员协助时,由科室发出会诊邀请,被邀医院、科室相关专业医务人员前往会诊并共同确定诊疗意见的医疗过程。其目的是帮助解决疑难病症的诊断和治疗,是发挥综合医院协作医疗功能的重要方式。会诊作为集多学科力量、加强学科间技术交流、保证优势互补、提升临床诊治水平的关键环节和手段,其重要性和不可替代性毋庸置疑。会诊质量的高低已成为衡量医院医疗环节质量水平的重要指标,尤其是会诊的时效性,是医疗环节质量控制的重要指标。不断提高会诊质量管理水平是医疗质量持续改进,确保医疗安全的重要内容。

2.会诊流程改进思路和重点

会诊流程管理重点在于及时发现现有管理中的问题、找到问题根源,并及时解决请会诊质量和会诊质效两方面的问题,从而不断提升医院会诊质量。从找问题的角度出发,目前运用最多的是鱼骨图,它是一种发现问题"根本原因"的方法,也可以称为"因果图"。其特点是简捷实用,深入直观。

针对上述存在的问题,医院应加强制度建设,做到有章可循、有法可依:①对会诊人员资质做明确规定,通过准入保证会诊质量。②发挥信息化优势,保证会诊信息传递的及时有效,加强监控。③在电子会诊系统增设不良事件提醒、会诊任务智能排序、患者检查结果等便捷链接，以便于临床查询、提高会诊效率。④建立评价指标，实现会诊结束后“请会诊-会诊”双向评价单方可见的会诊质效评价，为会诊相关医疗质量的评价提供客观依据。⑤将院内科间会诊纳入医疗质量考核指标，提高会诊及时率和满意度。

3.流程改进中的注意事项

(1)加强宣传，转变观念。为确保医务流程管理工作扎实有效开展，制订全面流程管理计划，对医务管理人员、医务人员进行专题讨论，进一步统一思想，达成共识；同时，做好宣传教育培训工作，加强对流程管理重要性的认识，举办专题讲座，使流程管理的核心理念渗透到全体医务人员，确保此项工作顺利开展。

(2)完善机制，确保成功。最优医疗服务流程的实现，依赖于相应管理机制的建立和完善，如多科会诊督导人员设置及会诊质效考评等，而相关工作的经济效益核算及合理分配是重要因素，要以强有力的组织措施和合理激励机制保障流程管理顺利进行。

(3)以点带面，逐步推广。医务流程管理的推行是一个循序渐进的过程，相关制度的制订和实施为其提供了有力保障，推行后认真总结、及时反馈、逐步推广。流程管理改造的出发点和立足点要基于简化流程的原则，同时也要注意改进的新流程是否能有效降低成本和提高质量，也要考虑医院自身的承受能力。

(五)医师培训管理

1.医师培训的重要性

如前所述，医务管理的范畴是在不断变化的，有着鲜明的时代特点和文化特点。但是，医务管理的重要对象则一直是临床医师，临床医师是提供医疗服务的核心，临床医师的水平和素质直接决定着医院的医疗质量和医疗安全。因此，对医院而言，全方位高水平人才的持续性培养是医院持续发展的重要保障，是提高医院核心竞争力的关键。开展医师培训正是医院人才培养的重要形式。

医学作为一门实践科学，需不断学习和积累实践经验。尤其随着医学科学技术的迅速发展，各种医疗新技术、新方法不断涌现；随着医改的深入，医联体多院区模式和医院集团化趋势明显，医师多点执业法律法规的出台；医务人员法制意识相对薄弱，而人民维权意识在不断增强，医疗纠纷事件层出不穷等时代背景下，如何做好医师培训机制建设，通过医师培训，提升临床医师专业理论和技能，提升医院整体医疗质量，防范医疗事故，保障医疗安全，捍卫医师权益等是医务管理者急待思考的问题。

2.目前我国医师培训发展现状

基于医师培训的重要性，我国各大医院非常重视院内医师的培训工作，开展了多种形式的培训，但培训效果不尽人意。针对培训内容来说，目前我国医院主要侧重于知识和技能等基本胜任力的培训，对于医德医风、医患沟通能力、医疗相关法律法规、科研、教学及团队合作能力等人文素质的培训较少；针对培训形式，缺乏分层分类培训，导致培训的内容缺乏系统性和针对性，不适应时代发展和临床实际需求；同时医师培训缺乏有效的监督和考核制度，使培训流于形式，不能调动临床医师参加培训的积极性。

所以，大型综合性医院要做好医师培训工作就应积极响应国家号召，顺应时代发展，深入挖掘临床医师需求，合理设置培训课程及内容，优化医师培训模式，开展分层分类的医师培训工作。医院应根据本院医师、规培医师、研究生、进修生等人员类别的不同、岗位的不同及职称的不同来开展培训，应坚持分阶段、分层次、分类别、全面覆盖原则全面开展培训。具体做法如下。

(1)设立医师分级培训管理和监督机构。由机构负责培训工作的总体规划、组织、实施和协调工作。负责督导各专科专业理论和临床技能培训计划的落实和完成,督导各专科培训管理小组的考核并提出指导意见。

(2)成立培训指导委员会,专门负责确定医师培训总体目标、实施计划与考核办法,制订医师培训相关政策,审核各专科、各级别、各类别人员的培训计划及培训合格的认定。

(3)建立系统的、有针对性的医师分级培训、考核和监督体系。由医院负责引导,各专科培训管理小组负责落地各专科培训计划的制订、实施和考核,并提供本专科各级医师培训与考核情况。①制订培训计划:全院各专科首先分别确定本专科初、中、高级培训医师名单,再按照医院规定的统一格式和模板分别制订本专科各级人员培训细则。医院将各专科的培训细则整理成册。各部门、专科各尽其责,严格按照培训计划实施培训内容。将专科培训工作制度化、常态化,使培训工作有据可依。②执行培训内容,监督培训过程:各专科培训管理小组按照培训计划,督促科内各级医师按要求进行培训,切实把培训内容贯穿于平时工作。培训内容既有基础理论、基础技能,又有专科手术操作技能,同时涉及科研、教学能力的培养和创造性思维的培养。科室负责所有培训人员的考核并及时组织上报。医院督导培训过程及考核情况并提出指导意见。

(4)立足专业培训基础,医院牵头开展综合素质培训。医师培训中综合素质培训及专业技术培训两手抓。对于专科培训,医院在组织开展时除了建立系统的、有针对性的医师分级培训、考核和监督体系,积极引导及督导科室落地培训外还应丰富培训形式,提高培训积极性。对于综合素质培训,医院则应发挥更大的主导性,从医院层面提供更多的通用课程设置,如医学基础理论和操作培训,包括内外科基础临床技能、急救技能、放射检查报告解读、临床检验新项目概览、医学人文教育、医疗核心制度解读、医疗相关最新法律法规解读、医疗机构常见违法违规行为案例分析、多点执业相关法律解读、医患沟通与纠纷防范、新技术申报及合理用药等,旨在通过培训提高临床医师执业相关法律意识、人文素养并推进医务管理制度的落实,提高制度执行效率,培养全面复合型高水平人才。

(5)以信息化手段为支撑,提高培训效率。医院信息化建设是提高质量效率的必由之路,医师培训同样需要信息化建设为支撑,医师的分层分类安排、培训细则、培训计划、讲课安排、授课课件及考核情况等信息都应达到标准化、信息化建档,通过信息系统查询便可快速得到所需数据,为科学决策提供服务。同时可利用信息化手段创新培训方式,增加在线在位培训方式,扩大培训辐射面及培训时间选择的灵活性。

3.医院进修生岗前培训管理

进修医师岗前培训是院内医师分层分类培训的一种重要形式。进修生岗前培训的目的在于向新到院的临床进修学员,系统介绍医院基本情况,开展规章制度、医德医风教育,以及基本工作流程、规范、标准等要求的系统培训,帮助进修生依法依规参与临床工作,最大限度地降低医疗风险,规避医疗纠纷,圆满完成临床进修学习计划。所以医院应对进修生岗前培训十分重视。

(六)关键环节实施项目管理——合理用血管理

患者在医院中进行的诊疗经过,本质上是一种流程,带有明显的时间属性和逻辑属性。医务管理对患者的诊疗行为进行全程管控,也即是一种流程管理。整个医务管理流程由若干个环节构成,其中部分环节对于患者诊疗效果、医疗质量影响巨大,我们将其称为“医疗关键环节”。在现代企业管理学与工程管理学中,有一个原理叫“控制关键点原理”,是指管理者越是尽可能选择计划的关键点作为控制标准,控制工作就越有效。控制关键点原理是管理工作中的一个重要理念。对一个肩负管理职责的人员来说，随时注意计划执行情况的每一个细节，通常是费时且低效的。管理人员应当也只能够将注意力集中于计划执行中的一些主要影响因素和节点上。而且事实上，控制住了关键点，也就控制住了最终的效果。

正如前文提到，医务管理工作纷繁复杂，管理项目多，管理难度大，通常都需要多部门科室进行协作联动解决，关键环节的项目种类也不胜枚举。在此，鉴于篇幅原因，我们以“合理用血管理”这一医务管理关键环节为例，给大家展示如何对关键环节实施项目管理。

输血是现代医学的重要组成部分，如果应用得当，可以挽救患者生命和改善生命体征。但血液供应、血液保管、血液传播疾病和输血不良反应对患者健康的威胁又使得合理用血管理成为医务管理中最重要的关键节点之一。

运用项目制推进关键环节工作，首先要设立明确、可行的工作目标。例如：在合理用血管理项目“技术创新结合科学管理，大力推广合理用血”中，项目目标被设置为以下内容。①根据各科室年度用血量及合理用血指数制订详细的临床合理用血评分细则，每月对各临床科室进行合理用血评分，准备把该评分纳入科室医疗质量考核。②建立定期反馈机制：包括各临床科室总用血量、相比上月的增减率等；以医疗组为单位分析评估治疗用血液的合理性、平均输血前血红蛋白等，要求科室将该指标纳入科室医疗质量管理，定期分析评估改进。③紧密跟踪创新性技术，促进合理用血相关转化医学研究成果的推广应用和制度化实施。如围术期的输血指征评分。④完善合理用血分析评估制度，督导临床科室持续改进。

之后项目组按照既定计划和目标，逐条进行项目推进，并做期中阶段成果总结。总结结果：①输血科已拟定临床合理用血评分细则（试行），对输血量大及不合理输血例数较多的科室和个人定期公示。②医教部根据每月评分情况及分析数据，向科室反馈合理用血相关数据、督导整改。通过院内信息系统、即时通信工具等方式加强管理部门、输血科及各临床科室的联系和沟通；注重加大合理用血培训的强度和重点科室的针对性培训。③创新性合理用血相关转化研究成果的专项宣教及制度改进，已依据研究进展试行制度化实施。④阶段性成果形成改善医疗服务行动计划案例，报医院审核。

进入到一定阶段以后，项目组要对研究的工作亮点、创新结果、优秀经验、未按计划完成部分及原因及下一阶段工作推进安排进行总结和讨论。

（七）多院区医务管理

根据《“健康中国2030”规划纲要》等相关文件的精神，在今后的医疗体制改革中会逐步建立“体系完整、分工明确、功能互补、密切协作、运行高效的整合型医疗卫生服务体系”，建立不同层级、不同类别、不同举办主体医疗卫生机构间目标明确、权责清晰的分工协作机制，引导三级公立医院逐步减少普通门诊，重点发展危急重症、疑难病症诊疗。完善医疗联合体、医院集团等多种分工协作模式，提高服务体系整体绩效。

从上述文件精神可以看出，下一阶段的公立医院改革将会出现“医院合理规模控制”和“医院集团化趋势”两个方向。这是为了适应现代医院的发展趋势，确定地区内医院的规模，保证医疗资源的合理分配。按照国外医院管理经验，现代化医院的床位以1 500～2 000为宜，保持管理幅度和管理层级规模效应最佳。随着分级医疗政策的推进，由单体医疗中心规模扩张模式转为医联体多院区模式将是必然的趋势。

1.多院区模式的优势

多院区医院的出现和发展与既往我国优质医疗资源主要集中于各大型公立医院有着密切联

系。首先,位于城市中心的大型医院发展空间往往受到地域的严重限制,医院在扩张战略中不得不选择迁建或新建院区的多院区模式;其次,可提高资源利用效率,降低服务成本是医院发展多院区的重要目标;另外,多个院区同时运行,使多院区医院医疗服务提供能力增强,服务覆盖人群更广,从而使得医院品牌知晓度提高等。

2.多院区医务管理的难点和对策

一体化管理难度大几乎是所有多院区医院发展过程中的共性问题,具体包括院区间文化整合问题、学科布局的科学性和前瞻性问题、成本控制问题、医疗同质化问题等。

对于医务管理而言,核心仍然是如何在多院区模式下保证整体的医疗质量和安全,促进医疗同质化。必须正视各个院区由于人员质量文化认同差异、技术水平参差不齐、医疗设备配置不同、各自有学科重点发展方向等因素对于医务管理带来的挑战,一般而言,可从以下几个方面入手提高医务管理质效。

(1)尽力建立统一的医疗质量标准、医疗服务流程和医疗质量考核体系。由此需要充分发挥核心院区的引领作用,合理配置各分院区的人力资源、医疗设备。

(2)针对性进行人员培训和院区间交流,促进医疗质量文化的整合。可依据现有人员的技术水平差异采取集中培训、鼓励院区间科室-人员互访、医院自媒体平台及时发布各院区建设发展信息等方式,以实现整体质量安全文化的整合。

(3)强调前置风险管理,合理界定不同层级医务管理部门权限。对于层次化管理模式的院区,有适度赋予其医务管理权限,以提高对医疗风险前置处理效率;同时也要注重医疗质量核心指标数据的信息共享,以保证及时介入干预。

(边　璐)

第二节　医疗安全管理

一、医疗安全管理概述

(一)概念

医疗安全管理是指通过积极的手段、方式设计和运用以防止医疗错误及其带来的不良后果的行动。

《"健康中国2030"规划纲要》中明确提出,"持续改进医疗质量和医疗安全,提升医疗服务同质化程度,再住院率、抗菌药物使用率等主要医疗服务质量指标达到或接近世界先进水平"的工作目标。

(二)现况及进展

近年来,随着医药卫生体制改革工作的不断深化,我国在努力满足人民群众日益增长的医疗卫生服务需求的同时,医疗安全风险隐患也随之增加,挑战日益严峻。

1.医疗资源配置和就医格局的改变给医疗质量安全带来的挑战

随着分级诊疗制度建设不断推进,政府对社会办医的鼓励和扶持力度日益加大,患者的就医地点选择呈现向基层和民营医疗机构集中的趋势,但基层和民营医疗机构的医疗技术、医疗质量安全管理基础较为薄弱，服务能力不足，医疗质量安全隐患也随之增加。

2.医疗发展模式和社会相关领域的变革给医疗质量安全带来的挑战

随着我国经济发展和社会进步，环境变化、人口老龄化及生活方式转变等，使得我国疾病谱从以感染性疾病为主向以心脑血管疾病及恶性肿瘤等慢性病为主转变。医学模式的转变和"大卫生概念"的确立，医疗服务范围的领域拓展，医疗机构的功能向院前和院后延伸，日常工作也从院内医疗向院外社区服务扩展。医疗机构的服务质量应在内涵上不断深化，外延上不断拓展，不仅仅体现在"治好病"，还要在预防保健、服务方式、设施环境、医疗费用等方面让患者满意，得到社会的认可。健康服务业、社会办医、医师多点执业、医药电子商务、互联网医疗等新生事物蓬勃发展，医疗相关法律法规及配套设施建设相对滞后的矛盾越来越凸显。这些变化，对医疗卫生行业，特别是医院的医疗质量安全管理提出了更高要求。

3.医院外延式发展阶段的后续效应给医疗质量安全带来的挑战

医院的规模扩大，优质资源摊薄效应导致医疗质量安全同质化水平下滑，管理机制落后和管理人才不足导致有效的质量安全管理工作难以为继，服务量的超负荷增长导致的质量安全问题愈加突出，管理理念、管理手段、管理模式、管理能力和管理水平仍滞后于发展需要。

(三)组织构架

医疗安全管理是医院管理的重要组成部分，医疗安全管理需打破碎片化管理的模式，应形成相应的组织管理体系。至少包含医疗机构决策层、医疗安全管理专职部门、临床科室管理小组三位一体的组织构架模式，决策层由医疗安全专委会统筹全局，医疗安全管理专职部门负责日常管理事务，各科医疗主任负责科室常规医疗安全防控，各个环节履行相应的职责，还需建立与之相对应的风险预警、质量控制、授权管理的平台，保障医疗安全落到实处。

二、前期风险防范措施

(一)医疗安全培训

1.培训目的

医疗安全培训的目的旨在提高医务人员临床服务能力、医患沟通技巧、医疗安全(不良)事件的处置能力，提高医疗风险防范意识，减少和避免医疗纠纷，保障医疗安全。

2.培训对象

医疗安全培训对象应包含各级医师、护士、技师、药师、实习生、进修生及行政工勤人员、新进职工等，教学性质的医院还应包括医学生等。

3.培训形式

根据医院的培训目标和要求，医疗安全的培训形式是多样化的，针对不同层级、不同类别的人员进行针对性的培训，包括自己组织培训或者委托给企业、管理机构代为培训。方式有理论培训(授课)、实践培训(在医院的职能部门轮岗)、卫生行政监督执法培训(参与执法调查)、参加医疗争议案件的鉴定或诉讼程序。

4.培训内容

医疗安全培训内容包括医患双方的权利与义务、患者安全目标、依法执业、医疗质量、医疗文书、医患沟通、保护患者隐私等。培训内容围绕牢固树立以患者为中心的服务理念，加强医德医风教育，注重医学人文教育和医疗服务的科学性、艺术性。

（二）医疗安全（不良）事件管理

1.定义及分类

（1）定义。临床诊疗工作中及医院运行过程中，任何可能影响患者的诊疗结果、增加患者痛苦和负担，并可能引发医疗纠纷或医疗事故，以及影响医疗工作的正常运行和医务人员人身安全的因素和事件称为医疗安全（不良）事件。

妥善处理医疗安全（不良）事件也是医疗风险防范工作的关键环节。目前医疗行业将医疗安全（不良）事件按事件的严重程度分 4 个等级。①Ⅰ级事件（警告事件）：非预期的死亡，或是非疾病自然进展过程中造成永久性功能丧失。②Ⅱ级事件（不良后果事件）：在疾病医疗过程中是因诊疗活动而非疾病本身造成的患者机体与功能损害。③Ⅲ级事件（未造成后果事件）：虽然发生了错误事实，但未给患者机体与功能造成任何损害，或有轻微后果而不需任何处理可完全康复。④Ⅳ级事件（隐患事件）：由于及时发现错误，但未形成损害事实。

但是在实际操作过程中，医疗安全（不良）事件报告的原则和流程就决定了医疗安全（不良）事件需要再划分到Ⅴ级。因为免责和鼓励报告原则尽可能地激发了医务人员的主动性，所以如欠费、三无人员等无任何医疗安全隐患的事件也在报告事件范围内。

（2）分类。医疗安全（不良）事件的分类没有统一明确的规定，医疗机构可结合实际情况来进行分类，从四川某大型医院的经验来看，把医疗安全（不良）事件先分等级后再进行分类，类别主要有诊疗相关、用药相关、手术相关、辅助检查相关、医患沟通相关、意外事件、体液暴露、跌倒、医疗器械相关、院感相关、费用相关、院内流程相关、备案等 13 类。

2.报告流程及处理

医疗安全（不良）事件的报告流程根据医院的发展程度应满足多渠道的上报方式，包括手工、邮箱、电话或电子信息系统填报等。满足一个原则，即医疗安全（不良）事件的填报方式和处理的流程是快速和通畅的。医院职能部门就医疗安全（不良）事件应尽量做到事件各个击破，且不同类型的报告由专业的职能部门介入处理，做到专事专管，提高医疗安全（不良）事件处理的效率。这样不仅能鼓励临床医务人员的报告积极性，还有利于医院管理部门对全院医疗安全（不良）事件的知晓情况。因为每个医疗机构的处理模式不同，且没有统一的规定。

3.分析

医疗安全（不良）事件是内部主动发现和报告的，该数据会明显高于医疗纠纷的数据，从医院管理的角度讲，有明显的分析意义，从医疗安全（不良）事件发生的时间、类型、具体科室等作为划分标准，做到前后对比和典型医疗安全（不良）事件 PDCA 的循环管理。

4.奖罚机制

鼓励报告医疗安全（不良）事件的态度及免责报告的原则就决定了医疗安全（不良）事件主要是奖励的管理模式。按照三级医院综合评审要求，每百张床位年报告≥20 件。现阶段难以从质上评价医疗安全（不良）事件报告的好与差，但是可以做到量上的评价，对达到标准的科室进行适当的奖励，对发生医疗纠纷反查漏报的科室进行考核。

三、医疗纠纷及投诉管理

（一）医疗纠纷的现状分析

医疗纠纷有广义和狭义的不同理解，广义上强调纠纷双方当事人的身份，即一方是患方，一方是医疗机构，就可以称为医疗纠纷；狭义上说更强调的是纠纷的内容，指患者因购买、使用或接受医疗服务与医疗机构发生的纠纷称为医疗纠纷。近几年来，我国医疗纠纷的医患关系仍呈现紧张状态，尤其职业医闹的出现、媒体的不实报道，使医患之间的关系恶化。医疗纠纷的现状可归纳为数量多、类型广、索赔高、处理难。该势态短期内不会改变。

（二）医疗纠纷处理

1.医疗纠纷常规处理模式

我国目前常见医疗纠纷的处理有四种模式：医患双方协商、人民调解委员会调解、医疗争议行政处理（医疗事故技术鉴定）和民事诉讼。

（1）医患双方协商。协商解决医疗纠纷是法律赋予医患双方在意思表示真实且完全自愿的条件下，进行沟通协商，协议内容不违背现行法律和社会公序良俗。

（2）人民调解委员会调解。人民调解委员会为医患双方搭建了沟通平台，有利于医患双方矛盾的缓冲。但由于我国的调解制度运行时间较短，尤其是医疗纠纷调解中往往涉及专业性很强的医学、法律知识，调解员队伍及素质还有待提高。

（3）医疗争议行政处理（医疗事故技术鉴定）。医疗事故技术鉴定是围绕是否构成医疗事故及事故等级展开的。医疗事故技术鉴定是由各级医学会主持进行的，鉴定专家都是具有一定临床经验的专科医师，鉴定的科学性较高。同时也是判断患方能否依据《医疗事故处理条例》获得赔偿的关键。但由于医院与医学会及鉴定人员的关系特殊，且医疗事故技术鉴定是集体负责制，使患方对医疗事故技术鉴定的中立性和公正性大打折扣。我国现行医疗鉴定体制是二元化的鉴定体制，即医疗事故技术鉴定和医疗过错的司法鉴定并行。既有医学会作为官方代表进行医疗事故责任鉴定，又有司法鉴定机构进行医疗过错责任鉴定。

（4）民事诉讼。民事诉讼是医疗纠纷处理最权威的解决方式，也是医疗纠纷处理的最后一道防线。医疗纠纷启动诉讼程序后，卫生行政部门及其他机构不再受理，若已受理的，应当终止处理。由于诉讼程序性极强，医疗鉴定专业性强，这种模式成本高、周期长，易造成案件久拖不决。此外，诉讼的强对抗性及专注于法律问题而忽视灵活性，不利于医患关系的和谐。

2.重大、突发医疗纠纷事件及应急事件处置

重大、突发医疗纠纷出现苗头或已发生后，医疗机构应启动医疗纠纷处置预案，并按程序处置，防止医疗纠纷矛盾激化升级。处置程序包括医疗机构和上级卫生行政部门的联合接访；患方情绪失控与医务人员发生纠纷后，医疗机构和警方加强警医联动，并向上级主管单位报备。

在我国，暴力伤医、辱医及其他突发公共卫生应急事件时有发生，在处置该类事件中，应当做好以下几点：①端正意识，提高防范能力。②做好应急预案。③梳理隐患，妥善处置纠纷。④善安保措施。⑤合理应对新媒体。⑥依法处置伤医者。

3.涉及医疗纠纷的尸体处置

《医疗事故处理条例》明文规定患者在医疗机构内死亡的，尸体应当立即移放太平间。但部分医疗纠纷患者家属拒绝移动尸体，以此给医疗机构施压。为维护病房正常秩序，医院应立即启动院内应急预案，多部门联动，包括保卫部、医教部，必要时报警处置。若患方对患者死亡原因有异议要求尸检，医疗机构应当予以配合。

4.医疗纠纷病历的复印和封存

根据《中华人民共和国侵权责任法》《医疗事故处理条例》相关规定，患方有权复印或封存患者住院病历资料。目前行业内习惯将病历分为主观病历和客观病历。实践操作中，患方可复印客观病历，封存主观病历。

5.医疗纠纷的分析、考核、整改

医疗纠纷充分反映了医院医疗服务过程中存在的问题和缺陷，以及潜在的医疗服务需求。重视投诉处理既是提高医疗服务质量、改进服务水平的一项措施，也是构建和谐医患关系的重要手段。将 PDCA 循环运用于医疗投诉处理中，能使投诉的接待和处理更加规范化和程序化，对医院的可持续发展具有重要意义。建立医疗投诉处理 PDCA 质量管理流程需注意以下几点。①疏通渠道，明确目标：为保障投诉渠道的通畅，在院内公布院内各类型纠纷的投诉电话。同时，制订医疗安全管理制度，优化投诉处理流程。②明确职责，执行目标：投诉接待实行“首诉负责制”。在听取投诉人意见后，核实相关信息，并如实填写《医院投诉登记表》，并经投诉人签字（或盖章）确认。对于涉及医疗质量安全、可能危及患者健康的投诉，组织相关专业专家及被投诉科室管理小组成员进行讨论。③依照指标，检查落实：每起投诉处理后，须向相关科室反馈处理结果及医疗过错中待改善的地方，要求科室定期进行整改。定期以典型的医疗投诉、医疗不良医疗安全事件为重点，进行院内展示，对相应科室整改再进行督导，提高全院医务人员的防范意识。与此同时，利用临床科室晨交班时间，进行宣教。④反馈处理，评价总结：各科室落实检查阶段中针对医疗安全工作制订的各类规章制度，医院定期组织科室质量大查房及机关、专家查房等方式对科室的整改情况进行监督；建立医疗投诉预警机制，该机制主要通过对医院往年的医疗投诉发生率、医疗数量、质量及效率指标进行统计分析，得出医院在各个时段不同的患者收治数量下，医院发生医疗隐患的预警指数，并划分出预警级别，针对不同的预警级别采用检查阶段制订的各种整改措施。

（边　璐）

第六章

医院电子病历管理

第一节 电子病历的概念

一、电子病历的产生

(一)医疗工作对病历电子化的需求

病历是患者病情、诊断和处理方法的记录,是医护人员进行医疗活动的信息传递媒介和执行依据,是临床教学和科研的主要信息源。病历在医疗工作中的基础地位,决定了它对医疗、教学和科研水平的重要影响。如何提高病历的记录质量和管理利用水平,是医院管理的一个重要目标。传统上,病历一直是以纸张为介质,完全靠手工记录。在医院信息化的发展进程中,如何利用计算机和网络技术来改变这一现状,实现纸质病历的电子化,帮助医院提高医疗效率、改善医疗质量、降低医疗成本,成为医务工作者和信息技术工作者的共同期待。

病历的电子化并不仅仅是病历本身信息化管理的发展需要,更是医疗活动对信息的获取和处理需要。医师对患者的诊断治疗过程实质上是一个不断获取信息并利用信息进行决策的过程。医师的问诊过程是为了获取直接信息,申请检验、检查是为了获取间接信息,查阅手册、教科书是为了获取相关知识,然后依据这些信息、运用知识和经验,进行判断和处置。可以说,医护人员能否充分、准确、及时地获取信息,直接影响诊断和治疗质量。概括起来,医疗工作对病历信息处理的要求有以下几个方面。

1.记录的方便性

为了信息的后续利用,获取的患者信息首先必须记录下来。一些客观的、可由机器设备完成的检查信息,应当能够自动记录下来,如化验、监护、放射、超声信息等。而由人工观察和手工记录的内容,则应当提供尽可能方便的录入手段,在计算机辅助下由人工记录。这些自动和半自动化的记录手段应大大简化传统的纸张病历的记录方式。

2.信息的及时性

信息的及时获得对医疗工作极为重要。信息的及时性有几方面的含义:首先是信息发生后能及时传递给医护人员。如化验结果一旦出来,就能够通过网络实时地传递给医师而无须等待纸张的传递。其次是信息在需要时随时随地可以获得,只要在有计算机联网的地方,就可以调阅所有相关的患者资料,不需要去查找患者病历,不会出现病历资料被别人借走、丢失的情况。

3.信息的完整性

医护人员对患者的信息掌握得越完整，越有利于疾病的准确诊断，越有利于治疗措施的确定。完整的医疗信息包括来自医疗过程中各个环节生成的检查、检验、观察记录，包括历史的和当前的医疗记录。在医院内部临床科室和辅助科室之间、辅助科室与辅助科室之间，医护人员需要参照患者的各类信息。如麻醉医师在患者行手术之前需要了解患者身体整体情况；病理诊断、影像学诊断需要参照患者的临床表现与临床诊断以便在复杂情况下作出正确诊断。

4.信息表现的多样性

传统的纸张病历，或者以信息的类别或者以时间顺序划分记录，患者信息的阅读利用方式完全取决于病历的记录排列方式。比如患者的一次住院病案按病案首页、病程记录、化验单、医嘱单的顺序排列。而医疗工作需要了解信息的方式是多种多样的。如了解某一化验项目随时间的变化情况或者某一化验结果与某一用药量的关系，了解某一时间病情与各种治疗措施的对照等。医护人员期望计算机能够在一次性采集的患者原始信息的基础上，根据用户的不同需要，以最恰当的方式来展现患者信息。

(二)医疗保障体系发展对病历电子化的要求

医疗保障体系的发展变化，对病历电子化也提出了迫切要求。

首先，日益增长的个人保健需求和层次化医疗保健体系的建立对病历信息的共享要求更加迫切。人们不仅有病才来医院，健康状态下也定期查体，接受健康教育和固定的保健服务。以医疗资源合理利用为目标的社区医疗→医院→专科中心模式的层次化就医体系将越来越普遍，患者根据病情选择不同层次的医疗机构就诊。人们希望建立自己的个人健康档案，医疗机构之间对病历信息的共享要求迫切。我国推行的医疗体制改革，重要目标是建立层次化的就医服务体系和双向转诊制度。居民的初级医疗及健康服务由社区等基层卫生服务机构承担，需要时由社区医师将患者转入医院治疗，患者出院后仍转由社区医师负责。英国的保健体系，美国的商业医疗保险制度下的医疗保健体系都有类似的特点。在这样的保健体系下，对患者信息有高度共享的要求，只有病历信息的电子化才能满足这一需求。

其次，医疗保险这样的第三方付费制度的发展，也要求实现病历信息的电子化。一方面，付费方(保险公司)需要对患者的治疗方案进行审核控制，医院对实施的医疗项目和费用需要申报，这些过程逐步过渡为电子化方式进行。另一方面，第三方付费制度对医疗机构的医疗行为和医疗成本控制提出了更高要求。传统的纸张病历不能够对医师的医疗行为进行有效的提示和控制，只有依靠电子化的病历系统才能够在医师发出处置指令的同时，进行审查和主动提示。

(三)医院信息化由以业务为中心发展到以人为中心

医院信息系统的建设是随着医院内部诸多业务过程的信息化而逐步发展的，如收费业务管理、药房业务管理、医嘱处理过程的计算机管理等。医院信息系统发展的前期是以业务为中心的。随着医学科技的进步，越来越多的医疗设备本身就是数字化的信息系统，如监护设备、检验设备、CT、CR等。而临床信息系统的发展，越来越多的临床业务实现了计算机管理，如检验信息系统、放射信息系统、护理信息系统等。这些临床业务信息系统是站在各自不同的业务的角度纵向看待患者信息的。但医疗工作本身对患者信息的需求是从单个患者的信息整体出发的，对患者信息的需求是全方位的、是以人为中心的。随着临床信息系统对患者信息覆盖范围的扩大，信息管理需求很自然地由以业务为中心发展到以患者整体为中心。病历作为患者信息的载体，实现以患者为中心的信息计算机管理，就是要实现病历的电子化。

上述因素的共同作用，促使了电子病历概念的诞生，以及与之相关的研究开发工作的发展，并使其成为医院信息化发展中的热点。

二、电子病历的概述

（一）电子病历的定义

尽管人们从各自不同的角度都可以对电子病历的需求进行一番描述，但电子病历在不同的参与者心目中有不同的想象。这一点从对电子病历的不同叫法就可见一斑。在国外称呼电子病历的名词中，有电子病案（electronic medical record，EMR）、电子患者记录（electronic patient record，EPR）、计算机化的患者记录（computerized patient record，CPR）、电子健康记录（electronic health record，EHR）等。每种不同的称谓实质上强调了不同的含义。虽然中文都概称电子病历，但事实上对其有不同的理解：有把医师用计算机记录病案称为电子病历的，有把医院与患者信息所有相关业务的计算机化称为电子病历的，也有把纸张病案的计算机扫描存储称为电子病历的等，只不过都使用了同一名词罢了。

的确，对电子病历的不同称谓，反映了对电子病历概念的不同理解，也反映出人们对电子病历的内容及功能还缺乏非常清晰的界定。这毫不奇怪，因为对电子病历的内容和其具备的功能尚处在探索的过程中，而技术的进步又使得人们对电子病历的可能功能期望在不断提高，人们只能从方向上、轮廓上探讨电子病历的范围，而不能从具体的功能上对电子病历进行锁定。

提到对电子病历认识的发展，必须要提到美国医学研究所（Institute of Medicine）早期的工作。他们先后两次开展了电子病历进展状况研究并分别出版了电子病历研究进展报告：电子病历——一项用于保健的基础技术，对电子病历的概念、意义、进展及存在的困难进行了综述。该书把电子病历称为 computer-based patient record。他们不仅对电子病历的发展进行了比较系统的研究，而且组织了一个松散的电子病历研究机构——电子病历研究所。

电子病历是以电子化方式管理的有关个人终生健康状态和医疗保健行为的信息，它可在医疗中作为主要的信息源取代纸张病历，提供超越纸张病历的服务，满足所有的医疗、法律和管理需求。电子病历依靠电子病历系统提供服务。电子病历系统是包括支持病历信息的采集、存储、处理、传递、保密和表现服务的所有元素构成的系统。对电子病历的研究与开发实际上集中在电子病历系统上。

（二）电子病历的内涵

在上述电子病历的定义中，强调了电子病历的内容和功能两方面的特征。

（1）从包含的信息内容上，定义又分别从时间跨度和内容两方面进行了强调。从时间跨度上，要求电子病历覆盖个人从生到死的整个生命周期。从内容上，强调了健康信息。电子病历不仅包含传统意义上的发病的诊断治疗记录，包含文字、图形、影像等各种类型的病历记录，而且包含出生、免疫接种、查体记录等健康信息。按这一定义，电子病历实质上是个人终生的健康记录。它突破了传统的病历内容，也因此突破了一个医疗机构的范围而扩展到家庭、社区甚至整个社会。

（2）从电子病历系统的功能上，定义强调了电子病历超越纸张病历的服务。采集功能包括了各种来源数据的手工录入和自动化采集；存储功能则要提供永久、持续的患者信息存储及备份；加工处理功能则面向患者医疗提供原始信息的各种处理、面向其他用途提供统计分析；传递功能指集成分散的患者信息所需的传递和其他共享要求的患者信息传递；保密功能提供患者信息不被未授权者使用的保护服务；展现功能指根据使用者需要以其更适合的形式来展现患者信息的服务。从这些功能可以看出，纸张只是一种被动的记录介质，它不能提供任何主动的服务功能。而电子病历采用计算机手段，可以采集、加工和集成更多的信息，并可以与各种相关知识库系统集成。它不仅可以记录，更可以提供主动的、智能化的服务。这才是电子病历的真正意义所在。

(三)EMR 与 EHR

尽管在引用的定义中将电子病历定位于个人终生的健康记录，但在现实环境中，人们在讨论电子病历时往往是处在两个不同的语境下，侧重于电子病历的不同内涵。一种是针对医院内部电子病历的应用，一种是针对区域医疗环境下电子病历的应用。有时候分别使用"电子病历"和"电子健康记录"来分别表示医院内部电子病历和区域电子病历，有时候则都使用"电子病历"一词。国外通常分别用 EMR 和 EHR 来表示医院内部电子病历和区域电子病历。很显然，EMR 与 EHR 内容上有重要关系，同时两者又有明显不同。

个人健康记录包含了医疗记录，医院内部的电子病历当然是个人健康记录的重要组成部分。但 EHR 中包含 EMR 的内容主要是临床诊断、主诉、检查检验报告、用药等与长期健康管理密切相关部分，而不必是 EMR 的全部内容。除各医疗机构的部分 EMR 内容外，EHR 中包含着 EMR 所不具备的居民健康档案内容。因此，EMR 与 EHR 是交集关系。

美国 HIMSS Analytics 指出 EMR 与 EHR 的差别，见表 6-1。

表 6-1　EMR 与 EHR 的差别

EMR	EHR
医疗机构的法定记录	来自患者就诊的各医疗机构的信息子集
患者就诊过程的医疗服务记录	患者所有
医疗机构所有	社区、州、区域、国家范围
系统购自厂商，由医疗机构安装	提供患者访问，并可有患者追加信息
可能为患者提供查询结果的门户，但不能互动	与国家卫生信息网络连接
不包括其他医疗机构的就诊信息	

三、国内外病历的发展

(一)国外电子病历的发展

在电子病历信息模型方面，HL7 发布了 HL7 3.0，以及作为该标准基础的参考信息模型 RIM，在医疗文档标准方面发布了 CDA。在信息展现方面，开发了一些更加符合临床应用习惯的患者信息表现方法，如反映整个病情和治疗发展变化的图表化表示方法。在输入手段上，开发了不同专科的结构化的输入界面、有知识库导航的输入方法。在病历结构化方面，有半结构化的面向段落的病程记录，有完全结构化的专科病历记录。在临床辅助决策方面，建立了比较完善的药品知识库的应用，也有各种专科(如糖尿病、高血压)的临床指南。在医疗机构之间信息共享方面，IHE 发布了基于文档的信息共享技术规范 XDS 及其他相关规范。

政府方面也积极组织推动电子病历的发展和推广。美国总统布什在国情咨文中，要求在 10 年内为绝大多数美国人实现电子病历，目的是减少医疗差错、降低医疗成本、提高医疗质量。政府积极推动医疗机构内部电子病历系统特别是医嘱医师录入系统(CPOE)的应用。通过 CPOE 和药品知识库，实现电子化处方，自动核查医师处方中潜在的用药差错，避免严重的医疗事故。英国医疗服务机构 NHS 明确提出将患者信息在基层保健医师到各级医疗机构之间的实时共享的发展目标。日本医药信息协会健康信息系统工业协会正在开展病历安全规范和临床信息交换标准的研究。香港医院管理局所属的医院已经实现了院际间患者检验、检查报告信息的共享,并将逐步实现其他信息的院际共享。

(二)国内电子病历的发展

随着医院信息化向临床信息系统方向发展,特别是医师工作站的应用,国内医院对于电子病历的关注程度越来越高。在医嘱录入、病历编辑、系统集成等方面取得了显著进步。国内医师工作站的应用基本上都是从医嘱录入开始的,医嘱录入解决了护士重复转抄和计费问题,部分医院在医嘱录入系统中嵌入了合理用药自动审核功能,能自动发现潜在的用药错误。在病历编辑录入软件开发和应用方面,一些公司开发了结构化、半结构化的病历编辑软件。医师可以根据专科和病种需要自行定义录入模板,在模板中可以通过单选、多选等交互方法快速录入患者症状、体格检查等内容。有些系统还结合医学相关知识,提供医学术语相关性录入辅助。近两年,也出现了基于 XML 描述的病历录入软件,较好地实现了病历的结构化表达和用户自定义结构化模板的功能。基于用户定义的病历结构,软件也提供一定程度的统计分析功能,一定程度上满足了对病历的科研利用需求。在系统集成方面,在信息化程度较好的医院,比较多地实现了患者医嘱、处方、住院病历、检验报告的计算机管理,部分医院实现了放射影像检查、超声检查、心电图检查、护理记录、手术麻醉记录等报告的集成。总体上看,国内电子病历的发展正处于由临床信息系统建设向完整的信息集成,由医疗事务处理系统向智能化应用方向发展的阶段。

四、电子病历的发展阶段

电子病历的定义为电子病历设立了一个非常高的标准,它是电子病历的最终目标。电子病历的发展过程是对患者信息或健康信息不断覆盖的过程,是电子病历系统功能不断增强的过程。在医院内部电子病历系统建设方面,如何评价电子病历的应用发展水平,有不同的阶段划分和评价标准。其中,较为著名的有美国 HIMSS Analytics 对 EMR 的阶段划分及评价要点,见表 6-2。

表 6-2 EMR 的阶段划分(HIMSS)

阶段	特征
阶段 7	全电子化病历、与外部医疗机构共享 HER、数据仓库
阶段 6	医师医疗文书录入(结构化模板)、全功能辅助临床决策、完整 PACS
阶段 5	闭环式用药过程
阶段 4	医师医嘱录入,基于循证医学的辅助决策
阶段 3	护理记录、电子给药记录、合理用药检测、科室级 PACS
阶段 2	临床数据库存储 CDR,受控医学词汇 CMV,初步的冲突检测 CDSS,文档扫描
阶段 1	三大辅助科室:检验、放射、药房
阶段 0	三大辅助科室未应用

阶段 0:部分临床自动化系统可能存在,但实验室、药房、放射科三大辅助科室系统尚未实现。

阶段 1:三大临床辅助科室系统已安装。

阶段 2:大的临床辅助科室向临床数据仓库(CDR)送入数据且该临床数据仓库为医师提供

提取和浏览结果的访问功能。该 CDR 包含受控医学词汇库和初步的用于冲突检测的临床决策支持/规则引擎,文档扫描信息可能链接到 CDR 系统。

阶段 3:临床文档(如体温单、流程单)是必需要求。护理记录、诊疗计划图和/或电子给药记录(eMAR)系统可获得加分,并被实现和以提供至少一种院内服务的形式与 CDR 相集成。实现用于医嘱录入中错误检测(通常药房中应用的药品/药品、药品/食物、药品/检验冲突检测)的初步的决策支持。某种程度的通过 PACS 的医学影像访问成为现实,医师在放射科之外通过内部 Intranet 或其他安全的网络可以访问。

阶段 4:计算机化的医师医嘱录入系统(CPOE)加入护理和 CDR 环境中,同时伴随第二级的基于循证医学的临床决策支持能力。如果一个患者服务区域实现了 CPOE 并且达到了上一个阶段,则本阶段已达到。

阶段 5:闭环式给药环境已完整地在至少一个患者服务区域实现。eMAR 和条形码或其他自动标识技术,如 RFID,被实现并被集成到 CPOE 和药房系统,以最大化患者给药过程中的安全。

阶段 6:完整的医师文书(结构化模板)在至少一个患者服务区域实现。第三级的临床决策支持对医师所有活动提供指导,这种指导以可变和遵从警告的形式、与协议和成效相关的方式提供。完整的 PACS 系统通过 Intranet 为医师提供医学影像,取代了所有的基于胶片的影像。

阶段 7:医院具有无纸化的 EMR 环境。医疗信息可以通过电子交易很容易地共享,或与区域卫生信息网络内的所有实体(其他医院、门诊部、亚急性环境、雇主、付费方和患者)进行交换。这一阶段允许 HCO 像理想中的模型那样支持真正的电子健康记录。

由于美国医院的传统、文化背景、医疗保障制度等的不同,上述划分不一定完全适合中国医院的情况。如处于阶段 4 的医师医嘱录入在国内医院应用就比较靠前。结合国内医院的情况,可以把电子病历的发展过程划分为几个阶段。

从电子病历包含的信息内容上可以划分为 3 个阶段。①第一阶段是电子医疗文书阶段。这一阶段的主要目标是围绕患者信息处理的业务环节的信息化。它的基本特征是患者在院就诊期间的医疗文书处理都已计算机化。医护人员可以通过计算机系统来记录和使用患者信息。②第二阶段是电子病历阶段。这一阶段的主要目标是实现以患者为中心的信息集成和存储管理。它的基本特征是与患者信息有关的信息系统各个部分集成到一起,患者历次的就诊和住院信息集成到一起,并且实现了病历信息的长期保存和随时访问。医护人员可以通过计算机系统以统一的视图随时访问病历信息。③第三阶段是个人健康记录阶段。这一阶段的主要目标是实现分布在不同地方的患者病历和健康信息的集成。它的基本特征是区域医疗机构之间可以共享患者信息。医护人员在任何一个医疗机构都可以访问到患者的整体信息。

从电子病历系统所提供的服务功能上可以划分为 2 个层次。①第一层次是事务处理层次。这一层次的主要目标是利用计算机取代手工完成医疗文书的记录和处理工作。计算机起到取代纸和笔的作用。②第二层次是智能化服务层次。这一层次的主要目标是发挥计算机的主动服务优势,对医疗工作本身提供主动化、智能化的服务。这一阶段的特征是各种知识库、临床指南的建立和应用。

当然电子病历的发展并不是严格按照阶段来划分的,阶段和层次之间可能有交替。比如,在未完全实现电子病历第二阶段的目标下,已经实现了检查检验结果的院际共享;部分信息仍为手工处理的情况下,部分系统已经应用知识库系统。就目前电子病历的发展状况而言,在患者信息的内容上，基本上处于第二发展阶段。而在国内，绝大多数医院仍处于第一发展阶段，即实现临床信息系统、实现患者信息的计算机管理。而在系统服务功能方面，主要集中在第二层次，即智能化服务功能的研究上。

五、发展电子病历的意义

（一）电子病历的应用可以提高医疗工作效率

电子病历系统改变了医师护士的医疗文书记录方式。医师可以直接在计算机上通过适当的编辑软件来书写病历。通过建立典型病历模板、输入词库、方便的编辑功能，可以提高输入的速度，更不存在字迹潦草的问题。医师直接在计算机上下达医嘱，护士直接通过计算机自动处理医嘱、生成各种执行单和医嘱单，避免了转抄工作，也避免了一些转抄错误。而检查、检验、观察结果的自动化采集，更直接简化了记录过程。

电子病历系统可以加快信息传递。医院内部各部门之间依靠信息的传递来协同工作。如医师与护士之间的医嘱传递、病房与药局之间的用药申请传递、病房与医技部门之间的申请传递和结果回报等。传统模式下，这些信息用人工以纸张方式传递，不及时且不可靠。电子病历的实现变“人跑”为“电跑”，及时可靠。

电子病历使得患者信息随时随地可得。传统病历同时只能一个人在一个地点使用。如我们常听到麻醉医师抱怨，到病房查看第二天手术患者的病历，但因病历在别的医师手上而无法及时看到。电子病历使得医师不仅可以在病房、家里，甚至可以在医院外的任何地方，通过网络访问患者信息。患者信息可以同时为多人使用、互不影响。

（二）电子病历的应用可以提高医疗工作质量

电子病历系统可以以更全面、更有效的方式为医师提供患者信息，帮助医师正确决策。通过电子病历系统，临床医师可以随时随地了解患者既往病史、各种健康状态、各种检查结果（包括图像）。这些信息可以以各种更有效的形式提供，如对多次化验项目的结果进行图形化显示、对医学图像进行增强处理。医技科室的医师在检查过程中，不同检查之间可以相互参照，如做 CT 检查时参考超声报告，以利于提高检查质量。

电子病历系统可以为医师提供疾病诊治的临床路径和临床指南。按照循证医学的方法，可以制订特定病种的临床路径，规范同种疾病的治疗路径和医师的医疗行为，缩短患者的住院时间。在电子病历系统中应用临床指南知识库，以疾病和症状等条件选择出来供医师参考，甚至可以智能化地辅助医师的医疗决策。

电子病历系统可以对医师不合理的医疗行为进行告警。对药品之间的相互作用、用药对检验之间的干扰等不符合医疗常规的行为提出警告，避免出现医疗差错。

电子病历系统可以提供各种联机专业数据库，如药品数据库、各种诊疗常规，供医师查询。

（三）电子病历的应用可以改进医院管理

电子病历的应用为实施环节质量控制提供了支持。传统的医疗管理主要是终末式管理。各种医疗指标在患者就诊住院完成后统计出来，再反馈回医疗过程管理，如 3 天确诊率、平均住院日等。这样的管理滞后于医疗过程，并且数据不够准确。实现了电子病历系统，各种原始数据可以在医疗过程中及时地采集，形成管理指标并及时反馈，达到环节控制的目标。如根据电子病历中患者的诊断时间判断患者入院后 3 天内是否确诊，规定的时间内患者是否实施手术等，对这些事件可以实时监控并作出处理。再比如，对感染的控制，可以对术后患者，根据患者体征及使用抗生素情况，自动判断是否发生了感染，以便于及时处理。

电子病历的应用为控制医疗成本提供了手段。医疗费用的多少，相当大程度上取决于医师，取决于对医疗过程的控制。通过电子病历系统可以建立各种疾病的典型医疗计划，什么时间完成什么工作，进行哪些检查。从患者入院开始，严格按计划提示医师进行医疗活动。在医师工作站中，可以围绕降低费用提供智能服务，如合理用药咨询、医疗方案咨询等。可以建立医师评价系统，对医师个人的医疗质量及治疗患者的费用消耗进行考评，个人与标准、个人与个人进行对比。结合管理措施，对考评结果进行反馈，从根本上建立医疗成本控制系统。

（四）电子病历为患者信息的异地共享提供了方便

远程医疗是以患者信息的异地共享为基础的。目前远程医疗的模式基本上都是在会诊之前将患者的病历资料准备好（往往是录入或扫描成计算机文件），以电子化方式传到对方地点。会诊方在研究这些资料的过程中，也许需要发起方提供其他资料，需要一些反复，最后将结果反馈回去。有了电子病历系统的支持，这些资料不再需要额外的准备，而且可以由会诊方主动地通过网络从患者所在地读取病历信息，会诊工作随时可以进行。这是一种在电子病历系统支持下新的会诊工作模式。

当患者转诊时，电子病历可以随患者转入新就诊医院的电子病历系统中。如果需要，也可以通过移动介质自由携带。

（五）电子病历为宏观医疗管理提供了基础信息源

电子病历也为国家医疗宏观管理提供了丰富的数据资源。与原始病历相对应，CPRI 称其为第二病历。这是一个巨大的数据仓库，政府管理部门可以根据需要，从中提取数据进行统计分析，像疾病的区域分布，各种疾病的治疗情况，用药统计，医疗费用统计等。根据这些统计，可以制订宏观管理政策、合理安排卫生资源。

另外，医疗保险政策的制订，如保险费率、各病种的医疗费用及补偿标准，都依赖于对大量病例的统计分析。电子病历无疑提供了极大的方便。我国的医疗保险正处于大发展的初期，对电子病历的需求会越来越强。

（秦令民）

第二节　电子病历的系统架构与功能组成

一、电子病历系统的整体架构

电子病历系统的功能包含了患者医疗信息的采集、存储、展现、处理等各个方面，覆盖了患者就医的各个环节。从广义上看，电子病历系统在医院信息系统中并不是一个独立的系统，它与医院信息系统融合在一起，各类与医疗相关的信息系统都是它的组成部分。另一方面，电子病历系统又不是各类临床信息系统的简单叠加，它要解决支撑电子病历的一些基础架构问题。电子病历系统的实现方法或系统结构可能各不相同，但整体上其组成成分是类似的，都包含了信息的采集、存储、展现、利用、智能服务等部分。

各部门临床信息系统包含检验信息系统（LIS）、医学影像信息系统（PACS）、心电信息系统、监护信息系统等各医学专科信息系统。它们既是各医学专科的业务信息系统，也是电子病历的信息源，通过接口为电子病历系统提供数据。

集成引擎主要负责各类异构临床信息系统与电子病历的接口。它通常具有多种接口形式，能完成数据格式、编码转换，把不同来源的医疗记录以统一的格式提交电子病历系统管理和使用。

数据存储是电子病历的数据中心，负责电子病历数据的存储和管理。它可以有不同的实现方式，可以是集中式的，也可以是分布式的；可以是数据库形式，也可以是文档形式或者两者的混合形式。

安全访问控制负责电子病历的访问权限控制。它包括了用户的身份认证、授权、访问控制策略的执行与验证、日志记录等功能，保障电子病历数据不被超范围使用。

医师工作站是电子病历的最主要使用者。它是电子病历的重要信息源，提供患者的医嘱录入、临床病历录入；同时又是电子病历信息的综合使用者，提供患者各类信息的综合浏览展现。

访问服务主要为其他需要访问电子病历的临床或管理应用提供访问服务。它以统一接口的形式提供电子病历的浏览和访问服务，屏蔽电子病历数据管理的实现细节，简化其他系统使用电子病历的复杂度。

知识库系统主要为医师提供临床决策辅助。它通常包括合理用药审核、临床路径、临床指南等服务，嵌入到医嘱录入、诊断处置过程中，为医师提供主动式的提示、提醒、警告，起到规范医疗、防止医疗差错的目的。

本节将重点阐述电子病历系统组成中的患者信息采集、存储与处理等功能。

二、患者医疗信息采集

患者医疗信息发生在医疗过程的问诊、检查、诊断、治疗的各个业务环节，对这些信息的采集要尽可能做到在发生现场实时进行。这需要医护人员在工作的过程中将获得的信息，如问诊记录、病程记录、医嘱、检查报告、生命体征观察记录等，及时记录到计算机中。病历内容的记录可分为两类：一类是由患者主诉或由医护人员观察得到的需要手工记录的信息，另一类是由各种医疗设备，如CT、MRI、超声、监护设备等产生的检查信息。设备产生的信息是病历的重要组成部分，也要将其输入到电子病历系统中。

（一）手工记录

由纸加笔的记录方式到计算机录入方式，对医护人员的记录习惯是个很大的挑战。更困难的是，许多情况下，记录发生在面对患者诊断治疗的过程中。记录习惯的改变会直接影响到医疗过程，从而阻碍医护人员的接受。因此，医护人员直接录入一直是病历电子化推进过程中最困难的问题。这就要求计算机录入方式要尽可能简单、符合医护人员的工作和思考习惯。在手工记录方面，为了简化录入工作，常采用词库、模板、相互关联、表格化界面、智能化向导等手段。

除了手工键盘录入，语音方式输入也是一种有效的记录手段。辅诊科室医师记录检查报告可以直接采用录音方式。国外一些医院传统上就采用医师录音，由护士或秘书打字的记录方式。这种记录方式容易为用户所接受。对于语音可以采用两种方式来处理：一种是以数字化语音方式记录并保存，访问时直接还原语音；另一种是通过语音识别，将语音转换为文字信息保存。另外，扫描输入也是另一种辅助输入手段。特别是对于患者携带的纸张病历资料，可以采用直接扫描进入病历系统的方法，以保持病历资料的完整。

(二)联机采集

在检查设备产生的信息记录方面，可以采用接口的方式将这些设备与信息系统直接连接，将其生成的信息记录到患者病历中。这种方式可以极大地提高工作效率、保证信息的原始性、提高信息的质量。一些新的检查设备产生的信息，如监护记录、内镜动态视频图像等内容进入病历，也是对传统的纸张病历内容的丰富。越来越多的设备提供了数字化的接口，为信息系统的连接提供了方便。但同时由于医疗设备种类越来越多，接口的研制也面临着巨大压力，这需要依靠接口标准化来解决。

三、病历信息存储与 CDR

(一)电子病历存储需求

纸张方式下医院都有病案库、X 线片库等专门的机构来负责病历资料的归档和管理。大型医院的病历资料库往往要占据较大的空间，病历资料不断增长的存储空间成为令人头痛的问题。患者资料往往不能做到集中存放与管理，如患者的 X 线片、CT 片、病理切片、纸质病案等需要分别管理，使用起来非常不便。

电子病历的存储服务必须起到病案库的作用。具体地讲，它应该能够提供如下服务。

病历信息必须能长期永久保存(至少在一个人的生命周期内)，这就要求存储容量足够大。一个患者的信息，包括结构化文本、自由文本、图像甚至是动态图像，其占用空间可能需要几兆字节、几十兆字节。对于一个大型医院，长期保存这些信息必须建立一个海量的存储体系来对其加以管理。

存储体系要保证病历信息的访问性能。因为患者随时可能再次来就诊，其历史记录必须能够随时获得。这就要求病历信息或者时刻处于联机状态，或者能很快由脱机自动转为联机状态。

病历信息是累积式增加的，如同手工归档系统一样，存储系统应能够将新增的信息归并到历史信息中，实现病历的动态维护。

电子病历的存储系统提供完善的备份和恢复机制。为了确保病历信息不丢失，备份和恢复机制能做到出现故障及恢复后，能将数据恢复到故障断点时的状态。

(二)临床数据存储库

能满足以上需求的电子病历数据存储体系称为临床数据存储库(clinical data repository, CDR)。CDR 是电子病历系统的数据核心，电子病历的一切服务功能围绕 CDR 来构建。

由于电子病历数据类型的复杂性、来源的异构化以及数据的海量特征，CDR 的具体实现形态是一个非常复杂的问题。其中，最为复杂的是电子病历数据的模型问题，这方面已有理论研究成果。

HL7V3 提出的参考信息模型(reference information model, RIM)是以医疗活动(ACT)对象为中心，对整个医疗数据集进行概念建模。在 RIM 中，整个医疗过程由活动及活动之间的关系进行表达。RIM 的具体实现是一个较为复杂的工作，为了简化这一工作，有数据库公司开发了 HTB(医疗事务平台)来简化应用系统对 RIM 模型的应用。通过该平台，应用系统可以通过接口服务层来操作 RIM 的各个对象。

相对于 RIM 高度抽象、完全通用化的信息模型，产品开发者也可以针对不同的电子病历数据类型定义较为具体的数据库模型，如分别针对处方、检验报告、各类检查报告等，相比于 RIM，这样的模型的通用性和扩展性会稍差,但电子病历应用开发的效率较高。

除了单纯的数据库模型外,还可以采用数据库与文档相结合的方式来实现 CDR。由于大部分的医疗记录在形成后都是文档形式,所以采用文档结构表达电子病历数据是一种非常自然的方式。不同的医疗记录具有不同的结构,从图形、图像、自由文本到结构化的项目,但都可以表达为不同结构的文档。XML 在文档结构表达方面具有先天优势,能够适应医疗记录类型复杂多变的情况。HL7 专门针对电子病历制订了以 XML 为描述语言的文档结构标准 CDA,该标准定义了通用的医疗文档结构,能够适应各类医疗文档不同的结构化粒度,适于在异构环境中表达医疗文档,也是采用文档实现 CDR 的一种选择。

四、病历信息处理与利用

病历信息的处理可以分为以患者个体医疗为目的的个体病历信息处理和以科研、管理为目的的病历信息的统计分析处理两方面。

在辅助医疗方面,从根据医嘱生成各种执行单这样最简单的信息处理到将各种知识库应用于患者的医疗过程这样的智能化处理,对病历信息的充分利用有很大的潜力。如基于药品知识库和患者个体信息,在医师下达用药医嘱过程中,对用药的合理性进行审查;又如,在患者医疗过程中应用临床路径管理,根据患者诊断及病情,选择临床路径,并按照路径安排医疗过程。

病历的原始信息是一丰富的数据源,在其基础上可以对科室甚至医师个人的工作效率和质量进行客观的评价,可以进行广泛的流行病学调查,可以进行药物使用的统计分析、疗效的评价,可以分析疾病的相关因素,可以对医疗成本进行分析等。充分利用病历信息进行各种统计处理,对于医疗质量的提高,对于社会医疗保障水平的提高都具重要价值。

(李　冉)

第三节　电子病历的录入

一、病历录入的需求

在医师的日常医疗文书记录中,大量为病历的书写记录。在门诊,有患者主诉、体格检查等记录;在病房,有病史、体格检查、病程记录等。病历管理要求病历书写字迹工整,不能随意修改,写错的地方要重新抄写。写病历占去了医师医疗文书记录的大部分时间,对医师是较大的负担,医师非常期望通过计算机解决这一问题。

病历内容以描述性文字为主,与医嘱等结构化较强的内容相比,计算机处理病历在技术上与应用上都有较大的难度。特别是在门诊这种工作节奏比较快,与患者面对面记录的场合,实现病历的实时记录难度更大。这就要求医师工作站的病历编辑功能要尽可能地符合医师记录需求,满足如下要求。

(1)病历编辑要有足够的自由度。因为上述病历内容多为描述性文字,患者的个体情况千差万别,所以必须允许自由格式编辑。除了文本内容外,病历内容还经常有示意图等非文字内容

(如病灶部位的图形标注),因此病历编辑软件应能支持图形、表格等的嵌入。

(2)病历编辑要能对版式外观进行控制。编辑软件能提供诸如字体大小、版心大小、行距等版面控制。记录者不仅可以记录内容,而且也能将病历的外观保留下来,对于仍需打印纸张记录的需求提供支持。

(3)对病历框架结构的支持。尽管病历内容是描述性文字,但病历的整体是有框架结构要求的。如住院病案包括入院记录和病程记录,入院记录又包括病史部分和体格检查部分,而病史部分又包括现病史、过去史、家族史等,这构成了住院病案结构的框架。病历记录应符合这一结构以便于后续使用时的内容定位。病历编辑软件要提供这种框架约束。

(4)对病历的各组成部分的记录要根据时间发展进行操作控制。病历的及时性及不可修改性在医疗法规上有具体的规定。对住院患者,其病程记录要随着时间的推移分阶段记录。对于已经记录完成的阶段记录,不能回过头来随意修改。对门诊患者,对已经完成的前一次就诊记录也同样不能再行修改。

(5)为上级医师对下级医师的病历记录检查和修改提供支持。上级医师有权修改下级医师记录的病历,但对于修改的内容要保留记录。

(6)为病历编辑过程提供方便性手段。病历内容采用自由格式,记录工作量很大。编辑功能要针对病历编辑的特点提供辅助录入功能,加快医师的记录速度。对于相对固定的内容(如体格检查),提供表格化的模板,医师可以采用填空或选择的方式完成记录。病历有严格的格式要求,其中有许多重复性内容,如患者的基本信息和症状,医师工作站可以提供简单的复制或患者信息插入功能。对于病历中对检查检验结果、处方的引用,可以从相关的信息源获得并直接插入到病历中。

(7)为以后病历的检索提供支持。病历自由格式的内容不利于病历的分类检索利用。全文检索在一定程度上可以解决这一问题,但正文检索的准确性较差。为了弥补这一不足,可以采用标注关键词的方法,如采用 SNOMED 医学术语系统对病史部分进行人工标注,以后可以按照关键词方法准确检索。

二、辅助录入功能

医师工作站病历编辑功能的方便与否,直接影响医师记录病历的效率,影响到医师能否接受计算机书写病历。所以,病历编辑的关键是提高医师的记录效率。在医师工作站中,常用以下方式辅助医师记录。

(一)提供医学术语词库

这是最简单、最微观的方法。病历中需要大量地用到医学术语,如症状、诊断、操作、药物等。通过收集应用这些术语,并将词库应用于医师的录入过程中,只要输入几个字母,整个词汇术语就可以完成录入。这种方法对于记录病史或患者主诉较为有效,在门诊医师工作站中得到比较多的应用。

(二)表格病历

表格病历是对纯描述性病历的一种简化和规范。它适合于专科、专病病历记录的需要。医师在记录时,只要选择或填空即可,既减少了书写量,又增加了记录的准确性,避免遗漏项目。这种格式的病历多用在体格检查记录中。在医师工作站的病历记录中,可以结合这种表格化病历。但由于各专科需要不同的表格内容,医师工作站应允许用户自己定制表格病历的结构。这对于提供具备交互式功能的表格来讲非常困难，所以这种表格化的病历结构目前只是在国外的专科医师工作站中较为多见。因为表格病历只能解决病历中部分内容的表格化，在通用的医师工作站中只能是部分地结合表格化病历的功能。

（三）病历模板

如果让医师把每一份病历都逐字逐句地在键盘上敲，其速度一般比不上手写速度。事实上，医院各专科医师所处理的患者在病种上是类似的，其主诉、查体、鉴别诊断、治疗方案等内容也是类似的。各个专科可以建立典型疾病的病历模板，如查体记录模板、手术记录模板等，这些模板可以同时起到规范医疗的作用。医师在记录病历时，可以直接调入对应模板，在模板的基础上进行修改。除了普通的自由文本模板外，模板中可以设置有如表格病历项目元素的可交互式模板，包括填空、单选、多选等元素，以增强模板的适应性和操作的方便性。除了这些经过规范化的公共模板，每个医师还可以根据自己接触的典型病例，建立自己私用的模板供以后使用。词库辅助录入解决了键盘输入的微观问题，而依靠模板可以从宏观上减少病历内容中手工录入的文字量。

（四）引用患者信息

在病历中反复出现的患者基本信息、诊断、检查检验报告，可以从其他信息源直接获得。在病历编辑中，提供这种信息引用的功能，可以直接地将这些信息复制过来。

（五）智能化结构化录入

将疾病相关知识结合到病历编辑功能中，根据医师已录入的信息内容自动提示后续可能的录入内容。如在患者症状描述部分，如果患者主诉感冒，系统就会提示感冒相关症状。这种功能建立在病历内容结构化基础上，需要大量医学相关知识的整理。目前这种功能只是在国外个别专科系统中试用，短时间内还不可能达到普遍适用的程度。

采用上述手段后，自由文本的病历编辑可以得到较大程度的简化，住院医师记录病历的效率与手工相比可以有较大幅度的提高。目前，住院医师病历计算机录入已经得到了较为广泛的应用，但在门诊病历的计算机录入方面，由于门诊实时性要求高、医师对计算机录入熟练程度等的限制，应用上仍然存在一定困难。

三、病历编辑器的种类

通过以上对病历编辑功能需求的讨论，不难看出，一个完美的病历编辑器对于医师的病历录入的便捷性至关重要，同时适合于病历录入编辑的专用文档编辑软件的开发在技术上也有较高的难度，需要付出相当大的工作量。根据编辑功能的不同，可以把当前的病历录入软件分为全自由文本编辑、半结构化编辑和全结构化编辑。每类软件各有其特点。下面分别来看一下各类软件的工作方式。

（一）自由文本录入

自由文本编辑就是在录入和编辑时不受任何格式限制，医师就像手工书写病历一样自由录入。目前最常用的自由录入编辑软件就是 Word。一般通过把 Word 嵌入到医师工作站系统中作为集成的病历编辑软件。也有采用自行开发的简单的纯文本编辑软件。

由于 Word 是通用化的文字处理软件，要提高录入病历的速度，通常采用以下手段：一是复制，即复制病历中内容重复的部分；二是建立固定模板，可以由医师建立各种疾病、专科的常用模板，在录入时根据需要调入模板，然后在其上修改。

采用 Word 等自由文本录入方法有如下好处：它提供了充分的自由格式的录入，能够满足各专科、各病种病历的录入要求，能够插入图表、图片，是一个充分通用的录入软件；Word 的排版功能强大，它在录入病历内容的同时，能够充分地控制病历显示和打印的外观；用户已熟悉了 Word 的操作习惯，容易学习掌握，这一点对于计算机病历编辑的推广具有不可忽视的作用。

但使用 Word 也有明显的弱点。由于在全自由文本模式下，只能使用固定模板，在固定模板中无法加入选择、填空等元素，不利于专科表格病历的定制；病历通篇缺乏结构，不利于在编辑方面施加更多针对病历特征的编辑功能，如对病历结构的控制、操作的控制等；自由文本检索也比较困难。对于病历检索需求，可以通过人工标识关键词的方法进行弥补，即由医师对病历进行编目索引，通过关键词索引实现病历的快速和准确检索。但人工标识关键词的方法额外增加了工作环节，并且对于病历的回顾性科研，很难在关键词标注时考虑到各种回顾科研条件。

（二）半结构化录入

所谓半结构化是指把病历内容按照病历组成分为计算机可控制的“块”。一份住院病历可以划分为入院记录、病程记录、手术记录、出院小结等，其中入院记录又可进一步分为主诉、现病史、过去史等内容。半结构化录入是指对病历内容的框架进行结构化控制，而对于框架下的内容作自由文本处理。半结构化录入可以提供按照框架结构的导航与定位、与框架模块内容相关的模板定义与引用、以模块为单位的认证及修改控制等。

与全自由文本录入相比，半结构化录入的优点是保留了自由文本录入的自由描述；可以按病历块提供与病历块相关的服务功能或施加控制，如按块进行病历记录的时限控制；分块模板可以控制全自由文本下的自由复制，避免病历的整体复制。

由于半结构化录入仍然保持了内容上的自由，在检索方面几乎与全自由录入面临同样的问题。

（三）结构化录入

所谓结构化是把病历内容分解为计算机可理解的元素，计算机可对每个元素的录入内容进行控制。病历结构化录入就是以表格化方式录入，表格中的每一项可以通过交互式选择、填空等手段录入。由于各个专科或病种所记录的内容不同，也就是表格中的项目不同，如眼科病历必然与普通外科病历描述项目不同，因此，这种录入方式必然要求软件提供表格模板的定制功能，医师要建立自己专科使用的表格化模板。当然，表格化病历并不是要求病历中的所有内容全部表格化，而是对适于表格化的内容制订表格，其他部分，如病程记录，仍可以使用自由文本。

结构化病历编辑软件的开发具有较高的难度，主要困难在于允许医师自己定义录入内容的结构，然后由编辑软件根据定义的模板，呈现出表单化的录入界面。基于 XML 技术的文档结构的出现为这类编辑软件的研发提供了一条可行的技术路线。由于 XML 结构的自定义性，可以通过 XML 来表达医师自定义的文档结构，并将录入的内容以 XML 文档的格式保持其结构。

结构化录入的优点：录入简单、快速；信息的可利用性高，由于每个表格元素及其内容都可以进行控制，录入之后便于检索使用；元素之间可以进行相关性校验，如患者性别与体征症状之间的校验，以防止病历中的记录错误。

结构化录入在应用中存在的问题主要是各科需要制订自己的专用表格模板，使用前准备工作量大，技术上比较复杂；采用表格病历不利于自由描述的表达，特别是对于主诉内容的记录，因此其使用范围受限。

（邝慧薇）

第七章

医院感染管理

第一节　重症监护病房的医院感染管理

重症医学(CCM)是研究危及生命的疾病状态的发生、发展规律及其诊治方法的临床医学学科。重症监护病房(ICU)是重症医学学科的临床基地,因各种原因导致一个或多个器官与系统功能障碍危及生命或具有潜在高危因素的患者,及时提供系统的、高质量的医学监护和救治技术,是医院集中监护和救治重症患者的专业科室。目前,重症医学和 ICU 从业者已经达到相当大的规模,国内各大医院纷纷成立重症监护病房,并且从一开始单一的中心重症监护病房逐渐发展成为专科的重症监护病房,其中包括呼吸重症监护病房、心脏重症监护病房、神经科重症监护病房、外科重症监护病房、儿科重症监护病房、急诊重症监护病房等。中华医学会重症医学分会颁布了第一个《中国重症加强治疗病房(ICU)建设和管理指南》。国务院卫生主管行政部门发文,临床增加一级诊疗科目——重症医学科,使重症医学的发展步入了快车道,并颁布了《重症监护病房医院感染预防与控制规范》WS/T509。该标准规定了医疗机构重症监护病房医院感染预防与控制的基本要求、建筑布局与必要设施及管理要求、人员管理、医院感染的监测、器械相关感染的预防和控制措施、手术部位感染的预防与控制措施、手卫生要求、环境清洁消毒方法与要求、床单元的清洁与消毒要求、便器的清洗与消毒要求、空气消毒方法与要求等。ICU 作为20 世纪医学的重要进展之一,其挽救生命、支持技术的水平,直接反映了医院综合救治能力,体现了医院整体医疗实力,是现代化医院的重要标志之一。ICU 的出现是医学发展史上的一次飞跃,但它也带来了新的问题,其中很重要的一方面就是重症监护病房医院感染的增加。

危重症医学的发展离不开现代化的医疗技术和设备,这其中包含了心肺复苏与气管插管技术的出现、数代呼吸机的更新、心电监测与血流动力学监测技术的发展等。随着医师对危重疾病认识水平的提高和新医疗设备和技术的不断出现,危重症医学正处于快速发展的阶段。但在 ICU 患者抢救成功率大大提高的同时,越来越多的医疗干预措施,尤其是介入性操作已经成为医院感染发生的危险因素。加之 ICU 患者的病情危重、自身免疫力低下、不合理使用抗菌药物、环境因素以及患者间的交叉感染等,导致 ICU 患者无论是发生内源性或外源性医院感染的机会都有所增加,ICU 成为医院感染的高发区域,医院感染成为导致抢救失败的重要原因。

医院感染的发生不仅增加了危重患者的治疗难度和死亡率,还会增加医疗费用,降低医疗资源的效益。国外报道中 ICU 患者的医院感染发生率可达 26%,发生医院感染患者的死亡率高达

60.9%，与无医院感染者的22.1%在统计学上有显著性差异。医院感染发生率因国家和地区不同而有较大差异。英国公共健康实验室服务中心曾有调查显示，住院患者的医院感染发生率为10%，发生医院感染患者的住院费用是未发生医院感染者的3倍，且要为医院感染的诊治花费约5 500美元的额外费用及增加11个住院日。美国每年发生200万例以上医院感染，造成超过40亿美元的额外费用和8万病例死亡。我国卫健委医院感染监控管理培训基地公布的监测结果显示，依医院级别及专业的不同，医院感染发生率为0.21%～8.25%，平均3.92%，如果考虑漏报率的因素，实际感染率将会更高。国内有研究显示，发生医院感染的患者比未发生医院感染的患者平均住院日延长7天，平均每例医院感染多花费总医疗费16 026.66元。多项研究发现，平均住院日与出院人数、病床周转次数和病床使用率呈显著负相关，与治愈率呈正相关。这就意味着发生医院感染不仅增加患者痛苦和经济负担、影响预后，还延长住院时间、降低医院病床周转率，影响医院的社会效益和经济效益。因此，有效控制ICU医院感染的发生是提升医疗技术和服务质量的重要方面，应为临床医师和医院管理者所重视。

一、医院感染预防与控制的基本要求

(1)ICU应建立由科主任、护士长与兼职感控人员等组成的医院感染管理小组，全面负责本科室医院感染管理工作。

(2)应制订并不断完善ICU医院感染管理相关规章制度，并落实于诊疗、护理工作实践中。

(3)应定期研究ICU医院感染预防与控制工作存在的问题和改进方案。

(4)医院感染管理专职人员应对ICU医院感染预防与控制措施落实情况进行督查，做好相关记录，并及时反馈检查结果。

(5)应针对ICU医院感染特点建立人员岗位培训和继续教育制度。所有工作人员，包括医师、护士、进修人员、实习学生、保洁人员等，应接受医院感染预防与控制相关知识和技能的培训。

(6)抗菌药物的应用和管理应遵循国家相关法规、文件及指导原则。

(7)医疗废物的处置应遵循《医疗废物管理条例》《医疗卫生机构医疗废物管理办法》和《医疗废物分类目录》的有关规定。

(8)医务人员应向患者家属宣讲医院感染预防和控制的相关规定。

二、建筑布局、必要设施及管理要求

(1)ICU应位于方便患者转运、检查和治疗的区域。

(2)ICU整体布局应以洁污分开为原则，医疗区域、医疗辅助用房区域、污物处理区域等应相对独立。

(3)床单元使用面积应≥15 m^2，床间距应>1 m。

(4)ICU内应至少配备1个单间病室(房)，使用面积应≥18 m^2。

(5)应具备良好的通风、采光条件。医疗区域内的温度应维持在24±1.5 ℃，相对湿度应维持在30%～60%。

(6)装饰应遵循不产尘、不积尘、耐腐蚀、防潮防霉、防静电、容易清洁和消毒的原则。

(7)不应在室内摆放干花、鲜花或盆栽植物。

三、人员管理

(一)医务人员的管理要求

(1)ICU应配备足够数量、受过专门训练、具备独立工作能力的专业医务人员,ICU专业医务人员应掌握重症医学的基本理论、基础知识和基本操作技术,掌握医院感染预防与控制知识和技能。护士人数与实际床位数之比应≥3∶1。

(2)护理多重耐药菌感染或定植患者时,宜分组进行,人员相对固定。

(3)患有呼吸道感染、腹泻等感染性疾病的医务人员,应避免直接接触患者。

(二)医务人员的职业防护

(1)医务人员应采取标准预防,防护措施应符合《医院隔离技术规范》WS/T311的要求。

(2)ICU应配备足量的、方便取用的个人防护用品,如医用口罩、帽子、手套、护目镜、防护面罩、隔离衣等。

(3)医务人员应掌握防护用品的正确使用方法。

(4)应保持工作服的清洁。

(5)进入ICU可不更换鞋,必要时可穿鞋套或更换专用鞋。

(6)乙肝表面抗体阴性者,上岗前宜注射乙肝疫苗。

(三)患者的安置与隔离

(1)患者的安置与隔离应遵循以下原则:①应将感染、疑似感染与非感染患者分区安置。②在标准预防的基础上,应根据疾病的传播途径(接触传播、飞沫传播、空气传播),采取相应的隔离与预防措施。

(2)多重耐药菌、泛耐药菌感染或定植患者,宜单间隔离;如隔离房间不足,可将同类耐药菌感染或定植患者集中安置,并设醒目的标识。

(四)探视者的管理

(1)应明示探视时间,限制探视者人数。

(2)探视者进入ICU宜穿专用探视服。探视服专床专用,探视日结束后清洗消毒。

(3)探视者进入ICU可不更换鞋,必要时可穿鞋套或更换专用鞋。

(4)探视呼吸道感染患者时,探视者应遵循《医院隔离技术规范》WS/T311的要求进行防护。

(5)应谢绝患有呼吸道感染性疾病的探视者。

四、器械相关感染的预防和控制措施

(一)中央导管相关血流感染的预防和控制措施

(1)应严格掌握中央导管留置指征,每天评估留置导管的必要性,尽早拔除导管。

(2)操作时应严格遵守无菌技术操作规程,采取最大无菌屏障。

(3)宜使用有效含量≥2 g/L氯己定乙醇(70%体积分数)溶液局部擦拭2~3遍进行皮肤消毒,作用时间遵循产品的使用说明。

(4)应根据患者病情尽可能使用腔数较少的导管。

(5)置管部位不宜选择股静脉。

(6)应保持穿刺点干燥,密切观察穿刺部位有无感染征象。

(7)如无感染征象时,不宜常规更换导管;不宜定期对穿刺点涂抹送微生物检测。

(8)当怀疑中央导管相关性血流感染时，如无禁忌，应立即拔管，导管尖端送微生物检测，同时送静脉血进行微生物检测。

(二)导尿管相关尿路感染的预防和控制措施

(1)应严格掌握留置导尿指征，每天评估留置导尿管的必要性，尽早拔除导尿管。

(2)操作时应严格遵守无菌技术操作规程。

(3)置管时间>3 天者，宜持续夹闭，定时开放。

(4)应保持尿液引流系统的密闭性，不应常规进行膀胱冲洗。

(5)应做好导尿管的日常维护，防止滑脱，保持尿道口及会阴部清洁。

(6)应保持集尿袋低于膀胱水平，防止反流。

(7)长期留置导尿管宜定期更换，普通导尿管 7～10 天更换，特殊类型导尿管按说明书更换。

(8)更换导尿管时应将集尿袋同时更换。

(9)采集尿标本做微生物检测时应在导尿管侧面以无菌操作方法针刺抽取尿液，其他目的采集尿标本时应从集尿袋开口采集。

(三)呼吸机相关肺炎的预防和控制措施

(1)应每天评估呼吸机及气管插管的必要性，尽早脱机或拔管。

(2)若无禁忌证应将患者头胸部抬高 30°～45°，并应协助患者翻身拍背及震动排痰。

(3)应使用有消毒作用的口腔含漱液进行口腔护理，每 6～8 小时 1 次。

(4)在进行与气道相关的操作时应严格遵守无菌技术操作规程。

(5)宜选择经口气管插管。

(6)应保持气管切开部位的清洁、干燥。

(7)宜使用气囊上方带侧腔的气管插管，及时清除声门下分泌物。

(8)气囊放气或拔出气管插管前应确认气囊上方的分泌物已被清除。

(9)呼吸机管路湿化液应使用无菌水。

(10)呼吸机内外管路应按照第 6 部分环境清洁消毒中的呼吸机及附属物品消毒的方法做好清洁消毒。

(11)应每天评估镇静药使用的必要性，尽早停用。

(四)手术部位感染的预防和控制措施

(1)应严格掌握患者出入 ICU 的指征，缩短住 ICU 天数。

(2)应符合国家关于外科手术部位医院感染预防和控制的相关要求。

五、手卫生

(1)应配备足够的非手触式洗手设施和速干手消毒剂，洗手设施与床位数比例应不低于 1∶2，单间病房应每床 1 套。应使用一次性包装的皂液。每床应配备速干手消毒剂。

(2)干手用品宜使用一次性干手纸巾。

(3)医务人员手卫生应符合《医务人员手卫生规范》WS/T313 的要求。

(4)探视者进入 ICU 前后应洗手或用速干手消毒剂消毒双手。

六、环境清洁消毒

(1)物体表面清洁消毒方法：①物体表面应保持清洁，被患者血液、体液、排泄物、分泌物等污染时，应随时清洁并消毒。②医疗区域的物体表面应每天清洁消毒1～2次，达到中水平消毒。③计算机键盘宜使用键盘保护膜覆盖，表面每天清洁消毒1～2次。④一般性诊疗器械(如听诊器、叩诊锤、手电筒、软尺等)宜专床专用。⑤一般性诊疗器械(如听诊器、叩诊锤、手电筒、软尺等)如交叉使用应一用一消毒。⑥普通患者持续使用的医疗设备(如监护仪、输液泵、氧气流量表等)表面，应每天清洁消毒1～2次。⑦普通患者交叉使用的医疗设备(如超声诊断仪、除颤仪、心电图机等)表面，直接接触患者的部分应每位患者使用后立即清洁消毒，不直接接触患者的部分应每周清洁消毒1～2次。⑧多重耐药菌感染或定植患者使用的医疗器械、设备应专人专用，或一用一消毒。

(2)地面应每天清洁消毒1～2次。

(3)安装空气净化系统的ICU，空气净化系统出、回风口应每周清洁消毒1～2次。

(4)呼吸机及附属物品的消毒：①呼吸机外壳及面板应每天清洁消毒1～2次。②呼吸机外部管路及配件应一人一用一消毒或灭菌，长期使用者应每周更换。③呼吸机内部管路的消毒按照厂家说明书进行。

七、床单元的清洁与消毒

(1)床栏、床旁桌、床头柜等应每天清洁消毒1～2次，达到中水平消毒。

(2)床单、被罩、枕套、床间隔帘应保持清洁，定期更换，如有血液、体液或排泄物等污染，应随时更换。

(3)枕芯、被褥等使用时应保持清洁，防止体液浸湿污染，定期更换，如有血液、体液或排泄物等污染，应随时更换。

八、空气消毒

(1)ICU空气应达到《医院消毒卫生标准》GB15982的要求。

(2)空气消毒可采用以下方法之一，并符合相应的技术要求。①医疗区域定时开窗通风。②安装具备空气净化消毒装置的集中空调通风系统。③空气洁净技术：应做好空气洁净设备的维护与监测，保持洁净设备的有效性。④空气消毒器：应符合《消毒管理办法》的要求。使用者应按照产品说明书正确使用并定期维护，保证空气消毒器的消毒效果。⑤紫外线灯照射消毒：应遵循《医疗机构消毒技术规范》WS/T367的规定。⑥安装能够使空气达到卫生标准值要求的合法有效的其他空气消毒产品。

九、便器的清洗与消毒要求

(1)便盆及尿壶应专人专用，每天清洗、消毒。

(2)腹泻患者的便盆应一用一消毒。

(3)有条件的医院宜使用专用便盆清洗消毒机处理，一用一消毒。

十、医院感染的监测

(1)应常规监测ICU患者医院感染发病率、感染部位构成比、病原微生物等，做好医院感染监测相关信息的记录。监测内容与方法应遵循《医院感染监测规范》WS/T312的要求。

(2)应积极开展目标性监测，包括呼吸机相关肺炎(VAP)、血管导管相关血流感染(CLBSL)、导尿管相关尿路感染(CAUTI)、多重耐药菌监测,对于疑似感染患者,应采集相应标本做微生物检验和药敏试验。具体方法参照《医院感染监测规范》WS/T312 的要求。

(3)早期识别医院感染暴发,实施有效的干预措施,具体如下:①应制订医院感染暴发报告制度,医院感染暴发或疑似暴发时应及时报告相关部门。②应通过收集病例资料、流行病学调查、微生物检验,分析确定可能的传播途径,据此制订并采取相应的控制措施。③对疑有某种微生物感染的聚集性发生时,宜做菌种的同源性鉴定,以确定是否暴发。

(4)应每季度对物体表面、医务人员手和空气进行消毒效果监测,当怀疑医院感染暴发、ICU新建或改建以及病室环境的消毒方法改变时,应随时进行监测,采样方法及判断标准应依照《医院消毒卫生标准》GB15982 的要求。

(5)应对监测资料进行汇总,分析医院感染发病趋势、相关危险因素和防控工作存在的问题,及时采取积极的预防与控制措施。

(6)宜采用信息系统进行监测。

(李　敏)

第二节　血液透析室的医院感染管理

血液透析是使用血液透析机及其相应配件,利用血液透析器的弥散、对流、吸附和超滤原理给患者进行血液净化治疗的措施,是一种较安全、易行、应用广泛的血液净化方法之一。随着血液透析技术疗法的广泛应用,伴随而来的各种感染已成为世界性的严重问题。血液透析患者一直被美国疾病预防控制中心(CDC)列为医院感染的高危险群。因血液透析患者免疫力差,以长期反复穿刺血管作为治疗的通路,血液在体外的循环,致血行感染的概率增高。血液透析感染是较常见的医院感染。近年来血液透析(HI)患者日益增多,资料显示感染是导致尿毒症透析患者死亡的第二位原因,仅次于心血管疾病。加强血液透析室医院感染的预防控制,有助于早期预防和治疗,提高患者生存率及生活质量,降低医疗费用,缩短住院时间。

一、医院感染管理要求

(一)医疗机构的管理要求

(1)应建立由中心(室)主任、护士长与兼职感控人员等组成的医院感染管理小组,全面负责本中心(室)医院感染管理工作。

(2)独立设置的血液透析医疗机构的管理要求应遵循《血液透析中心管理规范(试行)》。

(3)应将血液透析中心(室)医院感染预防与控制工作纳入医疗质量管理,制订和完善血液透析中心(室)医院感染管理的各项规章制度并落实,加强监测。

(4)护理管理、人事管理、医院感染管理、设备及后勤管理等部门,应在各自职权范围内,对血液透析中心(室)的管理履行以下职责:①根据工作量合理配置血液透析中心(室)的工作人员。②落实岗位培训制度。将血液透析专业知识和相关医院感染预防与控制知识纳入血液透析中心(室)人员的继续教育计划。③对血液透析中心(室)工作和质量监测进行指导和监督,定期进行检查与评价。④发生可疑血液透析相关感染时,组织、协调血液透析中心(室)和相关部门进行调查分析，提出改进措施。⑤专人负责血液透析中心(室)设备的维护和定期检修，并建立设备档案。⑥保障血液透析中心(室)的水、电的供给和质量，定期进行设施、管道的维护和检修。

(二)血液透析中心(室)的管理要求

(1)应遵循医院感染管理相关法规，结合本医疗机构具体情况，建立健全岗位职责、技术操作规范、消毒隔离、质量管理、监测、设备管理及操作规程、职业安全防护等管理制度和突发事件的应急预案。

(2)医务人员在血液透析工作中，应遵循标准预防原则和《医院隔离技术规范》WS/T311 的要求做好个人防护，穿戴必要的防护用品。

(3)应建立医务人员的继续教育制度，医务人员应接受血液透析相关的岗位培训，正确掌握以下知识和技能：①血液透析医院感染的特点。②标准预防、手卫生、患者筛查、医疗用品规范使用、环境监测等医院感染预防与控制相关知识。③无菌技术操作和消毒隔离的基本原则与技能。④仪器设备(水处理、血液透析机、透析器复用及相关物品等)、环境清洁、消毒及其监测的知识和技能。⑤职业防护原则和方法。

(4)应建立患者档案，包含进行血液透析的日期、班次、床位、透析机编号及操作者信息等。应在排班表、病历及相关文件对感染患者做明确标识。

(5)对经血液传播疾病，如乙型肝炎病毒(HBV)、丙型肝炎病毒(HCV)、梅毒螺旋体及艾滋病病毒(HIV)感染患者，应遵循《医疗机构血液透析室管理规范》的要求分别在各自隔离透析治疗间(区)进行专机血液透析。

(6)应对隔离透析治疗间(区)患者实施专区管理，使用的设备和物品如透析机、血压计、听诊器、治疗车、抢救车及耗材等应专区使用并有标识。

(7)隔离透析治疗间(区)护理人员应相对固定。

(8)患有传染病的血液透析患者，应遵循《医院隔离技术规范》WS/T311 的要求进行透析治疗。

(9)当患者疑似感染经空气传播的传染病时，应遵循《经空气传播疾病医院感染预防与控制规范》WS/T511 的要求，做好患者隔离、环境消毒、医务人员的个人防护工作。

二、医院感染预防与控制

(一)建筑布局

(1)应布局合理，功能分区明确，标识清楚，洁污不交叉、不逆流。隔离区相对独立，集中管理。

(2)工作区域包括候诊区、接诊区、血液透析治疗室、血液透析治疗区、水处理区、污物处理区等。辅助区域包括库房、工作人员更衣室、医护办公室和卫生间等。若需要配置血液透析液的，应设置配液间。若开展血液透析器复用的，应当设置复用间。

(3)血液透析中心(室)环境应达到《医院消毒卫生标准》GB15982 中的相关要求。

(4)透析治疗区应光线充足、通风良好。透析治疗区的每个透析单元使用面积不少于 $3.2\ m^2$，血液透析床(椅)间距不少于 0.8 m。

(5)水处理区环境保持清洁、干燥。水处理设备应避免日光直射。

(二)环境清洁与消毒

(1)血液透析单元的清洁消毒：①每次透析结束后，应对透析机表面和机器内部管路进行清洁与消毒。透析机消毒方法应遵循透析机的使用说明。②透析时如发生透析器透析膜破损，应及时更换透析器，并在透析结束后对透析机内部及表面进行消毒。动、静脉传感器保护罩渗漏时应立即对透析机污染表面进行清洁与消毒并更换。③每例患者透析结束后应更换床单、被套及枕套，清洁消毒床头、床尾、床框和床头柜。④应定期对床单元进行终末消毒。非隔离区床单元宜每 3 个月消毒 1 次，隔离区床单元宜每月消毒 1 次。

(2)血液透析中心(室)物体表面、地面应保持清洁、干燥，每次透析结束后进行清洁消毒，遇明显污染随时清洁与消毒。当物体表面、地面有血液、体液或分泌物污染时，先用吸湿材料去除可见的污染物，再进行清洁与消毒。消毒剂的选择、消毒方法及消毒频次应遵循《医疗机构环境表面清洁与消毒管理规范》WS/T512 的要求。

(3)空气净化方法应遵循《医院空气净化管理规范》WS/T368 的要求。

(4)下机操作时应排空血液透析器及其管路，排出的污水应遵循《医疗机构水污染物排放标准》GB18466 的要求处理。医疗废物应遵循《医疗废物管理条例》及其配套文件的要求进行分类管理，封闭转运。

(三)手卫生要求

(1)应根据床位数和工作量在透析治疗区、隔离透析治疗区和血液透析治疗室配备非手触式流动水洗手设施和速干手消毒剂，以满足手卫生需求。

(2)医务人员手卫生应符合《医务人员手卫生规范》WS/T313 的要求，手卫生时机见表 7-1。

表 7-1　血液透析手卫生时机

手卫生时机种类	举例
接触患者前	进入透析单元给患者提供护理前，连接血管通路前，调节或拔除穿刺针前
无菌操作前	置管或接入导管前，处理插管及通路部位前，进行肠外用药准备前，进行静脉注射或静脉滴注药物前
体液接触风险后	接触任何血液或体液后，接触污染液体后(如使用后的透析液)，处理使用后的血液透析器、血液透析管路和冲洗桶后，进行伤口护理或换药后
接触患者后	实施护理离开透析单元时，脱手套后
接触患者周围环境后	接触透析机后，接触透析单元其他物品后，离开透析单元时，脱手套后

(四)医务人员的职业防护要求

(1)应配备个人防护用品手套、口罩、隔离服、防水围裙、面罩、护目镜、洗眼装置等。

(2)HBV 血清标志物阴性的医务人员应进行乙肝疫苗接种，具体接种方法遵循疫苗使用说明。

(3)呼吸道传染病流行期间，应根据疫情需要，开展工作人员的症状监测，必要时应为高风险人群接种经空气传播疾病疫苗。

(4)若发生职业暴露，遵照《血源性病原体职业接触防护导则》GBZ/T213 的要求进行处置。

(五)经血液传播疾病的预防

(1)第 1 次透析的患者或由其他医疗机构转入的患者宜在治疗前进行 HBV、HCV、梅毒螺旋体及 HIV 感染的相关检查。登记患者检查结果，并保留原始资料。

(2)长期透析的患者每 6 个月进行 1 次 HBV、HCV、梅毒螺旋体及 HIV 感染的相关检查；登记并保留原始资料。

(3)经血液传播疾病(HBV、HCV、梅毒螺旋体及 HIV 感染)患者应使用一次性使用透析器。

(六)血管通路的感染预防

(1)自体动静脉内瘘和移植物血管内瘘手术均应在手术室完成。

(2)使用自体动静脉内瘘进行透析的重点操作如穿刺、与透析管路连接和断开,应遵循无菌技术操作原则。

(七)中心静脉置管的感染预防

(1)置管操作时应评估环境是否符合要求。

(2)应严格执行无菌技术操作规程。置管时应遵守最大限度地无菌屏障要求。置管人员应戴帽子、口罩、无菌手套,穿无菌手术衣。

(3)应严格遵照《医务人员手卫生规范》WS/T313 的要求,认真执行手卫生并戴无菌手套后,尽量避免接触穿刺点皮肤。置管过程中手套污染或破损应立即更换。

(4)中心静脉导管连接与断开操作流程。

(八)设备/设施的医院感染管理要求

1.水处理系统

(1)宜采用直接供水模式。

(2)采用间接供水模式时,应达到《血液透析和相关治疗用水处理设备技术要求 第 1 部分:用于多床透析》YY0793.1 的要求。

(3)水处理系统的消毒和监测应遵循厂家的使用说明和《血液透析和相关治疗用水处理设备常规控制要求》YY/T1269 的相关要求。

2.透析机

透析机排液管与排水管之间应有一定的气隔。

3.血液透析浓缩液配制容器

(1)血液透析浓缩液配制容器应每天用透析用水清洗 1 次;应每天至少消毒 1 次,消毒剂的使用及残余量的测试应遵循消毒剂产品使用说明书。

(2)血液透析浓缩液配制容器滤芯应每周至少更换 1 次。

(3)碳酸氢盐浓缩物溶液应在配制后 24 小时内使用。

(4)若使用血液透析浓缩液集中供液系统,应符合《血液透析机相关治疗用浓缩物》YY0598 的相关要求,其消毒和监测应遵循厂家的使用说明。

(九)医疗用品的管理

(1)一次性使用的无菌物品应一次性使用。

(2)应在透析治疗室准备治疗物品,并将所需物品放入治疗车,带入透析单元的物品应为治疗必须且符合清洁或消毒要求。

(3)带至透析单元的一次性医疗用品(如无菌纱布),若开封后未使用完应按医疗废物处置,不应给下一位患者使用,也不应带回透析治疗室。

(4)带至透析单元的可重复使用的物品如听诊器等,应规范清洁消毒后方可给下一位患者使用或返回贮存区。

(5)动静脉压力传感器外部保护罩应一人一用一更换。

(6)不应用同一注射器向不同的患者注射肝素或对深静脉置管进行肝素封管。

三、血液透析器复用的管理

（1）可重复使用的血液透析器应专人专用。

（2）每次使用后应规范灭菌。

（3）应采用血液透析器复用机灭菌。复用血液透析器消毒剂的使用应遵循消毒产品使用说明书，最长不应超过 14 天。

（4）复用血液透析器下机后应及时处理。血液透析器的血室应无菌。血液透析器的血液出入口和透析液出入口均应消毒。血液透析器外壳应使用与其外部材料相适应的消毒剂消毒。

（5）血液透析器复用的操作流程应参照《血液透析器复用操作规范》。

四、医院感染监测及处置要求

（一）透析用水的监测

（1）细菌监测应每月 1 次，采样部位为反渗水供水管路的末端，细菌数≤100 cfu/mL。细菌数≥50 cfu/mL为干预水平。

（2）内毒素监测应每 3 个月 1 次，采样部位为反渗水供水管路的末端，内毒素≤0.25 EU/mL。内毒素≥0.125 EU/mL为干预水平。

（二）血液透析液的监测

（1）应每月进行血液透析液的细菌监测，在透析液进入血液透析器的位置收集标本，细菌数≤100 cfu/mL。细菌数≥50 cfu/mL 为干预水平。

（2）应每 3 个月进行血液透析液的内毒素监测，留取标本方法同细菌培养，内毒素≤0.5 EU/mL。内毒素≥0.25 EU/mL 为干预水平。

（3）超纯净透析液应每月进行细菌监测，在透析液进入血液透析器的位置收集标本，细菌数≤0.1 cfu/mL。超纯净透析液应每 3 个月进行内毒素监测，留取标本方法同细菌培养，内毒素≤0.03 EU/mL。

（4）自行配置的碳酸氢盐浓缩物溶液，应遵循《血液透析机相关治疗用浓缩物》YY0598 的要求进行监测，细菌总数应≤100 cfu/mL，真菌总数应≤10 cfu/mL，大肠埃希菌不得检出。

（5）血液透析液的细菌和内毒素监测每年应覆盖所有透析机。

（6）内毒素检测应遵循《中国药典》。

（三）环境卫生学监测

（1）每季度应对空气、血液透析机表面及医务人员手等进行微生物监测，登记并保留原始资料。

（2）空气中的细菌菌落总数应≤4 cfu/（5 分钟 9 cm 直径平皿），物体表面细菌菌落总数应≤10 cfu/cm^2，卫生手消毒监测的细菌菌落总数应≤10 cfu/cm^2。

（四）血源性传播疾病的医院感染监测及处置

（1）应监测并记录每位患者首次和其后每 6 个月 1 次的 HBV、HCV、梅毒螺旋体及 HIV 感染的相关检查结果。

（2）若患者在血液透析期间血清标志物及病毒核酸由阴性转为阳性，则为新发感染。若出现一例新发感染，医疗机构应启动原因调查，分析血液透析全过程，寻找高危因素和隐患并改进。

(五)血管通路感染的监测

(1)可开展血管通路感染的监测。

(2)可通过使用抗菌药物、血培养结果阳性和血管部位出现脓液、发红或肿胀加剧来推断血流感染和血管通路感染。

(六)医院感染暴发处置

发生与血液透析相关的医院感染暴发时,应根据《医院感染管理办法》《医院感染暴发报告及处置管理规范》与《医院感染暴发控制指南》WS/T524 的相关规定进行处置、上报。

(李 敏)

第三节 手术室的医院感染管理

手术室为承担医院手术的独立部门是医院感染管理的重点部门之一。在医疗服务的过程中,手术操作是感染风险最关键的环节之一,由于手术感染的成因复杂,包括患者因素、疾病的因素、技术的因素、设备材料的因素、管理因素、环境的因素等多环节、多因素,因此手术室医院感染管理是保障患者手术安全、保障医院手术质量的重中之重。就手术室医院感染管理而言,通常应包括建筑布局、规章制度、人员管理、器械管理、物品管理、环境控制、感染监测、培训教育 8 个方面。根据《医院感染管理办法》和《医院手术室理规范(试行)》的规定,医院手术室建立医院感染管理小组,由手术室主任、护士长和感染管理兼职人员(护士和麻醉师)组成。主要负责本部门医院感染的管理,制订并不断完善本部门的感染控制方案,组织具体实施,保障手术过程的无菌操作;环境的污染控制;器械及设备的管理;协调感染相关的人和事物等,保障患者手术安全。

一、医院感染控制原则

(1)医院手术室应集中设置和管理。

(2)医院应建立手术室预防医院感染基本制度,具体内容包括以下 6 项:①手术室医院感染预防与控制管理制度。②手术室无菌技术操作制度。③手术人员手卫生制度。④手术人员感染控制基本知识培训制度。⑤手术室医院预防感染相关制度,包括参观与外来人员管理制度;更衣制度;医护人员职业安全制度;手术室清洁消毒与隔离制度;手术室仪器设备管理制度;外来器械管理制度;感染手术的管理制度;手术室日常清洁管理制度;手术室环境清洁消毒效果监测制度;手术器械管理制度;手术敷料管理制度;接送手术患者制度;手术室无菌物品管理制度;一次性物品管理制度;病理标本送检制度;医疗废物管理制度;腔镜器械管理制度、手术室工作人员感染控制培训制度等。⑥洁净系统管理制度、空调净化设备过滤器阻力和空调器积水盘清洁度的日常监测记录制度。

(3)手术室建筑布局应符合国家的相关标准,满足污染控制的要求。

(4)有条件的医院可设隔离手术间或负压手术间。

(5)根据手术室洁净等级与感染的风险合理安排手术的区域与台次。

(6)对传染性疾病的患者或确诊携带耐甲氧西林金黄色葡萄球菌(MRSA)等多重耐药菌(MDROs)的患者施行手术前,临床科室应通知手术室做好相应的隔离准备。

(7)有条件的医院开展关节置换和器官移植等手术宜在Ⅰ级洁净手术间进行。

(8)手术室的建设应纳入医院建设规划,使之与本单位的建设规模、任务和发展规划相适应,将手术室的管理纳入医疗质量管理,保障医疗安全。

二、环境控制

(一)建筑与布局要求

(1)手术室应独立成区,与临床手术科室相邻,与放射科、病理科、消毒供应中心、血库等部门间路径便捷;出入路线应符合洁污分开、医患分开的原则。

(2)根据医院感染控制要求,手术室应分为限制区、半限制区和非限制区。

(3)医院应根据规模、性质、任务需求,设置普通手术间和/或洁净手术间。

(4)每个手术间应只设 1 张手术床,净使用面积应≥30 m^2。

(5)有条件的医院可设术前准备间。

(6)手术间的电脑终端宜使用触摸屏。

(7)刷手区域(间)应至少容纳 3 名医护人员同时刷手。

(8)刷手池安置在便于手部、手臂清洁的高度,边缘应距地面高 1 m,并设有内缘。在刷手池侧面应设置检修门。

(9)水龙头应为非触摸式,推荐长度为 250 mm,并在适宜的位置安置外科手消毒剂、指甲刷和壁挂式的纸巾架等设施。

(10)配备外科洗手设施,应符合《医务人员手卫生规范》WS/T313 的要求。

(11)应配备维持围术期患者体温的基本设备与物品。

(12)应设污物处理与暂存间以满足污染器具如引流瓶、污物桶的处理及手术后大量废物的暂时存放。

(13)普通手术间要求:①墙面应平整,应采用防潮、防霉、不积尘、不产尘、耐腐蚀、易清洁的材料。墙面与地面成一整体,踢脚与地面交界的阴角应做成 R≥30 mm 的圆角,墙体交界处的阴角应成小圆角。②地面应平整、防水,采用耐磨、耐腐蚀、易清洁、浅色材料,不应有开放的地漏。③吊顶不应采用多缝的石膏板。④门窗密闭性好。

(14)洁净手术间的建筑设施应符合《医院洁净手术部建筑技术规范》GB50333 的要求。

(15)隔离手术间(或负压手术间)宜在手术室的一端,自成区域,并设缓冲间。

(16)非净化的隔离手术间无法进行有效通风换气时,可根据需要安装合法、有效的空气消毒装置。

(二)物体表面的清洁和消毒

(1)应采取湿式清洁消毒方法。

(2)清洁消毒用品应选择不易掉纤维的织物,不同区域应分开使用,并有明确标识,用后清洗消毒干燥存放。

(3)每天清晨应对所有手术间环境进行清洁。

(4)手术间所有物体表面,如无影灯、麻醉机、输液架、器械车、地面、手术床等宜用清水擦拭,并至少于手术开始前 30 分钟完成。

(5)手术中尽量避免血液、体液污染手术台周边物体表面、地面及设备,发生可见污染或疑似污染时应及时进行清洁消毒。

(6)每台手术后应对手术台及周边至少 1 m 范围的物体表面进行清洁消毒。

(7)全天手术结束后应对手术间地面和物体表面进行清洁消毒,如无影灯、麻醉机、输液架、器械车、地面等用清水擦拭,之后采用合法有效的消毒剂进行消毒。

(8)每周应对手术间进行全面的清洁与消毒,如回风口、门窗、柜内、墙壁、污物桶、无影灯、麻醉机、输液架、器械车、地面等用清水擦拭,之后采用合法有效的消毒剂进行消毒。手术室的清洁与消毒基本要求具体见表 7-2。

表 7-2 手术室清洁与消毒基本要求

项目	手术前 30 分钟	手术之间	每天	每周
地面(手术区域、暴露区域)	√	√	√	√
所有地面			√	√
内外走廊	√		√	√
物体表面(手术区域、暴露区域)	√	√	√	√
手术床各部位	√	√	√	√
手术凳(表面及凳腿)	√		√	√
器械台、仪器车、污物车等各种车辆	√		√	√
手术间墙壁、天花板、玻璃、输液滑轨				√
无影灯	√		√	√
无影灯臂				√
中央负压吸引器(连接墙壁与引流瓶的吸引管)		√	√	√
移动式负压吸引器(瓶间连接管)			√	
回风口栅栏			√	√
新风口及过滤网				√
一次性物品柜、药品柜内				√
保温柜、冷藏柜内			√	√
体位垫		√	√	√
手术间所有仪器设备如电刀、双极电凝器、显微镜、麻醉机、监护仪、体外循环机、超声、仪器电线和各种连线等	√		√	√
患者转运车(非对接式)			√	√
对接式患者转运车			√	√

注:以上建议为正常情况下执行频度,有污染或其他情况时应及时进行清洁消毒处理。

(9)克雅病、气性坏疽、呼吸道传染病及突发原因不明的传染性疾病患者手术结束后,参照《疫源地消毒准则》GB19193 的要求进行终末消毒,普通手术间消毒后通风时间≥30 分钟;洁净手术间自净时间≥30 分钟。

(三)空气污染控制

(1)手术进行中手术间的门应保持关闭。

(2)有外窗的普通手术间每天手术结束后,可采用自然通风换气,通风后进行物体表面清洁消毒,也可采用获得卫生许可批件的空气消毒装置。

(3)普通手术间空调系统的新风口与回风口应采取防止管道污染的有效措施。

(4)洁净手术室各功能区域的空气净化系统应独立设置。

(5)洁净手术间空气净化系统的回风口应设低阻中效或中效以上过滤设备。

(6)空气净化系统的送风末端装置应有阻漏功能,实现零泄漏。

(7)空气净化系统的送风末端装置不应使用非阻隔式净化装置。

(8)负压手术间应采用独立空气净化系统,新风口和排风口间距离不少于 10 m,应采用零泄漏负压高效的排风设备。

(9)负压手术间内宜配备专门控制、收集、过滤、排放气溶胶和外科烟雾的装置。

(10)洁净手术间空气净化系统的日常管理,符合以下要求:①洁净手术间空气净化系统的日常管理和维护应由专业技术人员负责。②空气处理机组的普通送风口应每月检查、清洁。当送风末端出风面被污损时应及时更换。③当测压孔或微压计显示的压差达到需更换的设定参数时,应更换过滤器。④粗效滤网至少每周清洗 1 次并无肉眼可见的毛絮等附着物。⑤每天术前应记录洁净手术间的静压差、温度、湿度。⑥应于每天第 1 台手术前 30 分钟正常开启空气净化装置,环境参数应达到《医院洁净手术部建筑技术规范》GB50333 要求。⑦连台手术按(二)物体表面的清洁和消毒(6)中的要求进行物体表面清洁消毒,间隔时间:Ⅰ级手术≥10 分钟,Ⅱ、Ⅲ级手术≥20 分钟,Ⅳ级手术≥30 分钟。⑧全天手术结束并进行清洁消毒后,空气净化系统需继续运行 30 分钟。⑨空气净化装置应在有效期内使用,按生产厂家的说明进行维护并定期更换,污染后及时更换。⑩负压手术间使用后进行空气净化的处理。

三、人员管理要求

(一)人员基本要求

(1)手术室人员配备应符合国家有关规定。

(2)医护人员、工勤人员应定期接受医院感染预防与控制知识的培训并进行考核。

(3)应限制与手术无关人员及外来医疗器械厂商人员上台,并应限制其随意出入手术间;进入限制区的非手术人员应按照人员流动路线要求,在限制范围内活动。

(4)在满足手术基本需要的情况下应控制手术间人数。

(5)患有急性上呼吸道感染、感染性腹泻、皮肤疖肿、皮肤渗出性损伤等感染期的医务人员不应进入手术室的限制区。

(6)参加手术人员在实施手术前应做好个人的清洁。

(7)手术中应避免人员频繁走动和随意出入手术间。

(8)每个巡回护士同一时间宜只负责 1 台手术的配合。

(9)观摩人员管理要求:①观摩人员及临时需要进入限制区的人员应在获得手术室管理者批准后由接待人员引导进入,不应互串手术间。②每个手术间不应超过 3 个观摩人员,观摩人员与术者距离应在 30 cm 以上,脚凳高度不应超过 50 cm。

(二)人员的着装要求

(1)工作人员进入手术室,应先进行手卫生,再更换手术室专用刷手服、鞋帽、外科医用口罩等;使用后及时更换,若使用布帽应每天清洁。

(2)参与手术人员更衣前应摘除耳环、戒指、手镯等饰物,不应化妆。

(3)刷手服上衣应系入裤装内,手术帽应遮盖全部头发及发际,口罩应完全遮住口鼻。

(4)不宜二次更鞋,不宜穿着手术裙。

(5)离开手术室时应将手术衣、刷手服、鞋帽、口罩脱下并置于指定位置。

(6)手术室人员临时外出时需更换鞋和外出衣。

(7)手室部(室)的刷手服、手术衣不应在非手术科室使用。

(8)刷手服、手术衣面料应舒适、透气、防渗透、薄厚适中、纤维不易脱落、不起静电;用后及时清洗、消毒或灭菌。

(9)专用鞋应能遮盖足面,保持清洁干燥;每天清洁或消毒,遇污染及时更换。

(三)医务人员职业安全防护

(1)手术室应配备具有防止血液、体液渗透、喷溅的个人防护设备,如防护镜、面罩及全遮盖式手术帽等,并符合《患者、医护人员和器械用手术单、手术衣和洁净服 第2部分:性能要求和性能水平》YY/T0506.2的要求。

(2)手术人员使用的外科医用口罩,应符合《医用外科口罩》YY/T0469的要求。进行空气传播性疾病患者的手术,如开放性肺结核或产生气溶胶及大量烟雾的手术时,应佩戴一次性医用防护口罩并符合《医用防护口罩技术要求》GB19083的要求。

(3)医务人员应定期体检及进行必要的免疫接种。

(4)医务人员参加传染患者手术后或刷手服被血液体液污染时,应及时沐浴并重新更换刷手服,方可进行下1台手术。

(5)手术室宜使用有安全防护装置的手术器械、注射器具及其他安全辅助工具。

(6)医务人员应熟练掌握各种穿刺方法及锐利器械的操作方法,遵守操作规程,防止刺伤自己或他人。操作时应注意以下事项:①传递锐器时应采用间接传递法。②注射器用后不应手执针帽回套,需回帽时可借助工具或单手操作。③组装拆卸锐器时应借助工具,不应徒手操作。④实施骨科等具有高损伤暴露风险手术时应戴双层手套或专用防护手套。⑤每个手术间应备有利器盒或刀片回收器。

(四)手术患者皮肤准备

(1)患者术前应沐浴、清洁手术部位,更换清洁患者服。

(2)手术部位皮肤准备应于当日临近手术前,在病房或手术室限制区外[患者准备区(间)]进行。

(3)当毛发影响手术部位操作时应选择不损伤皮肤的方式去除毛发。

(4)急诊或有开放伤口的患者,应先简单清除污渍、血迹、渗出物,遮盖伤口后再进入手术室限制区。

四、无菌技术操作管理

(1)严格执行无菌技术操作原则和外科手消毒规范。

(2)无菌区范围:铺好无菌敷料后的器械台及手术台上方、术者手术衣前面(腰以上、肩以下、腋前线前),以及手部至肘部视为无菌区,手术中如怀疑无菌区有污染应加盖无菌单。

(3)无菌器械台的铺设要求:①可重复使用的手术器械按《医院消毒供应中心 第3部分:清洗消毒及灭菌效果监测标准》WS310.3的要求检查各种无菌包,并可追溯;对包内湿包、可疑污染、包装破损或灭菌不合格的器械、敷料包不应使用,按《医院消毒供应中心 第1部分:管理规范》WS310.1、《医院消毒供应中心 第2部分:清洗消毒及灭菌技术操作规范》WS310.2的标准重新进行处理。②无菌器械台宜使用单层阻菌隔水无菌单(性能符合《患者、医护人员和器械用手术单、手术衣和洁净服 第2部分：性能要求和性能水平》YY/T0506.2的要求）；若使用棉质则应铺置4层以上。铺置时应确保无菌单四周下垂30 cm以上，距地面20 cm以上，无菌单潮湿后应视为污染。③铺设无菌器械台应尽量接近手术开始时间，超过4小时未用应视为污染需重新更换。无菌物品应在最接近手术使用的时间打开。④最后一层无菌单的铺设和使用单层阻菌隔水无菌单，应由穿戴好手术衣和无菌手套的医护人员完成。⑤手术器械、器具与用品应一人一用一灭菌，其中无菌持物钳及容器使用超过4小时应视为污染，需重新更换。⑥麻醉及术中用药应盛放于无菌治疗巾内。

（4）操作管理要求：①手术区皮肤消毒以污染手术切口为中心向外15～20 cm，由内向外；感染切口应由外向内。②手术过程中需更换手术衣时，应先脱手术衣再脱手套，更换手套前，宜先进行手消毒。③术中疑手套破损时，应及时更换。④手术中对无菌物品的安全性有疑问时，应及时进行更换。⑤手术中使用的无菌溶液，应一人一用。⑥手术台上接触过与外界相通的空腔脏器或其他污染部位的器械、物品视为污染，应单独放置。⑦术中应保持器械台干燥，传递无菌器械时应避开术野，术者不应自行拿取或从背后传递。

五、预防性抗菌药物使用

（1）预防手术切口感染的抗菌药物应按手术类别、指征及可能引起手术部位感染的致病菌选择使用。

（2）除非必要，避免使用新的广谱抗菌药。

（3）不宜使用氟喹诺酮、糖肽类抗菌药物作为常规外科预防用药。

（4）使用品种、剂量参考最新的临床抗菌药物使用指南或医院抗菌药物管理委员会建议。

（5）清洁手术宜在术前0.5～2小时或麻醉开始前给药，如果手术时间＞3小时，或失血量＞1 500 mL，可在术中给予第2剂，抗菌药物的有效覆盖时间应包括整个手术过程和手术结束后4小时。

（6）常规预防性应用抗菌药物的时间不应超过24小时。

（7）如需在有静脉通路的肢体的近心端用止血带，预防用抗菌药物应在止血带充气之前输注完毕。

六、仪器设备管理

（1）手术室使用的仪器设备清洗、消毒、灭菌方法应参照产品使用说明。

（2）仪器设备应去除外包装、彻底清洁后方可进入手术室，每次使用后应检查调试并彻底清洁擦拭或消毒。

（3）C型臂主机及显示器均应在手术间内。

（4）显微镜、C型臂等设备跨越无菌区部分应使用无菌罩，术中污染时应及时清洁消毒并覆以无菌巾。

（5）直接与患者接触的设备管路及附件的清洗、消毒应遵循《医院消毒供应中心 第2部分：清洗消毒及灭菌技术操作规范》WS310.2的规定。

（6）喉镜与喉罩的清洁消毒处理，应参照生产厂家提供的方法，至少应达到高水平消毒。

七、物品管理

(1)手术室应严格进行所用物品的管理。

(2)灭菌物品应存放于手术室限制区,存放有效期应符合《医院消毒供应中心 第2部分:清洗消毒及灭菌技术操作规范》WS310.2的规定。灭菌物品与其他物品应分开放置,按照消毒灭菌有效期的先后顺序依次摆放和使用。一次性使用物品应在限制区外去除外层包装。

(3)应专人负责检查无菌物品的有效期限,超过有效期限的灭菌物品需按《医院消毒供应中心 第2部分:清洗消毒及灭菌技术操作规范》WS310.2的规定重新处理。

(4)一次性使用的无菌医疗物品(含植入物)应一次性使用。

(5)无菌物品一人一用,手术开始后,摆放到各手术台上的无菌物品不应与其他手术交叉使用。

(6)重复使用物品的清洗消毒和灭菌应执行消毒供应管理的规定。

(7)重复使用的布类物品,使用后应装入防渗漏的污衣袋中送洗衣部清洗与消毒。

(8)手术室所使用的消毒剂应合法有效,并在有效期内使用。使用方法应依据产品说明书,专人配置。使用中的消毒剂依据《医疗机构消毒技术规范》WS/T367中的要求进行有效浓度的监测并记录。

(9)消毒剂应由专人管理,选择适宜的环境并与其他药品分开放置。

(10)体位用品,直接接触患者的应一人一用一清洁消毒,不直接接触患者的应一天一用一清洁消毒。

八、手术器械管理

(1)手术器械应分类进行管理。

(2)重复使用的手术器械(含外来器械)、器具及物品的清洗消毒执行《医院消毒供应中心 第1部分:管理规范》WS310.1、《医院消毒供应中心 第2部分:清洗消毒及灭菌技术操作规范》WS310.2和《医院消毒供应中心 第3部分:清洗消毒及灭菌效果监测标准》WS310.3的规定。

(3)精密手术器械和不耐热手术器械应专人管理,其清洗消毒处理应参照生产厂家的使用说明或指导手册,并符合国家相关要求。

(4)手术室应急备用的灭菌器不应常规使用快速灭菌程序;其清洗、灭菌物品应纳入质量管理相关信息可追溯。

(5)快速灭菌程序不应作为手术器械的常规灭菌方法。

九、医疗废物管理

(1)医疗废物的处理应遵循国家医疗废物管理的相关规定进行分类收集。

(2)医疗废物应由专用通道或其他封闭隔离方式运送。

(3)病理废物应装入防渗透的医疗废物袋,并按要求标识。

(4)医院具备污水集中处理系统,液体废物可直接排放;无污水集中处理系统的医院,应参照《疫源地消毒准则》GB19193的要求进行处理。

十、卫生学监测与调查

(一)环境监测

1.常规监测

(1)普通手术间环境常规监测:①每天晨间由专人监测手术间温度、相对湿度并记录。②术前(包括接台手术)由专人检查手术间、辅助间、内走廊环境,包括地面、台面、墙壁是否清洁。③每周由专人监测空调装置的进风口、回风口的清洁状态并记录。④每季度对空气卫生学效果按手术间数10%进行抽测,有问题随时监测,监测方法遵照《医疗机构消毒技术规范》WS/T367的要求。⑤根据设备的使用周期及频度至少每季度对空气消毒设备的消毒效果进行监测,怀疑手术感染与环境有关时应随时监测。

(2)洁净手术室环境常规监测:①洁净手术室在建设竣工后应按照《医院洁净手术部建筑技术规范》GB50333 的标准进行工程验收。②洁净手术室的空气净化系统除常规监测外,至少每1~2年由有资质的工程质检部门进行环境污染控制指标的综合性能评价,并要求其出具检测报告。③在综合性能检测时,应对过滤器及其安装边框的泄漏及密闭性按《洁净室施工及验收规范》GB50591 的要求进行检测。④空气净化系统卫生学指标监测应在物体表面擦拭清洁消毒后进行,不应对室内空气消毒。⑤宜定期对手术室进行浮游菌的动态抽测,并在1年内对所有术间抽测完毕。⑥每天晨间由专人检查手术间温度、相对湿度、静压差,并记录。⑦每天术前(包括接台手术)由专人检查手术间(辅助间、洁净走廊环境)是否清洁,物品设备是否有序。⑧每周由专人监测手术室空气净化装置的回风口栅栏、网面、管道内壁的清洁度并记录。⑨每月对非洁净区局部空气净化装置送、回风口设备进行清洁状况的检查。

2.专项监测

(1)普通手术间环境专项监测:①如果怀疑术后患者感染与手术室环境相关,可使用浮游菌撞击法进行空气细菌菌落总数监测。②空气消毒设备与空调设备检修或更换后,应按照《医院消毒卫生标准》GB15982 的要求进行静态空气细菌菌落总数监测。

(2)洁净手术室专项监测:①如果怀疑术后患者感染与手术室环境相关,可使用浮游菌撞击法进行动态空气细菌菌落总数监测。②净化设备检修或更换后,应按《医院洁净手术部建筑技术规范》GB50333 的标准检测空气洁净度、密封性等,合格后,方可使用。

(二)物体表面监测

怀疑术后患者感染与手术室环境相关时,应按照《医院消毒卫生标准》GB15982 的方法对手术室的物体表面进行监测。

(三)医务人员手卫生监测

(1)每月应对手术医护人员进行手卫生效果的抽测,抽测人数应不少于日平均手术量医护人员总数的1/10。

(2)监测方法应按照《医务人员手卫生规范》WS/T313 的方法进行。

(李　敏)

第四节 消毒供应中心的医院感染管理

消毒供应中心(CSSD)是医院内承担各科室所有重复使用诊疗器械、器具和物品清洗消毒、灭菌以及无菌物品供应的部门,在医院感染/医源性预防与控制中发挥着举足轻重的作用。医院CSSD管理模式分为集中式和分散式。集中式是将医院所有需要清洗消毒和灭菌的器械、器具和物品回收至消毒供应中心进行处理。分散型的特点为既有消毒供应中心,又有手术室消毒物品供应中心,也有的医院采用在手术室清洗、打包后送消毒供应中心(室)灭菌,使用物品由各个使用部门分别进行管理,消毒供应中心处于从属地位。消毒供应中心以前称为供应室或消毒供应室,供应室或消毒供应室的主要任务是满足科室对玻璃注射器、针头、输液(血)器以及共用的导尿包、腰穿包等的需要;专科器械种类和数量较少,手术器械、妇产科、五官科、口腔科等科室的诊疗护理器械以及急诊科的开胸包等,由手术室和各临床科室自行负责清洗包装,部分供应室或消毒供应室仅承担灭菌工作,输液热源反应及注射部位感染时有发生,有时甚至威胁患者生命。

国外为保证CSSD的消毒灭菌质量,预防医院感染的发生,采用了不同的标准和措施。在美国,医院CSSD执行美国医疗器械协会推荐的美国医疗器械促进协会(AMMI)标准,除了控制过程质量外,十分强调对工作效果的监测,如清洗效果及灭菌效果。强调通过物理监测、化学监测和生物监测确定灭菌物品是否合格。这与我国医院消毒供应工作的质量管理比较相似。在欧洲,医院CSSD执行工业行业标准,主张通过第三方的质量认证予以保证最终的质量,质量认证是从工作起始环节开始,包括CSSD的资质、工作人员及管理人员的资质、各阶段清洗(初洗、漂洗、终末漂洗及灭菌蒸汽)用水标准、各种设备与器械的标准等。工作人员操作必须严格遵循规范、标准的流程,并有记录证明执行的正确性。灭菌过程的监测,在医院从灭菌器的安装质量确认开始,贯穿于操作过程及灭菌结束整个过程。

医院CSSD中医院感染防控最主要的对象为通过诊疗器械、器具及用品导致的医院感染和医源性感染。诊疗器械从以往单一的金属材质发展为集光学、电子等技术,由混合材质(金属、塑胶等)构成的复合型产品,形状、结构复杂,管腔类器械增加,向传统的清洗、消毒/灭菌技术提出挑战,医院感染防控对其用后的处置要求提高,难度加大。器械的清洗消毒和/或灭菌效果与手术切口或各种侵袭性诊疗之后患者的感染密切相关。某些发达国家研究证实,手术切口感染在住院患者医院感染总数中占有重要比例,有的排第三位,有的为第二位,占14%~16%,感染原因约20%与器械相关。说明手术切口和侵袭性诊疗部位感染的预防,除加强手术室及医务人员无菌技术操作、相关环境等管理外,加强器械与用品清洗、消毒灭菌工作的管理是极其重要的环节。我国一些医疗机构以缩短平均住院日、降低医疗支出而逐步深化的医院改革,手术台次同期相比大幅增长,部分医院根据“以患者为中心”的宗旨不断调整着各部门的职责,医院消毒供应工作承担的任务和内容都在发生改变,从玻璃注射器、输液瓶变为手术器械与复杂、精密的器械等,消毒供应中心已成为医院感染防控的心脏。

一、CSSD医院感染管理要求

(1)应采取集中管理的方式,对所有需要消毒或灭菌后重复使用的诊疗器械、器具和物品由

CSSD 负责回收、清洗、消毒、灭菌和供应。

(2)内镜、口腔器械的清洗消毒,可以依据国家相关标准进行处理,也可集中由 CSSD 统一清洗、消毒和/或灭菌。

(3)CSSD 应在院领导或相关职能部门的直接领导下开展工作。

(4)应将 CSSD 纳入本机构的建设规划,使之与本机构的规模、任务和发展规划相适应;应将消毒供应工作管理纳入医疗质量管理,保障医疗安全。

(5)宜将 CSSD 纳入本机构信息化建设规划,采用数字化信息系统对 CSSD 进行管理。

(6)医院对植入物与外来医疗器械的处置及管理应符合以下要求。

应以制度明确相关职能部门、临床科室、手术室、CSSD 在植入物与外来医疗器械的管理、交接和清洗、消毒、灭菌及提前放行过程中的责任。

使用前应由本院 CSSD(或依据规定与本院签约的消毒服务机构)遵照《医院消毒供应中心 第 2 部分:清洗消毒及灭菌技术操作规范》WS310.2 和《医院消毒供应中心 第 3 部分:清洗消毒及灭菌效果监测标准》WS310.3 的规定清洗、消毒、灭菌与监测;使用后应经 CSSD 清洗消毒方可交还。

应与器械供应商签订协议,要求其做到:①提供植入物与外来医疗器械的说明书(内容应包括清洗、消毒、包装、灭菌方法与参数)。②应保证足够的处置时间,择期手术最晚应于术前天 15 小时前将器械送达 CSSD,急诊手术应及时送达。③应加强对 CSSD 人员关于植入物与外来医疗器械处置的培训。

(7)鼓励符合要求并有条件医院的 CSSD 为附近医疗机构提供消毒供应服务。

(8)采用其他医院或消毒服务机构提供消毒灭菌服务的医院,消毒供应管理应符合以下要求:①应对提供服务的医院或消毒服务机构的资质(包括具有医疗机构执业许可证或工商营业执照,并符合环保等有关部门管理规定)进行审核。②应对其 CSSD 分区、布局、设备设施、管理制度(含突发事件的应急预案)及诊疗器械回收、运输、清洗、消毒、灭菌操作流程等进行安全风险评估,签订协议,明确双方的职责。③应建立诊疗器械、器具和物品交接与质量检查及验收制度,并设专人负责。④应定期对其清洗、消毒、灭菌工作进行质量评价。⑤应及时向消毒服务机构反馈质量验收、评价及使用过程存在的问题,并要求落实改进措施。

二、相关部门管理职责

应在主管院长领导下,在各自职权范围内,履行对 CSSD 的相应管理职责。

(一)主管部门职责

(1)同相关部门,制订落实 CSSD 集中管理的方案与计划,研究、解决实施中的问题。

(2)同人事管理部门,根据 CSSD 的工作量合理调配工作人员;负责 CSSD 清洗、消毒、包装、灭菌等工作的质量管理,制订质量指标,并进行检查与评价。

(3)建立并落实对 CSSD 人员的岗位培训制度;将消毒供应专业知识、医院感染相关预防与控制知识及相关的法律、法规纳入 CSSD 人员的继续教育计划,并为其学习、交流创造条件。

(二)护理管理、医院感染管理、设备及后勤管理等部门职责

(1)对 CSSD 清洗、消毒、灭菌工作和质量监测进行指导和监督,定期进行检查与评价。

(2)发生可疑医疗器械所致的医源性感染时,组织、协调 CSSD 和相关部门进行调查分析,提出改进措施。

(3)对CSSD新建、改建与扩建的设计方案进行卫生学审议;对清洗消毒与灭菌设备的配置与性能要求提出意见。

(4)负责设备购置的审核(合格证、技术参数)建立对厂家设备安装、检修的质量审核、验收制度;专人负责CSSD设备的维护和定期检修,并建立设备档案。

(5)保证CSSD的水、电、压缩空气及蒸汽的供给和质量,定期进行设施、管道的维护和检修。

(6)定期对CSSD所使用的各类数字仪表如压力表、温度表等进行校验,并记录备查。

(三)物资供应、教育及科研等其他部门职责

应在CSSD主管院长或职能部门的协调下履行相关职责,保障CSSD的工作需要。

(四)消毒供应中心职责

(1)应建立健全岗位职责、操作规程、消毒隔离、质量管理、监测、设备管理、器械管理及职业安全防护等管理制度和突发事件的应急预案。

(2)应建立植入物与外来医疗器械专岗负责制,人员应相对固定。

(3)应建立质量管理追溯制度,完善质量控制过程的相关记录。

(4)应定期对工作质量进行分析,落实持续改进。

(5)应建立与相关科室的联系制度,并主要做好以下工作:①主动了解各科室专业特点、常见的医院感染及原因,掌握专用器械、用品的结构、材质特点和处理要点。②对科室关于灭菌物品的意见进行调查、反馈、落实,并有记录。

三、基本原则

(1)CSSD的清洗消毒及监测工作应符合《医院消毒供应中心 第2部分:清洗消毒及灭菌技术操作规范》WS310.2和《医院消毒供应中心 第3部分:清洗消毒及灭菌效果监测标准》WS310.3的要求。

(2)诊疗器械、器具和物品使用后应及时清洗、消毒、灭菌,再处理应符合以下要求:①进入人体无菌组织、器官、腔隙,或接触人体破损的皮肤和黏膜的诊疗器械、器具和物品应进行灭菌。②接触完整皮肤、黏膜的诊疗器械、器具和物品应进行消毒。③被朊病毒、气性坏疽及突发原因不明的传染病病原体污染的诊疗器械、器具和物品,应执行《医疗机构消毒技术规范》WS/T367的规定。

四、人员要求

(1)医院应根据CSSD的工作量及各岗位需求,科学、合理配置具有执业资格的护士、消毒员和其他工作人员。

(2)CSSD的工作人员应当接受与其岗位职责相应的岗位培训,正确掌握以下知识与技能:①各类诊疗器械、器具和物品的清洗、消毒、灭菌的知识与技能。②相关清洗消毒、灭菌设备的操作规程。③职业安全防护原则和方法。④医院感染预防与控制的相关知识。⑤相关的法律、法规、标准、规范。

(3)应建立CSSD工作人员的继续教育制度,根据专业进展,开展培训,更新知识。

五、建筑要求

(一)基本原则

医院CSSD的新建、扩建和改建,应遵循医院感染预防与控制的原则,遵守国家法律法规对医院建筑和职业防护的相关要求，进行充分论证。

(二)基本要求

(1)CSSD 宜接近手术室、产房和临床科室，或与手术室之间有物品直接传递专用通道，不宜建在地下室或半地下室。

(2)周围环境应清洁、无污染源，区域相对独立；内部通风、采光良好。

(3)建筑面积应符合医院建设方面的有关规定并与医院的规模、性质、任务相适应，兼顾未来发展规划的需要。

(4)建筑布局应分为辅助区域和工作区域。辅助区域包括工作人员更衣室、值班室、办公室、休息室、卫生间等。工作区域包括去污区、检查包装及灭菌区(含独立的敷料制备或包装间)和无菌物品存放区。

(5)工作区域划分应遵循以下基本原则：①物品由污到洁，不交叉、不逆流。②空气流向由洁到污；采用机械通风的，去污区保持相对负压，检查包装及灭菌区保持相对正压。

(6)工作区域温度、相对湿度、机械通风的换气次数宜符合表 7-3 要求；照明宜符合表 7-4 的要求。

(7)工作区域中化学物质浓度应符合《工作场所有害因素职业接触限值 第 1 部分：化学有害因素》GBZ2.1 的要求。

表 7-3　工作区域温度、相对湿度及机械通风换气次数要求

工作区域	温度/℃	相对湿度/%	换气次数(次/小时)
去污区	16～21	30～60	≥10
检查包装及灭菌区	20～23	30～60	≥10
无菌物品存放区	低于 24	低于 70	4～10

表 7-4　工作区域照明要求

工作面/功能	最低照度 1×	平均照度 1×	最高照度 1×
普通检查	500	750	1 000
精细检查	1 000	1 500	2 000
清洗池	500	750	1 000
普通工作区域	200	300	500
无菌物品存放区域	200	300	500

(8)工作区域设计与材料要求，应符合以下要求：①去污区、检查包装及灭菌区和无菌物品存放区之间应设实际屏障。②去污区与检查包装及灭菌区之间应设物品传递窗；并分别设人员出人缓冲间(带)。③缓冲间(带)应设洗手设施，采用非手触式水龙头开关。无菌物品存放区内不应设洗手池。④检查包装及灭菌区设专用洁具间的应采用封闭式设计。⑤工作区域的天花板、墙壁应无裂隙，不落尘，便于清洗和消毒；地面与墙面踢脚及所有阴角均应为弧形设计；电源插座应采用防水安全型；地面应防滑、易清洗、耐腐蚀；地漏应采用防返溢式；污水应集中至医院污水处理系统。

(三)采用院外服务的要求

采用其他医院或消毒服务机构提供消毒灭菌服务的医院,应分别设污染器械收集暂存间及灭菌物品交接发放间。两房间应互不交叉、相对独立。

六、设备设施

(1)清洗消毒设备及设施。医院应根据 CSSD 的规模、任务及工作量,合理配置清洗消毒设备及配套设施。设备设施应符合国家相关规定。应配有污物回收器具、分类台、手工清洗池、压力水枪、压力气枪、超声清洗装置、干燥设备及相应清洗用品等。应配备机械清洗消毒设备。

(2)检查、包装设备。应配有器械检查台、包装台、器械柜、敷料柜、包装材料切割机、医用热封机、清洁物品装载设备及带光源放大镜、压力气枪、绝缘检测仪等。

(3)灭菌设备及设施。应配有压力蒸汽灭菌器、无菌物品装、卸载设备等。根据需要配备灭菌蒸汽发生器、干热灭菌和低温灭菌及相应的监测设备。各类灭菌设备应符合国家相关标准,并设有配套的辅助设备。

(4)应配有水处理设备。

(5)储存、发放设施。应配备无菌物品存放设施及运送器具等。

(6)宜在环氧乙烷、过氧化氢低温等离子、低温甲醛蒸汽灭菌等工作区域配置相应环境有害气体浓度超标报警器。

(7)防护用品。根据工作岗位的不同需要,应配备相应的个人防护用品,包括圆帽、口罩、隔离衣或防水围裙、手套、专用鞋、护目镜、面罩等。去污区应配置洗眼装置。

七、耗材要求

(一)医用清洗剂

应符合国家相关标准和规定。根据器械的材质、污染物种类,选择适宜的清洗剂,使用遵循厂家产品说明书。

(二)碱性清洗剂

pH>7.5,对各种有机物有较好的去除作用,对金属腐蚀性小,不会加快返锈的现象。

(三)中性清洗剂

pH6.5~7.5,对金属无腐蚀。

(四)酸性清洗剂

pH<6.5,对无机固体粒子有较好的溶解去除作用,对金属物品的腐蚀性小。

(五)酶清洗剂

含酶的清洗剂,有较强的去污能力,能快速分解蛋白质等多种有机污染物。

(六)消毒剂

应符合国家相关标准和规定,并对器械腐蚀性较低。

(七)医用润滑剂

应为水溶性,与人体组织有较好的相容性。不应影响灭菌介质的穿透性和器械的机械性能。

(八)包装材料

最终灭菌医疗器械包装材料应符合《最终灭菌医疗器械包装 第1部分:材料、无菌屏障系统和包装系统的要求》GB/T19633 的要求。皱纹纸、无纺布、纺织品还应符合《最终灭菌医疗器械

包装材料 第 2 部分:灭菌包裹材料 要求和试验方法》YY/T0698.2 的要求;纸袋还应符合《最终灭菌医疗器械包装材料 第 4 部分:纸袋 要求和试验方法》YY/T0698.4 的要求;纸塑袋还应符合《最终灭菌医疗器械包装材料 第 5 部分:透气材料与塑料膜组成的可密封组合袋和卷材 要求和试验方法》YY/T0698.5 的要求;硬质容器还应符合《最终灭菌医疗器械包装材料 第 8 部分:蒸汽灭菌器用重复性使用灭菌容器 要求和试验方法》YY/T0698.8 的要求。普通棉布应为非漂白织物,除四边外不应有缝线,不应缝补;初次使用前应高温洗涤,脱脂去浆。开放式储槽不应用作无菌物品的最终灭菌包装材料。

(九)消毒灭菌监测材料

应符合国家相关标准和规定,在有效期内使用。自制测试标准包应符合《医疗机构消毒技术规范》WS/T367 的相关要求。

八、水与蒸汽质量要求

(一)清洗用水

应有自来水、热水、软水、经纯化的水供应。自来水水质应符合《生活饮用水卫生标准》GB5749 的规定;终末漂洗用水的电导率≤15 μS/cm(25 ℃)。

(二)灭菌蒸汽

灭菌蒸汽供给水的质量指标见表 7-5。蒸汽冷凝物用于反映压力蒸汽灭菌器蒸汽的质量,主要指标见表 7-6。

表 7-5 压力蒸汽灭菌器供给水的质量指标

项目	指标
蒸发残留	≤10 mg/L
氧化硅(SiO_2)	≤1 mg/L
铁	≤0.2 mg/L
镉	≤0.005 mg/L
铅	≤0.05 mg/L
除铁、镉、铅以外的其他重金属	≤0.1 mg/L
氯离子(Cl^-)	≤2 mg/L
磷酸盐(P_2O_5)	≤0.5 mg/L
电导率(25 ℃时)	≤5 μS/cm
pH	5~7.5
外观	无色、洁净、无沉淀
硬度(碱性金属离子的总量)	≤0.02 mmol/L

表 7-6 蒸汽冷凝物的质量指标

项目	指标
氧化硅(SiO_2)	≤0.1 mg/L
铁	≤0.1 mg/L
镉	≤0.005 mg/L

续表

项目	指标
铅	≤0.05 mg/L
除铁、镉、铅以外的重金属	≤0.1 mg/L
氯离子(Cl^-)	≤0.1 mg/L
磷酸盐(P_2O_5)	≤0.1 mg/L
电导率(25 ℃时)	≤3 μS/cm
pH	5~7
外观	无色、洁净、无沉淀
硬度(碱性金属离子的总量)	≤0.02 mmol/L

九、器械清洗消毒及灭菌

(一)诊疗器械、器具和物品处理的基本要求

(1)通常情况下应遵循先清洗后消毒的处理程序。被朊毒体、气性坏疽及突发原因不明的传染病病原体污染的诊疗器械、器具和物品应遵循《医疗机构消毒技术规范》WS/T367 的规定进行处理。

(2)应根据《医院消毒供应中心 第 1 部分:管理规范》WS310.1 的规定,选择清洗、消毒或灭菌处理方法。

(3)清洗、消毒、灭菌效果的监测应符合《医院消毒供应中心 第 3 部分:清洗消毒及灭菌效果监测标准》WS310.3 的规定。

(4)耐湿、耐热的器械、器具和物品,应首选热力消毒或灭菌方法。

(5)应遵循标准预防的原则进行清洗、消毒、灭菌,CSSD 人员防护着装要求应符合表 7-7 的规定。

表 7-7 CSSD 人员防护及着装要求

区域	操作	防护着装					
		圆帽	口罩	防护服/防水围裙	专用鞋	手套	护目镜/面罩
诊疗场所	污染物品回收	√	△			√	
去污区	污染器械分类、核对、机械清洗装载	√	√	√	√	√	△
	手工清洗器械和用具	√	√	√	√	√	√
检查、包装及灭菌区	器械检查、包装	√	△		√	△	
	灭菌物品装载	√			√		
	无菌物品卸载	√			√	△#	
无菌物品存放区	无菌物品发放	√			√		

注:√表示应使用;△表示可使用;# 表示具有防烫功能的手套。

(6)设备、器械、物品及耗材使用应遵循生产厂家的使用说明或指导手册。

(7)外来医疗器械及植入物的处置应符合以下要求:①CSSD 应根据手术通知单接收外来医

疗器械及植入物；依据器械供应商提供的器械清单，双方共同清点核查、确认、签名，记录应保存备查。②应要求器械供应商送达的外来医疗器械、植入物及盛装容器清洁。③应遵循器械供应商提供的外来医疗器械与植入物的清洗、消毒、包装、灭菌方法和参数。急诊手术器械应及时处理。④使用后的外来医疗器械，应由 CSSD 清洗消毒后方可交器械供应商。

(二)诊疗器械、器具和物品处理的操作流程

1.回收

(1)使用者应将重复使用的诊疗器械、器具和物品与一次性使用物品分开放置；重复使用的诊疗器械、器具和物品直接置于封闭的容器中，精密器械应采用保护措施，由 CSSD 集中回收处理；被朊病毒、气性坏疽及突发原因不明的传染病病原体污染的诊疗器械、器具和物品，使用者应双层封闭包装并标明感染性疾病名称，由 CSSD 单独回收处理。

(2)使用者应在使用后及时去除诊疗器械、器具和物品上的明显污物，根据需要做保湿处理。

(3)不应在诊疗场所对污染的诊疗器械、器具和物品进行清点，应采用封闭方式回收，避免反复装卸。

(4)回收工具每次使用后应清洗、消毒，干燥备用。

2.分类

(1)应在 CSSD 的去污区进行诊疗器械、器具和物品的清点、核查。

(2)应根据器械物品材质、精密程度等进行分类处理。

3.清洗

(1)清洗方法包括机械清洗、手工清洗。

(2)机械清洗适用于大部分常规器械的清洗。手工清洗适用于精密、复杂器械的清洗和有机物污染较重器械的初步处理。

(3)清洗步骤包括冲洗、洗涤、漂洗、终末漂洗。

(4)精密器械的清洗，应遵循生产厂家提供的使用说明或指导手册。

4.消毒

(1)清洗后的器械、器具和物品应进行消毒处理。方法首选机械湿热消毒，也可采用 75%乙醇、酸性氧化电位水或其他消毒剂进行消毒。

(2)湿热消毒应采用经纯化的水，电导率≤15 μS/cm(25 ℃)。

(3)湿热消毒方法的温度、时间应符合表 7-8 的要求。消毒后直接使用的诊疗器械、器具和物品，湿热消毒温度应≥90 ℃，时间≥5 分钟，或 A_0 值≥3 000；消毒后继续灭菌处理的，其湿热消毒温度应≥90 ℃，时间≥1 分钟，或 A_0 值≥600。

表 7-8　湿热消毒的温度与时间

湿热消毒方法	温度/ ℃	最短消毒时间/分
消毒后直接使用	93	2.5
	90	5
消毒后继续灭菌处理	90	1
	80	10
	75	30
	70	100

(4)其他消毒剂的应用遵循产品说明书。

5.干燥

(1)宜首选干燥设备进行干燥处理。根据器械的材质选择适宜的干燥温度,金属类干燥温度70~90 ℃;塑胶类干燥温度65~75 ℃。

(2)不耐热器械、器具和物品可使用消毒的低纤维絮擦布、压力气枪或≥95%乙醇进行干燥处理。

(3)管腔器械内的残留水迹,可用压力气枪等进行干燥处理。

(4)不应使用自然干燥方法进行干燥。

6.器械检查与保养

(1)应采用目测或使用带光源放大镜对干燥后的每件器械、器具和物品进行检查。器械表面及其关节、齿牙处应光洁,无血渍、污渍、水垢等残留物质和锈斑;功能完好,无损毁。

(2)清洗质量不合格的,应重新处理;器械功能损毁或锈蚀严重,应及时维修或报废。

(3)带电源器械应进行绝缘性能等安全性检查。

(4)应使用医用润滑剂进行器械保养。不应使用液状石蜡等非水溶性的产品作为润滑剂。

7.包装

(1)包装应符合《最终灭菌医疗器械包装 第1部分:材料、无菌屏障系统和包装系统的要求》GB/T19633的要求。

(2)包装包括装配、包装、封包、注明标识等步骤。器械与敷料应分室包装。

(3)包装前应依据器械装配的技术规程或图示,核对器械的种类、规格和数量。

(4)手术器械应摆放在篮筐或有孔的托盘中进行配套包装。

(5)手术所用盘、盆、碗等器皿,宜与手术器械分开包装。

(6)剪刀和血管钳等轴节类器械不应完全锁扣。有盖的器皿应开盖,摞放的器皿间应用吸湿布、纱布或医用吸水纸隔开,包内容器开口朝向一致;管腔类物品应盘绕放置,保持管腔通畅;精细器械、锐器等应采取保护措施。

(7)压力蒸汽灭菌包重量要求:器械包重量不宜超过7 kg,敷料包重量不宜超过5 kg。

(8)压力蒸汽灭菌包体积要求:下排气压力蒸汽灭菌器不宜超过30 cm×30 cm×25 cm;预真空压力蒸汽灭菌器不宜超过30 cm×30 cm×50 cm。

(9)包装方法及要求:灭菌物品包装分为闭合式包装和密封式包装。包装方法和要求:①手术器械若采用闭合式包装方法,应由两层包装材料分两次包装。②密封式包装方法应采用纸袋、纸塑袋等材料。③硬质容器的使用与操作,应遵循生产厂家的使用说明或指导手册,每次使用后应清洗、消毒和干燥。④普通棉布包装材料应一用一清洗,无污渍,灯光检查无破损。

(10)封包要求:①包外应设有灭菌化学指示物。高度危险性物品灭菌包内还应放置包内化学指示物;如果透过包装材料可直接观察包内灭菌化学指示物的颜色变化,则不必放置包外灭菌化学指示物。②闭合式包装应使用专用胶带,胶带长度应与灭菌包体积、重量相适宜,松紧适度。封包应严密,保持闭合完好性。③纸塑袋、纸袋等密封包装其密封宽度应≥6 mm,包内器械距包装袋封口处应≥2.5 cm。④医用热封机在每天使用前应检查参数的准确性和闭合完好性。⑤硬质容器应设置安全闭锁装置,无菌屏障完整性破坏后应可识别。⑥灭菌物品包装的标识应注明物品名称、包装者等内容。灭菌前注明灭菌器编号、灭菌批次、灭菌日期和失效日期等相关信息。标识应具有可追溯性。

8.灭菌

(1)压力蒸汽灭菌。①耐湿、耐热的器械、器具和物品应首选压力蒸汽灭菌。②应根据待灭菌物品选择适宜的压力蒸汽灭菌器和灭菌程序。常规灭菌周期包括预排气、灭菌、后排汽和干燥等过程。快速压力蒸汽灭菌程序不应作为物品的常规灭菌程序,应在紧急情况下使用,使用方法应遵循《医疗机构消毒技术规范》WS/T367 的要求。③灭菌器操作方法应遵循生产厂家的使用说明或指导手册。④压力蒸汽灭菌器蒸汽和水的质量符合表 7-5。⑤管腔器械不应使用下排气压力蒸汽灭菌方式进行灭菌。⑥压力蒸汽灭菌器灭菌参数见表 7-9。⑦硬质容器和超大超重包装,应遵循厂家提供的灭菌参数。

表 7-9 压力蒸汽灭菌器灭菌参数

设备类别	物品类别	灭菌设定温度	最短灭菌时间	压力参考范围
下排气式	敷料	121 ℃	30 分钟	102.8～122.9 kPa
	器械		20 分钟	
预真空式	器械、敷料	132 ℃	4 分钟	184.4～201.7 kPa
		134 ℃		201.7～229.3 kPa

压力蒸汽灭菌器操作程序包括灭菌前准备、灭菌物品装载、灭菌操作、无菌物品卸载和灭菌效果的监测等步骤。具体内容如下所述。①灭菌前准备:每天设备运行前应进行安全检查,包括灭菌器压力表处在“零”的位置;记录打印装置处于备用状态;灭菌器柜门密封圈平整无损坏,柜门安全锁扣灵活、安全有效;灭菌柜内冷凝水排出口通畅,柜内壁清洁;电源、水源、蒸汽、压缩空气等运行条件符合设备要求。遵循产品说明书对灭菌器进行预热。大型预真空压力蒸汽灭菌器应在每天开始灭菌运行前空载进行 B-D 试验。②灭菌物品装载:应使用专用灭菌架或篮筐装载灭菌物品,灭菌包之间应留间隙;宜将同类材质的器械、器具和物品,置于同一批次进行灭菌;材质不相同时,纺织类物品应放置于上层、竖放,金属器械类放置于下层;手术器械包、硬质容器应平放;盆、盘、碗类物品应斜放,玻璃瓶等底部无孔的器皿类物品应倒立或侧放;纸袋、纸塑包装物品应侧放;利于蒸汽进入和冷空气排出;选择下排气压力蒸汽灭菌程序时,大包宜摆放于上层,小包宜摆放于下层。③灭菌操作:应观察并记录灭菌时的温度、压力和时间等灭菌参数及设备运行状况。④无菌物品卸载:从灭菌器卸载取出的物品,冷却时间＞30 分钟;应确认灭菌过程合格,结果应符合《医院消毒供应中心 第 3 部分:清洗消毒及灭菌效果监测标准》WS310.3 的要求;应检查有无湿包,湿包不应储存与发放,分析原因并改进;无菌包掉落地上或误放到不洁处应视为被污染。⑤灭菌效果的监测:灭菌过程的监测应符合《医院消毒供应中心 第 3 部分:清洗消毒及灭菌效果监测标准》WS310.3 中的相关规定。

(2)干热灭菌。适用于耐热、不耐湿,蒸汽或气体不能穿透物品的灭菌,如玻璃、油脂、粉剂等物品的灭菌。灭菌程序、参数及注意事项应符合《医疗机构消毒技术规范》WS/T367 的规定,并应遵循生产厂家使用说明书。

(3)低温灭菌。①常用低温灭菌方法主要包括环氧乙烷灭菌、过氧化氢低温等离子体灭菌、低温甲醛蒸气灭菌。②低温灭菌适用于不耐热、不耐湿的器械、器具和物品的灭菌。③应符合以下基本要求:灭菌的器械、物品应清洗干净,并充分干燥;灭菌程序、参数及注意事项符合《医疗机构消毒技术规范》WS/T367的规定,并应遵循生产厂家使用说明书;灭菌装载应利于灭菌介质穿透。

9.储存

(1)灭菌后物品应分类、分架存放在无菌物品存放区。一次性使用无菌物品应去除外包装后,进入无菌物品存放区。

(2)物品存放架或柜应距地面高度≥20 cm,距离墙≥5 cm,距天花板≥50 cm。

(3)物品放置应固定位置,设置标识。接触无菌物品前应洗手或手消毒。

(4)消毒后直接使用的物品应干燥、包装后专架存放。

(5)无菌物品存放要求:①无菌物品存放区环境的温度、湿度达到《医院消毒供应中心 第1部分:管理规范》WS310.1的规定时,使用普通棉布材料包装的无菌物品有效期宜为14天。②未达到环境标准时,使用普通棉布材料包装的无菌物品有效期不应超过7天。③医用一次性纸袋包装的无菌物品,有效期宜为30天;使用一次性医用皱纹纸、医用无纺布包装的无菌物品,有效期宜为180天;使用一次性纸塑袋包装的无菌物品,有效期宜为180天。硬质容器包装的无菌物品,有效期宜为180天。

10.无菌物品发放

(1)无菌物品发放时,应遵循先进先出的原则。

(2)发放时应确认无菌物品的有效性和包装完好性。植入物应在生物监测合格后,方可发放。紧急情况灭菌植入物时,使用含第5类化学指示物的生物PCD进行监测,化学指示物合格可提前放行,生物监测的结果应及时通报使用部门。

(3)应记录无菌物品发放日期、名称、数量、物品领用科室、灭菌日期等。

(4)运送无菌物品的器具使用后,应清洁处理,干燥存放。

十、清洗、消毒及灭菌效果监测

(一)监测要求及方法

(1)应专人负责质量监测工作。

(2)应定期对医用清洗剂、消毒剂、清洗用水、医用润滑剂、包装材料等进行质量检查,检查结果应符合《医院消毒供应中心 第1部分:管理规范》WS310.1的要求。

(3)应进行监测材料卫生安全评价报告及有效期等的检查,检查结果应符合要求。自制测试标准包应符合《医疗机构消毒技术规范》WS/T367的有关要求。

(4)应遵循设备生产厂家的使用说明或指导手册对清洗消毒器、封口机、灭菌器定期进行预防性维护与保养、日常清洁和检查。

(5)应按照以下要求进行设备的检测:①清洗消毒器应遵循生产厂家的使用说明或指导手册进行检测。②压力蒸汽灭菌器应每年对灭菌程序的温度、压力和时间进行检测。③压力蒸汽灭菌器应定期对压力表和安全阀进行检测。④干热灭菌器应每年用多点温度检测仪对灭菌器各层内、中、外各点的温度进行检测。⑤低温灭菌器应每年定期遵循生产厂家的使用说明或指导手册进行检测。⑥封口机应每年定期遵循生产厂家的使用说明或指导手册进行检测。

(二)清洗质量的监测

1.器械、器具和物品清洗质量的监测

(1)日常监测。在检查包装时进行,应目测和/或借助带光源放大镜检查。清洗后的器械表面及其关节、齿牙应光洁,无血渍、污渍、水垢等残留物质和锈斑。

(2)定期抽查。每月应至少随机抽查3~5个待灭菌包内全部物品的清洗质量,检查的内容同日常监测，并记录监测结果。

(3)清洗效果评价。可定期采用定量检测的方法，对诊疗器械、器具和物品的清洗效果进行评价。

2.清洗消毒器及其质量的监测

(1)日常监测：应每批次监测清洗消毒器的物理参数及运转情况，并记录。

(2)定期监测：①对清洗消毒器的清洗效果可每年采用清洗效果测试物进行监测。当清洗物品或清洗程序发生改变时，也可采用清洗效果测试指示物进行清洗效果的监测。②清洗效果测试物的监测方法应遵循生产厂家的使用说明或指导手册。

3.注意事项

清洗消毒器新安装、更新、大修、更换清洗剂、改变消毒参数或装载方法等时，应遵循生产厂家的使用说明或指导手册进行检测，清洗消毒质量检测合格后，清洗消毒器方可使用。

(三)消毒质量的监测

1.湿热消毒

应监测、记录每次消毒的温度与时间或 A_0 值。监测结果应符合《医院消毒供应中心 第 2 部分：清洗消毒及灭菌技术操作规范》WS310.2 的要求。应每年检测清洗消毒器的温度、时间等主要性能参数。结果应符合生产厂家的使用说明或指导手册的要求。

2.化学消毒

应根据消毒剂的种类特点，定期监测消毒剂的浓度、消毒时间和消毒时的温度，并记录，结果应符合该消毒剂的规定。

3.消毒效果监测

消毒后直接使用物品应每季度进行监测，监测方法及监测结果应符合《医院消毒卫生标准》GB15982 的要求。每次检测 3～5 件有代表性的物品。

(四)灭菌质量的监测

1.原则

(1)对灭菌质量采用物理监测法、化学监测法和生物监测法进行，监测结果应符合本标准的要求。

(2)物理监测不合格的灭菌物品不得发放，并应分析原因进行改进，直至监测结果符合要求。

(3)包外化学监测不合格的灭菌物品不得发放，包内化学监测不合格的灭菌物品和湿包不得使用。并应分析原因进行改进，直至监测结果符合要求。

(4)生物监测不合格时，应尽快召回上次生物监测合格以来所有尚未使用的灭菌物品，重新处理；并应分析不合格的原因，改进后，生物监测连续 3 次合格后方可使用。

(5)植入物的灭菌应每批次进行生物监测。生物监测合格后，方可发放。

(6)使用特定的灭菌程序灭菌时，应使用相应的指示物进行监测。

(7)按照灭菌装载物品的种类，可选择具有代表性的 PCD 进行灭菌效果的监测。

(8)灭菌外来医疗器械、植入物、硬质容器、超大超重包，应遵循厂家提供的灭菌参数，首次灭菌时对灭菌参数和有效性进行测试，并进行湿包检查。

2.压力蒸汽灭菌的监测

(1)物理监测法。①日常监测：每次灭菌应连续监测并记录灭菌时的温度、压力和时间等灭菌参数。灭菌温度波动范围在±3 ℃内，时间满足最低灭菌时间的要求，同时应记录所有临界点的时间、温度与压力值,结果应符合灭菌的要求。②定期监测:应每年用温度压力检测仪监测温度、压力和时间等参数,检测仪探头放置于最难灭菌部位。

(2)化学监测法。①应进行包外、包内化学指示物监测。具体要求为灭菌包包外应有化学指示物,高度危险性物品包内应放置包内化学指示物,置于最难灭菌的部位。如果透过包装材料可直接观察包内化学指示物的颜色变化,则不必放置包外化学指示物。根据化学指示物颜色或形态等变化,判定是否达到灭菌合格要求。②采用快速程序灭菌时,也应进行化学监测。直接将一片包内化学指示物置于待灭菌物品旁边进行化学监测。

(3)生物监测法。①应至少每周监测 1 次。②紧急情况灭菌植入物时,使用含第 5 类化学指示物的生物 PCD 进行监测,化学指示物合格可提前放行,生物监测的结果应及时通报使用部门。③采用新的包装材料和方法进行灭菌时应进行生物监测。④小型压力蒸汽灭菌器因一般无标准生物监测包,应选择灭菌器常用的、有代表性的灭菌物品制作生物测试包或生物 PCD,置于灭菌器最难灭菌的部位,且灭菌器应处于满载状态。生物测试包或生物 PCD 应侧放,体积大时可平放。⑤采用快速程序灭菌时,应直接将一支生物指示物,置于空载的灭菌器内,经一个灭菌周期后取出,规定条件下培养,观察结果。⑥生物监测不合格时,应尽快召回上次生物监测合格以来所有尚未使用的灭菌物品,重新处理;并应分析不合格的原因,改进后,生物监测连续 3 次合格后方可使用。

(4)B-D 试验。预真空(包括脉动真空)压力蒸汽灭菌器应每天开始灭菌运行前空载进行B-D测试,B-D测试合格后,灭菌器方可使用。B-D 测试失败,应及时查找原因进行改进,监测合格后,灭菌器方可使用。小型压力蒸汽灭菌器的 B-D 试验应参照《小型压力蒸气灭菌器灭菌效果监测方法和评价要求》GB/T30690。

(5)灭菌器新安装、移位和大修后的监测。应进行物理监测、化学监测和生物监测。物理监测、化学监测通过后,生物监测应空载连续监测 3 次,合格后灭菌器方可使用,监测方法应符合《医疗保健产品灭菌医疗保健机构湿热灭菌的确认和常规控制要求》GB/T20367 的有关要求。对于小型压力蒸汽灭菌器,生物监测应满载连续监测 3 次,合格后灭菌器方可使用。预真空(包括脉动真空)压力蒸汽灭菌器应进行B-D测试并重复 3 次,连续监测合格后,灭菌器方可使用。

3.干热灭菌的监测

(1)物理监测法。每灭菌批次应进行物理监测。监测方法包括记录温度与持续时间。温度在设定时间内均达到预置温度,则物理监测合格。

(2)化学监测法。每一灭菌包外应使用包外化学指示物,每一灭菌包内应使用包内化学指示物,并置于最难灭菌的部位。对于未打包的物品,应使用一个或者多个包内化学指示物,放在待灭菌物品附近进行监测。经过一个灭菌周期后取出,据其颜色或形态的改变判断是否达到灭菌要求。

(3)生物监测法。应每周监测 1 次。

(4)新安装、移位和大修后的监测:应进行物理监测法、化学监测法和生物监测法监测(重复 3 次),监测合格后,灭菌器方可使用。

4.低温灭菌的监测

(1)原则:低温灭菌器新安装、移位、大修、灭菌失败、包装材料或被灭菌物品改变,应对灭菌效果进行重新评价,包括采用物理监测法、化学监测法和生物监测法进行监测(重复 3 次),监测合格后,灭菌器方可使用。

(2)环氧乙烷灭菌的监测。①物理监测法:每次灭菌应监测并记录灭菌时的温度、压力、时间和相对湿度等灭菌参数。灭菌参数应符合灭菌器的使用说明或操作手册的要求。②化学监测法:每个灭菌物品包外应使用包外化学指示物,作为灭菌过程的标志,每包内最难灭菌位置放置包内化学指示物,通过观察其颜色变化,判定其是否达到灭菌合格要求。③生物监测法:每灭菌批次应进行生物监测。

(3)过氧化氢低温等离子灭菌的监测。①物理监测法:每次灭菌应连续监测并记录每个灭菌周期的临界参数(如舱内压、温度、等离子体电源输出功率)和灭菌时间等灭菌参数。灭菌参数应符合灭菌器的使用说明或操作手册的要求。②可对过氧化氢浓度进行监测。③化学监测法:每个灭菌物品包外应使用包外化学指示物,作为灭菌过程的标志;每包内最难灭菌位置应放置包内化学指示物,通过观察其颜色变化,判定其是否达到灭菌合格要求。④生物监测法:每天使用时应至少进行一次灭菌循环的生物监测。

(4)低温蒸汽甲醛灭菌的监测。①物理监测法:每灭菌批次应进行物理监测。详细记录灭菌过程的参数,包括灭菌温度、相对湿度、压力与时间。灭菌参数应符合灭菌器的使用说明或操作手册的要求。②化学监测法:每个灭菌物品包外应使用包外化学指示物,作为灭菌过程的标志;每包内最难灭菌位置应放置包内化学指示物,通过观察其颜色变化,判定其是否达到灭菌合格要求。③生物监测法:应每周监测 1 次。

(5)其他低温灭菌方法的监测要求及方法应符合国家有关标准的规定。

(五)质量控制过程的记录与可追溯要求

(1)应建立清洗、消毒、灭菌操作的过程记录,内容包括:①应留存清洗消毒器和灭菌器运行参数打印资料或记录。②应记录灭菌器每次运行情况,包括灭菌日期、灭菌器编号、批次号、装载的主要物品、灭菌程序号、主要运行参数、操作员签名或代号,及灭菌质量的监测结果等,并存档。

(2)应对清洗、消毒、灭菌质量的日常监测和定期监测进行记录。

(3)记录应具有可追溯性,清洗、消毒监测资料和记录的保存期应≥6 个月,灭菌质量监测资料和记录的保留期应≥3 年。

(4)灭菌标识的要求:①灭菌包外应有标识,内容包括物品名称、检查打包者姓名或代号、灭菌器编号、批次号、灭菌日期和失效日期;或含有上述内容的信息标识。②使用者应检查并确认包内化学指示物是否合格、器械干燥、洁净等,合格方可使用。同时将手术器械包的包外标识留存或记录于手术护理记录单上。③如采用信息系统,手术器械包的标识使用后应随器械回到 CSSD 进行追溯记录。

(5)应建立持续质量改进制度及措施,发现问题及时处理,并应建立灭菌物品召回制度:①生物监测不合格时,应通知使用部门停止使用,并召回上次监测合格以来尚未使用的所有灭菌物品。同时应书面报告相关管理部门,说明召回的原因。②相关管理部门应通知使用部门对已使用该期间无菌物品的患者进行密切观察。③应检查灭菌过程的各个环节,查找灭菌失败的可能原因,并采取相应的改进措施后,重新进行生物监测 3 次,合格后该灭菌器方可正常使用。④应对该事件的处理情况进行总结,并向相关管理部门汇报。

(6)应定期对监测资料进行总结分析,做到持续质量改进。

(李　敏)

第八章

医院人力资源管理

第一节　医院人力资源管理的概述与理论

一、医院人力资源管理基本概念

（一）医院人力资源

1.人力资源的概念

人力资源(human resource)最早是由美国当代著名管理学家彼得·德鲁克在其《管理的实践》一书中提出的。彼得·德鲁克认为，相比于其他资源，人力资源具有特殊性，包括生物性、能动性、时效性、智力性、再生性和社会性等。对于人力资源的概念，我们可以从广义和狭义两方面去理解：广义上讲，人力资源是一定范围内的人口中具有劳动能力的人的总和，是能够推动社会进步和经济发展的具有智力和体力劳动能力的人的总称；狭义上讲，从组织层面看，人力资源是有助于实现组织目标的，组织内外所有可配置的人力生产要素的总和。

人力资源是所有资源中最宝贵的资源。作为一种特殊的资源，人力资源具有极大的可塑性和无限的潜力。人力资源的最大特点是能动性，这是人力资源与其他一切资源最根本的区别。人力资源的活动总是处于经济或事务活动的中心位置，决定其他资源的活动。因此，人力资源在经济活动中是唯一起创造性作用的因素，它影响着一个组织的发展、进取和创新。IBM公司创办人毕生说："就算你没收我的工厂，烧毁我的建筑物，但留给我员工，我将重建我的王国。"在现代西方的管理中，随着管理理论和模式的变革，人力资源成为最重要的战略资源，"以人为本"的管理思想得到了越来越多的认同。

2.医院人力资源的概念及其特点

医院人力资源是指为完成医院各项任务，在医疗、护理等各种活动中所投入的人员总和。医院开展的各项医疗活动，离不开人力、物力、财力、信息等这些基本要素的投入，这些要素的相互结合、相互作用，共同影响甚至决定医院的发展。其中人力是最重要、最核心的资源，人的主动性、创造性及技术水平的发挥，是医院活力的源泉和发展的基础。

相比于其他行业的人力资源，医院人力资源具有社会责任重大、知识技能高度密集、团队协作性强等特点。

(1)社会责任重大。医院人力资源直接面对人群和患者，提供诊疗保健服务，涉及人们的生老病死，其服务水平和服务质量的优劣关系亿万人民的健康，关系千家万户的幸福。承担着对社会、对公众救死扶伤的责任和义务。与人民群众切身利益密切相关，社会关注度高，是重大的民生问题，关系到人民群众对社会事业的满意度，关系到社会公平正义的维护和稳定。

(2)工作具有高风险性。医院人力资源工作过程中会面对很多已知和未知的风险，很多工作带有救急性质，不可拖延。面对重大传染病疫情、危害严重的中毒事件、自然灾害或灾难事故引发的险情、恐怖袭击、放射性物质泄漏事件等突发卫生事件，危急时刻医务人员需要挺身而出，工作强度和压力超乎寻常。所面对的每个患者，病情变化、身体素质、恢复程度等不确定因素较多，医务人员在对病情的判断上难免会发生偏差。同时，社会上有些人对这种高风险性缺乏足够的认识，有些医务人员还会受到患者及家属的辱骂、殴打，甚至受到行政处分和法律追究。

(3)从事知识技能高度密集型的劳动。医院人力资源成长过程较长，需要接受扎实的基础理论学习和临床实践训练。一名医学生要成长为一名合格的医师，一般需要接受5～10年的院校学习和1～5年的实践培训。在从事临床工作之后，还需要接受各种继续医学教育和培训。经过长期培养出来的医务工作者，其专业知识、技术必定具有较高的专业性。医院人力资源所提供的服务种类繁多，因为人类所面临的疾病危害的种类多，诊断和治疗的方法相对更多。医务人员的劳动以付出技术为主要特点，在为患者服务中，每个环节都渗透着技术，患者的康复凝聚着技术和知识的结晶。这些技术和知识正是上述理论学习和实践积累的成果。

(4)医务劳动的团队协作性强。医院人力资源一方面必须对种类繁多的服务提供完善的技术规范，另一方面又必须针对每一个不同的个体辨证施治。诊疗工作的完成需要不同专业群体的高度协调，同时不允许有任何模糊或者错误。例如在开展手术时，需要有外科医师、麻醉师、手术室护士及病房护士等组成工作组，团结协作、密切配合。没有团队协作精神，手术无法顺利开展。因此，医院工作中更强调临床、护理、医技以及医院管理等各类人员之间的相互支撑和密切配合。

(5)医务人员具有实现自我价值的强烈愿望。医务人员作为知识型人才，通常具有较高的需求层次，更注重自身价值的实现。为此，他们很难满足于一般事务性工作，更渴望看到其工作的成果。医师通常会认为患者的康复结果才是工作效率和能力的证明。医师在其工作中愿意发现问题和寻找解决问题的方法，并尽力追求完美的结果。也期待自己的工作更有意义并对医院工作和社会健康有所贡献，渴望通过这一过程充分展现个人才智，实现自我价值。

(6)道德潜质要求高。由于医疗市场的复杂性以及医务人员技术垄断性，医患双方存在严重的信息不对称，发生道德风险的现象很普遍，主要表现是为追求最大化的经济利益，提供超过患者需求的医疗服务；为最大程度减少责任和医疗纠纷，对患者采取“保护性医疗”；对患者知情权尊重不够，缺乏足够的、耐心的解释和沟通等情况。患者存在的上述风险，可以通过提高医务人员的道德品质来规避。医务工作的宗旨是“救死扶伤，实行人道主义”，对医务人员的道德潜质提出了更高的要求。

(二)医院人力资源管理

1.医院人力资源管理的概念和内涵

人力资源管理是指运用现代科学方法，对与一定物力相结合的人力进行合理的培训、组织和调配，使人力、物力经常保持最佳比例，同时对人的思想、心理和行为进行恰当的指导、控制和协调，充分发挥人的主观能动性，使人尽其才、事得其人、人事相宜，以提高绩效，实现组织目标。通常一个组织的人力资源管理工作主要涉及以下几个方面：制订人力资源战略计划，岗位分析和工作描述，员工的招聘与选拔，雇佣管理与劳资关系，员工培训，员工工作绩效评估，促进员工发展，薪酬与福利设计，员工档案保管等。

医院人力资源管理就是为了更好地完成医院的各项任务而充分发挥人力作用的管理活动，是人力资源有效开发、合理配置、充分利用和科学管理的制度、法令、程序和方法的总和。医院人力资源管理贯穿于医院人力资源活动的全过程，包括人力资源的预测与规划、工作分析与设计、人力资源的维护与成本核算、人员的甄选录用、合理配置和使用，还包括对人员的能力开发、教育培训、调动人的工作积极性、提高人的科学文化素质和思想道德觉悟等。

2.医院现代人力资源管理的特点

长期以来，医院人事管理沿袭计划经济体制下的集中统一管理制度，参照管理行政机关人员的管理模式。这种传统的人事管理忽视员工的主观能动性和自我实现的需求，是一种操作性很强的具体事务管理。随着社会经济发展，影响健康的因素越来越复杂，广大人民群众医疗卫生服务需求日益增强，传统的医院人事管理制度存在的弊端逐渐暴露，已不能适应医药卫生体制改革和医疗卫生事业发展的需求，建立适应现代医院建设和管理要求的现代医院人力资源管理模式势在必行。作为管理学一个崭新和重要的领域，现代医院人力资源管理具有以下特点。

(1)强调“以人为本”，坚持医院内部成员参与管理的原则。现代医院人力资源管理强调对“人”的管理，以人力资源为核心，使“人”与“工作”和谐有效地融合，寻找人、事相互适应的契合点，旨在人适其所、人尽其才。医院管理者坚持“以人为本”的思想，主动开发人力资源、挖掘潜能，“用事业凝聚人才、用精神激励人才”，最大限度地激发员工的工作积极性和创造性。同时，树立医院内部成员的主体意识，明确他们的主体地位，吸纳员工代表参与医院管理，努力促进管理者与被管理者之间和谐的合作关系，使人力资源与医院发展呈现一种双向互动的关系，实现员工成长与医院发展的“双赢”。

(2)注重战略性，建立战略性人力资源管理体系。现代医院注重战略性、适应性的管理，从战略层面对医院的人力资源活动进行设计、开发和管理，建立一整套战略性人力资源管理体系。医院人力资源管理者应着眼于未来个人和医院的发展，关注如何开发人的潜在能力，采用战略眼光和方法进行组织、实施和控制；充分分析内部人力资源的需求情况、供给状况，医院外部机遇和挑战等信息，制定出科学合理的人才发展规划；建设和完善人才梯队，有目的、有计划、有步骤地引进和培养满足医院发展需要的各类人才；完善管理，设计不同的职业生涯模式，满足医务人员的职业追求；通过尽早的职业生涯规划管理和组织设计，使医务人员对医院和社会的贡献达到最大。

(3)树立人力资源是“资源”而非“成本”的观念。传统人事管理将人视为一种成本，而现代人力资源管理把人看作一种充满生机与活力、决定医院发展和提升医院水平的重要资源。因此，医院在开展管理时，要摈弃人力投入是成本的旧观念，以人员保护、开发和增值为工作重点，以投资的眼光看待在培养人才、吸引人才，以及使用人才方面的投入，不断提升医务人员的价值，促进他们积累医疗经验、扩充医疗知识、提高医疗技术。在开展培训时，要由传统的外部安排的课堂培训方式，向注重个人内在需要的灵活学习方式转变，使人才的知识转化为医疗服务能力，提高他们解决实际问题的能力。由于人力资源具有能动性和可创造性的特性，人力资源“投资”将成为医院发展最有前途的“投资”。

(4)倡导“主动式管理”。医院传统的人事管理主要是按照国家卫生、劳动人事政策和上级主管部门发布的劳动人事规定、制度对职工进行管理，仅在“需要”时被动地发挥作用，而在对医院发展和职工的需求等方面，缺乏主动性和灵活性，对医务人员的管理缺乏长远规划。现代人力资源管理强调要发现人才、培养人才、使用人才，使每个人都工作在最适合自己的岗位上，做到“人-岗”匹配，同时创造一种积极向上、团结敬业的医疗卫生工作环境，提高医院工作效率。现代人力资源管理，通过实施医院的人才培养，把握医院人才信息并及时进行反思和修正，来达到确认和发掘每一位职工的潜力，促进医院发展的目的。

(5)开展“动态管理”。医院传统人事管理多为行政性工作，是以执行、落实各项规定和控制人员编制为目标的计划性静态管理。医院职工的职业基本上从一而终，管理模式单一，管理方法陈旧。现代人力资源管理更强调参与制定策略、进行人力资源规划、讲究生涯管理等创造性动态管理工作，逐步建立起包括招聘机制、培训机制、考核机制、激励机制、奖惩机制等动态管理体系，在保持医疗队伍相对稳定的同时，建立起真正的激励与约束机制。打破干部终身制，竞争上岗、择优聘用；畅通人员进出渠道，一方面减员增效，一方面积极引进人才，形成优胜劣汰的竞争局面。创造出一种“人员能进能出、职务能上能下、待遇能高能低”的动态管理模式，促进医务人员潜能的发挥和自身素质的提高。

二、医院人力资源管理现状

近年来，事业单位人事制度改革不断深化。同样，医院人事制度也在不断改革与创新，医院人力资源的招聘选拔、评价使用、培训开发等方面取得了明显成效；医院领导干部的选拔任用和岗位规范、医务人员综合评价制度、岗位绩效工资制度以及人才流动与稳定等制度在各地的不断探索中，积累了很好的实践经验。

（一）我国医院人力资源结构

我国医院人力资源包括卫生技术人员、其他技术人员、管理人员以及工勤技能人员四大类，其中卫生技术人员包括执业医师、执业助理医师、注册护士、药师（士）、检验技师（士）、影像技师（士）等，其他技术人员是指从事医疗器械修配、宣传等技术工作的非卫生专业技术人员，管理人员是担任医院领导职责或医院管理任务的人员，工勤技能人员是指承担技能操作和维护等职责的工作人员。

（二）医院人力资源管理活动

医院人力资源管理是为了更好地完成医院的各项任务而充分发挥人力作用的管理活动，是人力资源规划开发、合理配置、充分利用和科学管理的制度、法令、程序和方法的总和。概括而言，医院人力资源管理活动主要包括招聘与选拔、培训与开发、评价与使用、绩效管理、薪酬管理等。

1.招聘与选拔

医院人力资源的招聘与选拔是指根据医院人力资源规划和工作分析的数量和质量要求，通过一定渠道获取并甄选医院所需的合格人才，并安排他们到所需岗位工作的过程。目前，80%以上的医院均实行了聘用制管理，医院补充新员工的最主要途径也是公开招聘，并且选拔的主要方式是面试和知识技能测试。随着现代医院人力资源管理理念的进步，医院在人员的招聘与选拔中也不断探索引入一些新的方法和技术，测评方式日益多样化。

2.培训与开发

医院人力资源的培训与开发是指在医院发展目标与员工发展目标相结合的基础上，有目的、有组织、有计划、有系统地对员工进行教育和训练，达到提高人力资源整体素质、开发人力资源潜能、提高人力资源效率、加强医院服务水平的目的。随着社会经济的发展、人民生活水平不断提高，人们的文化素质和法律意识都有了很大的提高，这从客观上对医院的技术和服务提出更高的要求。只有顺应环境的变化，在培训内容上除了提升医院员工知识、技能外，还要有针对性地开发，注重员工的潜能，才能使员工以及医院更好地适应环境的变化。

3.评价与使用

人力资源评价是指通过各种量表、观察评定、业绩考核、面试等多种手段测评人才素质的活动。医院人力资源评价将人力资源评价活动限定于特定的组织——医院之中，因此，医院人力资源评价既包括人力资源评价一般的特性和内容，也包括在医院中组织人力资源评价所包含的特殊要求和性质。目前我国医院对人员的评价主要集中在工作质量、工作数量、服务对象的满意度和出勤情况等。另外，“胜任力”评价是近几年在医院人力资源评价中研究较多的课题之一。胜任力的内涵包括五个层次，由低到高、由表及里，主要包含知识（knowledge）、技术（skill）、自我认知（self-concept characteristics）、特质（traits）、动机（motives）。“胜任力”评价最大的优势在于不仅可以从与绩效相关的知识、技术、人格、态度、能力等特征全面地评价人力资源，还可以从人力资源深层次的动机、特质、自我认知、态度或价值观、某领域知识、认知或行为技能等可以被测量或计数的素质上，区分优秀与一般绩效的医院员工。

4.绩效管理

绩效管理是人员任用和奖惩的依据，具有激励、导向、沟通、协调等方面的作用。随着疾病谱和医学模式的转变，社会对医疗卫生服务需求不断增长，医疗卫生服务的工作模式、服务提供内容和方式等不断变化，医务人员的工作过程往往难以直接监控，公共卫生、医疗卫生等个体工作成果难以精确衡量等特征都使得价值评价体系变得复杂而不确定。完整的绩效管理包括绩效计划制订、过程监督、绩效评价、绩效反馈等环节，并形成一个循环过程。从组织层面来说，绩效管理就是通过计划、实施、监督、检查、奖惩等来引导员工实现组织绩效目标和提升组织绩效水平；从个人层面来说，则表现为通过共同努力实现员工能力的综合发展和绩效的不断提升。因此，绩效管理是管理者和员工双方就目标及如何实现目标而达成共识，并协助员工成功实现目标的管理方法。绩效管理不是简单的任务管理，也绝不能将绩效管理等同于绩效评价。可喜的是，越来越多的医院管理者正在关注这些问题，一些医院已经在开展绩效管理的尝试和探索。随着医院内外环境的变化，管理实践的不断深入，对医院绩效管理的理解会越来越深刻，这无疑会推动医院绩效管理的实施与完善。

5.薪酬管理

薪酬是（医院）人力资源开发和管理中至关重要的内容，对医院来说，薪酬是医院吸引和留住员工的基本手段；对员工来说，薪酬与员工的切身利益密切相关，直接影响员工的工作态度和绩效，进而影响医院的整体效益。随着事业单位人事制度改革的不断推进，医院也经历了多次薪酬制度改革。目前，事业单位正积极推进收入分配岗位绩效工资制，总体目标是建立符合事业单位特点、体现岗位绩效和分级分类管理的收入分配制度。

（三）医院人力资源管理存在的问题

（1）“人才本位”意识需进一步加强，医院人力资源管理队伍总体素质不高。德鲁克认为，在当今世界，管理者的素质能力决定着企业的成败。医院管理者的素质、能力同样决定着医院的发展。目前，我国医院管理队伍大多是临床专业技术人员，缺乏系统的管理学知识训练和实践，传统的人事管理模式缺乏科学性、开创性。人文关怀不足，不注重医院与员工的共同发展。人的主观能动性、归属感、成就感和自我实现的需要往往被忽视。

(2)人力资源管理职能落后。人力资源管理中只见“事”、未见“人”,以“事”为中心,强调“事”的单一方面、静态的控制和管理,将人作为管理的对象,注重人对事的适应性,极少关心人的内在需求变化,忽视人的可激励性和能动性,抑制了其内在潜能的发挥。首先,医院对于人才的需求与计划控编存在矛盾,医院用人自主权受到一定的限制;在人力资源招聘工作中缺乏规划和岗位分析等前期准备工作;招聘考核方法、人才测评手段等显得比较单一、落后,亟待更新改进。对人力资源的培训大多仍停留在对员工知识、技能层面的培训,对于员工潜能的开发尚需要进一步加强。尤其是如何加强医院管理者的培训与开发,打造一支“职业化”的医院管理队伍,成为当前的重要课题。受传统经济体制的影响,目前我国大多数医院对职工采取的都是同样的评价方法,绩效考核非常明确,只是为了分配而进行,绩效管理制度往往被定位为分配制度。评价的方法多是工作结果为导向的绩效评价,即为医务人员设定一个最低的工作成绩标准,然后将考核对象的工作结果与这一标准相比较。不利于针对性地进行培训发展。所以,这种以工作结果为导向的绩效评价越来越显露出不足。第一,在多数情况下,医务人员最终的工作结果除了取决于个人的努力,同时也取决于医疗卫生环境等多种因素。第二,结果导向的绩效评价容易加剧个人之间的不良竞争,甚至可能导致员工不择手段的倾向,不利于彼此之间的协作以及医院的长期绩效提升。第三,结果导向的绩效评价方法在为员工提供绩效反馈方面的作用不大,尽管这种方法可以告诉员工其工作成绩低于可以接受的“标准”,但是它却无法提供如何改进工作绩效的明确信息。目前的薪酬制度以职务、职称定薪维度单一,薪酬结构不合理等。

三、医院人力资源管理改革与发展

(一)医院领导体制改革

医院领导体制是医院内部领导和管理系统诸要素相互关系的协调运作及其工作制度、工程程序和工作规范。国家有关部门《关于深化卫生事业单位人事制度改革的实施意见》明确规定:“卫生事业单位实行并完善院(所、站)长负责制。要建立和完善任期目标责任制,明确院(所、站)长的责、权、利。要充分发挥党组织的政治核心和监督保证作用,依靠职代会实行民主管理和民主监督,建立有效的监督保障机制。实行产权制度改革的试点单位,经批准可探索试行理事会(董事会)决策制、监事会监管制等新型管理制度。”

长期以来,我国医院普遍推行了院长负责制,对促进医院改革和发展发挥了重要作用,也得到了广大干部职工的普遍认可。多年的实践已充分证明,实行院长负责制有利于医院的管理和发展,应当坚持和完善院长负责制。但在实行院长负责制中也存在一些问题,需要进一步明确党政领导干部的责权,研究明确党委会和行政会议研究问题的内容和分工,形成权力与责任相统一的机制,建立健全有效的监督和问责机制,发挥职代会的监督作用,建立科学的领导干部任职标准,并加强考核制度,促进院长负责制的健康发展。通过制定院长任期目标责任制等方式,确保其管理的主动性、积极性和创造性的发挥。同时完善监督机制,保证院长在其职责范围内,有效行使权力,合理配置资源。

同时,根据医药卫生体制改革需要,探索完善医院法人治理结构,探索理事会或董事会决策制、监事会监管制等新型管理体制,形成有责任、有激励、有约束、有竞争、有活力的医院管理体制。

(二)医院人事制度改革

《关于深化卫生事业单位人事制度改革的实施意见》明确了卫生事业单位人事制度改革的指导思想、目标原则和主要任务。

1.实行聘用制

按照公开招聘、择优聘用、平等自愿、协商一致的原则,医院与职工通过签订聘用合同,明确医院与被聘人员的责、权、利,保证双方的合法权益。根据各类不同人员的特点实行相应的聘用办法,打破行政职务、专业技术职务终身制,实行由身份管理向岗位管理的转变。在聘用人员中,对优秀人才和技术骨干可采用不同的聘用办法,实行不同的聘期,给予较高的聘用待遇,相对稳定一批技术骨干。还可根据工作需要采取专职与兼职相结合的方式,聘用部分兼职技术骨干。根据医疗工作的特点,制定兼职管理规定,加强对兼职人员的管理。

2.进行科学合理的岗位设置

岗位设置要坚持按需设岗、精简高效的原则,充分考虑社会的需求、医院的发展、人才结构和人才培养等多种因素。可根据工作需要,确定一部分关键岗位。要明确岗位责任、任职条件、聘用期限,做到职责明确,权限清晰,条件合理。根据主管部门制定的岗位设置原则及专业技术职务结构比例要求,依据自身承担的任务,自主决定高、中、初级专业技术岗位的设置。岗位设置要有利于学科的发展及社会对医疗服务的需求。

(1)医院管理人员实行职员聘任制,逐步建立符合医疗机构行政管理特点的岗位序列和体现管理人员能力、业绩、资历、岗位需要的工资待遇。医院中层以上管理干部实行任期目标责任制,可以采用直接聘任、招标聘任、推选聘任、委任等多种任用形式,推行任前"公示制"。

(2)卫生专业技术人员实行专业技术职务聘任制。要以深化职称改革、推行执业资格制度为切入点,实行从业准入制,逐步建立和完善与社会主义市场经济体制相适应的科学的卫生专业技术人才管理机制。按照评聘分开、强化聘任的原则,实行专业技术职务聘任制,逐步建立符合行业特点的社会化人才评价体系。

(3)医院中的工勤人员实行合同制。对于工勤人员要在加强职业技能培训,规范工人技术等级考核,提高素质的基础上,根据其职业工种、技能等级、实际能力等条件,可采用竞争上岗、择优聘用、定期考核等办法,规范工勤人员进、管、出环节。

3.建立和完善岗位考核制度

对聘用人员进行全面考核,并把考核结果作为续聘、晋级、分配、奖惩和解聘的主要依据。根据医疗卫生专业技术人员的工作特点,制定以业绩为基础,由品德、知识、能力、服务等构成的考核指标,建立健全适合各类不同人员的简便、易操作的考核评价体系。

4.建立解聘、辞聘制度

通过建立解聘、辞聘制度,使医院能按照规定的程序解聘职工,职工也可以按照聘用合同辞聘,畅通人员出口,增加用人制度的灵活性。对服务质量、服务态度较差,但又不够解聘条件的人员,可实行诫勉制度,限期改正,到期不改的,予以解聘。

5.对新进人员实行公开招聘制度

医院需要补充人员时,要公布缺员岗位的用人条件和职责,实行公开招聘。招聘采取考试与考核相结合的方式,择优聘用。应聘卫生技术岗位必须具备相应的专业学历或规定的资格条件,非卫生专业技术人员不得参加应聘进入卫生技术岗位工作,已在卫生技术岗位的必须转岗。在实行聘用制中,对新进人员采取新人新办法,实行人事代理制。

(三)医院分配制度改革

医院工资分配制度的改革要按照按劳分配和生产要素参与分配的原则,结合卫生工作知识密集、脑力与体力结合、高风险等特点,在逐步推进管理体制改革的条件下,进一步搞活内部分配,扩大各医院的分配自主权,根据按岗定酬、按任务定酬、按业绩定酬的精神,建立起重业绩、重贡献,向优秀人才和关键岗位倾斜,自主灵活的分配激励机制。

探索新的分配机制。积极开展按生产要素参与分配的改革试点,研究探索技术、管理等生产要素参与分配的方法和途径。根据不同岗位的责任、技术劳动的复杂和承担风险的程度、工作量的大小等不同情况,将管理要素、技术要素、责任要素一并纳入分配因素确定岗位工资,按岗定酬。拉开分配档次,对于少数能力、水平、贡献均十分突出的技术和管理骨干,可以通过一定形式的评议,确定较高的内部分配标准。

(四)医院人力资源流动配置改革

运用市场机制,调整医疗卫生人力资源结构,促进人员合理流动。有条件的地区可根据实际情况,按规定申请建立卫生人才交流服务中心,积极配合医院等卫生事业单位人事制度改革,为卫生专业人员和其他卫生工作人员在行业内或行业间流动提供服务。

医院可将未聘人员向卫生人才交流服务中心申请托管,由人才交流中心、医院和托管人员签订协议,明确三方责任及有关事项,对未聘人员集中管理,以减轻医院的冗员负担。

(刘向前)

第二节　医院人力资源管理的主要内容

一、医院人力资源规划

(一)人力资源管理战略体系

美国人力资源管理学者舒乐和沃克认为,人力资源战略是一种程序和活动的集合,它通过人力资源部门和直线管理部门的努力来实现组织的战略目标,并以此来提高组织的绩效、维持竞争优势。

人力资源战略也是人力资源管理战略。人力资源管理战略的践行能够调动、指引并确保所有的人力资源活动都能够围绕直接影响组织的问题实施。人力资源战略将组织管理思想与行动联系起来,确定了如何能够以战略为核心去进行人力资源管理,研究如何更加有效地实施人才强化战略、人员配置、薪酬管理、绩效管理,以吸引核心人才,保持竞争精神。

人力资源战略是为管理中可能产生的变化而制订的行动计划,它提供一种思路——通过人力资源管理使得组织获得和保持竞争优势。作为整个组织战略的一部分,人力资源问题事实上是组织战略实施的核心问题。在竞争日渐激烈的环境里,组织的目标就是要赢得胜利,而在此过程中,人力资源战略对组织来说无疑是越来越重要了,它能够确定组织如何对人进行管理,并以此实现组织目标。

同样,医院需要根据内外环境的变化来建立完善的人力资源管理的方法,正面影响医院绩效,为医院成功做出贡献。人力资源战略不但能提高医院绩效,还能够保证有效的成本控制。

(二)医院人力资源管理战略的实施

医院实施人力资源管理战略,一般有 3 个阶段。

1.制订阶段

制订人力资源管理战略虽然重要,但只有综合分析医院内外部那些影响人力资源的要素,确认所面临的境况,才能确定人力资源战略的方向。而要确定人力资源战略的方向,首先就要确定人力资源战略目标,随后制订实施计划,最后协调人力资源战略与医院整体战略间的平衡,合理配置医院内的资源,从整体的角度出发,调整人力资源战略使之符合医院整体战略的需要。

2.实施阶段

实施人力资源战略前,需先分解人力资源战略计划,化整为零,各部门明确自身的任务与作用,推动医院进入良性循环,实现医院目标。

3.评估与调整阶段

在人力资源战略计划实施以后,对该战略的有效性进行评估,保证战略计划的正确实施,也需要及时校验优化战略计划。当发现现行的人力资源战略已不符合医院的内外部环境时,最好的措施就是当机立断找出差距、分析原因并进行整改。

因此,人力资源战略需要不断地进行调整和修改,以随时适应环境,为医院航向掌好舵。

(三)医院人力成本核算与人力资源开发

人力成本包括以下几种。

1.取得成本

取得成本指医院在招募和录取职工的过程中发生的成本。如广告宣传费用、各种安置新职工的行政管理费用、为新职工提供工作所需装备的费用等。

2.开发成本

开发成本指医院为提高职工的技术能力、增加人力资源的价值而发生的费用。如上岗前教育成本、岗位培训成本、脱产培训成本等。

3.使用成本

使用成本指医院在使用职工的过程中而发生的成本。如工资、奖金、津贴、福利等。

4.保险成本

保险成本指按规定缴纳的各类社会保险费用。

5.离职成本

离职成本指由于职工离开组织而产生的成本。如离职补偿成本、离职前低效成本、空职成本等。

人力资源开发就是为了提高员工绩效,对人力资源进行投资,增强员工与工作绩效相关的技能水平。人力资源开发对于员工来说主要有三个主要方面:一是知识,二是技能,三是能力。

当然,人力资源开发不仅要着眼于员工知识、技能和能力,更要考虑到人岗匹配、知识共享、团结协作等方面。人力资源是所有资源中最本质、最重要、最有价值的资源,科学合理地加以管理开发,势必对医院整体绩效提升与目标实现有着至关重要的作用。

二、招聘与配置

(一)员工招聘

1.招聘的原则及途径

《人力资源管理:赢得竞争优势》指出,招聘包括招募与选拔。招募是为现有的或预期的空缺职位吸引尽可能多的合格应聘者，这是个搜寻人才的过程，为空缺职位找到最优秀的应聘者群体；选拔是不断地减少应聘清单的人数，直到剩下那些最有可能达成期望产出或结果的人。

医院招聘的目的是通过寻找并获得合适的员工，确立医院的竞争优势，完成医院的战略，与此同时帮助员工实现个人价值。招聘是获取人力资源的第一环节，也是人力资源管理中的重要环节。做好招聘需要遵守一些基本的原则。

(1)公平原则。公平是要将医院在招聘时空缺的职位种类、数量和任职要求等信息对外告知，扩大招募人员的范围，并为应聘者提供一个竞争的机会，体现信息公平。

(2)双向原则。即医院根据自身战略发展和现实运作需要自主选择合适的人员，而应聘者也会根据自身的能力和愿望自主地选择岗位。

(3)科学原则。人员招聘不是传统意义上的分配，而是需要对应聘者进行选拔，需要通过一些科学的操作程序、评价标准和测评方法(如笔试、技能操作考核、小讲课等方式)，有效地甄别应聘者的实际水平和具有的发展潜力，从而保证招聘最终效果的实现。

(4)动态原则。无论是医院的发展还是岗位人员的状态都处于不断变化的动态过程中，人力资源在不断的流动中寻求适合自己的位置，医院则在流动中寻找适合自身要求和发展的人才。

(5)经济原则。应重视招聘的效率和效益。招聘成本不仅仅包括招聘时所花费的费用，还包括因招聘不慎而重新招聘所花费的费用，以及人员离职时带给医院的损失。因此，在招聘过程中要注重招聘的经济性，以较低费用获得最合适的人才。

(6)合法原则。招聘必须依据国家的相关政策法规，不违背法律和社会公共利益，坚持公平公正，不搞各类招聘歧视，符合相关法律法规要求医院所承担的责任。

招聘途径可以分为内部和外部两种。内部招聘是指通过内部晋升、岗位轮换、内部竞聘、员工推荐和临时人员转正等方法面向现有员工进行招聘，将合适人选调剂在合适的岗位。外部招聘是根据一定的标准和程序，通过广告招募、校园招募、人才市场招募、专业机构招募、网络招募等途径，从外来应聘者中选拔获取所需人选的方法。

为了确保招聘工作的有效性，在招聘开始之前就要根据需补充人员的业务类型、职位复杂度、招募方法的实用性、招募方法与渠道情况做出正确的策略选择。没有尽善尽美而只有最合适的方法和渠道。

2.招聘工作流程

一般人才招聘工作由人力资源处负责拟定招聘计划并组织实施，人员需求部门参与招聘测评的技术设计和部分实施工作。具体工作流程：①制订计划和任职条件。②发布招聘信息。③资格审核与考核录用。

3.招聘理念与发展趋势

人员招聘有两个前提和一个必要。一个前提是人力资源规划，医院从人力资源规划中得到人力资源需求预测，决定预计要招聘的职位、部门、数量、类型等，它包括医院的人力资源计划和各部门人员需求的申请；另一个前提是工作描述和工作说明书，它们为录用提供了主要的参考依据，也为招聘执行提供了有关工作的详细信息。

一个必要则是胜任素质模型的构建。胜任素质模型是指驱动员工产生优秀工作绩效的各种个性特征的集合，包括动机、特质、自我概念、态度、价值、技能等要素。它是人力资源的高端管理方式，是人力资源管理的重要延伸方向。胜任素质模型的建立一般采用工作胜任能力评估法，先对既定职位进行全面分析，确定高绩效模范员工的绩效标准，再对高绩效员工进行分析和比较，建立起初步的胜任素质模型并对其进行验证，保证它的有效性。基于胜任素质的招聘能够吸引那些具备了很难或无法通过培训与开发获取的个体特征的招聘者，使甄选过程更加有效，有助于提高组织的绩效水平。

(二)岗位配置

1.岗位设置原则

(1)按需设岗、因事设岗、因岗设人。岗位设置则是根据工作设置的，这就是按需设岗、因事设岗原则。医院内的岗位设置既要着眼于现实，又要着眼于未来发展，按照医院各部门的职责范围来划定岗位，然后根据工作岗位的需要配置相应人员，尽量做到人岗匹配，人尽其才。

(2)合理结构。岗位设置需要动静结合，对基础性的工作岗位宜采用静态分析，对变化较频繁的岗位，宜采用动态分析。

岗位设置的一项基本任务就是保证每个岗位工作量的饱满和有效劳动时间的充分利用。尽可能使工作定额和岗位定量科学合理化。

2.岗位设置流程

任何医院在运行过程中总会出现各种问题，这些问题可能是由组织结构设计不合理造成的，也可能是由于部门或岗位设置不完善。为了解决运行中的这些问题，管理人员就需要对组织架构、部门岗位及互相关系进行调整或重新设置，首先需要对医院任务进行确定，包括内外环境分析、医院定位分析和任务分析；其次是确定任务部门，分析并改进业务流程，设计组织架构，确定部门工作任务；最后是岗位工作任务的确定阶段，设计部门内的岗位，界定岗位工作。

编制工作说明书是岗位设置的基础，而工作说明书建立在工作分析的基础上。工作说明书包括工作描述和工作规范，工作描述主要涉及工作执行者实际在做什么、如何做以及在什么条件下做的，而工作规范说明工作执行人员为了圆满完成工作所必须具备的知识、技术、能力等要求。

工作描述主要包括工作名称、工作身份、工作目的、工作关系、工作职责、工作权限、绩效标准、工作环境等，其中工作职责在工作名称、工作身份、工作目的的基础上对职位内容加以细化，是工作描述的主体。

工作规范则是指任职者要胜任该项工作必须具备的资格和条件，它关注的是完成工作任务所需要的人的特质，一般包括身体素质、教育程度、知识、工作技能、心理品质、经历和道德等要求。

明确的工作描述与合理的工作规范所组成的工作说明书才能做好岗位设置。

(三)人才激励政策

1.人才引进的标准和待遇

引进的人才必须满足以下基本条件：①坚持四项基本原则，热爱卫生事业，具有良好的思想品质和职业道德。②掌握国内外本学科的最新发展动态，对学科建设和学术研究有创新性构思。③具有严谨的学术作风和团结协作、敬业奉献精神。④身体健康，具有与岗位需求所对应的学历和职称。

由于各医院所处地域、专业类别、人才需求的不同，很难有统一的人才引进标准。各医院应该根据自身的实际情况、业务特点，制订符合自身发展需求的人才引进要求和待遇标准，并为引进人才做好服务和管理工作。

2.引进人才的管理及追踪考核评估

(1)人才引进工作由人力资源处牵头，相关职能管理部门参加。定期分析医院各科梯队建设情况，制订人才引进规划，加强横向联系，拓宽引进高级卫生人才的渠道。

(2)对引进人才制订跟踪、评估体系，由人力资源处等职能管理部门分头负责考核。具体职责分工如下。①科研、教学管理部门：侧重考核引进人才的科研教育能力，包括其课题、论文的数量、质量、级别，外语水平，学术地位等。重点考核其基础知识广度、专业知识深度、知识更新程度及信息掌握能力。②医疗、护理部门：侧重考核引进人才的临床业务能力，包括其解决疑难杂症能力、较复杂的手术技能，重点考核其在本专业领域中专业技术的竞争力、影响力、创造力，能否站在该学科发展的前沿。③党办、监察审计等部门：侧重考核引进人才的医德医风，精神文明，包括其事业心、团队精神、廉洁行医、服务意识。④人力资源处：侧重对引进人才考核的综合归纳分析，具体组织引进人才考核工作，包括计划、督办、总结等。

(3)引进人员入院工作满半年后，由人力资源处会同相关部门对其个人条件及入院后工作表现和业绩进行审核；并将审核情况报党政联席会议，由会议讨论决定是否发放引进费用以及具体发放额度。

(4)由院领导和引进人才谈话，告知党政联席会议讨论结果。医院与引进的人才签订引进人才聘用合同补充协议书，约定一定年限的服务期。

(5)原则上医院每年召开一次学术委员会专题会议，对引进的人才进行追踪考评。考评主要侧重综合素质、团队协作、学术水平等方面，评估结果报党政联席会议审核。如达不到岗位职责要求或是有违纪违规行为，医院有权解除聘用合同，并按协议约定要求本人退赔相关费用。

3.PI 管理

为加快推进医学科研国际化的步伐，可以根据医院学科专业建设与师资队伍发展规划，依托院内特色学科，有计划、有重点地引进与聘请海外高水平、有较大影响力的学科带头人，实施海外特聘人才系列项目，以提高医院学科建设水平和人才培养质量。

“海外特聘人才系列”项目需坚持公开、公正、公平、择优录用的原则和坚持扶特、扶需、扶强，重点支持优先发展的原则。

根据入选标准和工作要求的不同，可分为特聘教授、顾问教授、兼聘 PI 等类别。原则上医院全部专业学科均可申请本项目的资助，但医院依托并鼓励重中之重学科、重点学科、新兴学科、交叉学科等领域积极申报。申报学科应满足以下条件。

(1)应掌握相关学科或专业领域的世界发展状况和趋势。

(2)应与拟聘请的专家或学者存在一定的合作关系或交流基础。

(3)应对拟聘请的专家或学者来华工作有明确的学术目标，并有详细的科研工作安排。

(4)学科、专业本身应具有较强的软、硬件优势，能够获取相关的配套经费支持。

三、培训与规划

(一)员工培训

为了鼓励员工保持或提高当前或未来的工作绩效，对与之相关员工的知识、技能、行为、态度做出系统性的计划活动，称为员工培训开发。

培训和开发虽然经常作为一个概念使用，但二者依然有着一些区别。培训更侧重于教授员工为了完成当前的工作而需要的知识技能，而开发着眼于更长远的目标，希望员工将来能胜任工作或能长期保持合格绩效。

1.培训计划的制订

培训工作的起点是培训需求分析,培训需求分析就是员工培训开发的主体部门,在组织内部各方配合的情况下,确定目标绩效与现有绩效水平之间的差距,收集和分析与之相关的信息,寻找产生这些差距的原因,从源头中找到那些能够通过培训开发解决的员工问题,为进一步开展培训活动提供依据。

在完成了所有需要的培训需求分析后,就能够制订培训计划了,而培训计划制订的第一步就是确定培训目标,培训目标是确定培训内容和评估培训效果的依据。培训计划是针对培训目标,对培训过程中所涉及的时间、地点、培训者、受培训者、培训内容、培训方式等进行预先的设想并按照一定的顺序排列后的设计方案。

2.培训指导与实施

在培训计划的制订与实施过程中,培训的深度与广度都是受到培训预算的约束的,在确定培训预算时,要考虑培训的实际需求和经费支持的可能性。

在大多数情况下,培训经费的使用都不采取绝对平均的分配方式,依据员工任务、工作的重要度与紧急度,或员工自身素质等考量因素,组织一般将70%左右的培训经费用于30%的员工身上,更有甚者会将80%左右的培训经费用于20%的员工身上。事实上,很多组织的培训预算费用是偏向组织的高层和骨干的,因为这些核心人更能影响组织的未来发展。为了保证培训效果,培训场所的选择需要满足一些基本的物质条件,首先是排除干扰,使受训者能集中精力完成培训;其次是需要确保场地设备的有效功能。

3.培训质量与效果评估

培训效果评估是培训工作的重要环节,对于培训项目的发起者、组织者、培训者、受训者都有实践意义,因此培训效果评估环节不该被忽略。

(二)职业生涯开发

1.职称晋升与聘任

职业生涯是个人生命周期中的与职业或工作有关的经历,是个体生命质量和价值的重要体现。医院应该根据国家人力资源和社会保障部及各省市相关文件精神,结合医院实际情况,制订职称聘任实施方案,帮助员工规划其职业生涯。

(1)总则。医院对卫生专业技术人员实行专业技术职称聘任制。根据《事业单位岗位设置管理实施办法》的要求,确立高、中、初级专业技术职务的岗位和结构比例,明确不同的岗位责任、权限、任职条件和任职期限。

聘任原则:①以人员编制、岗位职数为依据。②与日常表现与考核结果相结合,坚持标准,择优聘任,宁缺勿滥。③注重医、教、研综合能力和学历结构合理。④逐级聘任。

(2)组织机构及职责。①医院成立考核聘任领导小组,由医院党政领导组成,主要职责为审定岗位设置、聘任工作实施办法以及考核聘任情况。②考核聘任工作主要由院、科两级考核小组组成,高级专业技术岗位的聘任由院级考核小组负责;中级职称及以下人员由科室组织考核。护理中级职称及以下人员由护理部组织考核。

院级考核小组由医院党政领导、学术委员会委员、相关职能处室负责人组成,主要职责:①负责全院高级岗位的考核评议。②审议各级人员岗位考核评分标准。③审议中级及以下人员的考核结果。④受理岗位考核聘任中出现的意见、争议等问题。

科级考核小组由各科室行政正主任、副主任、支部书记、分工会主席组成,可以有护士长及科室职工代表参加，主要职责：①负责所在科室中级及以下人员的岗位考核评议工作。②将考核结果及拟聘任情况报院级考核小组审定。

(3)受聘人员的基本条件。①遵守医院规章制度。②具有良好的医德医风和行为规范。③具有履行岗位职责的业务技术水平和解决实际问题的能力。④受聘担任卫生专业技术职务，应具有相应的卫生专业技术职务任职资格。

(4)聘任的形式。分为新聘、续聘、高职低聘、低职高聘(内聘)、特聘等。①新聘：取得相应的任职资格而未经聘任者。②续聘：原已聘任在相应任职资格的岗位，经考核合格，继续聘任在该岗位者。③高职低聘：因科室岗位编制数所限制而低聘的；经考核不能胜任原岗位职责而低聘的；因违反医院规章制度给医院造成一定损失而低聘的。④低职高聘(内聘)：仅限在医疗一线岗位工作的卫生系列专业技术职称聘任中实施，必须是医疗、教学、科研及学科建设发展急需补充的专业技术人员。⑤特聘：因科室岗位编制数所限，但聘任考核为优秀者，由院部予以特聘。

(5)聘任程序。①信息公布：医院公布各部门的岗位、职数、岗位职责、聘任条件、聘任年限。②个人申报：应聘者根据自身的条件、任职资格，提出岗位申请，并填写岗位申请表，提供相关申报材料。③考核评议：职能处室汇总日常考核材料，由院、科级考核小组参照《岗位考核评分标准》，对被考核者的医、教、研、精神文明进行考核并综合评出 A、B、C、D 4 个档次，按科室排出同级人员名次顺序及是否聘任意见。④考核结果审议：院级考核小组负责审议各级人员考核结果，由考核聘任领导小组集体讨论确定拟聘人员。⑤聘前公示：对拟聘人员在院内进行聘前公示 7 天。⑥签订岗位聘用合同书：由人力资源处统一与拟聘人员签订正式岗位聘用合同书。

(6)聘任管理。①聘任权限：正高级职称由院长聘任；副高级职称由院长与科行政主任共同聘任；中级职称及以下人员由科行政主任聘任；聘任后名单汇总人力资源处备案；院长对上述聘任有行政否决权。②聘任考核：聘任考核分为日常考核、年度考核和任期考核。年度考核为每年一次，任期考核一般为 2 年一次；考核结果分为优秀、合格、基本合格、不合格 4 个等次，考核结果记入专业技术人员考绩档案，作为晋升、续聘、低聘、解聘的重要依据；日常考核分为医疗质量、科研教育、医德医风、精神文明等，由所在科、部门和相关职能处室负责。③聘后待遇：受聘人员按所聘任职务，享受相应待遇；受聘人员“高职低聘”后，其岗位工资按实际聘任的岗位重新核定；因岗位职数所限而低聘的人员(据法定退休年龄不足 2 年)，考核合格，原执行的工资标准不变；内聘人员待遇根据医院相关文件规定执行。

2.内部聘任

为加强医院人才队伍建设，充分调动专业技术人员的积极性和创造性，对于一些在医疗、教学、科研及学科建设发展急需补充的专业技术人员，由于年限等原因没有达到一定职称的聘任标准，但是确有真才实学、业绩突出，医院应该创造条件帮助他们提前聘任到相应的岗位，鼓励他们为医院发展作贡献。

(1)聘任标准。各医院可根据本院人才队伍实际情况和特点自行制订内部聘任标准，其中医教科研工作业绩标准一般应该高于常规的聘任标准。

(2)申报及聘任程序。①个人申请：对照申报条件，填写个人报名表。②科室考核推荐：科室根据申报者工作实绩，提出考核推荐意见。③相关职能部门审核申报者资质、条件。④院学术委员会评议：申报者进行述职，院学术委员会成员以无记名投票方式表决。出席成员应不低于院学术委员会成员总数的 2/3，申报者获得实际到会人数 2/3 赞成票者为评议通过。⑤聘前公示：对拟聘人员名单在院内公示 5 个工作日。⑥医院发文正式聘任。

(3)聘期及待遇。聘期原则上一个聘期2年。内聘人员在聘期内,可对外使用内聘职称从事医疗、教学、科研及学科建设工作,同时应自觉履行岗位职责,接受岗位考核。聘期内按照内聘职称兑现工资,并可正常申报高一级职称。

3.聘后考核及分流

为了激励专业技术人员不断学习、提高业务能力,医院可以定期开展聘后考核工作,做到优胜劣汰,避免一聘定终身的现象。考核可以设定临床、科研、教学等多维度指标,根据最后考评分数确定A、B、C、D 4档。前3档人员可以在原岗位继续聘任,D档人员可能难以胜任目前的岗位要求,根据其实际情况给予低聘或分流安置。

分流可以在医院内部科室间安排,也可以在集团医院之间流动。分流的目的不是弃之不顾,而是希望他客观看待自身能力,帮助他找到合适的岗位,做到人岗匹配。

(三)各类人才培养项目申报

为了加快人才培养,从国家到各省市及相关行政部门,都设立了多样的人才培养项目。人才培养项目获得的数量和等级体现了医院的综合竞争力。

除了国家、省市级项目,医院还可为业绩突出的工作人员设置"特殊贡献特殊津贴"项目,依据"多劳多得、优劳优得"的原则,评选指标包括医、教、研、社会影响等各方面,一年评选一次。由人力资源处会同医务、教学、科研等部门共同打分,结果提交学术委员会审议决定。

(四)干部管理

1.中层干部届满考核与换届工作方案

(1)指导思想。根据《党政领导干部选拔任用工作条例》等相关文件精神,围绕医院转型发展、和谐发展的目标,深化干部人事制度改革,按照公开、公平、公正、择优和任人唯贤、德才兼备、群众公认、注重实绩的原则,通过民主测评、民主推荐、个人自荐、竞争上岗、组织考察和公示任命有机结合的程序,建立有效的干部管理、监督、竞聘、激励和保障机制,努力建设一支团结进取、求真务实、开拓创新、勤政廉洁的中层干部队伍,为医院建设和发展提供坚强的组织保证。

(2)基本原则。①坚持党管干部原则和民主集中制原则。认真贯彻干部队伍德才兼备的标准,严格执行《党政领导干部选拔任用工作条例》,增加工作的透明度,做到公开、公正、公平,把政治坚定、实绩突出、群众公认的干部选拔到中层干部队伍中。②坚持中层干部全面换届与岗位交流相结合的原则。注重干部轮岗交流工作,尤其在职能部门之间进行适当轮岗交流,逐步形成干部多岗位锻炼的管理机制。③换届工作与业绩考核相结合的原则。在换届中,要注重干部的工作业绩。对工作实绩突出,群众满意度高的干部作为提拔、任用的重要依据;对工作实绩不突出、群众评价不高者,不仅不能提拔任用,且应进行诫勉谈话,查找问题,限期整改;经核实确实存在问题的,经院党政联席会研究确认,根据实际情况降职使用或免除现任职务;在考核换届过程中发现有违法违纪问题的,交由纪检监察部门查处。

(3)有关规定。①换届涉及的中层干部是医院各职能部门、临床医技部门正副职干部。医院各党支部书记、工会和共青团等部门的负责人任期届满后,按照各自的章程进行换届选举,不列入考核竞聘范围。②在同一岗位任期满2届的职能部门中层干部可考虑轮岗交流。③中层干部每届任期为2～3年。④换届调整范围内的中层干部进行统一述职考核,述职考核成绩为优秀或称职的,且本人符合继续任职条件并有继续任现职意愿的,予以续聘;述职考核为基本称职或不称职者,将通过公开选拔产生新的继任者;机构或干部职数有调整的岗位均采用公开选拔,竞聘上岗方式产生。⑤在讨论干部任免、调动或在考察干部工作中涉及本人及其亲属的,本人必须回避。

(4)职位和职数。坚持科学合理、精简高效的原则,严格控制机构职位和职数。①根据形势发展要求和医院实际,医院内设临床医技科室、职能部门、教研室、党支部、工青妇群团组织五类机构。②结合各部门工作职责、科室规模等因素,科学、合理设置职能部门、临床医技科室干部职数。

(5)干部选拔条件包括基本条件和资格条件。

基本条件:①具有履行职责所具备的政策和理论水平,认真贯彻执行党的路线、方针,在政治上、思想上、行动上与党中央保持一致。②坚持和维护党的民主集中制,有民主作风和全局观念,服从医院党政统一领导,善于集中正确意见,善于团结同志。③坚持解放思想、实事求是、开拓创新,认真调查研究,讲实话、办实事、求实效。④有事业心和责任感,具有胜任岗位工作的组织管理能力、文化水平和专业知识,有较强的沟通和协调能力。⑤清正廉洁、遵纪守法、作风正派,自觉接受群众的批评和监督。⑥身体健康,精力充沛。临床专业人员从事行政管理工作,必须保证80%以上的工作时间从事管理工作。

资格要求:①新提拔的职能部门中层干部应具有一定学历(学位)要求、职称要求和年龄要求。②临床医技科室中层干部应具有本科及以上学历、相应职称。新提拔的临床医技科室中层干部原则上应具有更高的学历(学位)要求、职称要求,二级以上医院正职原则上应具有正高级职称。③职能部门正职干部应具有副职岗位工作经历,副职干部应具有一定的工作经历。④岗位需要,且工作业绩特别突出者,可根据实际情况,酌情放宽有关资质要求。⑤年龄要求能任满一届(2年)。

(6)工作程序和步骤。成立中层干部届满考核与换届工作领导小组及工作小组,负责制订实施方案并组织实施。通过公告栏、院周会等途径公布工作启动的通知,并就此次调整的工作程序和时间节点进行说明。

届满考核和换届工作共分两个阶段进行。第一阶段是述职考核阶段;第二阶段是选拔竞聘阶段。

(7)工作要求。①中层干部届满考核与换届工作是一件重要而严肃的工作,各部门要树立大局意识和全局观念,严格遵守组织纪律、严禁违规用人,确保换届工作风清气正。②中层干部换届调整工作,必须在核定的中层干部职数内进行。对无人报名或虽有人报名但无合适人选的岗位,可根据工作需要进行统筹调配,无合适人选的岗位可暂时空缺。③凡在外出差、学习或因其他原因不在院内的人员,由其所在科室负责将换届工作的精神及时传达到本人。④在竞聘工作进行期间,所有干部必须坚守岗位、履行职责。竞聘上岗的新任干部和交流(或离任)的干部,应在聘任文件发布后一周内完成交接工作。⑤按照上级规定,重要部门的中层干部离岗实行经济审计,由监察审计部门根据有关规定负责组织实施。⑥医院实行中层干部任期目标管理。受聘的中层干部须在任职决定宣布后的一个月内,提出新的任期目标。医院将编制并签署中层干部任期目标责任书和廉政责任书,并接受公开监督。

2.医院中层干部年度绩效考核

为进一步加强干部队伍建设,激发中层干部的积极性、主动性和创造性,提高执行力,提升医院管理水平,对中层干部实行年度绩效考核。

四、薪酬福利管理

(一)薪酬管理

1.薪酬体系

事业单位的工资制度,根据事业单位特点和经费来源的不同,对全额拨款、差额拨款、自收自支三种不同类型的事业单位实行不同的管理办法。

(1)事业单位实行分类管理。对全额拨款单位,执行国家统一的工资制度和工资标准。在工资构成中,固定部分为70%、浮动部分为30%。对差额拨款单位,按照国家制订的工资制度和工资标准执行。在工资构成中,固定部分为60%、浮动部分为40%。对自收自支单位,有条件的可实行企业化管理或企业工资制度,做到自主经营、自负盈亏。

(2)工资制度的分类和工资构成。依据事业单位工作人员分类,分别实行不同的工资制度。①医院事业单位专业技术人员实行职务等级工资制的居多。专业技术职务等级工资制在工资构成上,主要分为专业技术职务工资和津贴两部分。②事业单位管理人员实行职员职务等级工资制。职员职务等级工资制在工资构成上,主要分为职员职务工资和岗位目标管理津贴两部分。③事业单位技术工人实行技术等级工资制,在工资构成上,主要分为技术等级工资和岗位津贴两部分。④事业单位普通工人实行等级工资制,在工资构成上,主要分为等级工资和津贴两部分。

(3)工资制度的内容。专业技术人员的专业技术职务工资是工资构成中的固定部分,也是体现按劳分配的主要内容。专业技术职务工资标准是按照专业技术职务序列设置的,每一职务分别设立若干工资档次。津贴是工资构成中活的部分,与专业技术人员的实际工作数量和质量挂钩,多劳多得。

职员职务工资主要体现管理人员的工作能力高低和所负责任大小,是工资构成中的固定部分。职员职务工资标准是按照职员职务序列设置的。一至六级职员职务分别设立若干工资档次。岗位目标管理津贴主要体现管理人员的工作责任大小和岗位目标任务完成情况,是工资构成中活的部分。

技术工人的技术等级工资是工资构成中的固定部分,主要体现技术工人的技术水平高低和工作能力的大小。技术等级工资标准是按照高级工、中级工、低级工三个技术等级设置的,每个技术等级分别设立若干工资档次。高级技师、普通技师按照现行技术职务分别设立若干工资档次。岗位津贴主要体现技术工人实际工作量的大小和岗位的差别,是工资构成中活的部分。

普通工人的等级工资是工资构成中的固定部分。津贴是工资构成中浮动部分,主要体现普通工人师级工作量的大小和工作表现的差异。

(4)岗位工资的实施。国家制订事业单位岗位设置管理规定,对岗位总量、结构比例和最高岗位等级设置进行管理。

(5)薪级工资的实施。工作人员按照本人套改年限、任职年限和所聘岗位,结合工作表现,套改相应的薪级工资。套改年限是指工作年限与不计算工龄的在校学习时间合并计算的年限。不计算工龄的在校学习时间是指在国家承认学历的全日制大专以上院校未计算为工龄的学习时间。在校学习的时间以国家规定的学制为依据,如短于国家学制规定,按实际学习年限计算;如长于国家学制规定,按国家规定学制计算。任职年限是指从聘用到现岗位当年起计算的年限。

工作人员按现聘岗位套改的薪级工资,如低于按本人低一级岗位套改的薪级工资,可按低一级岗位进行套改,并将现聘岗位的任职年限与低一级岗位的任职年限合并计算。

工作人员高等级的岗位聘用到较低等级的岗位,这次套改可将原聘岗位与现聘岗位的任职年限合并计算。

工作人员按套改办法确定的薪级工资,低于相同学历新参加工作人员转正定级薪级工资的,执行相同学历新参加工作人员转正定级的薪级工资标准。

(6)绩效工资的实施。国家对事业单位绩效工资分配实行总量调控和政策指导。各地区、各部门根据国家有关政策和规定,结合本地区、本部门实际,制订绩效工资分配的实施办法。事业单位在上级主管部门核定的绩效工资总量内,按照规范的分配程序和要求,采取灵活多样的分配形式和办法,自主决定本单位绩效工资的分配。绩效工资分配应以工作人员的实绩和贡献为依据,合理拉开差距。

(7)津贴补贴的实施。规范特殊岗位津贴补贴管理。对在事业单位苦、脏、累、险及其他特殊岗位工作的人员,实行特殊岗位津贴补贴。国家统一制订特殊岗位津贴补贴政策和规范管理办法,规定特殊岗位津贴补贴的项目、标准和实施范围,明确调整和新建特殊岗位津贴补贴的条件,建立动态管理机制。除国务院和国务院授权的人事部、财政部外,任何地区、部门和单位不得自行建立特殊岗位津贴补贴项目、扩大实施范围和提高标准。

2.特殊人员的薪酬策略

(1)中国科学院院士、中国工程院院士以及为国家做出重大贡献的一流人才,经批准,执行专业技术一级岗位工资标准。

(2)对有突出贡献的专家、学者和技术人员,继续实行政府特殊津贴。

(3)对承担国家重大科研项目和工程建设项目等,以及为我国经济建设和社会发展做出重要贡献的优秀人才,给予不同程度的一次性奖励。具体办法另行制订。

(4)对基础研究、战略高技术研究和重要公益领域的事业单位高层次人才,逐步建立特殊津贴制度。对重要人才建立国家投保制度。具体办法另行制订。

(5)对部分紧缺或者急需引进的高层人才,经批准可实行协议工资、项目工资等灵活多样的分配办法。具体办法另行制订。

(二)福利管理

1.福利体系

(1)员工福利的内涵。员工福利主要是指组织为员工提供的除金钱以外的一切物质待遇。员工福利本质上是一种补充性报酬,一般不以货币形式直接支付,而经常以实物或服务的形式兑现,如带薪休假、子女教育津贴等。员工福利和员工的工资、奖金不同,它与员工的绩效无关,它是基于员工的组织身份而决定的。

(2)员工福利的重要性。近年来,员工福利在人力资源管理中的地位日益重要,主要表现在以下 5 个方面:①可以为员工提供安全保障。②可以招募和吸引优秀的人才。③有利于降低员工流动率。④有利于提高员工的绩效。⑤有利于节约成本。在劳动力价格不断上升的今天,充分利用员工福利,既可以使员工获得更多的实惠,也可以使企业在员工身上的投入获得更多的回报。

2.具体内容

(1)员工福利的种类。福利作为培育员工对企业归属感和忠诚度的独特手段,历来为企业家和管理者所重视。在我国,福利与工资分配所依据的原则是不同的。工资分配依据的是“按劳分配”的原则,其水平是根据员工劳动的数量和质量来确定的;而福利则是根据整个社会的生活和消费水平、企业的实际支付能力,有条件、有限度地满足员工的物质文化需要,并利用各种休假和休养制度来保证员工的身心健康。

(2)员工福利种类概述:①福利设施。②补贴福利。③教育培训福利。④健康福利。⑤假日福利。⑥社会保险。

五、劳动关系管理

（一）医院用工中可能涉及的相关法律规定及操作规范

1.双方协商一致解除合同

《劳动合同法》第三十六条规定，用人单位与劳动者协商一致，可以解除劳动合同。如果甲乙双方不愿意继续保持劳动关系，共同提出解除劳动关系，或一方不愿意保持这种关系，另一方同意，双方协商一致，则可以解除劳动关系。

2.员工单方面解除劳动合同

《劳动合同法》第三十七条规定，劳动者提前三十天以书面形式通知用人单位，可以解除劳动合同。劳动者在试用期内提前三天通知用人单位，可以解除劳动合同。

《劳动合同法》第三十八条规定，用人单位有下列情形之一的，劳动者可以解除劳动合同：①未按照劳动合同约定提供劳动保护或者劳动条件的。②未及时足额支付劳动报酬的。③未依法为劳动者缴纳社会保险费的。④用人单位的规章制度违反法律、法规的规定，损害劳动者权益的。⑤因本法第二十六条第一款规定的情形致使劳动合同无效的。⑥法律、行政法规规定劳动者可以解除劳动合同的其他情形。用人单位以暴力、威胁或者非法限制人身自由的手段强迫劳动者劳动的，或者用人单位违章指挥、强令冒险作业危及劳动者人身安全的，劳动者可以立即解除劳动合同，不需事先告知用人单位。

3.用人单位单方面解除合同

《劳动合同法》第三十九条规定，劳动者有下列情形之一的，用人单位可以解除劳动合同：①在试用期间被证明不符合录用条件的。②严重违反用人单位的规章制度的。③严重失职，营私舞弊，给用人单位造成重大损害的。④劳动者同时与其他用人单位建立劳动关系，对完成本单位的工作任务造成严重影响，或者经用人单位提出，拒不改正的。⑤因本法第二十六条第一款第一项规定的情形致使劳动合同无效的。⑥被依法追究刑事责任的。

《劳动合同法》第四十条规定，有下列情形之一的，用人单位提前三十天以书面形式通知劳动者本人或者额外支付劳动者一个月工资后，可以解除劳动合同：①劳动者患病或者非因工负伤，在规定的医疗期满后不能从事原工作，也不能从事由用人单位另行安排的工作的。②劳动者不能胜任工作，经过培训或者调整工作岗位，仍不能胜任工作的。③劳动合同订立时所依据的客观情况发生重大变化，致使劳动合同无法履行，经用人单位与劳动者协商，未能就变更劳动合同内容达成协议的。

《劳动合同法》第四十六条规定，有下列情形之一的，用人单位应当向劳动者支付经济补偿：①劳动者依照本法第三十八条规定解除劳动合同的。②用人单位依照本法第三十六条规定向劳动者提出解除劳动合同并与劳动者协商一致解除劳动合同的。③用人单位依照本法第四十条规定解除劳动合同的。④用人单位依照本法第四十一条第一款规定解除劳动合同的。⑤除用人单位维持或者提高劳动合同约定条件续订劳动合同，劳动者不同意续订的情形外，依照本法第四十四条第一项规定终止固定期限劳动合同的。⑥依照本法第四十四条第四项、第五项规定终止劳动合同的。⑦法律、行政法规规定的其他情形。《劳动合同法》第四十七条规定：经济补偿根据劳动者在本单位工作的年限，按每满一年支付一个月工资的标准向劳动者支付。六个月以上不满一年的，按一年计算；不满六个月的，向劳动者支付半个月工资的经济补偿。劳动者月工资高于用人单位所在直辖市、设区的市级人民政府公布的本地区上年度职工月平均工资三倍的，向其支付经济补偿的标准按职工月平均工资3倍的数额支付，向其支付经济补偿的年限最高不超过12年。本条所称月工资是指劳动者在劳动合同解除或者终止前12个月的平均工资。

4.用人单位不得解除合同的情形

《劳动合同法》第四十二条规定，劳动者有下列情形之一的，用人单位不得依照本法第四十条、第四十一条的规定解除劳动合同：①从事接触职业病危害作业的劳动者未进行离岗前职业健康检查，或者疑似职业病患者在诊断或者医学观察期间的。②在本单位患职业病或者因工负伤并被确认丧失或者部分丧失劳动能力的。③患病或者非因工负伤，在规定的医疗期内的。④女职工在孕期、产期、哺乳期的。⑤在本单位连续工作满十五年，且距法定退休年龄不足五年的。⑥法律、行政法规规定的其他情形。

5.劳动合同的终止

劳动合同终止是指劳动合同期限届满或双方当事人主体资格消失，合同规定的权利义务即行消灭的制度。《劳动合同法》第四十四条规定，有下列情形之一的，劳动合同终止：①劳动合同期满的。②劳动者开始依法享受基本养老保险待遇的。③劳动者死亡，或者被人民法院宣告死亡或者宣告失踪的。④用人单位被依法宣告破产的。⑤用人单位被吊销营业执照、责令关闭、撤销或者用人单位决定提前解散的。⑥法律、行政法规规定的其他情形。

（二）各类人员的劳动关系处理

1.在编人员

聘用人员和医院签订事业单位聘用合同，由医院直接管理，属于事业编制人员。

2.非在编人员

聘用人员和人才派遣公司签订劳动合同，由派遣公司和医院共同管理。事业单位人员适用《事业单位人事管理条例》，如果该条例未涉及的，则适用《劳动合同法》或其他相关法律。

（三）档案管理

1.人事档案

（1）人事档案管理部门的职责。①保管干部人事档案，为国家积累档案史料。②收集、鉴别和整理干部人事档案材料。③办理干部人事档案的查阅、借阅和传递。④登记干部职务、工资的变动情况。⑤为有关部门提供干部人事档案信息资料。⑥做好干部人事档案的安全、保密、保护工作。⑦调查研究干部人事档案工作情况，制订规章制度，搞好干部人事档案的业务建设和业务指导。⑧推广、应用干部人事档案现代化管理技术。⑨办理其他有关事项。

（2）人事档案管理制度。分为人事档案安全保密制度，人事档案查（借）阅制度，人事档案收集制度，人事档案鉴别、归档制度，人事档案检查、核对制度，人事档案转递登记制度和人事档案计算机管理制度。

人事档案安全保密制度：①严格按照《中华人民共和国档案法》《中华人民共和国保守秘密法》，做好干部人事档案的安全保密工作。②干部人事档案管理部门，应设立专用档案库房（室），配置铁质档案柜，妥善保管干部人事档案。③干部人事档案库房（室）必须备有防火、防潮、防蛀、防盗、防光、防高温等设施，安全措施应经常检查，保持库房的清洁和适宜的温度、湿度。④干部人事档案库房（室）和档案柜，应明确专人管理，管理人员工作变动时，必须办理好交接手续。⑤非管理及无关人员一律不得进入档案库房（室）。⑥不得向无关人员谈论泄露有关干部人事档案的内容。⑦严禁任何人携带干部人事档案材料进入公共场所和娱乐场所。⑧在工作中形成的各种草稿、废纸等，不得乱扔、乱抛，一律按保密纸处理或销毁。

人事档案查(借)阅制度:①查阅单位应填写查阅干部档案审批表或查阅干部档案介绍信,按照规定办理审批手续,不得凭借调查证明材料介绍信和其他联系工作介绍信查阅干部人事档案,阅档人员必须是中共党员干部。②阅档人员不得查阅或借阅本人及亲属的档案。③凡批准查阅干部档案部分内容的,不得翻阅全部档案,查阅后要经档案管理人员检查,当面归还。④查(借)干部档案,必须严格遵守保密制度,不得泄密或擅自向外公布档案内容,严禁涂改、圈划、折叠、抽取和撤换档案材料;阅档时禁止吸烟和在材料上放置易污损档案的物品。⑤阅档人员经批准摘抄、复制干部档案内容,摘录的材料要细致核对,调查取证的材料,由档案管理人员审核后盖章;经档案主管部门签署盖公章后,方可使用。⑥干部人事档案一般不借出,因特殊需要(干部死亡、办理退休允许借一次),须按查(借)借用的干部档案要妥善保管,严格保密,不得转借;未经档案主管部门同意批准,不得以任何手段复制档案内容;档案借出时间不得超过两周,逾期使用者,应及时办理归还或续借手续。⑦查(借)阅干部档案必须认真填写查(借)阅档案登记簿。

人事档案收集制度:①严格按照中组部《干部人事档案材料收集归档规定》,收集干部任免、考察考核、晋升、培训、奖惩、工资、入党等新形成的材料归档,充实档案内容。②各组织人事、纪检监察、教育培训、审计、统战等部门,应建立送交干部人事档案材料归档的工作制度,保持收集材料的渠道畅通;在形成材料后的一个月内,按要求将材料送交主管干部人事档案部门归档。③干部人事档案管理部门,应掌握形成干部人事档案材料的信息,建立联系、送交、催要、登记制度,及时向有关部门收集形成的干部人事档案材料。④收集的干部人事档案材料必须是组织上形成的,或者是组织上审定认可的材料,未经组织同意,个人提供的材料不得收集。任何组织与个人,不得以任何理由积压、滞留应归档的材料。⑤干部人事档案管理部门,发现有关部门送交归档的材料不符合要求时,应及时通知形成材料的部门补送或补办手续。形成干部人事档案材料的部门,有责任按规定认真办理。⑥凡新参加工作、新调入单位的干部、地方新安置的部队转业干部,都应填写"干部履历表"审核后归入人事档案。

人事档案鉴别、归档制度:①归档的材料必须根据中组部的有关规定进行认真鉴别,不属归档的材料不得擅自归档;材料必须是正式材料,应完整、齐全、真实、文字清楚、对象明确,有承办单位或个人署名,有形成材料的日期。②归档的材料,凡规定由组织审查盖章的,须有组织盖章,规定要同本人见面的材料(如审查结论、复查结论、处分决定或意见、组织鉴定等),一般应有本人的签字。特殊情况下,本人见面后未签字的,可由组织注明。③干部人事档案材料的载体应是A4(21 cm×29.7 cm)规格的办公用纸,材料左边应留出2.5 cm装订边。文字须是铅印、胶印、油印或用蓝黑墨水、黑色墨水、墨汁书写。不得使用圆珠笔、铅笔、红色墨水及纯蓝墨水和复印纸书写。除电传材料需复印存档外,一般不得用复印件代替原件存档。④对归档材料应逐份地登记,并于一个月内归入本人档案袋(盒)内,每年装订入卷一次。

人事档案检查、核对制度:①档案存放要编排有序,便于查找,一般每半年或一年将库房内干部人事档案与干部人事档案名册核对一次,发现问题,及时解决。②凡提供利用的干部人事档案,在收回时,要严格检查,经核对无误后,方可入库。③凡人员调动、职务变更,应及时登记。④每年末,对库房内档案进行统计,确保档案的完整与有序。⑤输入计算机的干部人事信息须与干部人事档案核对无误后方可使用。

人事档案转递登记制度:①凡干部任免或接到"催调干部人事档案材料通知单"后,应按规定办理登记手续,将干部人事档案正本(或副本)及时送交干部人事档案的主管(或协管)部门,并做好登记。②转出的档案必须完整齐全,并按规定经过认真的整理装订,不得扣留材料或分批转出。应检查核对材料与目录，防止张冠李戴或缺少材料。送交的档案必须按规定经过整理，对不合格的，可退回原单位重新整理，限期报送。③干部人事档案管理部门在收到档案材料后要逐一登记，并及时办理接收手续。④对送交的档案材料，要按中组部《干部人事档案材料收集归档规定》要求，认真鉴别，严格审查，防止不符合归档要求的材料进入档案。转递档案必须填写“干部人事档案转递通知单”。⑤干部人事档案应通过机要交通转递或派专人送取，不准邮寄或交干部本人自带。⑥接受单位收到档案后，应认真核对，并在“干部人事档案转递通知单”的回执上签名盖章，立即退回。逾期一个月未退回，转出单位要查询，以防丢失。⑦干部人事档案应随着干部的工作调动或职务的变动及时转递，避免人档分离。⑧凡是转出的干部人事档案或材料均应严密包封，并加盖公章。

人事档案计算机管理制度：①爱护机器设备，熟悉机器性能，按程序规范操作。②充分发挥干部人事档案管理信息系统的功能，建立完整的档案信息数据库，利用该系统完成档案查阅、借阅、转递、目录及零散材料的管理。③以干部人事档案和干部人事工作中形成的正式文件为依据采集信息并及时维护，确保信息内容的准确、完整和新鲜。④对新维护的档案管理信息要及时备份，并登记备份的时间和主要内容。⑤不得随意使用外来磁盘，确需要使用时要进行病毒检查，防止机器故障造成信息的损坏或丢失。⑥未经批准不得提供、复制干部信息，无关人员不得查看干部信息，贮有保密信息的载体严禁外传，软件应由专人保管。⑦利用干档信息对干部队伍进行综合分析，为领导决策提供服务。

2.业务技术档案

对具有技术职称者，建立业务技术档案，收集和存储以下材料：个人业务技术自传，包括学历、资历、工作表现、奖惩情况等；个人论著，包括学术论文、资料综述、书刊编译、专著、论著等，并分别记载学术水平评价和获奖级别；创造发明，包括重大技术革新、有价值的合理化建议、科研成果等；定期或不定期的技术能力和理论知识水平的评定；考试成绩，包括脱产或不脱产参加学习班、进修班的考试成绩、鉴定等。

（四）员工奖惩

奖励和惩罚是员工纪律管理不可缺少的方法。奖励属于积极性的激励诱因，是对员工某项工作成果的肯定，旨在利用员工的荣誉感发挥其负责尽职的潜能；惩罚则是消极的诱因，是利用人的畏惧感促使其不敢实施违规行为。充分调动管理者和广大员工的工作积极性是现代组织管理的一项重要任务。激励是持续激发动机的心理过程，是推动人持续努力朝着一定方向和水平从事某种活动的过程。激励的水平越高，管理对象完成目标的努力程度就越高。依据坎贝尔和邓内特的观点，将激励理论划分为两大类：内容型激励理论和过程型激励理论。

(1)内容型激励理论包括马斯洛的需要层次理论，即人有五种不同层次的基本需要——生理需要、安全需要、社交需要、尊重需要和自我实现需要；麦克利兰的成就需要理论——人在生理需要得到满足后只有三种需要：权力需要、归属需要、成就需要；赫茨伯格的双因素理论——工作中存在两种因素，保健因素和激励因素，保健因素对人没有激励作用，但是能够维持员工积极性，当保健因素得不到满足时，员工感到不满意，保健因素得到满足时，员工没有不满意，当激励因素没有保证时，员工不会感到满意，而当激励因素被满足时，就会使员工感到满意并受到激励。

(2)过程型激励理论中则有弗隆的期望理论，激励力量＝效价×期望值，其中激励力量是指调动个体积极性的强度，效价指所要达到的目标对于满足个人需要来说具有的价值和重要性，而期望是指主观上对于努力能够使任务完成的可能性的预期，二者任何一项接近于零时，激励力量都会急剧下降；亚当斯的公平理论则是“个人对自身报酬的感觉/个人对自身投入的感觉＝个人对他人报酬的感觉/个人对他人投入的”，使我们看到了公平与报酬之间的独特性与复杂性。医院每年可进行优秀员工、优秀党员、优秀带教老师、优秀科研工作者等多项先进评选，以表彰先进、激励更广大职工共同努力，为医院发展作贡献。

在激励的同时，医院也应该有严格的规章制度约束员工，对于不合格的人员及时清退，比如：连续两次执业资格考试不合格人员，医院有权解除合同，以此保障员工队伍的质量。

（刘向前）

第三节　医院专业技术人员的管理

医院专业技术人员包括卫生专业技术人员和其他专业技术人员。医院的人员构成中，卫生专业技术人员包括医、药、护、技四类，是完成医疗、预防、保健任务的主要力量，占医院人员的80％以上，这支队伍建设的好坏直接关系医院医疗服务质量、核心竞争力形成及医院发展的成败。医院管理者应结合医院实际情况，加强医院卫生专业技术人员的管理，提高队伍的整体素质和竞争力。

一、医院专业技术人员任职条件

医院专业技术岗位的基本任职条件按照现行专业技术职务评聘有关规定执行。其中高、中、初各级内部不同等级岗位的条件，由单位主管部门和事业单位按照有关规定和本行业、本单位岗位需要、职责任务和任职条件等因素综合确定。实行职业资格准入控制的专业技术岗位，还应包括准入控制的要求。

（一）政治条件

热爱祖国，拥护中国共产党的领导和社会主义制度，遵守宪法和法律，贯彻执行党的路线、方针、政策和卫生工作方针，恪守职业道德，认真履行岗位职责，积极承担并完成本职工作任务，全心全意为人民服务，为社会主义卫生事业作出积极贡献。

（二）卫生专业技术人员业务条件

1.医（药、护、技）士

（1）具备规定学历、资历，中专毕业见习一年期满。

（2）了解本专业基础理论和基本知识，具有一定的基本技能。

（3）在上级卫生技术人员指导下，能胜任本专业一般技术工作。

（4）经考核，能完成本职工作任务并通过全国中初级卫生专业技术资格考试。

2.医（药、护、技）师

（1）具备规定学历和任职年限：中专毕业，从事医（药、护、技）士工作5年以上，经考核能胜任医（药、护、技）师职务；大学专科毕业，见习一年期满后，从事专业技术工作2年以上；大学本科毕业，见习一年期满；研究生班结业或取得硕士学位者。

（2）熟悉本专业基础理论和基本知识，具有一定的基本技能。

（3）能独立处理本专业常见病或有关的专业技术问题。

(4)借助工具书,能阅读一种外文或医古文的专业书刊。

(5)经考核能胜任医(药、护、技)师职务并通过全国中初级卫生专业技术资格考试。

3.主治(管)医(药、护、技)师

(1)具备规定学历和任职年限:取得相应专业中专学历,受聘担任医(药、护、技)师职务满7年;取得相应专业大专学历,从事医(药、护、技)师工作满6年;取得相应专业本科学历,从事医(药、护、技)师工作满4年;取得相应专业硕士学位,从事医(药、护、技)师工作满2年;取得相应专业博士学位。

(2)具有本专业基础理论和较系统的专业知识,熟悉国内本专业先进技术并能在实际工作中应用。

(3)具有较丰富的临床和技术工作经验,以熟练地掌握本专业技术操作,处理较复杂的专业技术问题,能对下级卫生技术人员进行业务指导。

(4)在临床或技术工作中取得较好成绩,从事医(药、护、技)师工作以来,发表具有一定水平的科学论文或经验总结等。

(5)能比较顺利地阅读一种外文或医古文的专业书刊,经考试合格。

(6)通过全国中初级卫生专业技术资格考试。

4.副主任医(药、护、技)师

(1)具备规定学历和任职年限:具有大学本科以上(含大学本科)学历,从事主治(主管)医(药、护、技)师工作5年以上;取得博士学位,从事主治(主管)医(药、护、技)师工作2年以上。

(2)具有本专业较系统的基础理论和专业知识,熟悉本专业国内外现状和发展趋势,能吸取最新科研成就并应用于实际工作。

(3)工作成绩突出,具有较丰富的临床或技术工作经验,能解决本专业复杂疑难问题,从事主治(管)医(药、护、技)师工作以来,在省级以上刊物上发表过有较高水平的科学论文或经验总结等。

(4)具有指导和组织本专业技术工作和科学研究的能力,并作出重要成绩。

(5)能指导中级卫生技术人员的工作和学习。

(6)能顺利地阅读一种外文或医古文专业书刊,经考试合格。

5.主任医(药、护、技)师

(1)具备规定学历和任职年限:具有大学本科以上(含大学本科)学历,从事副主任医(药、护、技)师工作5年以上。

(2)精通本专业基础理论和专业知识,掌握本专业国内外发展趋势,能根据国家需要和专业发展确定本专业工作和科学研究方向。

(3)工作成绩突出,具有丰富的临床或技术工作经验,能解决复杂疑难的重大技术问题,从事副主任医(药、护、技)师工作以来,出版过医学专著、或在省级以上刊物上发表过有较高水平的论文或经验总结等。

(4)为本专业的学术、技术带头人,能指导和组织本专业的全面业务技术工作。

(5)具有培养专门人才的能力,在指导中级技术人员工作中作出突出成绩。

(6)经考核,能熟练地阅读一种外文或医古文的专业书刊。

对虽不具备规定学历和任职年限,但确有真才实学,业务水平高、工作能力强、成绩突出、贡献卓著的卫生技术人员,可破格推荐晋升或聘任相应的卫生技术职务。

主任医(药、护、技)师中专业技术一级岗位是国家专设的特级岗位，其人员的确定按国家有关规定执行，任职应具有下列条件之一：①中国科学院院士、中国工程院院士。②在自然科学、工程技术、社会科学领域作出系统的、创造性的成就和重大贡献的专家、学者。③其他为国家作出重大贡献、享有盛誉、业内公认的一流人才。

主任医(药、护、技)师中专业技术二级岗位是省重点设置的专任岗位，不实行兼职。其任职应具有下列条件之一：①入选国家“百千万人才工程”国家级人选、享受国务院政府特殊津贴人员、国家和省有突出贡献的中青年专家。②省内自然科学、工程技术、社会科学等领域或行业的学术技术领军人物。③省级以上重点学科、研究室、实验室的学术技术带头人。④其他为全省经济和社会发展作出重大贡献、省内同行业公认的高层次专业技术人才。

(三)辅助系列(其他)专业技术人员业务任职条件

辅助系列专业技术人员业务任职条件按照相应行业指导标准中规定确定，参见国家相应专业技术人员任职条件。

二、医院卫生技术人员职务评聘管理

加强卫生专业技术职务评聘工作是卫生事业单位人事制度改革顺利实施的重要保障，是调整优化卫生专业技术人才结构的重要措施。

(一)专业技术职务评聘分开制度

为进一步推进职称制度改革，加大卫生专业人才资源开发力度、努力营造鼓励优秀人才脱颖而出的良好氛围，建立健全竞争激励的用人机制。按照“个人申请、社会评价、单位使用、政府指导”的职称改革方向，在卫生行业实行专业技术资格评定(考试)与专业技术职务聘任分开的制度。卫生事业单位专业技术职务实行“评聘分开”是指专业技术职务任职资格的评定与专业技术职务聘任相分离，专业技术人员工资福利待遇按聘任的岗位(职位)确定。实行按岗聘任，在什么岗位便享受相应的待遇。

实行评聘分开制度后，专业技术人员可根据相应专业技术资格的条件，经过一定的程序、途径向相应评价、考试机构申报专业技术资格；单位根据专业技术职务岗位的需要，自主聘任具备相应资格的专业技术人员担任专业技术职务。专业技术人员获得的专业技术资格不与工资待遇挂钩，但可作为竞聘专业技术职务的依据之一；专业技术人员聘任专业技术职务后，可享受相应的工资待遇。

(二)专业技术职务资格的获得

专业技术人员可通过以下途径获得专业技术资格。

1.初定

未开展专业技术资格考试的系列，符合国家有关文件规定并具有国家教育部门承认的正规全日制院校毕业学历且见习期满的人员，经所在单位考核合格后，初定相应级别的专业技术资格。

2.评审

未开展专业技术资格考试的系列，符合国家及省有关文件规定条件的人员，经相应级别的专业技术资格评审委员会评审，获得相应级别的专业技术资格，并领取专业技术资格证书。

3.考试

符合国家专业技术资格考试或卫生执业资格考试报考条件，参加考试并取得合格证书，获得相应级别的专业技术资格。

国家有关部门联合下发的《关于加强卫生专业技术职务评聘工作的通知》，逐步推行卫生专业技术资格考试制度，卫生系列医、药、护、技各专业的初、中级专业技术资格逐步实行以考代评和与执业准入制度并轨的考试制度。高级专业技术资格采取考试和评审结合的办法取得。

国家有关部门印发的《临床医学专业技术资格考试暂行规定》《预防医学、全科医学、药学、护理、其他卫生技术等专业技术资格考试暂行规定》及《临床医学、预防医学、全科医学、药学、护理、其他卫生技术等专业技术资格考试实施办法》等文件，建立了初、中级卫生专业技术资格考试制度，初、中级卫生专业技术资格实行以考代评，通过参加全国统一考试取得。全国卫生专业技术资格考试于2001年正式实施，考试实行“五统一”：全国统一组织、统一考试时间、统一考试大纲、统一考试命题、统一合格标准。考试科目分基础知识、相关专业知识、专业知识、专业实践能力4个科目进行。考试合格者颁发卫生专业技术资格证书。

（三）专业技术职务聘任

医院实行评聘分开应在科学、合理的岗位设置，制定专业技术职务岗位说明书、专业技术人员聘后管理及考核细则，建立专业技术职务聘任委员会的基础上进行。专业技术职务聘任委员会负责单位的专业技术职务聘任工作。

医院应在政府卫生、人事部门规定的专业技术职务岗位限额内，按照德才兼备、公平竞争的原则进行专业技术职务聘任工作，单位与受聘人员要签订聘任合同。对聘任上岗的专业技术人员，要按照岗位职责和合同规定的内容，定期进行考核。考核结果应及时归入专业技术人员档案，作为专业技术人员续聘专业技术职务的重要依据。

当前，卫生技术人员按技术职务可分为：高级技术职务，包括主任医（药、护、技）师、副主任医（药、护、技）师；中级技术职务，包括主治（管）医（药、护、技）师；初级技术职务，包括医（药、护、技）师、医（药、护、技）士。

1.初级技术职务

（1）医师（士）。临床医学专业初级资格的考试按照《中华人民共和国执业医师法》的有关规定执行。参加国家医师资格考试，取得执业助理医师资格，可聘任医士职务；取得执业医师资格，可聘任医师职务。

（2）护师（士）。根据《护士执业资格考试办法》，规定“具有护理、助产专业中专和大专学历的人员，参加护士执业资格考试并成绩合格，可取得护理初级（士）专业技术资格证书；护理初级（师）专业技术资格按照有关规定通过参加全国卫生专业技术资格考试取得。具有护理、助产专业本科以上学历的人员，参加护士执业资格考试并成绩合格，可以取得护理初级（士）专业技术资格证书；在达到《卫生技术人员职务试行条例》规定的护师专业技术职务任职资格年限后，可直接聘任护师专业技术职务”。

（3）药师（士）、技师（士）。根据《预防医学、全科医学、药学、护理、其他卫生技术等专业技术资格考试暂行规定》要求，参加药学、技术专业初级技术资格考试的人员，应具备下列基本条件：①遵守中华人民共和国的宪法和法律。②具备良好的医德医风和敬业精神。③必须具备相应专业中专以上学历。

取得初级资格，符合下列条件之一的可聘任为药师、技师职务，不符合只可聘任药士、技士职务：①中专学历，担任药士、技士职务满5年。②取得大专学历，从事本专业工作满3年。③取得本科学历，从事本专业工作满1年。

2.中级技术职务

根据《临床医学专业技术资格考试暂行规定》和《预防医学、全科医学、药学、护理、其他卫生技术等专业技术资格考试暂行规定》要求，取得中级资格，并符合有关规定，可聘任主治医师，主管药、护、技师职务。

参加临床医学专业中级资格考试的人员，应具备下列基本条件：①遵守中华人民共和国的宪法和法律。②具备良好的医德医风和敬业精神。③遵守《中华人民共和国执业医师法》，并取得执业医师资格（只针对医师）。④已实施住院医师规范化培训的医疗机构的医师须取得该培训合格证书（只针对医师）。

除具备上述四项规定条件外，还必须具备下列条件之一：①取得相应专业中专学历，受聘担任医（药、护、技）师职务满 7 年。②取得相应专业大专学历，从事医（药、护、技）师工作满 6 年。③取得相应专业本科学历，从事医（药、护、技）师工作满 4 年。④取得相应专业硕士学位，从事医（药、护、技）师工作满 2 年。⑤取得相应专业博士学位。

3.高级技术职务

高级资格的取得实行考评结合的方式，具体办法由各省（市）卫生、人事部门制定。申报高级资格学历和资历基本要求如下。

（1）副主任医（药、护、技）师。①具有相应专业大学专科学历，取得中级资格后，从事本专业工作满7 年。②具有相应专业大学本科学历，取得中级资格后，从事本专业工作满 5 年。③具有相应专业硕士学位，认定中级资格后，从事本专业工作满 4 年。④具有相应专业博士学位，认定中级资格后，从事本专业工作满 2 年。

（2）主任医（药、护、技）师。具有相应专业大学本科及以上学历或学士及以上学位，取得副主任医（药、护、技）师资格后，从事本专业工作满 5 年。

符合下列条件之一的，在申报高级专业技术资格时可不受从事本专业工作年限的限制：①获国家自然科学奖、国家技术发明奖、国家科技进步奖的主要完成人。②获省部级科技进步二等奖及以上奖项的主要完成人。

三、医护专业技术人员执业注册管理

（一）医师执业管理

自《执业医师法》正式施行以来，医师必须依法取得执业医师资格或者执业助理医师资格经执业注册，才可以在医疗、预防、保健机构中按照注册的执业地点、执业类别、执业范围执业，从事相应的医疗、预防、保健业务。

1.医师资格的取得

国家实行医师资格考试制度。医师资格考试制度是评价申请医师资格者是否具备执业所必备的专业知识与技能的一种考试制度，分为执业医师资格考试和执业助理医师资格考试，每年举行一次，考试的内容和方法由国务院卫生行政主管部门医师资格考试委员会制定，国家统一命题。医师资格考试由省级人民政府卫生行政部门组织实施，考试类别分为临床、中医（包括中医、民族医、中西医结合）、口腔、公共卫生四类。考试方式分为实践技能考试和医学综合笔试。医师资格考试成绩合格，取得执业医师资格或执业助理医师资格。

2.医师执业注册

国家实行医师执业注册制度。医师经注册后，可以在医疗、预防、保健机构中按照注册的执业地点、执业类别、执业范围，从事相应的医疗、预防、保健业务。未经医师注册取得执业证书，不得从事医师执业活动。《执业医师法》和《医师执业注册暂行办法》对医师执业注册的条件、程序、注销与变更等均作出了明确规定。

全国医师执业注册监督管理工作由国务院卫生行政主管部门负责，县级以上地方人民政府卫生行政部门是医师执业注册的主管部门，负责本行政区域内的医师执业注册监督管理工作。取得执业医师资格或者执业助理医师资格是申请医师执业注册的首要和最基本的条件。

《执业医师法》还规定：执业助理医师应当在执业医师的指导下，在医疗、预防、保健机构中按照其执业类别执业；在民族乡镇的医疗、预防、保健机构中工作的执业助理医师，可以根据医疗诊治的情况和需要，独立从事一般的执业活动。

3.医师定期考核

《医师定期考核管理办法》和《关于建立医务人员医德考评制度的指导意见(试行)》要求对依法取得医师资格，经注册在医疗、预防、保健机构中执业的医师进行 2 年为 1 个周期的考核，考核合格方可继续执业。

(二)护士执业管理

护士执业，应当经执业注册取得护士执业证书。护士经执业注册取得《护士执业证书》后，方可按照注册的执业地点从事护理工作。

1.护士执业资格考试

护士必须通过“护士执业资格考试”才可以进行护士执业注册。根据《护士执业资格考试办法》，护士执业资格考试实行国家统一考试制度。统一考试大纲，统一命题，统一合格标准。护士执业资格考试原则上每年举行一次，包括专业实务和实践能力两个科目。一次考试通过两个科目为考试成绩合格。为加强对考生实践能力的考核，原则上采用“人机对话”考试方式进行。

2.护士执业注册

申请护士执业注册，应当具备下列条件：①具有完全民事行为能力。②在中等职业学校、高等学校完成国务院教育主管部门和国务院卫生行政主管部门规定的普通全日制3 年以上的护理、助产专业课程学习，包括在教学、综合医院完成 8 个月以上护理临床实习，并取得相应学历证书。③通过国务院卫生行政主管部门组织的护士执业资格考试。④符合国务院卫生行政主管部门规定的健康标准，具体要求：无精神病史，无色盲、色弱、双耳听力障碍，无影响履行护理职责的疾病、残疾或者功能障碍。

护士执业注册有效期为 5 年。护士执业注册有效期届满需要继续执业的，应当在有效期届满前 30 天，向原注册部门申请延续注册。

四、医师和护士的权利与义务

(一)医师的权利与义务

《执业医师法》对执业医师在医疗过程中的权利、义务及执业规则作出了明确规定，是医师从事医疗活动的基本行为规范。

1.医师的权利

医师在执业活动中享有下列权利。

(1)在注册的执业范围内，进行医学诊查、疾病调查、医学处置、出具相应的医学证明文件，选择合理的医疗、预防、保健方案。这是医师为履行其职责而必须具备的基本权利。医师有权根据自己的诊断,针对不同的疾病、患者采取不同的治疗方案,任何个人和组织都不得干涉或非法剥夺其权利。同时,我们也必须明确,不具备医师资格或超出其注册范围的不得享有此项权利,虽取得医师资格,但未被核准注册的也不得享有此项权利。

(2)按照国务院卫生行政主管部门规定的标准,获得与本人执业活动相当的医疗设备基本条件。这是医师从事其执业活动的基础和必备条件。

(3)从事医学研究、学术交流,参加专业学术团体,即医师有科学研究权。医师在完成规定的任务的前提下,有权进行科学研究、技术开发、技术咨询等创造性劳动;有权将工作中的成功经验,或其研究成果等,撰写成学术论文,著书立说;有权参加有关的学术交流活动,以及参加依法成立的学术团体并在其中兼任工作;有权在学术研究中发表自己的学术观点,开展学术争鸣。

(4)参加专业培训,接受继续医学教育。医师有权参加进修和接受其他多种形式的培训,有关部门应当采取多种形式,开辟各种渠道,保证医师进修培训权的行使。同时,医师培训权的行使,应在完成本职工作前提下,有组织有计划地进行,不得影响正常的工作。

(5)在执业活动中,人格尊严、人身安全不受侵犯。医师在执业活动中,如遇有侮辱、诽谤、威胁、殴打或以其他方式侵犯其人身自由、干扰正常工作、生活的行为,有权要求依照《治安管理处罚法》等规定进行处罚。

(6)获取工资报酬和津贴,享受国家规定的福利待遇。医师有权要求其工作单位及主管部门根据法律或合同的规定,按时、足额地支付工资报酬;有权享受国家规定的福利待遇,如医疗、住房、退休等各方面的待遇和优惠以及带薪休假。

(7)对所在机构的医疗、预防、保健工作和卫生行政部门的工作提出意见和建议,依法参与所在机构的民主管理。医师对其工作单位有批评和建议权;有权通过职工代表大会、工会等组织形式以及其他适当方式,参与民主管理。

2.医师的义务

根据《执业医师法》第 22 条的规定,医师在执业活动中应当履行下列义务。

(1)遵守法律、法规,遵守技术操作规范。

(2)树立敬业精神,遵守职业道德,履行医师职责,尽职尽责为患者服务。

(3)关心、爱护、尊重患者,保护患者的隐私。

(4)努力钻研业务,更新知识,提高专业技术水平。

(5)宣传卫生保健知识,对患者进行健康教育。

(二)护士的权利和义务

1.护士的权利

根据《护士条例》的规定,护士享有以下权利。

(1)护士执业,有按照国家规定获取工资报酬、享受福利待遇、参加社会保险的权利。任何单位或个人不得克扣护士工资,降低或取消护士福利等待遇。

(2)护士执业,有获得与其所从事的护理工作相适应的卫生防护、医疗保健服务的权利。从事直接接触有毒有害物质、有感染传染病危险工作的护士,有依照有关法律、行政法规的规定接受职业健康监护的权利;患职业病的,有依照有关法律、行政法规的规定获得赔偿的权利。

(3)护士有按照国家有关规定获得与本人业务能力和学术水平相应的专业技术职务、职称的权利;有参加专业培训、从事学术研究和交流、参加行业协会和专业学术团体的权利。

(4)护士有获得疾病诊疗、护理相关信息的权利和其他与履行护理职责相关的权利,可以对医疗卫生机构和卫生主管部门的工作提出意见和建议。

2.护士的义务

根据《护士条例》的规定,护士应履行以下义务。

(1)护士执业,应当遵守法律、法规、规章和诊疗技术规范的规定。

(2)护士在执业活动中,发现患者病情危急,应当立即通知医师;在紧急情况下为抢救垂危患者生命,应当先行实施必要的紧急救护。护士发现医嘱违反法律、法规、规章或者诊疗技术规范规定的,应当及时向开具医嘱的医师提出;必要时,应当向该医师所在科室的负责人或者医疗卫生机构负责医疗服务管理的人员报告。

(3)护士应当尊重、关心、爱护患者,保护患者的隐私。

(4)护士有义务参与公共卫生和疾病预防控制工作。发生自然灾害、公共卫生事件等严重威胁公众生命健康的突发事件,护士应当服从县级以上人民政府卫生主管部门或者所在医疗卫生机构的安排,参加医疗救护。

五、其他专业技术人员管理

(一)医院其他专业技术人员现状

随着社会的进步和科学技术的不断发展,医院的功能在不断地扩展,医院内其他技术人员在医院中所起到的保障性和创造性的地位日益重要。医院内其他专业技术人员的门类较多,各医院的配备也有较大差异,其重要性往往与他们的岗位特点又密切相关。近年来,医院其他专业技术人员数量呈现递增趋势,虽然相对于医师、护士等卫生专业技术人员,其他技术人员在医院内所占的比例相对较少,但在医院总体工作中却占有不容忽视的位置和作用。

(二)其他专业技术人员

1.工程技术人员

医学工程技术人员在医院中的主要任务包括对医院设施、建筑、装备等进行规划、选择、维护、管理等工作,以保证医院各种现代化装备与设施的正常运行。

随着现代医学与工程技术的相互结合、相互渗透,大量高新科技已在许多医用电子仪器设备上得以广泛应用,诊疗过程对医疗设备的依赖使医疗设备正成为疾病诊疗的重要因素,甚至是必要条件,同时先进的医疗设备也已成为医院现代化的重要标志之一。医院的医学工程技术人员已不再是传统意义上的设备维修者,而是成为诊疗过程的保障者,医学工程技术人员在诊疗过程中的作用日益重要。这就要求医院医学工程技术人员一方面要掌握医疗设备的性能和使用,另一方面还要掌握一定的医学知识,这样才能积极配合医师的诊疗,进一步提高医疗水平。所以,医学工程技术人员不仅要具有扎实的工程知识和技术,还要了解医疗设备的新进展以及与医学诊疗方法的关系。因此配备一支精干、基础知识扎实、技术全面的医学工程技术队伍,对于医疗设备的维护和保障对于医院的运转和医疗水平的提高至关重要。

2.信息技术人员

目前,我国医院信息化建设已经经历 20 多年的历程,医院信息化已成为医疗活动必不可少的支撑和手段。信息管理系统涉及医院的“患者出入转管理”“收费管理”“电子病例管理”“电子处方”等数十个业务管理系统,很难想象,没有计算机和网络,医院的门诊和住院业务该如何处理。信息技术人员对于医院信息化起着关键作用,但相对于医师、护士,其还是一支新兴的队伍,如何去选拔、配备，技术水平要求如何等一系列问题仍需医院去面对。因此，医院管理者应关注这支队伍，完善相应标准和管理办法，建设一支满足医院信息化需求的信息技术队伍。

3.医院财务人员

随着改革的深入，尤其是医药卫生体制改革的逐步实施，医院经济运行环境发生着巨大变化。医院财务人员作为医院管理队伍的重要组成部分，除承担日常财务管理工作之外，还承担着为医院的经济决策提供科学、可行的参考意见的职责，这不仅关系到医院财务的正常运转，更关系到医院的生存和可持续发展。而传统的财务人员已难以满足当前医院发展的需要。《中共中央、国务院关于深化医药卫生体制改革的意见》(以下简称医改意见)对于建立规范的公立医院运行机制方面明确提出："进一步完善财务、会计管理制度，严格预算管理，加强财务监管和运行监督。"在医院管理人员职业化发展的背景下，总会计师岗位的设立变得更加紧迫与现实：①由总会计师主抓医院的财务管理，可发挥专才管理的优势，强化医院财务管理工作，完善医院财务监督机制，提高财务人员的整体素质。②建立总会计师制度可进一步健全和完善医院内部管理控制制度，也便于统一协调与财务管理相关的多部门的工作，提高管理效率，明确管理责任。③总会计师的加入有利于优化医院领导班子的素质结构，使医院经营管理决策更加科学合理。④设置总会计师制度是医院职业化管理的要求，也是医院由"专家管理"向"管理专家"过渡的有效途径。

4.医院图书、档案管理人员

图书、档案管理各自独立而关系又十分密切，均是对医学情报信息进行搜集、加工、整理、存储、检索、提供利用的过程。在这个过程中，它们所采取的方法和手段有不少比较相似：档案信息资源加工、输入输出的过程就是将档案转化为一次、二次、三次文献，满足读者阅读需要的过程，这与图书馆的文献信息资源的收集、整理和提供过程大同小异。在现代化科学管理方面，如电子计算机、现代化通信技术、文献缩微技术、光学技术、数字化技术以及防灾系统等的应用，医学图书馆实现网络化，医学文献信息资源共建共享，医学档案馆也在向这方面努力。

医院图书馆属专业图书馆，它是医院文献信息交流的中心，是为医疗、科研、教学和管理等各项工作收集、储存、提供知识信息的学术性机构。它的服务对象是医院的医、教、研人员。其藏书及文献资料均以医学专业为主，兼顾相关学科、前沿学科及综合学科。医院图书馆在推动医学科学发展和医院现代化建设中起着重要作用。在"信息"爆炸的当今社会，要对浩如烟海的医学文献进行有效的开发、交流和利用，特别需要一支业务水平高、思想素质好的图书馆现代化专业队伍。

21 世纪是信息和网络科技时代，医院管理信息化、规范化已成为医院发展的必然趋势。随着医院管理向科学化、现代化和标准化发展，档案工作已成为医院管理的重要组成部分。在科技进步日新月异、知识创新空前加快的时代，对档案人员的综合素质提出了越来越高的要求，造就一支具有坚定理想信念、掌握现代科技知识和专业技能、胜任本职工作、富有创新能力的档案干部队伍，已经成为医院管理工作的当务之急。

在信息时代，医院档案管理机构的社会角色将发生重大改变，其功能将由传统的以档案实体管理为中心转变为以档案信息管理为中心，借助互联网实现档案信息资源共享。因此，档案人员不仅要有较强的档案管理业务知识，同时，在未来的一段时期，正确地运用和管理电子文件、电子归档系统的开发和应用、网上发布档案资料信息，为社会提供方便快捷的档案信息服务，将成为档案人员的主要学习内容。

随着医疗卫生体制和社会医疗保险制度改革的不断深入，对医院档案管理工作提出了新的要求。医院档案管理工作如何去适应新的挑战和机遇，更好地服务于医疗、教学、科研等工作，是新时期面对的新任务、新课题。

（刘向前）

第四节　医院管理人员的管理

一、医院管理人员的概述

医院管理人员从事着医院的党政、人事、财务等管理工作，在整个医院的运转中发挥着举足轻重的作用。但人员结构方面中存在着“五多五少”特征，即低层次学历的多，高层次学历的少；医学专业的多，管理专业的少；愿意从事医疗工作的多，愿意从事管理工作的少；领导层兼职的多，专职的少；靠经验管理的多，靠科学管理的少。医院管理人员的现状已经成为制约我国医院发展的瓶颈之一。

医院管理人员按照医院的管理层级分类，医院管理人员可分为三个层次：第一层次为决策层，主要指由医院行政和医院党委组成的医院领导班子；第二层次为管理层，主要指医院办公室、党委办公室、人力资源部、医务部、科教部、规划财务部、护理部、门诊部、总务部、党支部、工会、团委等中层管理部门人员；第三层次为操作层，主要指医院各业务科室的科主任、护士长、党支部、工会分会、团支部等组织。

二、医院管理人员的任职条件

医院管理人员应遵守宪法和法律，具有良好的品行、岗位所需的专业能力或技能条件，适应岗位要求的身体条件。管理岗位一般应具有中专以上文化程度，其中六级以上管理岗位一般应具有大学专科以上文化程度，四级以上管理岗位一般应具有大学本科以上文化程度。各等级岗位还应具备以下基本任职条件：①三级、五级管理岗位，须分别在四级、六级管理岗位上工作 2 年以上。②四级、六级管理岗位，须分别在五级、七级管理岗位上工作 3 年以上。③七级、八级管理岗位，须分别在八级、九级管理岗位上工作 3 年以上。

三、医院管理人员的职能

医院领导层是医院管理的核心，是医院的决策者、行动的指挥者、行为结果的责任者。中层职能部门是决策层与执行层的传动结合部、是决策层与主要业务子系统信息集散、整合的枢纽，是领导层的参谋和助手，是领导联系基层群众的纽带，各职能部门负责人和其下属的管理人员既为领导当好参谋，执行管理决策，承担从事具体的管理任务，又为业务部门和员工提供具体的服务。

医院领导者根据国家卫生工作方针、卫生事业发展规划和国家有关政策承担领导职责。同时通过授权与分权，组织中层职能部门负责人和一般管理人员参与，履行以下职能。

(一)规划与计划

规划与计划是管理过程的初始环节,是引导机构发展战略思考的结果,是对发展前景的科学预测与设计。领导者通过规划确定机构的发展目标以及实现目标的途径和方法,并围绕发展目标全面运筹所在卫生机构的人、财、物、信息等资源。

(二)组织与授权

组织职能包含对有形要素和无形要素的组织。其中有形要素包括建立相适宜的内设机构及其职责、任务,选拔适宜的人员担任相应的职务并授予相应的职权;确定业务技术工作的架构;配置仪器、设备、设施;建立各项规章与工作制度等。无形要素包括明确的工作职责划分和合理的分权与授权;建立追求共同目标、理想的内部关系;建立相互间的默契配合,思想与意志的沟通渠道以及协调一致的、有效运行的发展机制。无形要素是机构生存和发展的灵魂所在。

(三)决策与指挥

领导者必须对机构发展的目标、策略和对重大事件的处理作出决定,对如何行动提出主张,指导具体计划的实施,调动各内设机构的力量,为实现规划目标而共同努力。指挥的重点是实现对人员和公共关系的最佳整合,使机构达到高效有序运行,在提供良好卫生服务的同时,做到服务与发展互相促进,实现机构的持续发展。

(四)统筹与协调

统筹与协调包括内部协调和外部协调两方面,内部协调是指机构的各内设部门、人员和任务在不同管理层次、不同管理环节上的协同和配合,以实现计划目标和确保各项服务活动的良性运转。在部门协调中,强调团结合作、各尽其职、顾全大局的原则;在进行人员活动协调时,强调服从大局、公平公正、人尽其才的原则;在任务协调时,讲求分清主次、突出重点、统筹兼顾的原则。外部协调是指对机构外在环境的协调,包括对上级、相关部门和单位的沟通联络,争取对本机构发展的支持与合作,求得本机构良好的发展环境。外部协调的原则是抓住机遇、积极主动、求同存异、利益共享。

(五)控制与激励

主要是指对机构计划执行情况的检查、评估与调整的过程。控制是管理者主动进行的、目的明确并与绩效考量密切相关的一种重要的管理行为。内容包括标准的制订、执行情况的监督评价、计划的调整等。

四、医院管理人员的职业化发展

随着市场经济的发展和医药卫生体制改革的不断深化,科学化管理显得越来越重要。医院在日趋激烈的竞争中能否求得生存,其关键在于是否拥有一批职业化的具备现代管理素质的领导者。《中共中央、国务院关于卫生改革与发展的决定》中明确提出:“规范医院管理者的任职条件,逐步形成一支职业化、专业化的医疗机构管理队伍”。专业管理人才将逐渐走向医院的管理岗位,医疗机构管理者职业化将成为必然。

(一)转变观念、提高认识,加快医院职业化管理队伍建设

对医院职业化管理队伍的培养是当务之急,因此,首先应得到各级卫生行政主管部门的高度重视,要在政策上予以扶持,在舆论上广泛宣传。要将之提高到战略的高度,特别需要与政府人事部门共同设计和贯彻,将选拔医院管理干部的标准提高到管理专家的标准上来,这是加快医院管理队伍职业化进程的前提。

(二)完善制度,规范医院管理人员的管理

1.建立管理岗位职员制度

在待遇方面作相应的提高,达到稳定医院管理队伍,提高医院管理者素质的目的。在申报和晋升过程中充分考虑已在岗的管理工作者在医院管理上已作出的成绩和达到的水平。同时将管理意识渗透到医院管理者和业务员工的思想中,鼓励有识之士和有志青年加入到管理队伍中来。为加快管理队伍职业化的进程营造良好的环境。

2.探索适应现代医院要求的职业管理者选聘制度

综合运用资格认证、资产所有者推荐、董事会聘用、民主选举和公开招聘等方式、方法来选择经营者。引入竞争机制,实行优胜劣汰。医院要根据管理职能合理进行岗位设置,实行聘任制,改革目前管理人员由上级行政机关和主管部门任命委派的选任方式,建立公平、公开、公正的竞争机制,打破行政职务、专业技术职务的终身制;对一般管理人员实行职员制,制定职务条例,规范职员的聘用和管理。

3.建立完善医院管理岗位任职条件

按岗位任职条件选聘管理岗位人员。采取一系列的措施,选拔优秀的卫生管理专业毕业生充实管理干部队伍,也可以从临床医学专业人员中选拔政治素质好,办事公正,组织管理能力强的干部队伍,强化培训,提高自身素质,增强管理能力,促进优秀管理人才的形成。医院管理层人员的聘任,应严格按照有关法律、法规和章程的规定进行,管理岗位应设立严格的准入标准:一方面对于在岗人员,必须要求其参加管理培训,经考核合格获得任职资格后才能继续上岗;另一方面对于新招聘的管理人员,应以受过管理专业学历教育的人员为主,逐步改善管理队伍的专业结构,推进职业化医院管理队伍的建设。

4.建立职员岗位工资等级制度

通过调整工资福利制度,允许和鼓励管理作为生产要素参与收益分配,提倡管理创新,鼓励卓有成效的管理人才。构建有效的激励机制,主要包括:建立与技术职称相对应的医院管理职称系列,细化管理人员职称晋升标准;实现多种形式的分配制度,如借鉴国际通行做法,实行医院管理者年薪制、绩效激励;确认管理者相应的学术和社会地位,满足管理者对荣誉感、成就感的精神需求。

5.建立管理岗位职员考核制度

完善公正的考核机制,对管理人员的考核评价将对决策者起到直接导向的作用,公正科学的考核机制是筛选、调控机制的基础,科学的评价标准是既要看有无让群众满意的政绩,又要看是否干实事,还要看是否廉洁。对管理人才重要的是看主流、看潜力、看本质和发展,客观的评价方法 是着力改进业绩考核方法,即健全定期考核制度,建立考核指标体系,坚持定性和定量相结合,推行三维式立体型考核办法。

6.建立科学的评价体系

医院传统的绩效考核方式是从德、能、勤、绩四个角度出发来对管理人员进行评估,与对专业技术人员的考核相类似,这种考核方式存在一定的缺陷。管理人员的考核应当注重其管理能力而不是专业技术能力,对管理人员“重临床、轻管理”的错误行为要加以引导,使医院管理人员能够从医院的根本利益出发来做好管理工作。医院管理人员职业化的评估考核标准体系构架应遵循求是、务实、简便、易行的原则;以职业管理、规划培训、报酬分配提供依据为目的;采用制订计划、选择专家、实施方案、分析结果、考评结论、建立档案的流程方法,实施对医院管理人员职业道德考评、业绩评估和分级、分等、分类职业能力考核等。在考核中要保证考核主体的多元化、规范科学的考核程序、改进考核方法、制定科学的考核指标体系和评价标准,力求全面准确全方位地考核干部。

(三)加强培训,规范上岗

凡是从事医院管理工作的人员,必须具有卫生专业管理学历或经过系统的医院管理专业培训,掌握医院管理的知识和技能,达到管理人员职业化的需求。否则,不能从事管理工作。根据卫生部(现卫健委)文件要求,逐步建立医疗卫生机构管理人员持证上岗制度。卫生管理岗位培训证书应当作为医疗卫生机构管理人员竞聘上岗的重要依据。规范医院管理者的任职条件,逐步形成一支职业化、专业化的医疗机构管理队伍。

(刘向前)

第五节　医院工勤技能人员的管理

一、工勤技能人员的概述

在医院所有组成人员中,医护人员是直接与患者接触的第一线医疗和医技人员,他们直接负责患者的诊断、治疗和康复的所有医疗过程,医护人员的直接服务对象是患者。工勤人员通过非医疗的方法为医疗一线人员和患者提供服务,如餐饮、电梯、通信、搬运、供暖、供水、供电、安全保卫、维修、保洁、建筑等。医院管理者在提高医护人员技术水平的同时,还应重视医院工勤技能人员的业务素质和思想素质的提高,注重对这支队伍的管理与建设。

二、工勤技能人员的任职条件

(1)一级、二级工勤技能岗位,须在本工种下一级岗位工作满 5 年,并分别通过高级技师、技师技术等级考评。

(2)三级、四级工勤技能岗位,须在本工种下一级岗位工作满 5 年,并分别通过高级工、中级工技术等级考核。

(3)五级工勤技能岗位,须相应技术岗位职业技术院校毕业,见习、试用期满,并通过初级工技术等级考核。

卫生事业单位主管部门和医院要在各类各级岗位基本条件的基础上,根据国家和省有关规定,结合实际,研究制定相应各个岗位的具体条件要求。

三、工勤技能人员的发展

(一)医院后勤工作社会化外包

在医院的改革与发展中,医院后勤保障系统成为影响医院快速发展的重要因素之一。卫生主管部门也将后勤保障系统的社会化改革作为医院改革的重要任务之一。

医院人力资源的主体是临床第一线的医、教、护、技术人员,除此之外,其他人员工作性质是辅助和服务性的。实施后勤社会化外包可以有效实现后勤人员独立经济核算,使后勤人员在市场机制作用下充分发挥自己工作的积极性和创造性，提高劳动生产率。通过全方位后勤服务社会化，可以使医院管理者摆脱“大而全、小而全”的后勤工作日常烦琐杂乱的事务性干扰，潜心研究医疗质量的管理，集中精力于医教研等核心业务工作，不断提升医疗技术水平和医疗服务质量。医院后勤社会化改革必须遵循市场经济规律，对医院后勤管理模式、运行成本进行经济学的测算分析，科学评估，通过推行医院后勤社会化服务改革，减轻医院自身压力，节约医院有限资源，提高医院综合运营效益。

现代医院的发展，由传统的生物医学模式转为生理-心理-社会医学模式。医院后勤服务也从重点开展物质服务，走向以医院医疗服务活动需求为目标，创造方便、及时、优质、高效的以人为本的全方位服务。从一般简单的劳动服务，发展到复杂的技术性服务等。这就使医院后勤服务逐渐从“自身型”发展到“社会型”，实行后勤服务社会化已成为当今国内外医院的共同选择。医院实行后勤服务社会化工作已取得明显实效，后勤工作也逐渐由单纯行政管理型向经营管理型转变。

(二)医院技能人员的规范化管理

随着社会的进步和医疗卫生事业的发展，患者对医疗服务的要求越来越高，除传统的医师、护士等卫生专业技术人员之外，在医院中从事健康服务工作的人员也逐渐增多，如护理员(工)、药剂员(工)、检验员等，已成为医院人力资源的重要组成部分。这些人员的素质和服务技能的高低直接影响着医院的医疗服务质量。以护理员为例，良好的言行、优质的服务，将会增强患者对医院的信任度，提高医院的社会效益；良好的服务可以降低医院的陪住率，促进患者的康复。专业的护理员可以协助护士工作，把护士从烦琐的生活护理中解脱出来，更多地做好技术服务，同时也为患者和家属提供了便利，解决了后顾之忧。他们已经成为医院不可缺少的特殊群体。

为加强卫生行业工人技术资格管理，《中华人民共和国工人技术等级标准-卫生行业》中制订了 14 个工种工人技术等级标准，具体包括病案员、医院收费员、卫生检验员、西药药剂员、消毒员、防疫员、护理员、妇幼保健员、配膳员、医用气体工、口腔修复工、医院污水处理工、医学试验动物饲养工。

《关于加强卫生人才队伍建设的意见》中明确提出：“对卫生行业工勤技能岗位的人员，实行职业资格证书制度，加快卫生行业技能人才培养”。鉴于其工作的重要性和对医院发展的影响，医院管理者应加强管理，采用科学的方法评价、培训医院技术工人，实现队伍的标准化、规范化发展。

(刘向前)

第九章

医院教学管理

第一节　教学管理的各种基本制度

一、科教科教学工作制度

(1)为医院临床教学常设办事机构,设专职教学管理人员 1～2 名。

(2)根据临床教学工作规划组织实施全院的临床教学日常工作。

(3)执行有关临床教学工作,制定教学工作计划和总结。

(4)审定临床教师资格,完成教师考核、推荐申报兼职教师职称。

(5)负责接纳安排实习医师,制定实习计划和实施计划,安排实习医师的岗前培训、医德医风教育、实习轮转安排、出科理论考试、实习结束前的考核鉴定等事宜。

(6)组织安排全院临床教学讲座(理论大课)。

(7)完成全年临床教学工作计划及年终总结。

(8)负责与高等医学院校的有关教学事务的联系和协调等工作。

(9)督促、考核教研室有关科室教学工作完成情况。

(10)组织开展评教评学工作,每学年结束时完成优秀实习生的评选工作。

(11)组织开展教学研究工作,每年教师节时完成优秀带教老师评选工作。

二、临床教学管理制度

(1)教学为医院工作的重要组成部分,各科室要把教学工作列入重要工作日程,按照教学管理的有关规定及要求,充分挖掘潜力,认真组织好临床教学、实习(见习)工作。

(2)各教研室根据教学大纲及教学进度表的安排,制订教学计划,报科教科批准,并认真组织实施,完成教学、实习大纲所规定的各项任务。做好集体备课、讲课等工作,努力为国家培养合格的医学人才。

(3)任课教师根据教学大纲和教学计划规定的教学内容,结合科室实际情况,制订授课计划,认真备课,书写规范教案,运用灵活的教学方法,搞好理论教学,努力提高教学质量。

(4)加强教师队伍建设,高年资的教师有责任帮助指导低年资的教师,并实行培养性上课。各级教师要严格执行教研室教务活动安排,为人师表,率先示范,不断提高教师队伍的整体发展水平。

(5)加强实习带教工作,科室要选派业务能力强,医德素质高,热心工作的医师承担实习带教工作,按照实习大纲的要求,组织好教学查房、病例分析讨论、科室小讲座及学生实践技能操作指导,认真做好出科操作考核及理论考试,及时填写实习鉴定表,并于 4 天内报科教科。

(6)组织好对实习生、进修生的培养教育,定期对他们进行政治思想,学术水平、工作态度、医德医风教育。并根据各实习人员的表现,认真填写实习生实习质量评估表。对违反医院有关规章制度者,要及时向科教科报告,根据有关规定进行处理。

(7)教研室应将教务活动制度化,每季度对自身的教学、实习(见习)工作进行检查、分析、总结。对教学工作进行自评,认真填写教师带教质量评估表,科教科定期组织学生对带教教师进行评价。及时发现存在问题,不断改进教学工作。

(8)科教科按实习进度表、轮转周期,对各科室及教研室的教学工作进行综合考核,考核结果与各科室奖金挂钩,年终对教学人员的教学态度、带教能力及教学效果进行考核评比,并与平时考核相结合,优秀者作为晋级、晋职、评选先进的条件之一。

三、教务活动制度

(1)重视教学工作,积极组织、部署、协调,保证教学质量,为社会主义现代化建设培养德、智、体全面发展的高级医学人才。

(2)将教学工作贯穿于医院日常工作中,加强教师队伍的建设,调动各级兼职教师的积极性,积极开展教学科研、教学改革。

(3)医院教学管理领导小组每年根据医学院校的实习大纲,制定全院本年度的教学计划、各教研室制定本学科的教学工作计划,认真落实。

(4)医院教学管理领导小组、科教科、教研室定期检查教学计划的执行情况。

(5)建立健全临床教学工作管理规章制度及管理措施,完善各级减学人员职责。定期开展评教评学活动,总结推广教学经验,确保教学工作的正常运转和良好秩序,提高教学质量。

(6)医院教学管理领导小组、科教科及教研室,随时了解并解决教学工作中存在的各种问题,听取教师及实习生对教学工作的意见和建议,协调与教学有关的各部门的工作。

(7)每学年应组织对科教科、教研室和带教老师进行教学工作考核,考核成绩直接与奖金挂钩。组织实习医师对医院、科教科、各教研室和带教老师的教学工作进行评议。

(8)定期开展教学研究活动,总结提高临床教学质量和管理水平。积极组织各级教学人员撰写医学教育研究论文。

(9)随时与医学院校取得联系,接受医学院校对教学工作的指导。

四、教学质量管理制度

为了不断完善和加强我院教学质量管理,充分调动广大教师参与教学质量调控的积极性,不断提高教学质量,特制定本制度。

(1)教学质量管理在主管教学院长领导下,由科教科及各教研室(专业)组织实施。科教科主任是教学质量第一责任人;教研室主任是教研室各项教学工作、各相关课程教学质量第一责任人;各专业主任是本专业教学质量第一责任人。

(2)教学质量调控的主要内容:在大课、见习、实习带教、集体备课、考试等主要教学环节中,教学制度、规范执行情况及教学效果、教师为人师表、教书育人、学风教风、医德医风建设等情况。

(3)临床教学质量调控工作要点:①每年初,医院召开教学工作总结会议,总结上一年度教学工作情况,明确本年度任务及分工。②科教科做好教学工作总结和计划;组织教学指导专家参加各环节教学活动及教师评估工作;做好教学质量评估资料收集、整理、反馈、督促整改等工作;组织学生评教评学。③教研室(专业)主任应积极对本课程教学质量进行调控:精心组织教师队伍;开课前组织教学人员学习教学制度;主持集体备课、新教师试讲等教学活动;不定期听课及对教学各环节进行检查,全面了解教师教学质量情况,发现问题及时整改;集体备课要求专业全体教师参加讨论教案,试讲符合要求者方可上讲台;考试分析等要认真总结及时调整;应注意指导及培养教师不断改进教学方法,提高教学效果。

五、教学质量检查制度

(1)开学前检查:分管院长、科教科及教学相关部门的人员,在新学期开课前一月内,对新学期所开课程的任课教师进行审定,深入到各教研室检查预讲、抽查教案、课件及教学方案,发现问题及时指出,召开开学前准备工作检查会议,及时帮助解决存在的问题,以保证教学工作的如期进行。

(2)期中教学质量检查:①课堂教学及见习带教质量抽查。每学期由科教科组织教学质量专家组及学生教学质量信息员随机抽查30%的理论课及见习课,各教研室主任或教学主任、秘书、应对每一位老师进行课堂教学质量评估,评估结果应与其课时费挂钩。一方面依照课堂教学评议表项目进行客观评分,另一方面课后应组织老师交换意见,提出优点,明确不足,促进教学质量的不断提高。②检查性听课。除按计划抽查课堂教学及见习带教质量外,科教科及教研室教学主任应定期检查性听课(课堂听课或见习带教检查),原则上规定为:分管院长每季度1次,科教科主任每月1次,科教科每周1～2次,并认真做好听课记录,以便各级领导及教学主管部门及时了解和掌握教师的教学情况以及学生的学习状态及效果,有效地调控教学和教学质量。③教学查房及现场办公。每学期由分管院长组织科教科等管理部门负责同志,不定期地到教研室进行教学查房及现场办公。教学查房的着重点在于了解调查所在教研室的教学状况,分析原因,研究解决问题的办法和措施。④老师学生座谈会。除平时检查了解教学情况外,每学期由科教科分别召开学生座谈会和教师座谈会2～3次,直接听取学生对老师及科教科的意见,听取老师对学生的思想、学习态度和效果及教学办的意见,会后由科教科组织交换意见,必要时进行师生对话,及时调查教学双边活动和管理决策,以获得最好的教学效果。⑤教学情况反馈调查。为了更深入更广泛地了解教学中的有关情况(如某些深层次的学习影响因素,教学方法的评价等),学期中可分阶段、专题设立反馈调查表,由学生不署名地填写,将这些更为真实、更为准确的第一手反馈资料作为教学管理工作决策的重要参考依据。

(3)期末考试及分析:①每学期结束前,由科教科组织教学主任或有关教师命题,客观地检测教学水平和学习效果。②阅卷后由各科老师统计出本课程学生考试成绩的总平均分数及频段分布,在期末总结会上根据多方面情况客观地分析和评价各门课程的教学质量。

六、师资培养制度

为建设一支稳定的、素质较高的师资队伍,保证教学任务的顺利完成,特制定本制度。

(1)带教教师是教学过程中的主力军,师资培训是师资队伍建设的一个重要环节,要切实加以落实。

(2)师资培训以在职业余培训为主,脱产进修为辅。

(3)带教教师必须加强自身素质的培养,平时注重业务学习,不断提高业务水平和实际工作能力。

(4)带教教师应持之以恒,不断钻研业务技术,以适应当前学校培养目标的需要。

(5)带教教师培训应以与教学有关的内容为主,或与带教教师从事的工作岗位相适应。

(6)教师脱产进修时间一般为半年或一年,进修后应具备独立带教能力。

(7)经脱产培训或进修的带教教师,应取得相应的培训或进修证书,并保存有关的培训资料。

七、教书育人制度

(1)教书育人是每位兼职教师义不容辞的责任,教师应加强师德修养、为人师表、言传身教、做学生的表率。

(2)教师在各教学环节中贯彻教书育人,引导学生树立正确的学习观、成材观、就业观,激发学生为国为民努力学习的热情。

(3)注重学生素质教育,对不遵守学习纪律、衣冠不整、言行不文明的学生要耐心批评教育,对不接受批评教育的学生要及时向教研室、科教科汇报,共同做好学生工作。

(4)在教学活动中注重培养学生“三严”态度:严密方法、严谨态度、严格要求和良好的医德医风,宣传“以患者为中心”的服务宗旨,树立爱伤观念。

(5)按医院的安排,所有主治医师在晋升高级职称前必须担任 1～2 年实习带教工作或理论授课任务,并作为考核其业绩和晋升职称的依据之一。

(6)把教书育人作为考核所有教师业绩和职称晋升的必备条件,并作为评选优秀教师、先进工作者的重要依据,对教书育人工作消极、表现较差的教师要进行帮助教育,在政治思想、道德品质等方面不能为人师表,在学生中散布消极落后言论,在学生中造成不良影响以及拒不担任教师者不得评聘相应职称。

(7)科教科要定期召开各临床教研室主任会议,定期进行听课,深入师生调查研究,对教师进行教书育人的教育,抓好落实。

(8)科教科组织评选教书育人成绩突出的集体和个人给予表彰奖励。

八、毕业实习管理程序

(1)每学年在实习医师到院前一周检查教学准备工作、岗前培训医德医风教育有关资料、完成实习计划和实施计划、落实实习轮转表等。

(2)督促有关教研室做好教学工作准备,完成教学进度表和教研室有关教学活动安排。

(3)实习医师到院时做好生活安排,落实有关保障措施。组织岗前教育,内容有介绍医院情况、医德医风教育、病历书写规范、医院感染知识、爱婴行动、安全医疗教育等。

(4)布置并落实有关教学执行情况,落实各教研室的临床教学安排情况。做好人科教育、医德医风教育、日常带教、实习生考勤、理论大课、临床小讲课、临床教学病例讨论、教学查房、诊疗操作指导、入出科的考试和考核等工作。

(5)开展评教评学,评选表彰优秀带教老师和优秀实习医师。组织教师座谈会、实习医师座谈会。完成教研室、带教老师的考核等工作。

(6)开展教学研究工作，不断总结、提高临床教学经验和水平。

(7)完成教学工作计划和教学工作总结。

(8)完成实习医师实习结束的医院考核鉴定。

九、院长教学行政查房制度

(1)医院每年至少组织两次的临床教学行政查房，由科教科提议，分管院长主持，参加部门有科教科、政工科、医务科、护理部、办公室、临床教学教研室等有关部门的负责人。

(2)分管院长着重调研教学工作的规范化、制度化、科学化的执行情况，总结教与学的质量，促进教学相长。

(3)科教科具体组织并做好查房记录，追踪院长查房指示落实情况。

(4)查房程序：①教研室(各专业)主任通报近期医疗、教学、科研、学生、学科建设工作及存在的待解决问题。②各职能科长就该教研室(专业)存在有关问题提出解决办法。③院长(副院长)总结。

(5)要求：①查房教研室及各职能科室做好查房前准备工作，相关材料在查房前上报办公室。②查房结束后各职能科室、教研室认真落实查房意见。

十、岗前培训教育制度

(1)岗前教育培训包括实习医师到院时的集中岗前培训医德医风教育和轮转到科时的入科教育两部分。

(2)实习医师来院时及下科室前应集中进行 1～2 天的上岗前培训。未经岗前培训，不得直接到有关科室学习。

(3)岗前培训的内容：医院概况、医院主要工作制度、医院临床教学管理制度、有关医疗法律法规教育、医疗安全教育、职业道德和医德医风教育等。

(4)轮转到科时由教研室教学秘书负责进行入科教育，时间为半天。主要内容包括科室的专业特色、带教医师情况、科室工作制度、医德医风教育和教学要求等。

十一、医德医风教育制度

(1)科教科每年开展针对实习医师的医德医风教育至少 4 次。

(2)教研室、有关科室每年至少开展医德医风等思想政治教育活动 4 次。

(3)进行热爱祖国、热爱中国共产党、热爱社会主义教育。

(4)进行全心全意为人民服务教育。

(5)进行人道主义教育。

(6)进行公民道德和职业道德教育。

(7)进行医疗法律教育。

十二、备课制度

(1)备课是讲好课的基础和前提，无论新教师、老教师都要认真备课。

(2)备课过程中应注意以下基本要求：①研究和掌握培养方案、教学大纲、教学指导等教学文件。②按照教学大纲及教学基本要求的规定，认真钻研教材，全面地掌握该课程的教学内容及其结构，即该课程（或单元）的基本知识（概念）、基本理论与基本方法；把握住主要思路，剖析层次，突出重点，注意难点，力求少而精。③了解学生的学习基础及选修课程的教学情况，后续课程的要求，处理好本课程与选修课程和后续课程之间的衔接，结合学生实际选择合适的教学方法，便于学生接受和掌握。④特别注意所教内容对学生未来的意义，适当介绍前人进行探索的经验教训，诱发学生学习兴趣，启发思维，调动学生学习本课程的积极性。⑤要处理好基本内容和辅助内容、经典理论与新技术的关系，注意把传授知识与开发学生智力、培养能力与提高素质有机地结合起来。⑥根据教学大纲、教学内容的难易程度与进程特点编制好教学日历。教学日历一式4份，教研室、任课教师、学生班级各1份，另1份送科教科备查。⑦在开课前，任课教师一般应备好一学期课程的1/3以上的教学内容。新开课的教师要求写好1/2以上的讲稿。⑧在保证按教学要求完成相应教学任务的前提下，教师可以讲述自己的学术观点，但不得随意增减学时或变动教学基本内容。因改革教学内容需做较大变动时，应提出书面申请，经教研室主任签字同意，并报科教科批准。⑨讲课前，教师必须精读教材，熟悉掌握教学内容，写好教案及讲稿，课前充分做好多媒体、挂图、教具、幻灯、投影等准备工作。熟悉常用教学设备（电脑、幻灯、投影仪）的操作规程，见习带教前必须准确的选择好教学病例或病案，准备好所需的教具，联系好有关的教学场所，充分利用见习时间，确保教学效果。⑩必须保证教师的备课时间。任课教师大课讲授的备课时间为1∶8小时，重复课为1∶4学时。⑪教研室要组织教师认真研究新学期的教学内容和方法，编排教学日历或周历表及实习指导，写好教案，周历表应于开课前三周打印好送科教科（含电子版）。

十三、集体备课制度

(1)为提高全院的临床教学理论教育水平，达到生动、易懂、突出重点、讲清难点、启发思维的目的，充分发挥各教研室集体的智慧，实行集体备课制度。

(2)全院的临床业务讲座由院科教科组织，科室的临床讲座由所在的教研室组织。

(3)各教研室每年开展集体备课分别不少于4次，每次两个学时，每次集体备课应有详细的记录。教研室主任每学期要根据本教研室教学内容、授课安排作出相应的集体备课计划，报科教科。

(4)集体备课应在讲课前一周举行，参加集体备课的老师不少于4人。由教研室主任，分管教学的副主任或教学组长主持，教研室或教学小组全体成员参加。

(5)主讲人应以教学大纲为依据，以教材为基本内容，结合学生实际情况书写规范教案，准备教学媒体或教具，并提交讲稿、教案，教案内容包括授课的重点、难点、教学目的，做到目的明确，重点、难点突出。

(6)集体备课时参加备课的老师应仔细听取主讲人所讲的内容，并做好记录，听课后应对主讲人所讲的内容畅所欲言，重点对教材与教学方法、语言表达、板书、教风、教学进度、时间安排等方面进行讨论，提出意见与建议。

(7)主讲人应根据其他同志提出意见及时修改，争取最好的讲课效果。

(8)集体备课要严格按计划进行，教学组长或教学秘书认真做好记录，按学年存案。

(9)必要时教研室组织本单位教师或聘请教学指导专家听课，检查教案，并进行指导，提供改进意见。

(10)科教科不定期进行检查，做好检查记录。

十四、全院临床业务讲座(理论大课)制度

(1)全院临床业务讲座由科教科组织,每月组织1次。

(2)根据各高校的毕业实习大纲和医院的教学进度表的有关要求,科教科督导各教研室集体确定讲课题目、讲课内容和讲课安排表。

(3)原则上由副主任医师主讲,提前一周将讲义提交科教科审核。

(4)第1次担任主讲的人员由科教科组织有关人员进行试讲试听,参加试听的老师应仔细听取主讲人所讲的内容,并做好记录,听课后应对主讲人所讲的内容畅所欲言,重点对教材与教学方法、语言表达、板书、教风、教学进度、时间安排等方面进行讨论,提出意见与建议。

(5)参加听课的实习医师和其他人员要签到。

(6)讲座结束时应进行讲课质量评价。

十五、临床讲座(小讲课)制度

(1)科室的临床讲座由教研室每周组织1次,在所在科室的示教室举行。

(2)根据各高校的毕业实习大纲和医院的教学进度表的有关要求,由教研室集体备课确定讲课题目、讲课内容和讲课安排表,并报1份科教科备案。

(3)原则上由主治医师及以上人员主讲,提前一周准备好讲义提交教研室主任审议。

(4)第1次担任主讲的人员由教研室组织有关人员进行试讲试听,参加试听的老师应仔细听取主讲人所讲的内容,并做好记录,听课后应对主讲人所讲的内容畅所欲言,重点对教材与教学方法、语言表达、板书、教风、教学进度、时间安排等方面进行讨论,提出意见与建议。

(5)主讲人应根据其他同志提出意见及时更改,争取最好的讲课效果。

(6)参加听课的实习医师要签到。

(7)听课后应进行讲课质量评价。

十六、教学查房制度

(1)教学查房由教研室或科室组织,每周进行1次。

(2)由主治医师或副主任医师主持。

(3)查房前实习医师应做好必要的准备,包括熟悉病例、完善资料、准备查房用具等。

(4)查房时首先由实习医师汇报病史,住院医师补充;主持人要从实习医师所能承受或理解的角度来分析临床情况,有意识培养实习医师比较正确的临床思维。

(5)尽量详细而又深入浅出分析病例,介绍诊疗进展和本院的诊疗特色。

(6)特殊情况下在床边只做病例资料的采集或病例特点的分析,避开患者或家属集中在示教室进行分析。

(7)查房后由实习医师或住院医师负责登记及记录。

十七、教学病例收集制度

各教研室根据教学大纲和见习、实习内容有计划地收集教学必需病例和少见病例,以保证教学病种的质量,满足教学需要。

(1)教学病例收集和管理工作由各教研室教学秘书负责,门诊和急诊医师应积极配合,设法

收治适合教学需要的患者住院。

(2)各专业教研组应建立教学病例登记本,有目的地预先收集临床少见、疑难杂症和季节性发病病例的完整病案资料(包括病历、诊疗经过记录、检验检查报告、医学影像学检查资料、护理记录等),登记在案并分类编制目录以便随时查用。

(3)各专业教学组可自行录制或申请购置常见手术、诊疗操作及临床少见病例的教学课件用于教学。

(4)各教研室应对教学病例分类登记,逐年积累,形成教学病例库。

十八、临床教学病例讨论制度

(1)针对实习生的临床教学病例讨论由教研室或带教科室组织。

(2)原则上每 2 周进行 1 次。

(3)讨论通知应提前 2 天发出,包括讨论地点、病例资料、影像病理资料、应参加的人员等,应参加的实习医师要求每人撰写讨论发言稿。

(4)讨论由主治医师及以上人员主持。

(5)专题讨论的病例可以是实习大纲要求的现在住院病例或已收集在典型教学病例资料中的病例。

(6)首先由实习医师汇报病史,住院医师补充;实习生积极发言,可凭发言稿发言,参加讨论的医师要从实习医师所能承受或理解的角度来分析临床情况,有意识培养实习医师比较正确的分析问题、解决问题的临床思维。

(7)主持人总结时深入浅出地分析该病例的特点、诊断及诊断依据,深入浅出分析鉴别诊断,诊疗计划,国内外诊疗进展和本院的诊疗特色,可现场提问。

(8)讨论结束时由主持人进行总结。

(9)参加讨论的实习医师准备的发言稿讨论后交教研室备案;讨论结束后指定人员负责整理讨论记录。

十九、讲课制度

(1)医院按照学院的教学计划下达教学任务,各教研室教学主任和教学秘书负责安排、分配学时,选派年资较高且有一定教学经验的教师进行授课。

(2)讲授大课的教师必须认真备课,并写好教案。各教研室要保证教师有充分的备课时间讲授新内容的备课时间为 1∶8,重复的授课内容为 1∶4。

(3)教师应积极进行教学方法改革,不断补充新的教学内容,不断改进教学手段,认真做好课前准备(如制作多媒体课件等),采用新的授课方法,不断提高课堂教学效果。

(4)培养青年教师讲课。第 1 次讲课的青年教师,必须在认真备课的基础上,由教研室按照预试讲制度组织预试讲活动,合格后,方能正式讲课。

(5)教师必须提前 10 分钟进教室,不得迟到、早退或旷课,如有发生,要追究责任,并按相应的规定给予处罚。

二十、新任课教师预试讲制度

(1)所有新任临床理论教学的教师在正式进行课堂教学的前一个月必须在教研室内向全体

教师进行预试讲。讲课内容必须按规定教材的内容和教学大纲要求进行。

(2)教研室参加听课的全体成员应根据教学总体效果作出认真、客观的评价,并将讲课的优、缺点反馈给教师本人。

(3)教研室对预试讲及评价情况做全程记录,填好预试讲听课记录表,并将总体情况汇报本院教学办,经批准后,才能安排教学任务,正式给学生上课。

(4)为不断提高新任课教师的教学能力和业务水平,新任课教师每期听课须不少于16学时,在教学过程中须有本专业老教师加强授课指导。

二十一、听课制度

(1)科教科为院长或分管院长安排检查性听课(含全院业务讲座、见习带教、实习课、新教师试讲及教学查房、教学病例讨论等),每学期4次,了解课堂教学质量和学生听课情况。

(2)科教科不定期组织全院带教教师进行观摩性讲课,互相学习,总结交流教学经验。

(3)科教科组织教学指导专家进行评价性听课,科教科负责向主讲教师反馈专家意见,评价成绩作为年度教学工作质量考评、评先的依据,听课记录由科教科存档。

(4)教研室主任参加听课了解教学情况,发现问题及时指导解决,听课记录由教研室存档。

(5)教学主管科室每学年听课不得少于20学时,并安排专人定期听课,以了解教学情况,加强教学管理。

(6)教研室主任对本教研室每位教师授课,至少听课两学时,每学年不得少于10学时。

(7)教学年资在5年以上的高级职称的任课教师或教学年资在7年以上的中级职称的任课教师要做好青年教师的传帮带,指导青年教师提高业务水平,帮助他们改进教学方法、提高授课质量,每学年听课不少于8学时。

(8)教学年资在5年以下的教师要听课学习、取长补短,提高教学技艺,每学年听课不少于12学时。

(9)听课时间可根据自己的工作情况自行安排。每次听课要认真填写听课记录。教研室负责收集统计听课记录并备案。

(10)听课内容包括青年教师试讲、理论教学、见习教学。

二十二、评教评学制度

(1)医学生进行毕业实习是医学教育的一个重要环节。为加强对实习教学工作的管理,不断提高教学质量,必须定期对带教教师教学水平、实习同学实习能力进行质量评估。

(2)科室根据实习大纲,制定本科切实可行的实习计划,落实具体带教人员有计划地安排专题讲座、组织病例讨论等,重视对实习医师的“三基训练”。实习生应积极主动参加科室教学工作,虚心向带教教师请教,在教师指导与协助下完成诊疗操作。

(3)实习医师每结束一科室实习前,该科要进行理论和技术操作考试,对他们的工作态度、医疗作风、理论知识、病历质量、技术操作等进行全面评价,将成绩记入“实习鉴定表”和“实习生考试与考核记录表”。

(4)实习鉴定表中各项分数由带教的上级医师填写并签字。各项分数不得涂改,如为教师涂改需签字并有科教科盖章,否则无效。

(5)实习医师每结束一科室实习前,也要对该科带教教师组织教学查房、进行病例分析水平、授课质量等进行综合评估，将评估成绩记入“带教教师教学与授课质量评估表”。

(6)科教科、教研室和学生组长对每位带教教师教学情况进行评教评学，每年至少1次，进行教师自我评价、同行评价、专家评价以及学生评价。

(7)各教研室应重视评教评学反馈意见，召开带教教师会议进行经验交流，提出存在的问题和研究及督促落实整改措施，不断提高教学质量。

(8)每年对科室教学情况，学生学习情况进行总结评估，并评选先进带教科室及先进带教教师和优秀实习生，给予表彰和奖励。

(9)科教科在认真抓好教学工作的同时积极参与学院对教学医院的质量评估工作。

(10)评教评学记录由科教科/教研室存档，评价成绩作为教研室和教师个人年度教学质量考核依据。

二十三、修改实习生医疗文书制度

(1)实习医师在病房轮转时应书写完整病历，要求专科以上学生每周至少完成2份，病历在患者入院后24小时内完成，不能用表格式病历。

(2)完整病历标准参照《山东省病历书写规范》要求。

(3)完整病历书写后应及时提交给上级医师修改，上级医师应认真审查，用红笔严格修改，每页如修改6处以上则应叫学生重抄。

(4)有带教任务的医师开医嘱时，应先由实习医师书写，上级医师亲笔签字。如学生不能熟练书写，应先用草稿试写，经修改确认后重抄到医嘱单内，并由上级医师亲笔签字。实习医师不能代替执业医师签名，未经执业医师签字的医嘱不能执行。

(5)有带教任务的医师开申请单时，应先由实习医师书写，上级医师修改后并亲笔签字。

(6)因学生书写错误，导致医疗纠纷或产生不良后果者，责任由带教老师承担。

(7)未认真指导学生书写医疗文件属带教失职行为。

二十四、指导实习生操作制度

(1)带教老师有指导实习生掌握常用临床诊疗操作的义务和责任。

(2)操作前带教老师应与学生讨论操作过程的有关注意事项。

(3)老师、学生戴帽子、口罩。

(4)检查患者(换药项目要查看伤口情况，看完后用原敷料盖好伤口)。

(5)学生洗手。

(6)学生准备操作器具。

(7)向患者问候、简单解释，说明来意。

(8)学生严格按操作规程及无菌原则进行操作，老师及时指导纠正。

(9)操作完毕向患者问候，交代注意事项，说再见。

(10)收拾好操作器具(换药时须把换下的敷料放进指定的污物桶)。

(11)清洗敷料盘，放到指定地点。

(12)洗手。

(13)带教老师总结，指出优缺点，提出改进方法。

二十五、教学事故、差错认定及处理制度

(1)教学事故认定凡发生下列情况之一被认定为教学事故:①擅自调课或停课(含理论课和实验课);见习课事先未准备或无教师或草率敷衍提前结束30分钟以上(含30分钟);实习未安排带教教师。②未经科教科批准擅自变更教学计划、教学进度、学时安排或考试方法、考试日期。③泄露或变相泄露试题,或降低补考要求,或在阅卷评分中徇私舞弊,或评分、加分、登记分误差在10分以上(含10分),或任意提分(包括集体研究)在3分以上(含3分),或上报成绩与考试、考查实际成绩不符。④监考不负责任,对有作弊行为的学生不制止、不查获,或歪曲事实、隐瞒不报,或事后改口,包庇错误。⑤无正当理由不接受教学任务致使教学过程中断。⑥未及时下发教学计划、教学进度、课表、考试安排、补考安排,或出现失误影响正常教学秩序。⑦不按教研室实习教学进度安排进行教学。

(2)教学差错认定凡发生下列情况之一被认定为教学差错:①上课迟到或早退在3～15分钟。②承担教学任务期间未经科教科和教研室批准私自外出或找人顶课。③课前未认真备课、无讲稿或讲授提纲。④监考教师未提前15分钟到达考场,未向考生宣布考场纪律,未填报考试成绩,或漏填学生成绩致补考安排出现失误。⑤未经科教科批准自行调/停课。⑥未按规定完成教学查房、指导带教、学生病历修改及出科考核等教学工作。

(3)教学事故及差错处理办法:①发生教学事故后当事人应及时书面报告事故经过,教研室提出处理意见及整改措施,上报科教科。②根据教学事故、差错的影响后果和当事人态度分别给予批评教育、全院通报、经济处罚、停止参加教学活动、取消聘任教学教师资格等不同程度的处理。③发生教学事故、差错的教研室或个人应本着从严治学、实事求是的原则和对教育事业负责的精神如实上报处理。若隐瞒真相或拒不采取处理措施,由科教科直接追究教研室主任责任。

二十六、教研室工作制度

(1)设内科学教研室、外科学教研室、妇产科学教研室、儿科学教研室、急诊教研室、护理教研室。

(2)根据医院临床教学工作安排开展教研活动,每季度至少开展1次。

(3)组织安排本学科的日常教务活动。

(4)推荐带教老师,负责对教研室带教老师的管理、指导和考核等工作。

(5)负责实习医师在本科实习的日常管理、临床带教和出科时的理论考试和操作考核。

(6)按照安排完成全院临床教学讲座(理论大课),进行集体备课、督促完成教案、组织新老师的试讲及评价等工作。

(7)教研室每两周应进行1次针对实习生的临床业务讲座。组织并规范开展主治医师或副主任医师的教学查房,要求每四周进行1次。

(9)组织本学科临床教学和病例讨论,原则上每两周进行1次。

(10)完成全年本学科临床教学工作计划及年终总结。

(11)负责推荐本学科的优秀带教老师和优秀实习医师候选人工作。

(12)完成对临床带教老师的教学考核。

二十七、教室管理制度

(1)教室是开展教学的重要场所,公共教室/基本技能操作训练室由科教科管理,专科示教室由各教研室秘书管理,兼用教室由医院办公室管理。

(2)教室/示教室设备定位放置,未经管理人员许可不得随意挪用。

(3)各科室使用教室需提前向科教科提出书面申请,统筹安排,使用科室应爱护公物,保持清洁、整齐,不做与教学无关的事宜,做好使用登记。

(4)科教科定期检查、维护教室内设备,保证设备完好。使用科室应规范操作流程,出现故障及时报告信息科处理,设备损坏应折价赔偿。

(5)教室(示教室)使用后组织者应安排专人整理好卫生,桌椅,关闭电源、门窗,并向管理员报告后方可离开。

二十八、教学设备管理制度

(1)教学设备指开展临床教学活动所必需的公共教室、技能培训中心、各科示教室等所有固定资产、移动设备、各类教具、课件、操作器材以及教材、课件等。

(2)教学设备属医院财产,由科教科指定专人管理,设财产专册登记,分类编号,建立完善的入库、使用和维护登记制度。

(3)各教研室根据教学需要向科教科提交教学物品请购单,经分管院长审批后,由相关部门购进,科教科从仓库领出,入册登记。

(4)设备使用需填写《教学设备使用申请单》,经教研室主任签名后到科教科办理租借手续。

(5)必须按操作流程规范使用,用后及时归还,逾期不还、遗失或造成损坏者由科教科追究当事人责任,并从使用科室劳务费中扣除折旧费或维修费。

二十九、教学经费管理制度

(1)为了加强教学经费的管理,实行专款专用,促进各教研室教学质量、师资培养、课程建设的不断发展,特制定本制度。

(2)教学经费使用项目:①年度教学工作总结会;②年度承担带教任务的教研室补贴;③教师节活动或其他教学活动。

(3)发放项目、标准及办法:①课酬、实习费、见习费按院校和医院规定的标准直接发放给教研室和老师。②组织安排本学科的日常教务活动。③推荐带教老师,负责对教研室带教老师的管理、指导和考核等工作。④负责实习医师在本科实习的日常管理、临床带教和出科时的理论考试和操作考核。⑤按照安排完成全院临床教学讲座(理论大课),进行集体备课、督促完成教案、组织新老师的试讲及评价等工作。⑥教研室每两周应进行 1 次针对实习生的临床业务讲座。⑦组织并规范开展主治医师或副主任医师的教学查房,要求每四周进行 1 次。⑧组织本学科临床教学和病例讨论,原则上每两周进行 1 次。⑨完成全年本学科临床教学工作计划及年终总结。⑩负责推荐本学科的优秀带教老师和优秀实习医师候选人工作。⑪完成对临床带教老师的教学考核。

三十、教室管理制度

(1)教室是开展教学的重要场所,公共教室/基本技能操作训练室由科教科管理,专科示教室由各教研室秘书管理,兼用教室由医院办公室管理。

(2)教室/示教室设备定位放置,未经管理人员许可不得随意挪用。

(3)各科室使用教室需提前向科教科提出书面申请,统筹安排,使用科室应爱护公物,保持清洁、整齐,不做与教学无关的事宜,做好使用登记。

(4)科教科定期检查、维护教室内设备,保证设备完好。使用科室应规范操作流程,出现故障及时报告信息科处理,设备损坏应赔偿

三十一、图书室管理制度

(1)图书室实行专人管理。

(2)白天开放时间:周一至周五 8:00～11:30,2:00～5:00。

(3)实习医师可凭科教科证明到图书室办理“阅览借书证”。

(4)实习生要服从图书室管理制度和实习生阅览借阅制度。

(5)阅览、借书时应做好登记。

(6)实习生原则上不借阅生活类书籍。

(7)借书时间原则上不超过 1 个月,按时归还,需要延长可办理续借手续。

(8)要妥善保管图书,损坏、丢失图书须照价赔偿。

(9)实习生离院前要到图书室退还图书,并退还借书证。

三十二、临床技能培训中心管理制度

(1)本临床技能培训中心供全院医务工作者、实习生和见习生等相关人员临床技能培训使用。

(2)有专人负责管理,随时保持室内清洁,确保器械、物资、设备齐全、性能良好,定期对所有物资设备进行清洁维护。

(3)培训学生及相关人员必须服从管理人员安排,各项技能操作需在带教老师指导下进行,未经同意不得擅自操作,每次操作完毕物品归还原处。

(4)培训中心设备、物品、器械不外借,如因特殊需要外借,必须由主借人书写书面申请经科教科审批,按时归还,并保证设备、物品完好无损,若有损坏需维修者,赔偿维修费用,不能维修者,按价赔偿所损设备或物品。

(5)各教研室或科室的培训内容原则上提前一周安排计划,交科教科进行统筹安排。一般不予更改,如有特殊变动,需提前 3～4 天联系,便于安排。

(6)带教教师和学生、医师等要爱护临床技能培训中心一切设备与物资,按照正规操作规范使用,因违规操作导致设备及物品损坏者,将按价赔偿。

(7)培训者须保持培训中心室内清洁卫生、安静、衣着整齐。不准大声喧哗、乱扔杂物,严禁吸烟和随地吐痰。零食、饮料及非学习必需物品勿带入中心内。

(8)培训中心设备昂贵,医院投资建设是为了实现现代化教学,提高临床教学质量,主要用于正常教学和院内培训,其他活动及院外培训活动一般不予安排。

三十三、技能培训中心贵重物品保管使用制度

(1)贵重物品指价值超过10万元的器材模型等物品。

(2)为确保培训贵重物品安全保管、使用,保证培训中心财产不受损失及实践教学工作的顺利进行,特制定如下规定:①贵重物品必须具备专储设备,由管理员负责保管,培训结束及时上锁。②贵重物品使用必须按规程和要求操作,学生必须在老师的指导下操作,凡因违反操作规程造成损失、物品报废或造成其他事故者,除追究当事人责任外,必须按规定进行赔偿。③贵重培训物品每次使用后,管理员应及时检查并按要求做好登记。④其他部门需要使用贵重仪器或使用培训中心,需经科教科批准。⑤凡未经科教科审批,贵重物品一律不得外借。

三十四、技能培训中心模型使用制度

(1)请勿长时间将模型与报纸、打印过的纸、塑料等接触,以免在模型上留下擦拭不掉的印记。

(2)请勿在模型上做标记(尤其禁止使用圆珠笔画),避免弄脏损坏模型。

(3)模拟血液是专为模型而设计的腐蚀性较小,建议操作时使用模拟血液或用清水代替,尽可能避免使用其他的化学颜料。

(4)请勿将模拟血液在手臂模具内凝固,若长期不用,请将模拟血液排空并用清水冲洗管道。

(5)请勿使用脂溶性等腐蚀性清洁剂清洗模型,可使用肥皂水等水溶性清洁剂清洁模型,擦拭干净后将模型装入保护罩,避光保存。

(6)请勿在高端模拟人等专用电脑内安装任何程序,不得使用U盘、移动硬盘、光盘、MP3等。

三十五、临床技能培训中心学员训练制度

(1)认真预习当天培训内容,进入培训中心要听从指导老师和管理员的安排。训练时自觉遵守纪律。不做与培训无关的事。应节约水电、药品和耗材,不得浪费。

(2)学员按规定的时间参加训练,不得迟到早退。进入训练室必须穿工作衣、戴帽子、要求戴口罩进行的训练必须按要求执行,不必要的物品不能携带入训练室。

(3)学员进入训练室必须保持安静,遵守训练室各项规章制度,严禁高声喧哗、吸烟、随地吐痰和吃零食,不得随意动用与本训练无关的物品。

(4)训练操作应严格按照训练指导老师的讲授进行,弄懂后方可动手,练习时勤问、勤动手,严格按操作规程和使用要求进行,以便取得正确的训练结果,防止损伤仪器。凡违反操作规程或不听指挥而造成仪器设备损坏者,必须写出书面检查并按有关规定赔偿处理。

(5)训练时应爱护模型,不得用硬物在模型上划痕,不得擅自拆卸模具的各部件和各种接线,培训结束清点后归还。如有损坏要及时向指导教师报告,进行登记,视情况予以赔偿。

(6)培训结束后,要及时清洗、整理用品,放回原处并及时填写模型使用记录单。

(7)学员负责打扫培训中心,处理垃圾及培训废弃物,关闭水电、门窗,经管理员同意后方可离开。

三十六、教师管理制度

(1)为保证教学质量,医院聘任教学经验丰富、教学效果好、医德医风高尚的医务人员为兼职教师。

(2)理论大课必须由副主任医师以上人员担任任课老师,临床小讲课必须由主治医师以上人员担任任课老师,临床实习必须由高年资本科毕业的住院医师以上人员担任任课老师。实行带教老师资格审定制度。

(3)各教研组在每学年开学前将任课老师及带教老师名单送科教科审批备案。开学后,教学人员应保证相对稳定,无特殊情况不得随意变动。

(4)带教老师要充分了解实习大纲计划要求,指导学生参加病房或门诊的一切医疗活动。

(5)带教老师应严格按照病历书写规范指导实习医师书写病历,对各种医疗文书必须亲自修改并亲笔签字。

(6)严格医疗操作规范,带教老师必须亲自指导实习医师进行各种治疗、操作。基本操作的带教要规范,让学生有尽可能多的机会提高三基水平。

(7)按教学大纲要求和医学院校的具体安排,抓好学生的实习阶段操作能力诊断能力和病历书写能力的训练与考核,保证临床实习质量。

(8)以严格的要求、严肃的态度、严密的作风培养实习生的科学精神、组织纪律性及良好的医德医风。在教学中注重培养学生的基础理论、基本知识和基本技能,培养分析问题、解决问题的临床思维能力和实际操作能力,同时也要加强表达能力和心理素质的训练。采取启发式教学法,将理论联系实际和实事求是的科学作风贯穿于教学。

(9)对待学生态度既要亲切又要严格要求,关心学生的学习与生活。随时了解每个学生的实习情况,包括实习生的服务态度、学习成绩、劳动纪律等。

(10)严格执行学生考勤制度,充分利用实习时间,不得随意减少学时。

(11)在每科实习结束前所在教研室应及时组织有关人员完成对实习生的鉴定、评分。

(12)教师在完成每学年的教学任务后,应做好自我述职与鉴定,接受医院的考核和考评。

(14)科教科、教研室应定期召开教师座谈会,了解教师在临床带教中的动态和情况,收集教师对教学工作的意见和建议,不断改进教学工作。

(15)建立健全教学管理规章制度,完善各级教学人员职责。开展评教评学活动,建立正常的教学秩序,提高教学质量。

三十七、临床带教老师审定制度

(1)为保证临床教学带教质量,直接带教老师实行审定制度。

(2)带教老师应符合下列条件:大学本科学历、具有 3 年以上专业工作经历、临床业务素质良好。

(3)具有良好的临床教学热情和一定的临床教学能力。

(4)能规范指导学生开展诊疗工作,耐心修改医疗文书、开展教学查房、认真规范指导学生操作。

(5)能为人师表言传身教具有良好的医德医风。

(6)临床带教老师资格由本人自荐、教研室推荐、科教科审定的程序。

(7)每年由科教科公布带教老师名单。

三十八、带教老师规范教学培训制度

(1)建立院科二级带教老师规范教学培训机制,努力提高带教老师的教学水平。

(2)教研室主任、科主任对本科带教老师、上级医师对下级医师的带教工作要经常予以检查、指导,做好传、帮、带、教。

(3)教研室每年至少进行2次规范教学查房示范表演,挑选教学经验、教学效果较好、带教查房比较规范的带教老师表演,组织科内带教老师参观、评教、学习。

(4)科教科每年组织1次全院的教学查房示范,或邀请院外教学专家做教学讲座和教学查房示范。

(5)科教科组织教学秘书、带教老师到医学院校或其他教学医院参观学习。

(6)带教老师要自觉地参加院内院外教学研究的讲座和示教,提高教学意识和教学水平。

(7)创造机会选送教学秘书和带教老师到高等医学院校接受教学培训或进修。

三十九、教学年度考核制度

(1)考核原则:分清职责、分开指标、分类考核、分别奖惩。

(2)考核办法:①每学年结束,医院组织教学工作三级考核,即院领导对科教科、科教科对各教研室、各教研室对各级教学人员进行临床教学岗位责任制考核,考核结果分优秀、良好、合格、不合格。考核时主要看指标完成情况和平时考察相结合,有一项主要指标未完成即定为不合格。考核结果与本年度评比、个人评先和奖惩晋升挂钩,考核文件报科教科存档。②每学年结束,各教研室召开教学工作会议,由教学组长、兼职班主任、教学秘书和教研室主任述职汇报本学年教学工作情况,并形成书面报告报科教科。③每学年结束,科教科组织召开全院教学工作会议,由分管院长作全年工作总结,并对新一年工作做布置、要求。教研室主任、教学秘书述职汇报本学年教学工作情况,全面检查岗位责任制落实情况。

(3)奖惩办法:考核结果记入个人业绩档案,考核定为优秀可推荐参加优秀带教老师评选,考核不合格进行全院通报批评。

(4)考核指标。①分管院长:明确教学职责,对全院临床教学工作负责;每年组织主持召开全院临床教学工作会议2次以上,主持召开带教老师座谈会2次;每年组织主持教学行政查房2次以上;每年检查督促科教科、教研室落实工作情况4次以上。②科教科:协助制定有关教学管理制度,做好有关教学计划的实施、检查、指导、总结等工作;做好教研室、带教老师的教学质量检查考核等工作。完成各高等医学院校的各种教学任务,按照教学(实习)大纲的要求制定具体的实习实施计划、教学进度表、实习轮转安排表等;完成学生上岗前培训、医德医风教育、实习结束前的考核鉴定等工作;开展评教评学活动;开展教学研究,每年有一篇教学研究论文。③教研室:每年有临床教学计划、总结;完成各种教学任务,检查、督促教研室带教老师的日常教学工作完成落实情况;及时整改、纠正缺陷;每年有4次教学工作会议、4次的集体备课、4次的医德医风教育,每两周开展1次教学查房、每两周开展1次教学病例讨论;布置完成学生出科考试考核,实习集体讨论评价制度;开展教学研究,每年有一篇教学研究论文。④带教老师:为人师表,遵守各项教学工作制度;按要求认真完成指定的带教任务,如具体带教、病例讨论、教学查房、出科考核等;督促、指导学生完成完整病历,修改病历、病程记录、阶段小结、各种申请单、医嘱、出院记录等;规范指导学生进行与本专业有关的临床操作(如拆线、换药、胸穿、腰穿等);积极参与医德医风教育、不断总结教学经验、搜集典型病例、开展教学研究。⑤行管部:做好学生来院实习时的住宿安排和离院时的移交等工作;做好学生后勤生活保障工作;完善学生宿舍的安全卫生的管理制度;做好水电等设施的日常维护。⑥图书室:完善图书借阅制度,学生借阅记录清楚;白天周一至周五8:00～11:30,14:00～17:00,向学生开放。

四十、教学工作奖惩制度

(一)奖励

(1)评选项目:①先进教研室;②优秀带教教师。

(2)评选条件:①重视师德、医德和学风教育,开展多种形式的教务活动。爱岗敬业,关心学生,教书育人,认真执行各项教学管理规章制度,团结协作,成绩显著,为人师表,事迹突出。②服从医院教学工作安排,按计划完成各项教学任务,一学年承担本、专科生教学学时数不低于教研室的平均数,有完善的教学实施计划,定期开展教务活动,检查带教教师的工作并有记录,年度教学评估成绩优秀,学生专科考核成绩达全院各教研室平均成绩以上。③本学年无教学差错事故。④积极开展教学研究和进行教学改革,教学效果好,为大多数教师和学生公认。

(3)评选及表彰程序:①每学年教学总结后,各教研室根据评选条件推荐先进教学单位和优秀带教教师人选,上报先进事迹材料,经医院教学质量领导小组审核后上报医院领导批准。②每年召开科教总结大会,表彰先进教学集体和先进教学工作者,颁发荣誉证书和奖金,并在全院发文通报。③发生教学差错者一票否决。

(4)奖励办法:教学优秀奖不分等级,获奖者发给证书及奖金。

(二)惩罚

(1)凡发生教学差错者根据情节轻重按医院综合目标管理考核办法扣发奖金。

(2)专家评教评学低于70分,经教育无改进者取消带教资格。

(3)凡发生教学事故者根据情节轻重除按医院综合目标管理办法扣发奖金外,全院通报,并停止参加临床教学工作1年。

四十一、临床优秀带教老师评选制度

(1)评选的对象为从事临床教学带教的一线人员或管理人员。

(2)热爱临床教学工作,教学认真负责、教学态度积极,医德高尚且为人师表,具有良好的职业道德。

(3)明确教学目标,严格按教学大纲要求,圆满完成教学任务。认真指导病历书写、查房操作、积极进行小讲课、转科考试考核、实习鉴定等业务工作。

(4)教学经验丰富,教学体现三严作风(严格要求、严肃态度、严密作风),教学效果好。

(5)注重教学方法和艺术,能理论联系实际,注重基本理论、基本知识教学,各项示范操作达到标准化。

(6)激发和重视学生的学习兴趣,重视培养学生的各种能力,注意培养提高学生的心理素质,关心学生的学习和生活。

(7)结合临床教学开展教学方法的研究,撰写一篇以上的教学论文。

(8)评选办法:每年在年终进行评选,有关科室可推荐1～3名候选人,向学生发放调查问卷,临床教研室初步评选，院教学管理领导小组确定。

(9)被选为优秀带教老师的医院给予适当奖励，可继续推荐向上级主管部门或高等院校推荐评选。

(10)临床教学先进科室的评选办法与优秀带教老师评选办法相同。全院每年按 15%比例评选表彰优秀带教教师；按 20%评选表彰优秀授课人，临床教学先进科室 1～2 个。

四十二、推荐申报兼职教学职称制度

(1)推荐申报兼职教授条件：①被医院聘为正高职称满 3 年以上；②从事临床教学一线或管理工作人员；③临床教研室成员；④任职以来在省级以上刊物发表论文 3 篇；⑤年度业务及教学考核合格；⑥与挂钩高等医学院校开展协作科研课题(第 3 作者以内)。

(2)推荐申报兼职副教授条件：①被医院聘为副高职称满 3 年以上；②从事临床教学一线或管理工作人员；③临床教研室成员；④任职以来存省级以上刊物发表论文 2 篇；⑤年度业务及教学考核合格；⑥与挂钩高等医学院校开展协作科研课题(第 3 作者以内)。

(3)推荐申报兼职讲师条件：①被医院聘为中级职称满 3 年以上；②从事临床教学一线或管理工作人员；③临床教研室或教研组成员；④任职以来在省级以上刊物发表论文 1 篇；⑤年度业务及教学考核合格；⑥与挂钩高等医学院校开展协作科研课题(第 3 作者以内)。

(4)申报评审教学兼职职称的程序：①挂钩高等医学院校评审通知；②个人申请，所在教研室初步推荐，科教科初步审核，院教学领导小组研究初步确定。③高等医学院校高评委评审通过，任期按高等医学院校聘任为准；④兼职教学职称不与工资津贴等福利挂钩。

四十三、毕业实习教学制度

毕业实习是本专业教学的最后阶段，通过毕业实习，使学生将所学的理论知识应用于临床实践，逐步提高其临床技能、培养其分析问题、解决问题的能力及初步科研能力，养成良好的医德医风，使学生在德、智、体诸方面达到本专业所规定的培养目标和培养要求。请各科室在进行毕业实习教学时遵守以下规定。

(1)各科室必须由讲师或主治医师以上人员 1～2 名担任实习总辅。

(2)要制定完整全面的实习教学计划，并认真落实，实习总辅导教师要定期检查，督促执行。

(3)带教老师要加强教学责任感，对学生严格要求，注意言传身教；要认真修改学生书写的病历。在指导学生进行各项操作时，要防止发生差错事故。

(4)注重对学生的实际工作能力的培养。各病房应每周安排 1～2 次教学查房；临床教师应将教学贯穿到日常查房工作中去，注意理论联系实际。

(5)每周各科室要按照实习要求组织 1 次小讲课或者病案讨论等教学活动。

(6)要安排好学生的值班工作，特别是夜班的安排要落实。

(7)要做好学生的考勤工作，并认真记录。

(8)要加强对实习生的出科考核管理，每批实习结束时，考试内容应包括实习鉴定、实践考核、理论考试、病历书写、医德医风、实习纪律等。

四十四、见习教学制度

见习是理论教学过程中，让学生早期接触临床，增强感性认识的教学环节，为保证见习教学质量，各科室应做到以下几点。

(1)各科室(或门诊)有责任和义务承担教研室分配的见习教学任务，任何人不得以任何理由推诿。

(2)各科室(或门诊)要指定专人(要求本科毕业工作两年以上)负责安排，教师必须认真备课，预先选择好合适的病例，以保证教学效果，并做好教学记录。

(3)各科室要认真做好学生的考勤工作，其考勤结果纳入见习教学的成绩管理。

(4)为保证带见习教师的备课时间，科室应根据具体情况安排好带教老师的工作。

(5)教师一定要按时上下课，不得随意提前下课。

(6)教学秘书定期检查教学记录和考勤记录。

四十五、教学档案制度

各教研室、教学小组根据自身所承担的教学任务，都要建立各种教学文件、资料档案。为了搞好该项工作，特建立本制度，望各部门遵照执行。

(1)教学档案是教学活动是产生的，记录反映教学管理、教学实践和教学研究活动的文件，具有借鉴与凭证作用。各教学部门要高度重视教学档案的建立和管理工作，建立完整的教学档案。

(2)种类教学材料应按照档案管理的要求，分类归档。凡归档的材料要做到手续完备、制成材料优良、字迹工整、图样清晰、装订整洁。

(3)教学档案主要包括：①上级部门下发的有关教育方面的指示、规定、办法等文件；②学校制定的各种有关教育方面的规章制度等教学文件，学籍管理材料；③教学工作的各种统计材料、报表；④学生奖惩材料；⑤教学计划、大纲、进度表、课程表；⑥毕业生质量调查材料；⑦教学工作计划、总结材料；⑧教师培养材料；⑨听课、试讲评议材料；⑩各种检查考评材料；⑪学生考试材料和成绩单；⑫历年教师名单、学生名单；⑬医院、科教科、教研室、教学小组教学会议记录、工作记录、纪要；⑭历年用教材、讲义、参考材料、集体备课等教学研究活动记录；⑮教师档案等；⑯实习、见习和理论授课要求建立的各项教学档案和教学记录。

(4)教研室主任、教学秘书为教研室建档责任人。

(5)教研室秘书、科室教学秘书为教学小组建档责任人。

(6)科教科将不定期检查各教研室、教学小组的教学档案。

(7)科教科视情况对档案工作进行奖惩。

(8)医院档案室将参与指导教学档案的建立工作。

四十六、教学档案管理规定

为了加强教学文件的管理工作，有效地保护和利用档案，更好地为教学工作服务，制定本规定。

(1)泰山医学院关于教学任务、教学安排等文件以及医院对教学工作的人员安排、决定等由科教科接收、收集、整理、归档保存。

(2)科教科发的教学文件、规定制度等文件以及教研室内所有教师从事教学工作中形成的各种文件材料均由教研室主任(或秘书)负责整理归档。

(3)归档范围：凡是记载和反映医院、科教科、教研室教学活动的各种文件材料，如教学文件、教改项目、规章制度、教具改革、教学工作考核等，均须归档。

(4)科教科负责指导、监督、检查各教研室,做好教学档案的形成、积累、整理、归档和利用工作。

四十七、关于加强学生管理的规定

(1)实习学生应当有坚定正确的政治方向,热爱祖国,拥护中国共产党的领导,遵守宪法、法规、院规,有良好的道德品德和文明风尚,应当勤奋学习,努力掌握医学科学文化知识。

(2)必须参加教学计划规定的课程考核,经批准选修的课程,亦应参加考核。无故不参加考核者,该课成绩不计分。因事不能参加考核者必须补考。

(3)应按时参加教学计划规定的和医院统一安排、组织的学术活动。对于医院教学计划规定的集体授课和其他集体活动,学生无故不参加者,每次记旷课一天;有事需事先到科教科请假。

(4)日常考勤由各组长负责,考勤工作应认真负责,实事求是,出科后,将前一科实习考勤记录交该科主任签字后报科教科。

(5)实习学生因病因事请假 1 天者,由所实习科带教科主任批准(不准离开本地);2～5 天(或离开本地外出)者,由科教科批准;超过 5 天者,由科教科报实习生所在学校备案。实习学生联系就业原则上不准请假,家在本地者,不安排时间;家在外地者,时间不超过 5 天(一律安排在实习后期)。在科教科查岗中,无正当理由缺岗者视为旷实习,对以考研及联系就业为由,擅自离岗者为旷实习,旷实习累计两天以上,根据学校规定,取消考研资格,实习作不及格论。由实习医院退回学校。

(6)要严格遵守医院的一切规章制度,加强职业道德修养,端正服务态度,拒绝收红包、搭车开药、吃请、介绍患者外诊等不良行为,违反者按医院有关规定处理,并终止实习。如因实习医师违反医院规定造成医疗纠纷,需经济赔偿者由实习医师承担。

(7)在科主任、护士长及带教老师的具体指导下,负责管理一定数量的病床,了解病员的病情变化并及时汇报上级医师。实习医师在接到患者入院通知后,应立即前往病房,陪同上级医师查房,并在 24 小时内写出完整病历。

(8)每天上午应提前 20 分钟进入病房(门诊)。巡视分管患者,了解病情变化,做好查房前的准备工作(门诊负责整理卫生,准备开诊前工作)。值夜班的同学,上午照常上班,中午不替午,下午提前 1 小时吃饭,晚上值班到 10 点,第二天照常上班。星期六、星期天由带教老师根据科内实际情况安排值班轮休。

(9)要及时书写病程记录,开写医嘱、处方、检查申请单等需经上级医师签字后方能生效,各种治疗操作应征得上级医师同意,操作过程应在上级医师指导下进行,严禁私自操作。实习医师要积极参加科室组织的教学查房及教学病例分析活动,并踊跃发言,阐述自己的观点与意见。科教科将定期参加科室的教学查房,检查同学准备情况。

(10)尊敬教师,团结同学。实习生的临床分配、值班、手术或特殊检查,应服从科室统一安排,相互之间不得争病员,争手术。

(11)不能单独接待患者家属,不得随意向家属解释病情,严格遵守保护性医疗制度。同时要爱护医院的物品和医疗器械,无故损坏者照价赔偿。影响工作或造成后果者,根据医院规定处理。

(12)不准串科实习,不准迟到、早退,每发现 1 次,作旷课一天。科教科每周 1 次卫生检查,各宿舍选出一名卫生组长,由组长负责卫生安排。卫生不合格的宿舍,每次检查扣总实习分

5分。根据医学院及医院规定，实习学生宿舍不准用液化气、电炉、酒精炉等炊事用具。发现后，除没收所用物品外，根据情节扣总实习分或退返学校。晚上10点熄灯，不准在宿舍大声喧哗，不准在宿舍集体饮酒。

(13)为确保实习时间及质量，一定要严格出科考试，实习卡片由学生填写完自我鉴定及实习情况登记后，交科教科。科教科再送科室由分管教学的主任填好后交回，科教科统一管理，实习结束返校前，科教科对每一个同学实习期间的总体情况汇总，得出实习总分交所在学校。

四十八、关于加强学生宿舍管理的规定

为保证学生有一个清洁、文明、安静的休息环境，更快地提高学习成绩和临床实习质量，对宿舍管理作如下规定。

(1)由科教科统一安排学生的住宿房间和床位，任何同学不得自行调换。

(2)保持宿舍内外的清洁卫生，每日由值日生负责清扫和管理，每周日下午进行1次大扫除。

(3)爱护宿舍内的公共设施。如果发生丢失或损坏，则照价赔偿。

(4)不准在宿舍内使用电炉子、热得快、电饭锅、液化气、酒精炉等，一经发现，除没收外，给予10～50元的罚款。

(5)不准在宿舍内喝酒、打扑克、下棋及高声喧闹，以免影响他人休息。

(6)不准留宿外人和私自在外留宿，有特殊情况需向科教科汇报。

(7)服从管理人员的管理和检查，遵守作息时间规定。

(8)尊重他人的生活、工作习惯，团结互助；文明礼貌，形成良好的宿舍风气。

四十九、关于实施"舍长负责制"的规定

(1)舍长监督舍员遵守总务科及科教科等有关部门的制度规定。

(2)舍长督促舍员搞好宿舍内务卫生。

(3)舍长带头管理好宿舍公务，负责好宿舍安全，有公物损坏或事故发生，应主动向总务科、科教科及保卫科报告，以便及时解决。

(4)对夜不归宿或经常晚归者，舍长须及时向科教科或保卫科报告，以保证同学安全。

(5)对影响他人正常休息的行为，如熄灯后大声喧哗，听收音机等，舍长有权制止。

(6)舍长要协调好舍员之间及宿舍之间的关系，搞好同学团结。

(7)工作认真负责又有成绩的舍长，科教科给以适当加分鼓励。

五十、教学实施计划

为保证临床教学工作的顺利进行，圆满完成教学任务，特制定以下计划。

(1)选拔合格任课教师，保证教学质量。带教教师必须医德医风高尚、有较丰富的理论知识和临床实践经验，本科以上学历，主治医师以上职称，热爱教学工作，按以上标准由教研室选定任课教师。

(2)组织带教教师，认真研究实习大纲。实习学生进科室之前，带教教师要先将实习大纲反复研究推敲，掌握实习大纲要求及所要达到的目标。做到心中有数。

(3)集体备课，制定切实可行的教学计划，根据教学大纲要求，确定讲授课题，突出重点难点。

(4)教师要认真备课,书写规范教案,根据教学大纲的要求,参考有关书籍,结合自己的临床经验,书写完整的教案。

(5)按照教学大纲和授课计划的要求,上好每一堂课,做到概念明确,重点突出,条理清楚,采用启发式教学法。

(6)定期检查教案及课程进展情况。教研室主任要定期检查各任课教师的教案,随时掌握课程进展情况,并予以督促、指导,每学期末进行评比,选出优秀教师。

(7)配备所需教具,开展电化教学。如挂图、图表、幻灯片、投影仪、录像、闭路电视等。

(8)进行入科教育,加强组织管理。学生入科后先进行入科教育,包括科室一般情况的介绍,医德医风教育,组织纪律教育等。

(9)授课方式灵活多样。包括参加全院大的讲座、科内固定授课、教学查房、典型疑难病例讨论、小讲课及基本技术操作等。

(10)严格执行考核、考试制度。查房时针对具体疾病、用药等对学生进行提问。出科前进行技术操作考核及理论考试。

(11)按时征求教师、学生对教学工作的意见。不断改进教学工作。

五十一、考试工作条例

(1)目的要求:考试是教学过程中的重要环节,其目的在于促进学生系统地复习和巩固所学知识,增强学生分析问题、解决问题的能力,检查教学效果,总结教学经验,提高教学质量。

(2)命题:命题是考试的重要环节,应当体现学科的主要内容。试题要紧紧围绕教学内容的重点和关键,着重考察学生的基础理论、基础知识和基本技能的掌握程度,尽量较全面地包含本课程的主要内容,体现既考知识又考能力的原则,命题力求准确、难易适度,各类考题应有适当的比例,各教研室建立相应的试题库,逐步实现命题的计算机管理。

(3)试题管理:试题要严格保密,不得泄漏,命题教师不得向学生提示、暗示和泄漏试题内容。命题完毕后,命题教师应立即将试卷与评分标准送交科教科,由专人负责管理。

(4)考试方式:各门课程一般采用闭卷考试,对于实践性较强的教学环节,可以采取现场考试和操作考试等方式,作为参考成绩加入考试成绩在所占比例不宜超过 10%。每门考试时间为 2 小时,考查课为 1 小时。

(5)成绩评定:学期考核成绩由期末、期中的两部分考试成绩组成,其所占比例为期末 70%,期中 30%。理论课考试成绩按百分制记分,必修课的考试成绩按优秀(90～100)、良好(80～89)、中等(70～79)、及格(60～69)、不及格(0～59),五级记分。选修课成绩以及格计。教师阅卷要严肃、客观、公正、准确地掌握评分标准,不准随意加分或扣分,更不准出现“人情分”。阅卷完毕,做好成绩登记及试卷分析。

(6)考试组织:科教科负责考试组织工作,安排好考试日程、考场及监考人员,每考场安排两人监考。教师在接到监考通知后,必须按时到指定考场参加监考。监考教师要切实负责,认真执行考场规则,坚决杜绝考试违纪、作弊现象。考试期间,科教科要组织专人进行检查性巡视,检查考场纪律,并做好巡视记录。

五十二、临床科室教学工作考核标准

(1)理论授课及专业讲座(共 20 分):教研室的集体备课(5 分);书写规范教案(5 分);按计要

求完成理论授课任务(5分);经评议授课质量优良(5分)。

(2)临床见习(共15分):按见习计划,收治教学病种;带教见习认真,讲解仔细(5分);有书面或临床操作性检查考核(5分);见习带教评价优良(5分)。

(3)临床实习(共55分):每周组织1次小讲座,有记录(5分);每周1次主治医师以上人员教学查房及病例分析(10分);每周1次操作训练(10分);每2周由主治医师以上人员组织1次典型或疑难危重病例讨论(10分);有出科理论考试及操作考核,认真填写鉴定表(5分);认真批阅实习医师的住院病历及病程记录等(15分)。

(4)学风医德、政治思想教育(共10分):认真进行政治思想教育,医德医风教育,组织纪律及出入科教育(10分)。

五十三、教研室教学质量检查内容

(1)教学条件:内外妇儿教研室设专用示教室,其他教研室可有共用示教室,并将其面积上报科教科。

(2)教学管理制度:①关于教研室设置的通知。②教研室岗位职责。③教研室主任职责。④教学实施计划(即教学安排意见)。⑤教学管理制度。⑥关于加强学生管理的规定。⑦教师管理制度。⑧评教评学制度。⑨教学档案管理制度。⑩教书育人制度。⑪关于加强集体备课的规定。⑫教学考核、奖励办法。⑬加强课程建设,评选优秀课程的暂行规定。⑭教材建设规划。⑮培养性讲课制度,听课制度。⑯临床教学管理实施细则(常规教学规程)。

(3)教学文件:①教学大纲;②实习大纲;③实习轮转表;④教学计划。

(4)教务活动记录本:科教科召开的会议记录、教学工作安排,教研室日常工作检查、总结等记录。

(5)教学改革规划:包括具体研究项目及总结、评价。

(6)正式发表的教学研究论文。

(7)教学资料:自编的教材、书籍、实习指导书、诊疗常规、临床教学实施规程。

(8)教案:凡担任理论授课的教师,书写规范教案。

(9)师资培训计划记录本:①师资培训计划;②新教师试讲听课记录;③试讲效果的具体分析和评价;④各教研室每学期定出1~2名新教师的培训计划,并安排1名老教师具体指导。

(10)考试资料:①试题库;②期末理论试卷分析;③成绩登记。

五十四、临床科室教学质量检查内容

(一)教学条件

内外妇儿科设置学生专用诊疗室和值班室,其他科室可有共用的诊疗室和值班室,并将其面积上报科教科。

(二)临床见习

(1)临床见习教学病例收集记录本:①教学病例收集制度。②见习内容记录:见附表。③见习日常检查考核:记录提问的问题及回答的情况、简单的书面试题及答卷、临床操作性测试的情况。

(2)小讲座记录本:每周组织1次小讲座,根据实习大纲的要求及科室的情况,可固定小讲座的内容,备好讲稿,每个实习小组轮转到科室后重复一遍。

(3)教学查房记录本:每周组织1次教学查房,由主治医师以上人员担任。

(4)基本技能训练及考核记录本:按照实习大纲要求进行实践操作训练,每周组织1次,科内实习结束时,进行1次实践操作考核并记录成绩。

(5)疑难典型病例讨论记录本:每2周由主治医师以上人员组织1次疑难、典型病例的讨论,有学生汇报病历、发言讨论。

(6)出科理论考试成绩登记本:并备有试卷。

(7)思想道德教育记录本:每个实习小组进科后组织1次以上,教育内容包括出入科教育、时事政治教育、医德医风教育、劳动纪律督导、医疗制度教育。

五十五、住院医师规范化培训规划

为加强临床住院医师规范化培训,完善毕业后医师教育制度,培养合格的医学人才,对医学本科毕业后从事临床工作的住院医师,要全部进行规范化培训。

(一)培训目标

(1)临床住院医师全部达到《卫生技术人员职务试行条例》规定的主治医师基本条件。

(2)坚持四项基本原则,热爱祖国,遵纪守法,具有良好的医德和作风,全心全意为人民服务。

(3)熟悉本学科、专业及相关学科的基本理论,具有较系统的专业知识,了解本专业的新进展,并能用以指导实际工作。

(4)具有较深的临床思维能力,较熟练地掌握本专业临床技能,能独立处理本专业常见病及某些疑难病症,能对下级医师进行指导。

(5)基本掌握临床科研方法,写出具有一定水平的学术论文。

(6)掌握一门外语,能比较熟练地阅读本专业的外文书刊。

(二)培训内容

对住院医师进行培训的主要内容包括政治思想、职业道德、临床实践、专业理论知识和外语。业务培训以临床实践为主,理论知识和外语以自学为主。

(三)培训时间

1.第一阶段

毕业后2～3年。主要进行二级学科培训,在本学科内容科室轮转,进行严格的临床工作基本训练,同时学习有关专业理论知识。

2.第二阶段

第一阶段培训合格后进入本阶段培训。由轮转逐步进行专业培训,深入学习和掌握本专业的临床技能和理论知识,直到能独立处理本学科常见病及某些疑难病症。

(四)培训考核

对参加培训的住院医师的考核。根据其政治思想、理论知识、临床技能等不同内容,单用评分、高分积累等多种形式,由培训委员会主持,成绩合格者,发给住院医师培训合格证书,作为申报主治医师的依据。

五十六、教师队伍管理条例

搞好教师队伍建设是关系教学工作顺利进行,提高教学质量的核心任务。因此,制定和贯彻教师队伍管理条例是不可缺少的环节。现结合高等医学院校有关条例和我院的实际情况,制定如下条例,望有关科室、教学管理人员、带教人员遵照执行。

(1)教师是履行教书育人的专业人员,承担着培养社会主义事业的建设和接班人,提高民族素质的使命,教师应忠于人民的教育事业。

(2)教学医院应非常重视教师队伍建设,每年应有教师队伍建设计划,确定培养目标和具体实施意见。各教研室应对教师队伍建设制定出具体目标和要求。

(3)教学医院的教师职称须经高等医学院校聘任。医院将根据医疗或护理职称和教学的实际需要,将拟聘任教师的名单和相关材料报医学院批准并发文公布。

(4)凡接受聘任的教师必须履行应尽的职责,承担一定的教学任务。不合格的教师将解除聘任,其原有医疗或其他业务职称将受到影响。

(5)教师必须服从所属教研室、教职工学小组的领导和教学安排,按照教学管理规程的要求进行备课、讲座、带教和其他教学工作。

(6)高年资和高职称的教师要指导年轻教师进行教学工作,向年轻教师传授教书育人的经验,使教师队伍后继有人。

(7)教学医院的任何有职称的工作人员,都应将自己看作是教师,都应为教学工作出力献策,树立教书育人的崇高意识,营造良好的教学氛围。

(8)医院教学管理人员对教师队伍要加强管理,贯彻各项规章制度,创造良好的教学条件,最终达到最优的教学效果。

五十七、监考须知

(1)监考是一项严肃的工作,监考人员必须以高度的责任心,认真做好考场的监督及检查工作,严格执行考场纪律,保证考试工作顺利进行。

(2)监考教师考试前 10 分钟进入考场,宣布考场纪律,维持考场秩序,严格清场,检查学生考试应用品,清点考生人数,记录缺考情况,做好一切准备。

(3)监考教师不得向学生宣读试题,更不得解释试题或暗示题意。

(4)监考教师要严格执行考场纪律,如发现学生舞弊等违反考场纪律的行为,应立即制止。并将作弊情况如实详细的记入考场情况报告表,及时报告给教务办公室。

(5)主考老师在考试结束前 10 分钟应预告学生掌握交卷时间。

(6)考试中发现异常情况,有主考教师负责妥善处理。

(7)监考教师要以身作则认真监考,不迟到、不早退、不准擅离职守。不准在场内吸烟、看报、闲谈或凝视窗外等。

(8)监考教师必须清点卷数,与考生数符合后才准离开考场。

五十八、考场规则

(1)学生进入考场,不得携带任何书籍、报纸、笔记本或稿纸等。

(2)考生在考试前 15 分钟凭学生证进入考场,对号入座,入座后将学生证放在桌面左上角,以便检查。

(3)迟到 10 分钟者不得入场,考试 30 分钟后才准交卷出场。

(4)答题一律用钢笔或圆珠笔书写,字迹要清楚工整。由于字迹不清,导致的评分差错,一律不予更改。考卷必须填写班组、姓名和学号。

(5)考场必须保持安静,不准说话、吸烟,考生对试题内容有疑问时,不得向监考人员询问。

但如遇试题分发错误、字迹或图表模糊不清等情况，而不涉及试题内容时，可举手询问或更换。

(6)考试结束，考生应立即停止答卷，并将考卷叠好，放在自己的桌面左上方，原位坐好，待监考教师收完答卷后，方可退场。

(7)考生必须严格遵守考场规则，不准交头接耳，不准偷看他人答卷，不准抄袭、换答卷等，对于违反规则或舞弊又不听劝阻者立即没收考卷，取消考试资格，本科成绩以零分论处并不准参加正常补考。

(8)凡因考场舞弊情节严重被取消考试资格者，一律给予警告以上的处分。

(9)考生必须服从监考人员的指挥，不得以任何借口干扰监考人员的正常工作。

五十九、关于加强材料建设的意见

(1)根据医学院的规定，必修课程一律使用卫健委规划教材，其他选修课程的教材尽量使用规划教材。

(2)选修科目前尚无规划教材者，应积极组织鼓励教纲为依据，由教研室主任负责，组织任课教师编写出具有科学性、系统性、实用性的教材，上报科教科审批后使用。

(3)各教研室根据临床教学的需要，依据见习大纲、实习大纲的要求，对各专业的新技术、新疗法，可编写补充讲义、诊疗常规等，供学生在临床实践中参考。

(4)加强电视教材的建设与管理，配合理论教学，通过电视教材的生动性、形象性、直观性、加强学生的理解、记忆和技能培养。由科教科负责电视教材的收集、订购、管理内容、排列顺序和播放时间。

(5)随着医院电教设备的发展，加快电视教材的建设，将在大教室和电教室增加信号传输终端，形成服务于临床教职工学的闭路电视网络，使电视教材更好的为教学服务。

六十、科教科教学管理规范

(1)每年初召开全院年度教学工作会议。每年组织 2 次院长教学行政查房。

(2)每学期中下达教学任务，组织制定下学期课程表，教学任务审批书(含进度表)。

(3)每学期开课前安排教学指导专家参加集体备课，讨论教案，听试讲及带教老师规范操作考核。

(4)每年底组织各教研室(科)做好上学期教学工作总结，开展先进教研室和优秀带教教师评选；制定新一届实习计划。

(5)每学期组织教学指导专家进行课堂、见习、实习教学评估，组织教学工作中期检查、学生评教评学活动。

(6)每年组织新毕业生、实习医师及研究生进入临床学习岗前教育；每季度召开实习专题会及实习评教评学；每年组织优秀实习医师评选。

六十一、教研室教学管理规范

(1)各教研室每学期接受教学任务后，应召开会议，针对教学中薄弱问题，制定切实可行的新学期教学计划，确定下学期任课(大课、见习课)教师、教学组长、教学秘书名单。主干课程教学组长必须由副高或以上职称人员担任；教学秘书必须由住院医师以上人员担任。担任大课教师中副高职称人员占 70%，培养性教师占 15%，主干课程见习带教中副高职称必须占 25%，主治医师以上职称占 50%，住院医师占 25%，住院医师必须完成第一阶段培训后方可带教，每位见习带教老师带学生数不超过 12 人。

(2)按时、按要求填报教学任务审批书,教学进度表,要求填写规范、工整、不得缺项、合计项目准确无误,并按时上报。

(3)做好开课前各项准备工作:①组织教学人员学习医院、学院有关规章制度。②开展新课试讲、集体备课。③与科教科联系、落实教材和课室,了解学生情况,落实见习分组等,全面检查教具、电教器材等。④教学秘书必须提前 1 周将授课时间、内容、地点书面通知老师发见习地点通知学生。⑤任课教师必须按时上、下课,不得随意调课、停课。因故不能上课(或调课),须经教研室同意、并报科教科及院领导审批。⑥积极开展教学改革活动,开展互动式教学改革与研究。⑦教学组全体老师要关心学生,积极指导学生开展课外科研及第二课堂活动,做好文明课堂建设及医德医风教育工作,对不符合学生行为守则的行为要及时批评指正。⑧教研室要不定期修订见习(实验)指导,指导要体现教学大纲要求,明确规定见习的具体项目、内容、要求和方法。

六十二、教学工作总结要求

各教研室在实习考核结束后按常规进行教学工作总结,统计各类数据,进行教学反馈,总结教学经验,并于 7 天内将教学工作总结一式 2 份,1 份留教研室,1 份上报科教科。教学工作,总结内容包括以下几点。

(1)教学一般情况:本届实习学生院校、专业、班级、人数、教学总时数、理论课学时、见习课学时、实习起止时间、采用教材、教学大纲等。

(2)教学组织情况:任课教师结构、教学组长、教学实施计划落实情况、各种记录数据统计汇总(临床技能操作项目、病例讨论、理论课、教学查房、集体备课及评教评学情况等)。

(3)教学效果:学生成绩分析、实习生管理、考勤、优秀实习生等。

(4)教学改革与研究:本届教学在教学内容、方法、手段以及教书育人等方面采用的新措施和效果,完成研究总结或论文情况,申报研究课题和成果情况。

(5)本届教学存在的问题及改进建议等。

(焦丰叶)

第二节　教学管理人员的岗位职责

一、医院教学管理领导小组职责

(1)院长、分管院长、有关职能部门、临床教研室等管理人员组成医院教学管理领导小组。为医院临床教学工作的管理决策机构。

(2)加强教学管理。按实习大纲要求进行规划、组织、协调、督促教学工作,促进教学管理的科学化、制度化、规范化,促进教学质量的不断提高。

(3)建立一支结构合理、素质较高的教学管理队伍和教师队伍,充分调动教学人员的积极性,树立教学光荣的思想和责任感,不断改革和发展教育思想、教学内容及教学方法,提高教师队伍的政治、业务水平。

(4)制定本院的教学工作目标和每年度教学工作计划,制定教学的有关制度及管理措施,定期检查评估科教科、临床教学教研室的教学工作落实情况,定期开展评教评学活动,总结推广教学经验,确保教学工作的正常运转和良好秩序。

(5)每年度初及新学年实习医师来院前各召开 1 次教学工作会议,落实本年度的教学计划、教学准备工作、教师备课情况。

(6)每年保证 2 次的教学行政查房,随时了解并解决教学工作中存在的各种问题,听取各教研室、教师及实习医师对教学工作的意见和建议,协调与教学有关的各部门的工作。

(7)随时与医学院校取得联系,接受医学院校对教学工作的指导,共同开展教学研究。

二、院长教学管理职责

(1)院长全面负责医院教学管理工作,领导科教科及各教研室和后勤保障等部门完成医学院校的年度教学任务。

(2)注重师资队伍师德、医德建设,领导各级教学人员开展教书育人、管理育人、服务育人活动,关心学生德、智、体全面发展。

(3)有计划性地培养、考核临床教学人员,对教学人员的使用、晋升、奖惩等报告提出审批意见。

三、分管院长教学管理职责

(1)在院长的领导下分管医院临床教学工作。

(2)指导科教科制订和完善医院教学、科研管理的各项制度,并督促有效实施。

(3)指导和审订科教科制订的年度教学、师资培训等工作计划和教学任务审批。

(4)每年召开 2 次以上教学工作会议,布置教学工作计划,进行教学工作总结并有记录。

(5)每年进行 2 次教学行政查房,研究和解决教研室教学、科研和师资培训有关问题并有记录。

(6)领导教学质量控制小组对教学工作各环节进行质量监控,并将监控情况在院科主任会议上通报。

(7)加强各级教学人员师德建设,提高教学意识,组织师资培训和规划考核,对教学人员的使用、晋升、奖惩提出具体意见。

(8)领导开展教学研究活动,改革教学内容、教学方法以及教学手段。主持召开全院教学、科研和培训工作经验交流会。

(9)领导开展教书育人活动,每年对实习生进行党的卫生工作方针和医德医风教育,提高学生的政治思想和职业道德水平。

(10)有计划地完善医院教学设备和条件,创造医院优良的教学环境。

(11)每年组织教学工作检查和考评,不断提高科教科和各临床教研室教学管理及教学工作质量。

四、科教科主任教学职责

(1)在分管临床教学工作的院长领导下,具体组织实施全院的教学、教学教研、教师培训工作。

(2)拟定有关教学各项规章制度及工作计划,经分管院长审批后实施,并经常检查及时总结、汇报。

(3)深入各科室、各教研室了解掌握情况,督促各种制度和常规的执行。

(4)组织实施院长教学行政查房。

(5)编制各医学院校实习医师的教学计划和教学进度表及检查落实情况。

(6)安排各医学院校实习医师的实习工作,不断提高实习教学质量。

(7)组织对教学各环节进行检查、评估,组织评教评学,并将评估信息总结、反馈。

(8)组织全院开展教学科研活动,组织召开全院教学经验交流会,组织教学成果申报。

(9)主持科教科教学工作会议,督促落实每月教学工作计划。

(10)组织全院教学工作年度检查评估工作。

(11)做好年度教学工作总结。

五、科教科教学专职人员职责

(1)科教科教学专职管理人员包括教学干事和教学秘书。

(2)在科教科主任的领导下,协助制定及组织实施教学工作计划。

(3)深入教研室和有关科室,了解、掌握情况,督促各种制度和常规的执行,及时汇报,并采取措施提高教学质量。

(4)做好教学文件的下达、上传工作,一切文件立册登记。

(5)协助做好实习医师的岗前培训、医德医风教育和组织实习医师公共训练课,每周抽查学生的纪律、病历书写等学习情况、宿舍卫生等。

(6)做好教学档案资料的整理归档工作,做好教学设施、教学设备的管理、维护、保养工作,做好教学书籍、教学视听教材、教学软件的管理、使用登记工作。

(7)做好实习医师的毕业实习鉴定工作。

(8)做好科教科主任交办的其他教学工作。

六、教研室主任职责

(1)教研室主任负责本教研室的教学管理工作。充分调动教研室全体带教老师的积极性和创造性,团结协作,努力完成医院下达的临床教学任务,不断提高教学质量。

(2)根据医院下达的教学任务,负责制定本教研室的教学工作计划与讲课安排,上报科教科。组织落实教学计划的实施,并进行指导检查,以保证教学各项工作顺利进行。

(3)组织开展本教研室的教研活动,组织集体备课,检查各课教案,组织教学查房和教学病例讨论。

(4)组织对实习医师进行党的卫生工作方针和医德医风教育,提高学生的政治思想和职业道德水平。

(5)督促带教老师对实习医师所写的医疗文书进行修改。

(6)定期听取教学秘书的工作汇报,组织和检查学生情况和带教老师的带教质量。

(7)亲自主持实习医师的转科考试和集体评议出科鉴定。

(8)年终对本教研室工作进行总结,并提出意见和建议,上报科教科。

七、教研室教学秘书职责

(1)协助教研室主任制订和组织实施年度教学计划、课程建设规划、教学改革规划等工作。

(2)做好教学文件、通知的上传下达,完成教学资料收集、整理、归档工作。

(3)根据院(校)教学任务制订本教研室教学任务审批书进度表等实施文件,报科教科审批并送交授课教师。

(4)协调各专业组落实教学计划,根据教学进度表填发理论教学通知书下发各授课教师,落实开课前准备工作,根据教学进度表提前1周再落实授课老师;处理日常调课等有关手续,保证教学秩序稳定,杜绝教学事故和差错。

(5)安排见习、实习,落实新教师试讲、集体备课、小讲课、教学查房等教学活动。

(6)组织本教研室承担课程的考试及考后总结、分析工作,收集整理教学总结,试题分析。

(7)深入教学组了解教学情况,参与评教评学活动,并将评教意见及时向教研室主任反馈。

(8)完成教研室主任交办的其他工作。

八、科室主任教学工作职责

(1)协助教研室主任完成本专业教学工作,加强师德、医德和学风教育。

(2)按教学计划安排合格的带教教师,并经常检查、指导主治医师教学查房、病例讨论、小讲课,修改学生医疗文书,技能操作训练等教学活动。

(3)完成每周1次科主任教学查房。

(4)负责收集本专业教学病例和少见病例资料等。

(5)做好学生出科考核及鉴定工作。

九、科室教学秘书职责

(1)协助主任搞好本科室的临床教学工作。

(2)在主任的指导下,制定本科室的年度教学工作实施计划,并具体负责组织实施。

(3)安排实习医师的轮转,落实实习医师的入科教育。

(4)定期了解掌握实习情况,如基本操作、病历书写、组织纪律、医德医风及教师的带教方法等。督促各级教学人员切实完成医院下达的教学任务。

(5)根据教学大纲的要求和临床需要,安排科室的教学查房及教学病例讨论、业务讲座。

(6)组织临床业务的转科考试,考核前认真组织学生进行复习指导。

(7)做好年终教学工作总结,根据教学实践中遇到的实际问题,提出意见和建议,上报教研室主任。

(8)负责本科室的教学病例收集,并上报教研室。

(9)负责收集实习医师在实习过程中所提出的意见,及时逐级上报反映。

(10)负责本科室的教学仪器设备和各类教具管理。

(11)负责管理好教学资料,建立完整的教学档案。

十、班主任(辅导员)工作职责

(1)在科教科领导下,做好学生的思想政治教育和组织管理工作。

(2)指导学生搞好业务学习、文体、卫生及其他活动。

(3)关心学生的生活健康,培养他们勤奋好学、团结友爱、艰苦朴素、文明礼貌的优良作风。

(4)定期召开班会,表彰好人好事及优秀学生,及时纠正违规违纪行为,努力形成良好的班级风气。

(5)经常深入到教室、临床科室、宿舍,了解学生的学习、生活、纪律及思想动态,听取带教教师的反映,及时向医学院汇报,共同做好学生的管理工作。

十一、主任医师教学职责

(1)在教研室主任领导下,全面负责本学科领域临床教学的业务指导作用。

(2)起临床教学学科带头人作用,指导和组织下级教学人员的教学工作。

(3)主持开展教学查房工作和教学病例讨论,至少每 2 周举行 1 次,组织包括主治医师、住院医师、实习医师在内的教学查房及教学病例讨论。

(4)主持开展本学科临床教学的教研活动,至少每季度进行 1 次。

(5)指导主治医师、住院医师开展临床教学工作,指导下级教学人员提高专业理论水平,改进教学方法和技术操作技能,提高教学水平和带教能力。

(6)不断总结教学经验,每年至少开展或指导开展一项教学改革或教研科研。

(7)副主任医师教学职责参照主任医师职责。

(8)教授、副教授职责参照主任医师职责。

十二、主治医师教学职责

(1)在教研室主任的领导下,主任医师的指导下,负责本学科具体临床教学工作。

(2)承担教研室分配的教学工作和教学行政工作,协助教研室主任做好学生的政治思想工作及教学管理工作。

(3)全面熟悉本科室患者的病情,掌握近期病情的演变情况。

(4)熟悉教学内容,重视学生的基础理论知识及操作技能培训。

(5)带领本科实习医师的日常查房、实际技术操作工作。指导实习医师的临床操作时,查体示范要规范化,手法、顺序要正确。

(6)开展教学查房工作,每周至少举行 1 次。为人师表、礼貌待人、体恤患者、仪表端庄、谈吐文雅,结合病例深入讨论,提出正确诊疗计划。正确引导学生的临床思维,耐心解答有关问题。

(7)组织临床病例讨论,每 2 周至少举行 1 次。结合实习内容及本科室实际经验,培养学生分析问题、解决问题的能力。

(8)积极参加本学科临床教学的教研活动,每季度至少参加 1 次。

(9)具体指导住院医师开展临床教学工作。

(10)不断总结教学经验,每年至少开展或参加 1 项教学改革或教研科研,完成 1 篇教学论文。

(11)实习结束时对学生的思想品德业务技能进行综合评定。

(12)完成其他临床教学工作。

十三、住院医师教学职责

(1)在教研室主任的领导下,主任医师和主治医师的指导下,负责本学科具体临床教学工作。

(2)承担毕业实习的临床带教任务,责任心强,带教意识强。

(3)热情指导、因材施教。按"跟诊、试诊、独立诊疗"三步骤对学生进行教学,发现问题及时纠正或向上级医师汇报。

(4)每天具体指导实习医师的日常工作,包括具体指导病房诊疗工作、门诊诊疗工作、病历书写、医嘱、申请单、临床诊疗操作等工作。按时检查修改学生的医疗文书,做到认真负责、一丝不苟。

(5)对实习医师加强日常管理和考核,实习医师操作时一定要有上级医师在场。

(6)重视学生的基本技能训练,培养学生独立分析问题和解决问题的能力。

(7)言传身教,注意医德医风教育,培养良好的医德。

(8)协助上级医师组织病例讨论、教学查房,对学生进行出科考试、考核等工作。

(9)积极参加本学科临床教学的教研活动,每季度至少参加进行 1 次。

(10)不断总结教学经验,每年至少开展或参加 1 项教学改革或教研科研。

(11)完成其他临床教学工作。

十四、见习带教教师教学职责

(1)在教研室/专科主任领导下做好学生见习、实验带教、小讲课、课堂讨论、监考、改卷、试题分析、批改作业等工作。带教工作。

(2)在教学中,注重学生医德医风、学风培养,"三严"(严谨态度、严格要求、严密方法)、"三基"(基本理论、基本知识、基本技能)以及与人沟通技巧培养、加强学生纪律管理,如衣装整齐,不戴耳环、不戴戒指、不留长指甲,不迟到、不旷课等。

(3)按见习备课常规要求认真备课,提前做好见习病例、资料准备工作,保证带教质量。参加评教评学活动。

(4)遵守劳动纪律,不迟到、不拖堂、不早退。

十五、教研室职责范围

教研室是教学和教学管理的基本单位。教研室的职责范围是以下几方面。

(1)负责组织好本教研室的教学工作。①负责本学科的教学基本要求、教学计划的制定工作,经院教育委员会或科教批准后认真组织实施;②制定并组织实施本教研室的工作计划;③制定并组织实施本学科学期入科教育、授课计划及病例讨论计划;④制定并组织实施学生理论学习与实践操作的指导计划;⑤制定并组织教学检查计划;⑥组织好对学生成绩考核、辅导答疑等工作;⑦教育和鼓励全室人员特别是兼职教师,切实做好教书育人工作;⑧对本学科的教学情况要进行阶段小结和学期总结,总结经验,找出问题,提出改进意见,不断提高教学质量。

(2)负责组织好本学科的教学改革工作和教学研究工作。①研究本学科科研项目教学实习大纲,结合执行中的体会,提出修改意见;②研究教学内容的选择和知识的更新;研究好的教学方法;③定期对学生的学习情况和能力培养情况结合考试成绩进行全面分析;④负责本学科教学经验交流。

(3)负责授课内容及授课教师上岗人员安排,审定讲稿,组织听课及授课评议工作。

(4)负责制定本学科科内的科研计划,并组织实施。

(5)负责制定教学人员外出进修计划并报院审核;负责制定、组织及实施各级医师培训计划,督促、检查计划的执行情况。

十六、技能培训中心管理员职责

(1)热爱本职工作,工作踏实主动,尽职尽责。

(2)管理员掌管培训中心钥匙,未经科教科同意,不得擅自外借钥匙,若造成模型仪器损坏或丢失等情况按医院规定赔偿。

(3)培训仪器设备原则上不外借,如确因教学需要,须经科教科批准,管理员做好登记。

(4)教学使用培训中心,应提前 1 星期报技能培训中心,由技能培训中心统一安排教室及指导教师。培训开始前,应将培训仪器及用物摆放整齐,方便使用。

(5)掌握培训中心模型和仪器的使用与维护,并对模型仪器的使用情况及完好情况有独立详细的检查记录。

(6)贵重培训物品每次使用后,管理员应及时检查并按要求做好记录,培训结束后放入专储设备并及时上锁。

(7)非本院组织的培训项目,需向管理员提交培训申请,经科教科批准后方可使用培训中心。

(8)培训中心的仪器设备由管理员负责统一保管,每月盘点 1 次,做到账物相符;对损坏及需要维修的物品,列表上报科教科。

(9)培训结束后,管理员须督促学员做好培训中心卫生打扫,关好水、电、门窗,确保安全后方可离开。

十七、技能培训中心指导老师岗位职责

(1)热爱本职工作,有较强的责任心,工作踏实主动,尽职尽责。

(2)坚守岗位,认真带教,按教学计划并结合学科、专业特点保质保量完成培训带教任务。

(3)做好培训排序协调工作,课前主动与管理员联系,按照培训内容,认真准备好各项培训物品。培训前十五分钟进入培训中心,协助管理员做好学员管理工作。

(4)认真备课,并于课前将培训资料发放给学员;培训资料电子版报科教科存档。

(5)严格执行操作规范,指导学员操作。

(6)培训结束后,负责指导学员清洗保养相关仪器设备。

(7)做好培训登记工作和仪器设备使用登记工作。

(8)指定学员做好培训中心清洁卫生工作,关好水、电、门窗,经管理员确保安全后方可离开。

十八、宿舍管理员职责

(1)督促学生遵守宿舍各项管理制度。

(2)积极为学生创造良好的生活环境,每天打扫宿舍走廊、卫生间、洗澡间卫生,并倾倒垃圾,监督学生打扫好宿舍内卫生。关心学生在院期间的生活和健康。

(3)保证 24 小时在岗,认真完成分工工作,不擅自离岗、串岗。特殊情况需预先向主管部门

请假，并安排好人员替班。

(4)按宿舍管理制度，做好来客登记。周六、周日双休期间认真查房，督促学生自觉遵守宿舍管理制度。做好考勤记录，并根据考勤记录将长时间夜不归宿的学生及时告知辅导员。

(5)按作息时间开关宿舍大门并做好安全工作。早、中上课前督促学生离开寝室，晚上督促学生熄灯。宿舍非开放时间里，除学校管理人员外，其他人员不得进入宿舍。早、中、晚关门后，及时对所管辖区域清场归位。晚上熄灯后，必须对寝室周围及内部各区巡视，发现问题及时反映。锁门后原则上做到不再开门。特殊情况，须有班主任或任课教师出具的证明并登记后进入。

(6)学生在宿舍区域内怪叫、起哄、吵架、浪费水电、乱倒乱扔垃圾、挪用他人物品及点明火等不良举动，要及时劝阻和制止，方法要得当，并积极、主动向医院提出改进宿舍管理的意见和建议。

(7)定期对宿舍内的各项安全设施(楼梯灯、消防栓、灭火器、应急灯)进行检查，发现安全隐患要及时上报。

(8)加强用电管理，认真做好防火、防盗、防止其他意外事件发生。

(9)及时妥善处理宿舍区域内重大事件，及时上报，并与有关领导密切配合协同处理。

(10)宿舍管理员在值班室内不准用电器做饭。

(焦丰叶)

第三节　实习医师规范化培训的管理

一、实习医师管理制度

(1)教育实习医师热爱医院，热爱所学专业，能以主人翁精神要求自己，把自己当成医院正式成员之一。

(2)严格按照实习大纲完成轮转实习，不许偏科实习，不允许无故旷课。

(3)实行 24 小时值班制，根据科室安排，参加一线值班，值班期间除吃饭 1 小时以外，必须住在病房。

(4)实习期间实行不定期夜自习点名制度，要求实习期间除日常节假日以外，每周一至周五晚上 7:30～9:30 必须在所轮转科室示教室或医师办公室学习。

(5)实习医师要求轮转每 4 周至少完成 5 份完整病历(用病历纸书写，不得用表格病历代替)，轮转每 2 周至少完成 3 份完整病历，标准参照《山东省病历书写规范》要求。

(6)离开医院或因病、有事应办理请假手续，书面填写《请假审批单》由实习组长、科主任、科教科签名同意后方可离院，返院后要及时到科教科销假，不得口头请假，不得事后请假，不得代人请假，单科请假时间不得超过 3 天，累计请假时间不得超过 15 天。

(7)实习生在科室实习期间，在科主任领导下，由科室教学秘书具体安排工作和学习任务，一般安排具体分管 5～10 张，在上级老师的指导下具体管理床位患者的日常医疗工作。

(8)实习医师无处方权，不得擅自处理患者，临床诊疗活动必须在上级老师的指导下进行。

(9)实习生出科前在科主任安排下应完成出科理论考试和操作考核，由教研室指定人员监考。

(10)实习生出科前原则上由教研室集体讨论确定学生的总体成绩,出科鉴定评语集体研究,由科主任负责书面鉴定的签名。

(11)实习结束前,教研室应及时将实习生的平时表现和考试考核结果汇总到科教科,结束时的总鉴定评语由科教科负责书写。

二、实习医师基本要求及管理规定

(1)热爱社会主义祖国,坚持四项基本原则,认真贯彻执行党的路线、方针、政策,严格遵守医院的规章制度,积极参加医院的政治活动。

(2)医疗道德规范,履行救死扶伤、治病救人的职责。在实习工作中,不得以任何借口或方式增加患者痛苦,对患者言谈行为检点,不得与患者及家属拉私人关系,坚决杜绝"以医易物"的不正之风。

(3)实习医师必须按规定缴纳实习费和实习管理费。学校联系实习者,由学校负责按标准与医院统一结算,个人联系者,实习费每月 100 元;实习管理费每人每年 500 元,全部费用需在来院报到时 1 次缴清;中途因故终止实习者,实习费不再返还,只退还管理费。实习期间违犯医院规章制度,不服从医院领导,工作态度差,马虎大意造成医疗差错、事故者,酌情扣罚实习管理费,严重者退回原学校。

(4)实习学生必须服从科室领导安排及带教老师的指导,认真学习。尊重各级医护人员。上班衣帽整齐,服装整洁,仪表端庄,挂牌服务,严禁在科室内吸烟,严禁带酒上岗。

(5)实习医师应在上级医师指导下从事诊疗活动,不得独自从事任何诊疗技术操作,不得独立值班,不得顶替本院医务人员值班及替写病案文书,贵重诊疗仪器不得独自上机操作,不得独自签发检查报告。

(6)实习期间一律无处方权。实习医师开写的医嘱、处方,必须请带教老师审核并签字;开写的化验单或特检申请单,也需经带教老师审核把关。未经许可,实习医师不得擅自更改患者医嘱或处理患者。

(7)爱护公物,注意节约,严禁随意浪费科室内各种表格、纸张及 1 次性材料。

(8)严格请假制度,实习期间一般不得请假外出,因病或情况特殊确需请假时,必须写出书面请假报告,请假 3 天内由科主任审批,签字后交科教科登记备案;3～7 天者需经科主任签字同意后报科教科批准,报学校临床教学部登记备案;请假 7 天以上者需经学校审批。假满及时回院销假、上班。

(9)自觉遵守劳动纪律,不得迟到、早退,上班时坚守工作岗位。如需暂时离开,需经上级医师同意,并说明去向和时间。

(10)实习医师要按实习轮转表轮转实习,未经批准,不得擅自调换科室和随意延长在科室的实习时间。

(11)违犯上述规定,视情节轻重,分别给予口头警告、扣罚管理费每次 50～100 或不予实习鉴定,退回原学校等处理。

三、实习生实习前培训制度

(1)科教科负责组织对实习生的实习前培训总动员,时间为半天至一天。

(2)各临床科室负责对实习生的实习前具体培训,时间为两天。

(3)实习前培训总动员的内容:①对实习生的要求与相关规章制度介绍;②实习安排与管理措施。

(4)实习前具体培训内容:①各科实习要求;②讲座:医疗法规、医疗文书书写、实习中的人际关系、急救医学基础知识等;③诊断学基本技能强化训练与考核;④实习生资格考试与审查;⑤实习安排与注意事项。

(5)为确保实习生的质量,保证在实习生实习期间,尽量减少医疗纠纷的发生,确保医疗及实习质量,特对来我院实习的实习生进行资格审查,审查内容:①对组织纪律涣散或社会公德败坏且屡教不改的同学,视为资格审查不合格;②对在上临床课期间累计缺课达 20 次或迟到、早退达 30 次,或临床课有 3 门必修科目成绩不及格的同学,视为资格审查不合格。

(6)集中培训的主要内容:①组织纪律教育(科教科负责);②专业思想教育(科教科负责);③医德医风及社会公德教育(科教科负责);④有针对性的相关专业课辅导(各相关教研室负责)。

(7)科教科负责实习生实习前培训的总体安排,各临床相关科室积极配合。

四、实习医师入科教育制度

(1)实习入科时由教学秘书进行入科教育,时间半天。

(2)科室的专业设置与特长,医疗组分布情况和带教老师情况。

(3)科室的常规工作制度。

(4)医德医风和医疗安全教育。

(5)医疗文书书写,如病历书写、医嘱书写、申请单书写等。

五、实习医师出科考核制度

(1)实习医师按照实习大纲要求,服从科教科安排,到相应科室进行轮转学习,不得提前或推迟到轮转科室。

(2)科室应指定专人负责带教工作,具体负责对实习医师的工作学习安排和日常管理。

(3)实习医师应服从科室的工作学习安排,完成各项学习任务。

(4)实习结束前科室应组织对实习医师的理论考试,理论考试应采取闭卷考试。

(5)实行带教与考核分离制度,由教研室负责人指定专人对实习医师进行考核。操作考核可考核实际临床操作能力,书写病历或病历分析,评分应实事求是,不打人情分或照顾分。

(6)实习医师出科时的总成绩应由教研室主任主持,教研室成员集体评议,负责带教的指导老师可列席。

(7)每个实习医师的各科室实习总成绩,各科室应另外书面报告科教科。

六、优秀实习医师评选制度

(1)评选对象为在我院实习或进修时间达 6 个月以上的学习人员。

(2)有正确的政治方向,有良好的医德医风。

(3)热爱医院,积极工作,勤奋学习,具有良好的品德。

(4)德智体美协调发展,在学习工作中具有良好的表现。

(5)热爱集体,愿为集体多做好事,师生和同学之间的关系好和协助精神好。

(6)遵纪守法,自觉遵守医院和各科室的规章制度,无损坏贵重仪器物品。

(7)实习成绩总评分须在 90 分以上或优秀。

(8)在实习结束前,各科室和实习队分别按实习总人数 20%～30%初步确定优秀实习医师候选人报给各科教学教研室。

(9)经科教科和院临床教学领导小组研究确定。

(10)严格掌握标准,宁缺毋滥,不弄虚作假。

(11)每年表彰优秀实习医师人数控制在我院实习人员总人数的 20%左右。

(12)被评为优秀实习生的发给奖状,写入实习鉴定,发公函给学校,并适当奖励。

七、实习医师考勤制度

(1)实习医师应严格遵守医院考勤制度,按照科教科的实习安排进行实习,经批准不得缺勤,因故暂时离岗需向带教教师请假,实习生应按计划完成实习科目,未经科教科批准不得中途转科或提前离院,实习期间的考勤工作由实习队长、教研室和科教科共同监督考核。

(2)每天提前 15 分钟上班,不迟到、早退,按要求做好考勤签到。

(3)实习生服从科室安排,实行 24 小时病床负责制,随叫随到,不可随意调班或不值班,特殊情况需经带教教师同意。

(4)严格执行请假制度,实习期间不安排探亲休假,请事假者需提出书面申请。病假需持本院或二级以上医院出具的病假证明;院校规定的事假应附院校通知;因其他情况事假需提交书面请假审批单,其中 1 天以内由实习队长、教研室负责人批准,2～4 天由实习组长、教研室负责人、科教科逐级批准,请假审批单存根所在科室和科教科各存 1 份。请假 5 天以上还应另须学校审批。不得口头请假或事后请假。

(5)实习医师上班无故迟到或早退 2 次按旷课 1 天,旷课 2 天者,该科实习评定为不及格。累计旷课达 7 天,实习总成绩评定为不及格。累计旷课达 15 天以上退回学校,按有关规定处理。

(6)因请假造成学习任务未完成者,须补实习并考试考核合格方能补写鉴定。

八、实习医师病历书写制度

(1)实习医师所分管病床的新收患者,必须书写相关的医疗文件,包括完整病历(要求内、外科各 6 份,每专业至少 1 份;妇、儿科各 3 份)、住院病历(必须完成所管病床的所有新收病历,至少平均每周书写 1 份)及其他医疗文书。

(2)实习医师完整病历、住院病历质量要求及注意事项:①实习医师必须严格按病历书写规范书写病历,并在实践中努力提高病历书写质量。②实习医师病历的书写一律用蓝黑水笔。要求字迹清楚,语言规范、通顺。③实习医师不得弄虚作假,不得抄袭住院医师所写的病历,一经发现按违纪处理。④实习医师的病历末尾必须签“实习医师 XXX”。⑤病历必须在该患者入院后 24 小时内完成。⑥病历书写中出现错字,应用双线划在错字上,不得刮、粘、涂。⑦实习医师住院病历由住院医师修改、签名。字迹潦草或修改较多(超过 5 处 10 个字)的病历,实习医师必须重新书写。⑧及时记录病情,一般患者 3 天/次,危重患者随时记录,新收及手术后患者连续记录 3 天后病情稳定可 3 天/次,记录后签名:XXX。病情记录中,应如实记录病情、上级医师查房意见及患者、家属的思想状态和意见。

(3)实习医师所写的病历(含住院、完整病历),在带教老师批阅签名后,住院病历随病案归档，完整病历上交教学管理科。实习医师本人按有关要求在《毕业实习登记本》上登记，登记本于转科前1周交班主任检查，未完成要求（数量及质量）者按该科实习不及格处理。

（4）实习兼职班主任及科教科不定期抽查病历，发现实习医师所管病床无写病历或未按时完成病情记录，每份扣实习鉴定2～5分。

九、实习医师值班及坐班制度

（1）实习医师每星期一至星期五晚上7:00～10:00，星期天晚上8:00～10:00在实习病区晚坐班，参加晚查房等教学活动及完成医疗文件书写，整理化验单等工作，门、急诊实习同学在该专业急诊坐班，参加急诊工作。

（2）实习医师必须参加值班，不得轮空节假日，实习医师值班表必须有班主任签名同意，当天值班实习生的一切活动（含进餐、梳洗、休息）必须在病区进行，如特殊情况回宿舍不得超过半小时，违反者按脱岗处理。

（3）值夜班者，次日完成查房、手术及完成一切临床工作后，经带教老师同意，下午可休息半天。但仍需参加晚坐班和教学活动。

（4）节假日值班值休按医院规定安排，原则上节日值班不另补休（假期最后1天值班按规定补休半天）。

（5）值班新收患者必须与上级医师一同检查处理患者，在上级医师指导下开好医嘱、验单，并按规定完成有关医疗文书。

（6）患者病情变化，应及时向上级医师汇报并在上级医师指导下处理患者。

（7）坚守岗位，全面掌握病区患者情况，并在上级值班医师指导下，做好交班记录及病区交班工作。（交班汇报不可照读）。

十、实习生早查房制度

（1）早查房是培养实习生独立工作能力、取得第一手资料的学习形式，为常规查房汇报病例，提出诊治意见提供依据，因此要求实习生认真执行早查房制度。

（2）早查房时间：周一至周六上午7:30～8:00。

（3）早查房工作包括巡视分管患者、了解病情及整理、粘贴各项检查结果、重点体检和准备汇报资料等，学习抽血，注射等护理操作技术。

十一、实习医师交接班制度

（1）实习医师在轮换科（病区）时必须做好交接班工作。

（2）接班者应提前到下一个轮换的科室（病区），与兼职班主任或专业主任联系，安排分管病床，并与管该床的实习医师做好床边交接班工作。

（3）离开病区前及接班24小时内完成“实习生交接班记录”，不完成交接记录者扣实习综合成绩5分。

（4）“实习生交班记录”应力求简明扼要，把患者的主要病情、诊疗经过、注意事项及上级医师或本人计划进行而未来得及进行的诊疗工作介绍给接班医师，本记录应在病程记录上另段接写，不另立专页。

（5）“实习生接班记录”。实习医师接班时，应在病程记录上，紧接交班记录书写接班记录，在书写接班记录前，除参考交班记录外，要复习全部病历及治疗情况，并进行问诊及体格检查，在此基础上，简明扼要地书写交班记录。

十二、实习医师转科(区)制度

(1)实习生必须认真完成好所在科室的医疗任务，并经转科(区)考核合格方可转科(区)。

(2)在转科(区)前，实习医师应对所管患者详细书写交班记录，并进行床头交班；转科(区)后应及时写好接班记录。

(3)实习医师必须准时到新科室(病区)报到，服从科室(病区)工作安排，参加入科(区)教育。

(4)在转科实习结束前的1周内，应完成实习生的自我鉴定和实习小组鉴定及病历书写登记本并交科兼职班主任；不按时交实习鉴定表者，扣该科实习鉴定总评分10分，不按时完成病历数者按该科实习不及格处理。

十三、实习医师转点制度

(1)实习生转点前必须认真完成好所在科室的医疗任务，搞好宿舍卫生，并到科教科办好离院手续。严禁未经科教科批准，擅自离开。

(2)实习组长要与实习医院教学管理部门多联系、多沟通，不定期向医院科教科负责老师汇报实习情况。

十四、实习生政治学习、党团活动制度

实习生参加统一组织的政治学习，党团员应积极参加组织活动。

十五、评选"优秀实习生"制度

科教科定期组织开展评选优秀实习生活动。

十六、实习医师上岗要求

(1)凡已通过医学院校理论课程学习，经院校选送、科教科批准者可进入医院进行生产实习。

(2)实习生到科教科报到、总务科办理入住手续、图书馆办理借阅图书等手续后到轮转病区报到。

(3)各教研室指定专人负责带教，向实习生介绍医院和教研室概况、管理制度、分配床位、常规工作方法等，护士长介绍护理常规、诊疗用品位置等帮助实习生熟悉病区环境。

(4)实习生穿工作服上岗，着装整洁，佩戴胸卡，不戴戒指，不留长指甲。

(5)每位实习生在上级医师的指导下完成医疗卫生工作和规定的护理技术操作。随上级医师查房，负责报告病情，提出诊治意见，完成医疗文书记录及执行医嘱，每天下午至少再查房1次。

(6)实习生应尊敬教师，虚心学习，努力掌握正确的学习方法，做到脑勤、口勤、手勤、腿勤，服从领导，参加所在科室的医疗业务活动，按时完成实习大纲规定的各项教学任务，并接受各种检查和考核，轮转或实习结束时参加出科考核及完成鉴定。

(7)实习生应发扬人道主义精神，培养高尚的医德，尊重患者的权利，学习中应保护患者隐私，不增加患者痛苦，不收患者和家属的馈赠。

十七、实习医师职责

(1)严格遵守学校和医院的各项规章制度。

(2)严格按照实习大纲的要求完成轮转学习。

(3)热爱卫生事业,热爱医院,热爱所学习的岗位。

(4)积极主动学习有关医疗卫生法律法规并模范遵守。

(5)严格执行24小时值班制,坚守岗位,积极主动工作。

(6)尊重师长,尊重上级医师,尊重护士,团结同事。

(7)关心患者,同情弱者,尊重患者的隐私。

(8)完成学习任务,具有从事所学专业的基本业务素质。

(9)不违反法律法规,不违反医院规章制度。

十八、实习生医德规范

(1)立志献身国家卫生事业,救死扶伤,实行革命人道主义,培养高尚的医学职业道德,以白求恩大夫为榜样,全心全意为人民服务。

(2)学习和宣传我国卫生工作方针、人口政策及各项医疗卫生和药政法规。

(3)刻苦钻研业务,掌握医学科学基础理论、基本知识、基本技能,努力做到医德高尚、医术优良。

(4)对待患者如亲人,不允许为了因学习技术而增加患者疾苦,以致影响患者康复。

(5)严格保守患者的一切秘密和隐私,学会做好患者的思想转化工作,帮助他们解除因疾病造成的心理负担,增强战胜疾病的信心。

(6)培养严谨的科学作风、严格执行医学技术操作常规。

(7)勤俭节约,合理使用实验动物及各种实验材料,珍惜和爱护实验标本和教学、科研、医疗设备。

(8)廉洁克己,不借实习之便弄虚作假,谋取私利。

(9)严格遵守医院的各项规章制度,尊重指导老师,认真完成实习任务。

(10)积极参加医护劳动和社会预防医疗工作,提高实践能力,了解卫生医药国情,增加社会责任感。

十九、实习医师考试规则

(1)实习医师必须携带胸卡提前15分钟进入考场,对号入座,不准随意变动座位。无特殊原因迟到15分钟,不准进入考场应试,按缺考处理。

(2)考生在发卷前,要把胸卡放在座位的桌面上,以备查验,否则不发考卷。

(3)学生携带的书、笔记本、纸张等非试卷东西必须在考前10分钟放在指定位置,不准放在座位上和座位旁,否则不发考卷。

(4)考场应保持安静,不准交头接耳,如试题字迹不清,可举手示意要求询问。中途不准擅自离开考场,因故离场者须经主考老师批准。

(5)考试结束前预告时间1次,时间一到,即停止答卷,学生把答卷合上放在座位上,等待老师到座位收齐后才能离开考场。

(6)试卷要写上学校、年级、专业、科室、姓名,答卷字迹要工整清楚,不得用铅笔、红笔书写。

(7)学生必须以严肃认真、实事求是的态度对待考试,严格遵守考场纪律,不准带 BP 机、手机进考场,不准旁窥或偷看、抄袭他人答案,不准夹带与考试有关的书本、笔记和纸条。违反考场纪律和舞弊者,成绩作废。

(8)监考人员要大胆管理,各尽其责,一旦发现学生作弊,即令其停止答卷,收回试卷,当场宣布取消该科考试资格。

二十、实习生宿舍管理制度

(1)实习生宿舍由总务科专人安排和管理,未经同意不得擅自调换房间及床位。

(2)每间宿舍设室长 1 名,负责入住人员及卫生管理。

(3)宿舍人员互相关心,搞好团结,按时作息,不得在宿舍里进行赌博等违法行为。

(4)提高警惕,做好防盗工作,保管好自己的物品,不得留宿外客,节假日及晚上 8:00 以后异性学生不得擅自入内。

(5)注意安全,人离灯熄,节约用电,严禁私拉电线,禁用电炉等各种升温电器,违者按医院规定处罚,定期接受防火、防盗等安全检查。

(6)爱护公物,保持整洁卫生,损坏公物赔偿。坚持值日生制,定期检查宿舍卫生,评比文明宿舍。

(7)实习结束离院前须进行环境卫生大扫除,交清公物,经科教科、总务科验收合格后方可离院。

(张彩云)

第四节 住院医师规范化培训的管理

住院医师规范化培训是指完成高等医学基本教育的毕业生,接受某一学科规范化的系统专业培训,使所学的知识与技能朝着某一专业方向逐渐深化的教育过程。它是医学专业所特有的教育阶段,也是毕业后医学教育的重要组成部分,是我国培养和造就高素质临床医师和临床师资的必经阶段,它对培养高层次临床医学人才起着承上启下的重要作用。

一、住院医师规范化培训现状与目标

(一)各国住院医师规范化培训的现状

美国住院医师培训体系中,质量监控和资质认证由两家行业组织进行,即美国毕业后医学教育认证委员会和美国医学专科委员会。美国毕业后医学教育认证委员会主要负责制定各专科的培训计划和目标,考核住院医师培训效果,确定各专科和亚专科的认可标准。美国医学专科委员会主要是考核和评价已取得住院医师培训合格证书的医师,决定是否授予其专科医师资格证书。美国医学生在毕业前必须通过全美医师执照考试的第一阶段和第二阶段考试,之后才可申请加入住院医师培训项目。培训包括第 1 年的实习期培训和若干年的专科培训。医学毕业生获得住院医师培训资格后,首先在经过认证的医院接受实习期培训。完成后可参加全美医师执照考试

的第三阶段考试，通过后方可取得医师执照，然后申请加入专科培训。美国毕业后医学教育认证委员会的各专业委员会制定全国统一的专科住院医师培训目标、内容和考核标准。各专业的培养年限依据专业的特点而不同，通常在3～7年。例如普通内科需要3年，普通外科需要5年，而神经外科则需要7年。完成住院医师培训后，如果通过美国医学专科委员会的考试，即可获得专科医师资格证书和“专科医师”称号。

英国的住院医师培训体系有别于美国，但具体管理工作也是由行业协会主导，医疗机构执行。其中，毕业后医学教育委员会负责研究和制定专业培训计划，确定培训机构资质和职位。英国各地还设置毕业后教务长，一般由大学和地方卫生局任命，其任务是负责本地区的毕业后医学教育工作。住院医师培训项目和岗位均需由各专科学会和地区毕业后教务长批准。英国毕业后医学教育包括3个培训阶段，即第1年的注册前住院医师，第2～3年的高级住院医师，第4～6年的注册专科医师。英国医学总理事会则负责所有医师认证和注册。医学生毕业后必须达到英国医学总理事会规定的实习医师标准，才能进入第1年注册前住院医师培训。经过1年实习，达到英国医学总理事会制订的正式医师标准方可注册成为执业医师。然后再继续完成第2～3年及第4～6年的专科医师培训，通过专科医师培训管理局考核，才能成为专科医师。

整体来看，美国住院医师培训模式是行业高度自治，培训结果追求培训质量的同质性，而英国毕业后医学教育模式是政府与行业共同参与，但各自职能的划分尚有一定的模糊和争议。亚洲地区的住院医师培训受英美两大体系的影响较大，同时也有一定的自身特色。例如东南亚、印度、中国香港主要受英国影响，而日本、韩国、新加坡、中国台湾地区则借鉴甚至移植了美国的培训模式。这些不同国家和地区的住院医师教育体系有较大差异，但也有一定的共性，包括：①要求医师具有博士学位，同时又区分专业学位和科学学位，两者有不同的培养目标和要求；②建立了全国（地区）统一、规范的培训体系和管理机制，保证了人才培养的均质性；③有制度或法规体系等支撑条件；④在与国际接轨的同时也体现了自身特色，适合本国（地区）医师培训的要求；⑤政府宏观引导，行业协会主导，医疗结构执行。社会经济水平发展程度越高，行业协会发挥的作用越明显。

（二）我国住院医师规范化培训的现状与目标

我国人口庞大，社会经济发展不充分，医疗资源分布不均，各级医院医师数量不均，受教育水平与临床能力又参差不齐。我国的规范化培训制度的建立及发展相对发达国家起步晚，进展慢，因此从局部试行、全面展开到最终完善还有很长的路要走。我国建立的住培制度既是为了培养专业的临床医师，也是为了平衡各地区医疗水平，符合我国医疗发展的目标。我国的住院医师规范化培训制度既注重受培训者个人，也重视医疗环境和基本条件。对于医师个人，原国家卫计委提出的规范化培训目标是为各级医疗机构培养和输送具有高尚的职业道德、扎实的临床专业知识、良好的人际沟通与团队合作能力、能独立承担本专业常见多发疾病诊疗工作的临床医师。其主要包括四方面的内容：政治思想、职业道德、专业能力、教学与科研。近年来，对于医师人文素养培养也日益得到重视。在重视临床培训的同时，也要充分关注医学人文教育，包括正确的职业角色定位，树立端正的医德医风和尊重患者、关怀患者的医学人文精神。住院医师是医师成长路上的起步阶段，强调人文素养显得尤为重要。

二、住院医师规范化培训管理体系

规范高效的管理与合格的基地、优秀的师资、标准的培训是保证住院医师培训质量的关键。健全的组织管理机构，完善的管理规章制度，规范的组织管理流程和严格的考核质控与反馈机制是做好住培管理工作的基石；职能部门、专业基地和轮转科室要各司其职，分层负责。

住院医师规范化培训由国家卫生健康委员会统筹，各省级卫生行政部门组织并依托本省内培训基地具体落实。培训基地实行一把手负责制，采取培训基地（医院）、职能部门、科室 3 级管理模式。各级安排专人管理，不断加强培训制度建设，持续做好住培过程管理，确保培训质量。

（一）培训机构

1.医学教育委员会

医院毕业后医学教育委员会一般由培训基地（医院）院长担任主任，主管副院长担任副主任，成员包括培训主管部门负责人、相关职能部门负责人、专业基地/轮转科室负责人、培训专家及住院医师代表等。其职责包括确定医院住培工作目标和基地建设发展规划；制定住培配套政策和相关制度方案、督导和检查住培工作运行情况，保证培训质量；协调医院相关部门和科室，为住培工作提供支持和保障；定期召开培训工作会议，研究解决住培相关问题。

2.培训管理部门

（1）主管部门一般设在教育处或科教科，亦可为专门设置的毕业后医学教育办公室。负责住院医师的日常组织与管理，完善相关培训制度，督导检查各专业基地培训开展情况和培训档案建设情况，并进行年度检查和评估。人员包括教育处处长或科教科科长以及住培管理专职人员。

（2）相关职能部门按照国家和省市卫生健康委员会相关规定，培训基地（医院）相关职能部门包括党团组织、人事部门、医政部门、财务部门、后勤部门等，应积极配合培训主管部门，共同做好培训管理工作。

3.专业基地与轮转科室负责住培工作的具体实施

实行主任负责制，设置教学主任岗位，同时需配备教学秘书。

（二）培训制度

培训基地（医院）应在国家和省市住培制度框架下，结合本基地实际，制定本基地住培相关规章制度，并要与时俱进，及时进行修订和完善。

1.培训基地（医院）管理制度内容

涵盖培训基地建设、组织管理、师资队伍建设、培训过程管理、考核评价、奖惩措施、档案管理、保障措施等。

2.专业基地/轮转科室管理制度内容

涵盖专业基地住培组织管理、人员职责、培训方案、师资培训、临床带教、教学活动、考核评价、奖惩措施、档案管理等。

三、住院医师规范化培养方法

（一）培训基地与管理

1.基地设置

（1）基地分类：基地分为培训基地和专业基地。培训基地是承担住院医师规范化培训的医疗卫生机构。培训基地由符合条件的专业基地组成，专业基地由符合条件的专业科室牵头，组织协调相关科室，共同完成培训任务。

（2）专业基地类别：本标准的培训专业基地类别共 34 个：内科、儿科、急诊科、皮肤科、精神科、神经内科、全科、康复医学科、神经外科、胸心外科、泌尿外科、整形外科、骨科、儿外科、妇产科、眼科、耳鼻咽喉科、麻醉科、临床病理科、检验医学科、放射科、超声医学科、核医学科、放射肿瘤科、医学遗传科、预防医学科、口腔全科、口腔内科、口腔颌面外科、口腔修复科、口腔正畸科、口腔病理科、口腔颌面影像科。

(3)设置原则:培训基地应设在三级甲等医院。培训基地间可建立协同协作机制,共同承担培训任务。根据培训内容需要,可将符合专业培训条件的其他三级医院、妇幼保健院和二级甲等医院及基层医疗卫生机构、公共卫生专业机构等作为协同单位,形成培训基地网络。

(4)其他要求:①拟申报专业基地的单位必须达到《住院医师规范化培训基地认定标准(试行)》各专业基地细则规定的要求。②专业基地所在医院的相关科室缺如或疾病种类数量不符合《住院医师规范化培训基地认定标准(试行)》相应要求的,可联合符合条件的三级医院或二级甲等医院作为协同医院,协同医院数量不超过 3 家。③相关专业科室不具备培训条件的专科医院,须联合区域内培训相关专业基地所在医院作为协同医院。

2.培训基地应具备的条件

(1)医院资质:①依法取得《医疗机构执业许可证》。②近 3 年来未发生省级及以上卫生计生行政部门通报批评的重大医疗事件。

(2)培训设施设备:①培训基地的科室设置、诊疗能力和专业设备等条件能够满足《住院医师规范化培训基地认定标准(试行)》各专业基地细则的要求。②有满足培训需要的教学设备、示范教室及临床技能模拟训练中心等教学设施。③图书馆馆藏资源种类齐全,有满足培训需要的专业书刊、计算机信息检索系统与网络平台。

(3)培训制度建设:①住院医师规范化培训组织管理机构健全。培训基地主要行政负责人作为培训工作的第一责任人全面负责基地的培训工作,分管院领导具体负责住院医师规范化培训工作;教育培训管理职能部门作为协调领导机制办公室,具体负责培训工作的日常管理与监督;承担培训任务的科室实行科室主任责任制,健全组织管理机制,切实履行对培训对象的带教和管理职能。②有3 年以上住院医师规范化培训组织实施经验;有系统的培训方案、实施计划、培训人员名单及考核成绩等记录。③有培训基地和专业基地动态管理评估机制,及时评价培训对象的培训效果和指导医师的带教质量;住院医师规范化培训任务作为考核科室建设和指导医师绩效的重要指标。

3.培训基地的经费

建立政府投人、基地自筹、社会支持的多元投入机制。政府对按规划建设设置的培训基地基础设施建设、设备购置、教学实践活动以及面向社会招收和单位委派培训对象给予必要补助,中央财政通过专项转移支付予以适当支持。

4.培训基地的管理

培训基地必须高度重视并加强对住院医师规范化培训工作的领导,建立健全住院医师规范化培训协调领导机制,制订并落实确保培训质量的管理制度和各项具体措施,切实使住院医师规范化培训工作落到实处。培训基地主要行政负责人作为培训工作的第一责任人全面负责基地的培训工作,分管院领导具体负责住院医师规范化培训工作;教育培训管理职能部门作为协调领导机制办公室,具体负责培训工作的日常管理与监督。承担培训任务的科室实行科室主任负责制,健全组织管理机制,切实履行对培训对象的带教和管理职能。

(二)培训与考核

1.培训目标

住院医师规范化培训的目标是为各级医疗机构培养具有良好的职业道德、扎实的医学理论知识和临床技能,能独立、规范地承担本专业常见多发疾病诊疗工作的临床医师。主要体现在以下 4 个方面。

(1)职业道德:热爱祖国,热爱医学事业,遵守国家有关法律法规。弘扬人道主义的职业精神,恪守为人民健康服务的宗旨和救死扶伤的社会责任,坚持以患者为中心的服务理念,遵守医学伦理道德,尊重生命、平等仁爱、患者至上、真诚守信、精进审慎、廉洁公正。

(2)专业能力:掌握本专业及相关专业的临床医学基础理论、基本知识和基本技能,能够了解和运用循证医学的基本方法,具有疾病预防的观念和整体临床思维能力、解决临床实际问题的能力、自主学习和提升的能力。

(3)人际沟通与团队合作能力:能够运用语言和非语言方式进行有效的信息交流,具备良好的人际沟通能力和团队合作精神,善于协调和利用卫生系统的资源,提供合理的健康指导和医疗保健服务。

(4)教学与科研:能够参与见习/实习医师和低年资住院医师的临床带教工作,具备基本的临床研究和论文撰写能力,能够阅读本专业外文文献资料。

2.培训内容

住院医师规范化培训以培育岗位胜任能力为核心,依据住院医师规范化培训内容与标准分专业实施。培训内容包括医德医风、政策法规、临床实践能力、专业理论知识、人际沟通交流等,重点提高临床规范诊疗能力,适当兼顾临床教学和科研素养。

(1)专业理论:专业理论学习应以临床实际需求为导向,内容主要包括公共理论和临床专业理论。①公共理论:包括医德医风、政策法规、相关人文知识等,重点学习相关卫生法律、法规、规章制度和标准,医学伦理学,医患沟通,重点和区域性传染病防治、突发公共卫生事件的应急处理以及预防医学、社区卫生、循证医学和临床教学、临床科研的有关基础知识。②临床专业理论:主要学习本专业及相关专业的临床医学基础理论和基本知识,应融会贯通于临床实践培训的全过程。

(2)临床实践:住院医师在上级医师的指导下,学习本专业和相关专业的常见病和多发病的病因、发病机制、临床表现、诊断与鉴别诊断、处理方法和临床路径,危重病症的识别与紧急处理技能,基本药物和常用药物的合理使用。达到各专业培训标准细则的要求。

掌握临床通科常用的基本知识和技能,包括临床合理用血原则、心肺复苏技术、突发性疾病院前急救、姑息医疗、重点和区域性传染病的防治知识与正确处理流程。在培训第一年能够达到医师资格考试对临床基本知识和技能的要求。

熟练并规范书写临床病历,在轮转每个必选科室时至少手写完成 2 份系统病历。

3.培训年限与方式

(1)培训年限:住院医师规范化培训年限一般为 3 年(在校医学专业学位研究生实际培训时间应不少于33 个月)。

已具有医学专业学位研究生学历的人员,和已从事临床医疗工作的医师参加培训,由培训基地及专业基地依据培训标准,结合其临床经历和实践能力,确定接受培训的具体时间和内容。在规定时间内未按照要求完成培训任务或考核不合格者,培训时间可顺延,顺延时间最长为 3 年。

(2)培训方式:培训对象在认定的住院医师规范化培训基地完成培训任务。

培训基地负责住院医师的专业理论学习和临床实践培训,主要采取在本专业和相关专业科室轮转的方式进行。

公共理论主要采取集中面授、远程教学和有计划的自学等方式进行,可分散在整个培训过程中完成。

(张彩云)

第五节　进修医师规范化培训的管理

培养进修生是大医院为基层医院培养人才，协助他们提高医疗技术水平的一项义不容辞的责任。在一定程度上，也起到技术交流和补充医院人力不足的作用。管理好进修医师即可帮助基层也有益于医院自身的工作。医院应责成相关职能部门（医务科或科教科）统一管理。

一、制订招生计划和生活管理制度

（一）制度招生计划

进修生来源复杂，层次水平差异很大，应制订进修生招生质量标准和计划，经过报名、资格审查，举行统一入院考试，择优录取，分期分批来院，便于统一管理。

（二）生活管理制度

医院应制订进修生管理条例。介绍医院规章制度、组织纪律要求、医疗常规、学术活动安排和考核制度。各科室进修生应有专人管理，制订本科室对进修生的要求和医疗学习活动计划。

二、岗前教育

岗前教育应包括环境和医疗常规的介绍，包括各种医疗文件（病历、处方、各种检查申请单）的书写要求，医院和科室的医疗管理制度（如首诊负责制、三级医师负责制、病例讨论制度、会诊制度、临床用血管理制度、医嘱制度、请示报告制度等），同时进行服务规范的培训以及医德医风教育，使其很快适应医院工作。

三、基本功训练和业务讲座

注重进修医师基本功训练，按“三基”“三严”的要求注意纠正不良作风和不规范的操作。制订进修生学习计划，包括各专业组轮转和业务讲座，每轮进修生安排二级和三级学科的专题讲座，包括基本理论，实践经验和国内外进展。

四、定期考核和检查

初期考核，在入科 1 个月内由科室主任对其病志、处方、申请单填写情况考核，合格后发给进修医师印章。每 3 个月由科室主任和总住院医师组织业务能力考核，对其不足之处予以帮助。进修结束时对其医疗技术水平及工作态度、医德医风情况进行综合鉴定，由医院统一发给进修医师结业证明。

五、进修生管理注意事项

视进修生为本院职工，加以关心和爱护，严格要求和具体指导相结合，避免注重使用、不关心成长的倾向。

（张彩云）

第六节 继续医学教育的管理

继续医学教育是学校医学教育的延续,是不断提高各级专业技术人员业务素质、更新知识、增加技能的终生教育。教学医院应当是继续医学教育的阵地。医院领导必须加强继续医学教育,这是医院人才培养、业务建设的战略性工作。国家对继续医学教育的总体要求、组织管理、内容和形式以及继续医学教育的考核、登记和评估等都有详细的规定。

一、管理机构

继续医学教育工作实行卫生行业管理,在管理上打破医疗机构的行政隶属关系和所有制界限,全国和省、自治区、直辖市继续医学教育委员会是指导、协调和质量监控的组织。医院应成立继续医学教育领导小组,设立继续医学教育的职能部门,派专职人员管理此项工作,各业务科室的负责人应主管本科室的继续医学教育工作。

二、内容和形式

继续医学教育的内容,应以现代医学科学技术发展中的新理论、新知识、新技术和新方法为重点。注意先进性、针对性和实用性,重视专业技术人员创造力的开发和创新思维的培养。根据学习对象、学习条件、学习内容等具体情况的不同采取短期培训、进修、研修、学术报告、学术会议、网络学习和自学等多种形式。

三、学分制管理

继续医学教育实行学分制管理,按活动性质分为Ⅰ类学分和Ⅱ类学分。具有中级或中级以上专业技术职务的卫生技术人员每年都应参加继续医学教育活动。

卫生技术人员完成继续医学教育学分将作为年度考核、晋升和续聘的必须条件。医院必须对专业技术人员的继续医学教育情况进行考核、登记和验证。继续医学教育对象每年参加继续医学教育活动,所获得的学分不低于 25 学分,其中Ⅰ类学分 5～10 学分,Ⅱ类学分 15～20 学分。省、自治区、直辖市级医疗卫生单位的继续医学教育对象五年内通过参加国家级继续医学教育项目获得的学分数不得低于 10 学分。继续医学教育对象每年获得的远程继续医学教育学分数不超过 10 学分。Ⅰ类、Ⅱ类学分不可互相替代。

(张彩云)

第十章

医院科研管理

第一节　医院科研管理的内容与实施

一、医院科研的组织管理

（一）组织机构

要根据医院的规模、任务、特点，设立科研科（处）或科教科（处）。医院应建立学术委员会，负责审议科学研究规划，年度计划，组织学术活动，参加科研成果评价和科技人员晋升、奖惩的评议。学术委员会应以学术水平较高的专家教授为主并吸收适当比例的优秀中青年科技人员参加，学术委员会的办公室一般设在科研科（处）。

（二）管理机构职能

（1）在院长或分管科研工作的副院长的领导下，在学术委员会的指导下，负责编制全院科研工作规划和年度实施计划。

（2）按职能分级的原则，监督各学科实施研究计划，包括立题、进度，规章制度落实，设备与经费管理等，进行定期检查。

（3）对承担国家任务的跨学科研究项目或研究课题，进行组织协调工作。

（4）定期向医院领导和学术委员会报告工作进度，总结经验，对存在的问题提出改进措施。

（5）组织科研成果鉴定与新技术的应用、开发管理工作。

（6）适应科研管理发展的趋势，传达国家科技政策和动态，扩大投标渠道，组织综合优势，加强科研竞争实力。

（7）对科研附属机构，加强组织管理工作，提高科研工作运行效率。

（8）组织与协调全院与各学科开展科学技术交流。

（9）加强院外合作，开发技术市场专利的合同管理。

二、课题管理

（一）科研选题的原则

1.需要性原则

选题必须根据国家经济建设和社会实践的需要以及科学发展的需要，选择在医疗卫生保健事业中有重大或迫切需要解决的关键问题。社会发展的需要对医药卫生部门来说就是防病治病和保护人民健康。医学科研选题必须把防病治病和保护人民健康的关键性科学技术问题列为重点。选题要与我国的具体情况和社会条件相结合。

2.目的性原则

科研选题必须要有明确的目的。所谓目的明确就是目标集中,不含糊,不笼统。

3.创新性原则

创新性是科研劳动最主要的特征,没有创造性的劳动不能算是真正的科研劳动。科研选题必须具有创造性,要选择前人没有解决或没有完全解决的问题。创新性包含探索和创造两个连续的过程,探索是创造的前提,创造是探索中的发现和发明,是探索目的的结果和实现,是探索质变的新发展。

4.先进性原则

创新性和先进性是密切相关的。凡是创新的课题必然先进,先进性表示创新的程度,在科研选题时,特别是应用研究和开发研究的课题,要求其具备先进性是非常必要的。

5.科学性原则

科研选题的科学性原则包含 3 个方面的含义:其一要求选题必须有依据,其中包括前人的经验总结和个人研究工作的实践,这就是选题的理论基础;其二科研选题要符合客观规律,违背客观规律的课题就不是实事求是,就没有科学性;其三科研设计必须科学,符合逻辑性,对整个研究工作做科学的安排,合理运用人、财、物,才能事半功倍。

6.可行性原则

可行性是指研究课题的主要技术指标实现的可能性。这就需要对完成本课题所必须具备的客观条件、主观因素和主要的技术路线进行详细的分析研究,有的要进行模拟实验,这样对实现考核目标的可能性才能做出准确的判断。进行任何研究都离不开一定的条件,而条件又往往是不能无限满足的。因此,选题的可行性原则除了要求科研设计方案和技术路线科学可行外,还必须具备一定的条件。

7.效能性原则

效能性是指科研的投入与预期研究成果的综合效能是否相当。这就需要把在研究过程中所消耗的人财物力,同预期成果的科学意义、学术水平、社会效益、经济效益、使用价值等进行综合衡量。

(二)投标

投标是申请投标者填写标书,申请单位及其上级主管部门和学术组织审核上报的过程。

投标的程序:申请单位的科研管理机构应对本单位的技术优势和科研条件有充分的了解,而且对本单位的科研计划管理有一个总体考虑。申请投标者首先要认真查看和理解招标通知的内容和要求,在准确理解的基础上,根据自己的实力和优势、本单位和协作单位可能获得的支持条件选择好投标的专题,填写申请书,送本单位领导和学术组织审核。

(三)课题实施的管理

科技管理体系包括科技管理制度和科研组织体系两部分。课题实施过程中的管理体系仅指为保证课题实施而建立的科研组织体系,包括课题的组织协调部门、主持部门、承担部门、课题组和为保证课题实施建立的科研规章和制度。

三、科研经费管理

(一)经费的来源和构成

1.科学技术三项费用

它是由国家设立的新产品试制费、中间实验费和重要科学研究补助费等三项专用款项的合称。三项费用中,属于全国性项目所需的资金,由国家预算拨款解决;属于地方安排的项目所需的资金,由地方资金和更新改造资金解决;实行利润留成制度的单位,新产品试制费和中间实验费由该单位留成的利润解决。

2.科技重点项目费

如国家医学科技攻关项目中的医学科技项目、国家高技术发展计划项目、与医学直接有关的生物技术。

3.自筹资金

医院自身按收入规定一定比例作为科研经费。

4.科学技术资金

科学技术资金包括:①自然科学基金;②国家卫生计生委医学科研基金;③国家中医药管理局青年中医科研基金;④国家教育委员会资助优秀年轻教师基金;⑤国家教委博士点基金。

5.其他

其他专项基金。

(二)科研经费的使用

1.科研经费使用范围

直接费用包括仪器设备费、实验材料费、测试化验加工费、燃料动力费、科研业务费、实验室改装费、协作费、差旅费、会议费、国际协作与交流费、出版/文献/信息传播/知识产权事务费、劳务费、专家咨询费、其他费用等。科研经费的使用范围还包括间接费用、管理费等。

2.不属于科研经费的使用范围

(1)非本课题需要的其他固定资产的维修和折旧费。

(2)非科研的公用水电燃料费。

(3)研究室和职能科室的管理人员,离退休科研人员的办公费、差旅费及其他津贴。

(4)上缴税金,指科研单位从科研经费中上缴国家财政的各项税金。

(5)不宜由科研经费开支的项目。

(三)课题经费管理程序

随着科技体制改革的不断深入,医学科研经费的管理将逐步走向科学化、程序化。项目负责人是项目资金使用的直接责任人,对资金使用的合规性、合理性、真实性和相关性承担法律责任。项目负责人应当依法据实编制项目预算和决算,并按照项目批复预算、计划书和相关管理制度使用资金,接受上级和本级相关部门的监督检查。课题经费管理程序,通常可以分为预算、核算、决算等。

1.预算

医学科研课题预算,是课题经济活动过程正式计划的数量形式的反映。它包括课题全部所需投资的总预算和课题年度所需投资的年度预算。

2.核算

课题核算是以货币为主要量度,依据价值规律的要求和事先规定的程序,对课题研究中财务收支和预算执行情况,以及一切经济活动进行连续系统的管理。它能使科研人员和科技管理人员树立经济观念,从而对课题经费的使用做到合理节约。

3.决算

决算主要是检查课题在执行科研计划过程中,课题经费的使用是否按批准的预算开支。科研财会人员与科研管理人员应把决算视为检查财务计划执行情况、总结经费管理工作及探讨如何提高课题经费使用效率的过程。

四、科技成果管理

(一)科技成果鉴定

1.申请鉴定的基本条件

(1)全面完成科研合同、任务书或计划的各项内容,达到规定的技术要求。

(2)学术或技术资料齐全,符合科技档案管理部门的要求。

(3)应用技术成果应经过实践证明其成熟,并具备应用推广的条件。

(4)软科学成果应经有关单位采纳或应用于决策管理实践,并且取得实际效果。

2.申请鉴定的具体条件

(1)科学理论成果的学术资料主要包括学术论文、在国内外学术刊物或学术会议发表的情况说明、国内外学术情况对比材料、论文发表后被引用情况报告等。

(2)应用技术成果的技术资料主要包括技术合同书或计划任务书、研究报告、技术指标测试报告、实验报告、有关设计技术图表、质量标准、国内外技术情况对比材料、经济效益与社会效益分析等。

(3)软科学成果的学术资料主要包括技术合同和计划任务书、总体研究报告、专题论证报告、调研报告及有关背景材料、模型运动报告、国内外研究情况对比材料等。

(4)推广已有科技成果应达到或超过原成果水平,并具有相应范围的证明材料。

(5)引用国外先进科技成果,应在消化吸收的基础上,结合我国实际有重大改进,并出具一定推广面积和推广效益的证明材料。

(6)卫生标准需经过全国卫生标准技术委员会有关委员审定合格并出具证明。

(7)实验动物应属合格动物,并取得医学实验动物管理委员会颁发的合格证。

(8)项目的主要完成单位,协作单位及研究者的资格无异议,名次排列上已达成一致意见,并有参加单位加盖公章表示认可。

(二)鉴定的主要内容

1.科学理论成果鉴定的主要内容

成果鉴定所需文件是否齐全并符合要求;发表后被引用情况报告;对项目研究目的和意义的评价;该成果论点和论据是否明确;成果的学术价值,与国内外同学科比较,其成果的创造点、学术意义及所达到国内外的实际水平;存在的缺点及改进的建议。

2.应用技术成果鉴定的主要内容

成果鉴定所需技术资料文件是否齐全并符合要求;是否达到计划任务书规定的技术指标;有关技术文件中的技术数据、图表是否准确、完整;与国内外同行技术比较其特点、独创性水平;实践检验的效果、应用范围和推广方案的可行性；社会效益和经济效益预算、分析的可靠性；存在问题及改进的建议。

3.软科学成果鉴定的主要内容

成果鉴定所需文件是否齐全并符合要求；是否达到课题要求的标准和目的；应用情况和实践检验的效果；成果所达到的实际水平；存在的问题及改进的建议。

(三)科技成果评价

1.科学性

科学性指科技成果的客观真实和严密系统的程度。它是由研究开发活动中科学方法的运用和系统性特点决定的，是成果成立的先决条件和前提要素。

(1)设计的严密性：指假说有据，研究方案和实验设计合理，方法科学。

(2)资料的完整性：指科技文件材料齐全，文件格式填报内容符合成果申报和归档要求。

(3)结果的可靠性：指实验动物和试剂合格，数据真实，结果可重复，统计处理正确。

(4)结论的合理性：分析有据，论证合理，结论恰当。

2.创新性

创新性指科技成果中前人没有做过的创新内容的比重。由研究开发活动的创造性和新颖性决定的，是成果最基本的特性。

(1)新颖程度：指成果内容是否前人没有做过，或虽有但保密，或虽有报道但详细程度不同。

(2)创造改进程度：指成果核心内容与相关工作比较有无本质区别及区别程度。

3.先进性

先进性指科技成果在当代科学技术发展过程中所达到的高度。

4.难度和复杂性

难度和复杂性指成果研究过程中的技术深度和广度。它反映研究过程中，科技人员的智力投入和贡献，也从一个侧面反映成果的水平。研究难度和成果的应用技术难度是两个不同性质的指标，在成果评价中的作用不同，应注意区别。

(四)医学科技成果推广的主要方式和途径

1.基础理论研究成果(包括应用基础)

通过公开发表论文、参加国内外各种学术会议报告、专题讲座和出版专著等方式进行推广。

2.软科学研究成果

通过咨询、报告、发表文章和提供有关部门进行使用等方式进行推广。

3.应用研究成果(包括发展研究)

(1)在开题时即列入研究计划，确定推广应用目标，在组织形式上保证成果进入推广应用。归纳起来大致分为以下4种。①对口挂钩，个别采用：这种研究的针对性强，一开始就针对生产特定的问题，科研成果很自然地与生产对口挂钩。②分头研究，集中采用：这主要是指某些规模大的项目研究和大型成套设备的研制，只能采用分散课题进行研究和研制。③集中研究，分散采用：这类成果常常是指通用性较强的应用研究成果，和发展研究的新工艺新技术和新材料的研究。④布点生产，广泛应用：例如某些新型元器件、新型通用产品以及新型的工具和新型装置，本身便具有多种用途，社会需要量也较大。

(2)科研成果是由实验室到生产应用的过程 实验室所取得的成果，能否直接被推广应用，实际上有两种情况：一种必须经过中间实验即发展研究阶段，因为实验室的条件和生产条件的要求常有较大的差别。另一种是不再经过实验,能够直接应用于生产的。

总之,科技成果推广应用是管理的重要环节,整个医药卫生系统应该高度重视科技成果的推广应用工作,了解和疏通各种渠道,积极利用我国自己的先进科技成果,为提高防病治病水平和保障人民身心健康做出积极贡献。各级医药卫生主管部门应制订相应的政策,鼓励并督促各医药卫生单位采取切实可行的措施,动员各方力量,多层次、多种方式与途径,推广应用先进的科技成果。

五、医院科技档案管理

(一)医院科技档案的概念

医学科技档案,是指医学科学研究、科学管理、生产技术和基本建设活动中形成的,具有保存价值的文字、材料、图纸、照片、报表、录音带、录像、影片、计算机数据等科技文献材料。科技档案是本单位在科技活动中形成的,是科技活动的真实记述。它具有永久或一定时期保存价值,是经过整理、加工,按照一定的格式和制度归档的信息资料。

(二)医院科技档案的分类

医院科技档案的分类要根据科技档案的性质、内容、特点和相互之间的联系,把科技档案划分成一定的类别,使之能正确反映产生这些档案的历史条件和工作活动的真实面貌,达到便于保管和充分利用的目的。一般情况下,医院的科技档案可分为科学研究、病案、药品、试剂、材料、基建等几大类,然后根据实际情况,在大类的基础上进行小分类。如科学研究部分可进一步以独立的研究课题为分类单元,也可按专业、按时间、按产品型号、按工程项目进行分类。为便于档案的查找、存取和利用,还应对每一保管单元编制总目录,其内容包括登记号、档案号、移交单位及时间、案卷标题、题目、负责人、页数、密级、保留期限、移出时间、备注等。

(三)科技档案的管理和利用

(1)科技档案部门应对科技档案进行登记、编目、统计、分类和必要的加工整理。绝密级的科技档案应单独登记,专柜保存。

(2)科技档案部门应督促和协助本单位的有关部门,按立卷要求正确整理科技文件材料并及时归档。

(3)科技档案管理人员应该熟悉科技档案的库存情况,经常了解科研技术部门的需要,编制必要的卡片、目录、索引等工具及参考资料,提供利用。

(4)借阅科技档案要根据档案的机密等级,履行不同的批准手续。借阅人员应爱护档案,注意安全和保密,严禁涂改、翻印、抄录、拆散及转借。

(5)科技档案的鉴定工作应由科技档案管理部门会同有关科技部门组成鉴定小组负责进行。鉴定小组的组成人员,应是科技领导干部或熟悉有关专业的科技人员。鉴定小组的任务是对尚未划定保管期限的案卷确定保管期限;对已过保管期限的案卷重新分期;对失去保存价值的科技档案剔除造册。

(6)凡需销毁的科技档案,应将清册报经主管科技档案的领导同志审核批准,同时报送上级主管单位和有业务领导关系的当地档案管理机关备案后,方可销毁。销毁档案时,应指定专人负责和监销,销毁人和监销人应在销毁清册上签字。

(7)各单位在安排基建任务时,必须考虑存放科技档案的库房,并考虑库房应该是门窗坚固、保持通风,并有必要的防火、防晒、防潮、防虫、防盗等安全设施的房间。

(8)为了保证科技档案的完整和准确,科技档案部门应对已归档的科技档案文件材料的审批程序是否符合规定的问题进行监督和检查,如发现审批程序不符合规定的,应及时补办。如科技档案已经作废或停止使用,有关部门必须及时通知科技档案部门予以注明。

(9)科技单位撤销或变动时,其档案应根据新的工作需要和保持科技档案完整的原则,办理移交,同时报告上一级主管单位和当地档案管理机关备案。

(10)科研技术单位需要调阅档案时,应填写调阅单,必要时可根据情况规定归还期限。归还案卷时,应将内容清点清楚。

(11)外单位借用科技档案,应持借阅机关盖章的介绍信,写明借阅原因和借阅期限,并经主管科技档案工作的负责人批准。对绝密和贵重的科技档案材料,除领导人特许并严格办理借阅手续外,一般不得提供阅览或外借。

(12)科技档案部门应对重要的科技档案复制副本,分地保存,以保证在非常情况下科技档案的安全和提供利用。

六、医学科研与医学伦理

(一)科研伦理学的原则

以人为研究对象的伦理学以 3 条原则为基础:尊重个人,受益,公平。这 3 条原则是科研伦理学的所有规则或指南的基础,超越了地理、文化、经济、法律和政治界限,被全世界普遍接受。科研人员、科研机构和整个人类社会都有责任保证,无论何时,开展以人为研究对象的科学研究时,都应遵循这些原则。

(二)实施医学研究的责任

1.在以人为对象的研究开展前,获得研究对象的知情同意是必需的

实现研究对象的知情同意权通常需要书面知情同意。然而,知情同意的本质是要潜在的研究对象理解提供的信息。研究对象的文化程度、是否成年和文化背景都会强烈影响其理解信息的能力。

知情同意必须在非强迫的情况下获得。研究人员的特殊文化背景或知识分子身份不能对研究对象做决定产生诱导作用。某些环境中,知情同意最好由某一与研究无直接关系的中立组织获得。弱势研究对象需要更特殊的保护。

2.研究者的责任

研究者有责任保证参加研究的人员受到保护。这些职责是法律所要求的,同时,它们也是科学家和卫生专业人士必须遵守的基本职业道德。研究者有时或许会委派其他工作人员去开展一些研究工作,然而,委派并不意味着研究者不承担任何责任。这些责任包括以下主要内容:①保护研究对象;②根据研究协议开展研究;③研究者应确保为了能正确地开展研究,所有参与研究的工作人员都要接受了正确的培训;④遵守伦理委员会的要求;⑤后续研究。

(三)研究者的人道主义素质

科学研究要求在一个诚实、信任的环境中讲究策略地和客观地探索真理。研究人员向研究对象展示的素质包括诚实、尊重、热心、事业心、谦虚、敏感。

(四)研究的监督

1.研究监督——伦理委员会

开展研究时的一个必不可少的组成部分是对研究进行监督。伦理委员会的职责在于对研究

进行审查以确保对研究对象的保护。

2.伦理委员会及其功能

以人类为研究对象的机构有责任对研究进行伦理审查。为有效做到这点,机构需要制订一系列可操作的指南来引导伦理委员会的工作。

3.不利事件的报告

(1)不利事件:是指任何发生在研究对象身上与研究干预没有必然因果关系的不良的医疗事件。

(2)严重不利事件:任何下列一种不良医疗事件:引起死亡、威胁生命、需要住院治疗或延长住院治疗时间、引起持续严重的残疾/丧失功能、先天性异常/出生缺陷。

严重不利事件分为与研究有关与无关的两类。与研究有关的严重不利事件需要更充分的调查。同样,许多医疗过程中存在人所共知的危险,换句话说,某些医疗过程可能会导致严重不利事件,但它是可预料的。研究者需要对无法预料的严重不利事件做出准备。

许多伦理委员会对报告不利事件做出了特殊的要求。无法预料的或有相关的严重不利事件将导致伦理委员会暂缓一项研究,以便能进行审查。绝大多数研究协议应包括记录和报告不利事件的指南。

4.著作权

研究的目的之一是为了获得可推广的知识。传播知识的方法之一是发表论文。

当研究结束时,收集到了所有数据并对它们进行了适当的分析,研究结果可以投稿并发表。研究者可能会因为个人目的或单位需要而不得不发表文章。但是,研究者应避免研究成果的丢失并避免任何不必要的抄袭,避免任何形式的学术不端行为。

在任何出版物中,所有被指定为作者的人应具备著作者的资格。根据国际医学期刊编辑委员会的规定,著作者应是有以下贡献者:①对研究提出构思和设计,或对数据进行分析和说明。②起草论文或对其内容做出重要修订。③负责出版前的定稿工作。

七、学术道德规范建设与学术不端行为的管理

(一)学术道德规范要求

(1)在课题申报、项目设计、数据资料的采集与分析、公布科研成果、确认科研工作参与人员的贡献等方面,遵守诚实客观原则。对已发表研究成果中出现的错误和失误,应以适当的方式予以公开和承认。

(2)尊重研究对象(包括人类和非人类研究对象)。在涉及人体的研究中,必须保护受试者合法权益和个人隐私并保障受试者知情同意权。

(3)诚实严谨地与他人合作,耐心诚恳地对待学术批评和质疑。

(4)进行学术研究应检索相关文献或了解相关研究成果,在发表论文或以其他形式报告科研成果中引用他人论点时必须尊重知识产权,如实标出。

(5)搜集、发表数据要确保有效性和准确性,保证实验记录和数据的完整、真实和安全,以备考查。

(6)公开研究成果、统计数据等,必须实事求是、完整准确。

(7)合作完成成果,应按照对研究成果的贡献大小的顺序署名(有署名惯例除外)。署名人应对本人作出贡献的部分负责,发表前应由本人审阅并署名。

(8)不得利用科研活动谋取不正当利益。正确对待科研活动中存在的直接、间接或潜在的利益关系。

(9)科技工作者有义务负责任地普及科学技术知识,传播科学思想、科学方法,反对捏造与事实不符的科技事件及对科技事件进行新闻炒作。

(10)抵制一切违反科学道德的研究活动。如发现该工作存在弊端或危害,应自觉暂缓或调整甚至终止,并向相关部门通报。

(11)在研究生和青年研究人员的培养中,应传授科学道德准则和行为规范。选拔学术带头人和有关科技人才,应将科学道德与学术作风作为重要依据之一。

(二)学术不端行为的定义与分类

(1)学术不端行为是指在学术研究过程中出现的违背科学共同体行为规范、弄虚作假、抄袭剽窃或其他违背公共行为准则的行为。

(2)学术不端行为分为 4 类:抄袭、伪造、篡改及其他。"其他"主要包括不当署名、一稿多投、一个学术成果多篇发表等不端行为。

(三)学术不端行为的管理与裁定

(1)科教处(科)、监察处联合牵头设立医院学术道德规范与诚信建设管理工作小组,负责相关的宣传教育与学术诚信体系建设工作,并负责受理与调查学术不端行为的投诉与举报;院学术委员会负责医院学术不端行为的裁定。

(2)科教处(科)、监察处等职能部门依据院学术委员会裁定结果,根据相关的惩处条例规定进行处理。

(3)学术不端行为的处理:采取书面警告、通报批评、行政处分等处罚;对于其所从事的学术工作,将采取暂停、终止科研项目并追缴项目经费与奖励经费、不予承认或取消其获得的学历学位、学术荣誉,以及在一定期限内取消其申请科研项目和学术奖励资格等。对学生不端行为的处理将遵照其学籍所在学校的相关管理规定执行。

(张彩云)

第二节　医学科研选题与申报

医学科学科研工作必须面向我国医药卫生事业的发展,为防病、治病和提高人民的健康水平服务。基本战略任务是防病治病,特别是严重危害人民生命与健康的重大疾病;为控制人口的增长提供先进的科学技术;不断提高人口素质、健康水平;做好老年保健工作,与老龄化这一重大社会问题相适应。按照"有所为,有所不为"的方针,从我国的实际情况出发,围绕我国或地方经济、社会发展的需要,发挥自身优势和特色,确立科研发展方向,选择与申报科研项目(课题)。以应用研究(含应用基础研究)为主,加强基础研究,重视开发研究。

一、选题原则、方法技巧

(一)基本概念

我们经常谈及科学与技术,那么,什么是科学?什么是技术呢?科学是人类特有的活动形式,是探索未知、从事知识生产的人类活动领域;是正确反映客观世界的现象、内部结构和运动的系统理论知识,并提供认识世界和改造世界的态度和方法;科学的首要目标是增加知识,科学研究的主要方向是探索未知世界,研究成果在很大程度上是无法预见的。科学是无止境的,是不断发展的,其核心在于探索,具有很强的创新性。技术是在科学的指导下,总结实践经验,从生产过程和其他实践过程中得到的系统知识,它直接指导生产实践,是现实的生产力。科学产生技术,技术推动科学。

按照科学研究活动的性质分为3个类型,即基础研究、应用研究和开发研究。

1.基础研究

基础研究指以探索未知、认识自然现象、揭示客观规律为主要目的的科学活动,它不具有特定的商业目的;基础研究是造就高级科技人才,发展科学、文化,推动社会进步的巨大力量;是新技术、新发明的源泉和先导;它帮助人们认识世界,一旦有重大突破,会对社会和经济产生巨大的带动作用。基础研究只讲世界第一,不讲国内第一。研究目标必须瞄准国际前沿,在学科前沿上争第一,以发表论文水平和被同行引用的次数作为评价的标准。基础研究特别需要科学家之间、不同学科之间的交叉、讨论与融合。

2.应用研究

应用研究可以分为应用基础研究和应用研究2种类型。

(1)应用基础研究:是应用研究中基础性研究工作,是指围绕重大或广泛的应用目标,探索新原理、新方法,开拓新领域的定向研究;是对基本科学数据系统地进行考察、采集、评价、鉴定,并进行综合、分析、探索基本规律的研究工作。它帮助人们改造世界,医学科研项目(课题)很多都属于这一类。科研选题应该有应用目标,为防病治病、优生优育、人类健康服务。

(2)应用研究:指有明确的应用目的,为了进一步发展某门技术、提高生产率、拓宽应用领域、开辟新的生产力和生产方向所进行的研究活动。医学研究主要是以解决临床上诊断和治疗的问题为目的,诊断试剂、诊断方法和治疗仪器的研究,药物、药剂和保健品的研究大都归于这一类。

3.开发研究

开发研究指从事生产的技术改造、工艺革新、产品更新等科学活动,是科学知识转化为生产力的主要环节。将科研成果转化为生产力,将样品转化为产品、商品的研究。要特别重视开发研究,将科研成果尽快应用到医疗服务中去,使之产生经济和社会效益。积极缩短科研成果转化为生产力的周期,实现科学是第一生产力的目标。

医学科学领域的科学研究的重点在于具有应用前景的“应用基础研究”,还要加强“基础研究”,加强源头创新。与此同时,也要重视“开发研究”,应紧紧围绕国家目标,为我国的经济建设和社会发展服务,与企业联合,吸引企业投入,实现科研的经济效益和社会效益。

(二)医学科研选题的基本原则

医学科研选题应遵循6个基本原则,即需要性原则、目的性原则、创新性原则、科学性原则、可行性原则、效益性原则。

1.需要性原则

选题必须根据我国或地方经济建设和社会发展的需要以及科学发展的需要来选择。我国医药卫生科技工作的方针是:“医药卫生事业的发展必须依靠医学科学技术的进步,医学科学技术必须为防病治病、保护人民健康服务”。医学科研选题必须贯彻这个方针,选择在医疗卫生保健事业中有重大意义或迫切需要解决的重大问题。申请哪个渠道的课题必须首先了解那个渠道资助的重点和范围，按照项目指南去申请，不能盲目去选题。选题时还要善于把客观需要同本学科、本专业的发展有机地结合起来，积极开拓新的领域，形成新的学科优势和技术优势。

2.目的性原则

科研选题必须要有明确的研究目标，研究内容要具体，研究目标要集中。按照投入的科研经费的强度，在要求的时间范围内锁定：要完成哪些研究内容，解决哪些具体问题，达到什么目的，预期取得什么成果。这些问题在申请项目时就应该很明确，不能含糊、笼统，要有可操作性和可检查性。它与确定的学科发展方向不同，课题要一项一项地去做，有限的资助，完成有限的目标。学科方向则在完成科研课题中不断深入发展。

3.创新性原则

科学研究的灵魂是创新，科研选题必须具有创新性。在前人（包括国内外科学家，也包括自己）科研发展的基础上，解决前人没解决或没有完全解决的问题。选题前要特别清楚本课题研究领域国内外研究状况、研究方法及研究水平，发表的论文要了解，没有发表的论文也要了解，这是选题的首要前提。创新包括理论创新和技术创新，如提出新的概念、新的理论、新的原理、新的设计思想和新的工艺方法等。

4.科学性原则

科研选题的科学性原则包含 3 个方面的含义：其一，选题必须要有依据，一切科研发展都以前人的科研结果作为基础的，立论要立得住，不是凭空的遐想；其二，选题要符合客观规律，实事求是；其三，科研设计必须科学，符合逻辑性。科研设计包括实验设计和统计学设计 2 个方面，保证科研的先进性、科学性、可重复性。

5.可行性原则

可行性是指研究课题的主要技术指标实现的可能性。首先，要求科研设计方案和技术路线的科学性、可行性，对技术关键、技术难点要有充分的估计和准备，有研究工作积累，有的技术需要做预实验；其次，要求申请者具备完成课题的研究能力和组织能力，有一定的研究工作经历；再次，具有与之相适应的专业结构、知识结构、年龄结构合理的学术团队及实验技术队伍；最后，具备完成课题的仪器设备、实验室条件、合格的动物实验设施、合格的实验动物和科研试剂等。

6.效益性原则

以最小的科研投入获取最大的经济效益或社会效益是科研工作的目标。基础研究选题必须选择有重要科学意义的；应用基础研究课题必须有重要的应用前景；应用课题必须围绕解决我国经济发展或社会发展中的重要科技问题，有明确的应用目的，为解决危害人民健康的防治问题服务；开发研究出的产品能够用于临床，能在市场推广。

（三）科研选题的方法与技巧

作为一个科技战线的新兵，在科研立项和申请科研经费时，首先要考虑以下几个方面的问题。

（1）首先要了解申请科研课题有哪些渠道，这些渠道的重点资助范围，资助的对象，资助的强度；对申请人的具体要求，申请课题的程序及管理办法等。

（2）充分利用我国特有的资源优势，选择好研究领域和研究方向。在十分熟悉、了解本学科领域国内外研究状况的基础上，结合自身的优势、特色和基础，扬长避短，选择好研究方向。注意研究工作的积累，在长期发展中形成自己的研究特色，能够做到围绕1个中心进行系统的研究，并将其引向前沿，扎扎实实做学问，不要急功近利，切忌盲目追赶潮流，跟踪他人、重复他人的研究。申请任何渠道选择科研项目都要考虑申请人的研究工作基础和研究工作能力。尤其是基础研究和应用基础研究课题，强调科学研究与人才培养挂钩。

(3)转变观念，拓宽科研思路，拓宽知识面，注意学科交叉，注意科研新技术新方法的运用。不同学科交叉研究项目，尤其在学术思想上相互交融的创新项目应受到各种基金足够的重视和大力的支持。广大科技人员平时要积极参与各有关学科的学术交流，广交各学科的朋友，利用别人的优势充实和发展自己。充分利用开放型实验室的条件，加强与国内外学科之间、实验室之间、单位之间、企业之间的科研交流与合作。国家和地方自然科学基金委员会特别重视国际合作研究项目，尤其是高层次的国际合作项目，随着科研项目的立项，还有一些国际合作的优惠政策。能够组织多学科联合与合作项目，是当代科研飞速发展的需要，也是科学家应具备的能力和素质。

(4)运用正确的思维方法指导自己的科研设计，如辩证法、反向思维法、类比法、比较法、假说法、机遇法、联想法等思维方法。

(5)根据不同类型的科研项目，选择不同的申请渠道。基础研究、应用基础研究，应申请各个层次的基金项目；应用研究应围绕国家或地方应用目标，确定的科技攻关项目，或者企业的招标项目，按照招标内容选择申请科研项目；开发研究是以已有科研成果为基础，联合企业共同研究，合作申请。

二、选题来源及基本程序

(一)选题来源(申请渠道)

科研项目的选题来源分为纵向课题与横向课题2种。纵向课题大致分为4个级别，即国家级、省(直辖市)部级、局级、单位自选；横向课题指国内外企、事业单位委托项目或合作项目。另外还有名人基金等。

1.国家级

(1)国家科技部项目：国家财政拨款，按研究领域和层次组织项目。

1)国家攻关项目：医学领域的项目由卫健委组织论证、评审、选项、管理和验收。5年制订1次“五年计划”，这些规划是以我国经济发展和社会发展的需要为目标，依靠国内一流的专家反复研讨确定的，都是围绕解决危害人们健康的重大疾病的防治问题、解决提高人民健康素质、优生优育问题为中心。具有明确的研究目标和应用目标，面向全国公开招标，是跨单位跨地区的联合课题，资助强度较大。

2)高新技术发展规划(“863”计划)：主要结合功能基因组计划的实施，以基因组研究为基础和源头，瞄准国际最新前沿，抢占技术制高点，快速发展我国的生物信息技术。按照公布的研究目标招标。申请条件：申请者应具有从事蛋白质组、结构基因组学研究的实验条件和研究经历，并有相应的科研人才队伍。

3)重大基础研究项目(“973”计划)：该类项目是对国家的发展和科学进步具有全局性和带动性，需要国家大力组织和实施的重大基础研究项目。科技部结合我国经济、社会和科技发展的需要，统一部署，分年度实施。项目研究周期一般为5年。强调国家需求与重大科学问题的结合，项目采取“指南引导，定向申报”的方式组织。

重大基础研究项目应符合以下3个条件之一：①紧密围绕我国社会、经济和科技自身发展的重大需求,解决国家中长期发展中面临的重大关键问题的基础研究;②瞄准科学前沿重大问题,体现学科交叉、综合、探索科学基本规律的基础性研究;③发挥我国的优势与特色,体现我国自然、地理与人文资源特点,能在国际学科前沿占有一席之地的基础性研究。

重大基础研究项目还应具备以下 4 个条件:①有创新的学术思想,科学、可行的研究路线;②有明确、先进的研究目标,研究重点突出,能针对关键性科学问题,组织多学科科学家合作、开展交叉综合研究;③有高水平的学术带头人和一支学术思想活跃、科研业绩优秀、团结协作、结构合理的科学研究队伍;④具备良好的研究条件,能充分利用现有的工作基地和研究基础开展工作。

(2)国家自然科学基金项目:国家财政拨款,主要资助基础研究和部分应用研究(应用基础研究)。面向全国,各部门、各地区、各单位的科技工作者均可按规定申请,强调支持以中央所属研究机构和重点高等院校为主。具有高级专业职称的科研人员可以自由申请。但应注意管理规定,具有高级专业职称的科研人员承担和参加的项目最多能有 2 项,不含重大、重点项目;中级职称的科技人员须有正高级职称的专家推荐。

国家自然科学基金项目具有 3 个层次,包括 7 种基本类型和若干专项基金。3 个层次为面上项目、重点项目、重大项目;专项基金有主任基金项目、新概念新构思探索研究项目、国家杰出青年科学基金、国家基础科等人才建设基金等。3 个层次具体叙述如下。

1)面上项目:包含自由申请、高技术探索、青年基金、地区基金 4 种类型,这是国家自然科学基金资助的主体项目类型。资助的研究涵盖了所有自然科学的基础研究和应用基础研究,申请者可以按照当年国家自然科学基金委员会发布的"项目指南"自由选择研究课题申请资助。由 1 个单位的 1 个主持人承担,其中可以有协作单位的人参加。3 个层次基本要求如下。①自由申请项目的基本要求:根据科学基金委员会每年发布的《国家自然科学基金项目指南》提出的资助范围、鼓励研究领域和定向研究课题,结合自己的研究工作积累和所在单位的优势,自由选题。优先资助创新性强、交叉领域的项目。资助年限一般为 3 年,目前,平均资助强度为每项 20 万余元。②高技术探索项目的基本要求同"自由申请项目",资金来源于国家"863"项目,属于小额资助的高技术探索项目,由国家自然科学基金委员会代管,按照当年"项目指南"中公布的招标项目申请。③青年科学基金项目的基本要求同"自由申请项目",只是年龄限制在 35 岁以下。年龄在 35 岁以下的青年科技工作者应利用自己的年龄优势,积极申请这类基金。④地区科学基金项目的基本要求同"自由申请项目",仅接受内蒙古、宁夏、青海、新疆、西藏、广西、海南、云南、贵州、江西等 10 个省、自治区和延边朝鲜自治州所属单位的科技工作者的申请;优先资助结合当地自然条件和具有地区特色的研究项目。

2)重点项目:瞄准国家目标,把握国际科学前沿,针对我国已有较好基础、达到或接近国际先进水平的研究领域或新学科生长点开展研究。对某一个学科和研究领域的关键科学问题或新的生长点开展的深入研究。根据我国基础科学的学科发展布局的调整和进展,在科学家提出建议的基础上,按《国家自然科学基金项目指南》发布每年特定的重点项目招标资助内容申请。原则上不设子课题,由 1 个单位的 1 个主持人承担,如果遇到特殊情况(研究内容的互补,不同优势的结合,主管部门给予匹配资助)可考虑 2 个或 3 个单位共同承担;重点项目申请基本要求同"自由申请项目";具有高级专业职称的科技人员只允许参加或申请 1 项重点项目(含重大项目,不含面上基金和专项基金项目);根据年度重点项目申请指南要求,定向申请;研究周期,一般为 3～5 年,资助强度,目前为 150 万元左右。

申请条件:有高水平的、活跃在科学前沿的学术带头人和精干的研究队伍;有国内领先的研究工作基础;合理的研究方案和实验研究条件。

3)重大项目:瞄准国家目标,把握国际科学前沿,根据国家经济、社会和科技发展的需要,资助具有重大战略意义的科学和技术问题的研究。具有统一规划、分批立项、定向招标和多学科交叉、融合的特点。要求是跨学科跨部门的合作,下设子课题,参与单位必须为2个以上。

重大项目申请基本要求:申请者填写"国家自然科学基金重大项目联合研究申请书"和子课题的申请书"国家自然科学基金申请书";资助特点是鼓励各申请单位联合提出申请;资助年限不超过5年;资助强度目前为500万元左右;其他要求同重点项目。

申请条件:有学术造诣高、组织能力强、能率领研究队伍开拓创新的学术带头人和相应的研究梯队;有国内领先的研究工作基础和研究条件。

4)专项基金。

主任基金项目:含国家自然科学基金委员会(NSFC)主任基金项目、科学部主任基金项目2种类型。基本要求同"自由申请项目"。NSFC主任基金项目用于资助需要及时支持并具有重大科学意义的创新性项目和其他特殊需要;科学部主任基金项目用于2个年度之间错过申请时间,且需要紧急资助的创新性项目;资助可能取得突破性进展或取得重大效益且急需要经费的项目,为科学基金工作的自身发展,需要科学部委托和安排的项目。受理时间:原则上只在正常受理时间之外(以秋、冬季为主)接收申请科学部主任基金。研究周期一般为1～3年。

新概念新构思探索研究项目:基本要求、申请条件、受理时间、资助年限与"自由申请项目"相同。分为高技术探索项目和高技术探索重点项目2个层次。资助范围依据每年发布的《国家高新技术发展计划纲要新概念新构思探索课题项目指南》的要求受理申请;重点项目按指南要求接受定向申请;资助特点是优先资助与"863"总体计划衔接的、具有创新性、探索性的项目;其研究经费来源于国家"863"计划,不同于其他国家自然科学基金项目。

国家杰出青年科学基金:持续稳定地造就和培养一批高素质、高水平的科学研究人才队伍。非常强调已有的工作成绩,以评人为主,是一种很高的荣誉。①基本条件:热爱社会主义祖国,学风端正;年龄在45岁以下;具有博士学位或具有副高级以上(含副高)高级专业技术职称;在自然科学基础研究中,已取得国内外同行公认的突出的创新性成绩;海外留学人员也可以申请,但是在批准后必须成为在编的国内工作单位成员,每年至少在国内工作6个月以上。②资助范围:根据申请人的优势和基础自行决定研究方向和课题,强调创新性构思的基础研究。③基本要求:填写"国家杰出青年科学基金申请书",个人申请、申请单位推荐。申请者只能获得一次本基金申请。资助年限为3年,资助强度目前为60万元。

还有海外青年学者合作研究基金和香港、澳门青年学者合作基金、国家基础科学人才建设基金、创新研究集体研究基金、国家重点实验室研究项目基金、优秀研究成果专著出版基金。具备这些基金申请条件均可以按照这些基金的申请办法申请,这里不再赘述。

2.省(含直辖市)、部级科研项目

(1)省、市(直辖市)级科研项目:各省、市的投入的科技3项费(中间试验、新产品试制、重大科研项目补助费)安排的基金项目和各种攻关项目,强调为本地区经济、社会发展服务,强调应用目标,产生经济和社会效益,资助应用研究(含应用基础研究项目)、开发研究项目。

比如天津市,面向全市各单位、科研院、所及驻津单位、高等院校申请的天津市自然科学基金项目(分为面上和重点2个层次)、天津市重大科技攻关项目、重大科技攻关培育项目、天津市社会发展重点科研项目;要按照天津市科委每年发布的“申请指南”和具体要求填写相应的申请书,按照项目的研究目标、研究性质、需要经费额度选择申请的种类。

(2)部委级科研项目:比如卫健委科研基金;教育部重点科研基金、优秀年轻教师基金;国家计划生育委员会的项目、国家中医药管理局基金项目等等。

3.局级科研项目

省、市(直辖市)所属行业科研项目:比如面对天津市高等院校的天津市教委科学研究基金、天津市卫生局科研基金(含中医、中药,中西医结合)、各医科大学科研基金。

4.各单位自行安排的基全(自选项目)

各学院自筹资金安排的课题基金一般作为本单位的“苗圃课题”,重点资助青年人和有苗头的课题,做项目预实验,为申请省、部级及国家级的项目打下基础。

(1)横向联合项目(课题):接受企、事业单位委托项目;与国内外企、事业单位合作研究项目等。随着经济的不断发展,企业的科技投入会越来越多,企业将会成为应用、开发项目科研经费的重要来源,逐渐成为应用研究和开发研究经费资助的主渠道。应受到科研单位和高校的高度重视。

(2)其他各种基金。比如名人基金:霍英东青年教师基金(教育部代管)、吴阶平基金(卫健委代管)、默沙东基金(卫健委代管);国际儿童福利基金会基金、世界卫生组织基金等。

(二)基本程序

申请科研经费的渠道很多,主要是依靠项目申请书来进行投标争取。各渠道资助的范围、资助的重点、资助的强度、资助的对象有所不同,各渠道的申请程序、管理要求等也有所不同。在提出申请前必须很好地了解这些渠道申请基金的各种要求。按照自己的课题的性质、经费的需要、自己的优势条件来选择申请渠道。

1.按照研究性质选择申请渠道

比如基础研究和应用基础项目,能申请国家自然科学基金项目和省部委基金项目,资助的范围较宽,自由度较大,鼓励创新,每年均可集中申报 1 次;国家攻关项目则 5 年面向全国招标 1 次,定向申请,是为解决严重危害人民健康的重大疾病的防治的重大问题,是应用目标非常明确的应用项目,多数是几个单位合作完成,特别强调已有的工作基础在国内处于领先或先进水平,强调申请人是高水平的学术带头人。

2.按照课题所需要的经费额度选择申请渠道

项目经费有的几百万元或上千万元,有的几十万元,有的只有几万元甚至几千元,要根据课题的需要选择申请渠道。只需要几万元的课题,就申请省、部级基金课题,需要几十万元的课题,就要申请国家级课题。反之,只需要几万元的小课题,就不要申请国家级项目。也应根据可资助的强度来设计自己的课题。

3.利用自己的优势选择申请渠道

对青年申请者适当做一些政策倾斜的青年基金一般限制在 35 岁以下,不满 35 岁的青年应利用年龄优势,申请各级青年科学基金;国家杰出青年基金年龄在 45 岁以下,如果已有非常优秀的成绩,年龄在45 岁以下,可以申请这个基金,能够获得这项基金资助的人才,不仅是得到经费的资助,而且是很高的荣誉,得到的是科技界的认可,还会得到方方面面支持。

4.根据研究目标选择申请渠道

研究目标是为了解决我们国家的问题,覆盖面较大项目可以申请国家级项目,如果是解决本地区的问题(已列入国家资助重点的除外),有明显的地域性,就申请本省(市)的课题。

5.根据研究工作基础选择申请渠道

没有研究工作基础的或没有研究工作经历的,先申请本单位的和本地区的基金,有了一定的基础后再申请国家等更高层次的基金。一般申请程序如下。

(1)首先要了解申请渠道的管理办法和当年的申请项目指南及申报项目的具体要求,按照要求认真填写专用的项目申请书。

(2)按照该申请渠道的要求和资助重点,根据自己的研究方向、已有的工作基础和兴趣构思拟报项目的主要研究内容和预期成果。

(3)进一步查阅文献,了解学科前沿发展趋势、国内外研究状况和水平,了解信息是科技工作者的生命线。了解最新信息靠查阅文献是不够的,更重要的是在与同行的交往中了解,不仅了解人家做了什么,还要了解人家正在做什么。因此科技工作者要积极参加国内外学术会议,参加社会活动,与一流科学家交朋友。对本学科领域的研究状况应了如指掌,对自己的优势、特色及所处的学术地位要有正确的估价。立项要以已有的成果为依据,知己知彼,扬长避短,避免重复他人的研究内容。

(4)根据研究内容来设计研究实施方案,应尽可能采用新的先进的实验技术和方法或创造新方法,要注重创新,创新是科研的核心。可行的研究路线是能完成研究内容实现预期目标的关键,一般应有较好的科研工作基础。

(5)从研究工作的实际需要出发,组织一支精干、团结协作、结构合理的科学研究队伍,为完成研究内容提供学术、人力及实验技术保证,课题组成员应有合理的分工。

(6)落实实验室条件,本实验室和本单位实验室条件不够的,可以用国家及部级开放实验室,也可以同有条件的单位合作或协作,落实科研实验的实施办法。

(7)经费预算,一是根据申请渠道的资助强度;二是根据科研的实际需要,实事求是;三是要依据科研经费允许支出的范围做预算。超出支出范围不允许支出的,要通过其他途径去解决。

三、申报书的撰写与申报

(一)申报书的填写

科研项目申请书是参与科研竞争的媒体,是择优获得资助的关键。申请者必须按照申请书的各项要求认真仔细地填写。一份好的申请书要充分表达出研究项目的必要性、先进性、可行性,还要能反映出申请者的学术水平、严谨的科研作风、科研能力、综合分析能力。填写申请书就像高考答卷一样,必须很好地审题,正确填写好每一项内容,不能所答非所问,避免出现漏洞,填写内容应力求完整、精练,力求做到完美无缺。申请者对申请书中的任何一个环节的疏忽都可能导致竞争的失败。在申请项目书上主要回答以下4个方面的问题:①想要做什么?即研究的具体内容和研究目标是什么。②为什么要做?即立项依据,研究的目的和意义。③如何去做?即研究路线和具体实施方案。④为什么能做?即研究工作基础和已具备的科研能力和研究工作条件。申请书填写的具体要求是什么呢?

1.如何填写“简表”

简表虽然比较简单,但是非常重要,简表反映申请课题的全貌,反映申请者对申请渠道了解的程度,也反映出申请者严谨的科研作风,是给评审专家的第一印象,必须仔细填写正确。

(1)项目名称:项目名称非常重要,要反复推敲,字斟句酌;要紧扣项目研究内容、研究目标,切忌戴大帽子；还要体现研究项目的研究方法，创新性、先进性，能够引起评审专家的兴趣和共鸣，就像电影、小说等文学作品的名称一样引人入胜，产生欲知下一页内容的愿望。按照申请表的要求限制字数，有的申请书还要求写英文题目，英文一定要准确。

(2)申请金额：首先是要特别注意申请渠道可能资助的强度，要在可能资助的额度内，确定申请经费金额；其次是遵循实事求是的原则，要按照项目研究的实际开支而定。反之也应该按照有限的资助，有限的研究目标，设计项目的研究内容和研究目标。比如目前国家自然科学基金委生命科学部面上项目平均资助强度为 20 万余元，个别项目也有 40 万～50 万元的，申请该渠道的项目金额就应围绕可能资助的数字来申请。

(3)研究起始年月：一般课题为 3 年，重点攻关项目为 3～5 年。起始年月要严格按照要求填写。比如：国家自然科学基金委都是从次年 1 月开始，天津市自然基金从次年 4 月开始。

(4)报审学科：一般可允许报 2 个，但是应该重点选好第 1 个。主要是根据申请内容选报学科，评审项目时，是按照填报的第 1 个学科选送评审专家。但是遇到相近学科、交叉学科时，选报第 1 个学科也有技巧问题，主要看在哪个学科更能体现创新，更能引起哪方面专家的兴趣。也要考虑避开竞争集中的学科，尤其本单位申报的课题应避免扎堆，造成自己和自己竞争。

(5)项目组主要成员：项目组主要成员的构成必须从科研项目的实际需要出发，知识结构，实验技能人员结构合理搭配。组织 1 支精干的队伍，不要拼凑，无需挂名，避免“拉郎配”，一般项目有 5～6 人比较适宜；重点、重大项目人员要多一些，合作项目人员更要多一些。国家自然科学基金限定高级职称人员，无论是主持还是参加研究项目，均不能超过 2 项。如果有超项的，在项目初筛时就被淘汰了，组织课题时千万注意。

(6)签章：必须由参加人亲笔签名，课题组的人员必须是自愿参加的，并有时间的保证。有时因为冒名代签导致被冒签者申请项目超项而被初筛掉，而且影响了相互之间的团结。每年参加研究的月数，不要写得太满，有的人参加了 2 个项目，加起来超过了每年 12 个月，要实事求是。

(7)身份证号：国家自然基金项目申请需要填写身份证号码，目的为了检查超项时解决重名重姓问题。没有身份证号的，按如下要求填写：前 1～6 位数，填写军官证、文职干部证、护照等前 6 位号码，不足 6 位的空位填 0；7～12 位数，填写出生年月日，如：1968 年 8 月 18 日，填为 680818；13～15 位数，男性填写 881，女性填写 882。

(8)研究内容和意义摘要：为录入软盘而备。字数有限，却集中反映项目的核心与精华，也是给评审专家的第一印象，起到引人入胜的作用，应该认真提炼，反复推敲。主要写研究内容和研究意义 2 项内容，其他内容不涉及。

2.如何填写“立论依据”

立论依据包含四方面的内容：项目的研究意义、国内外研究状况的分析、研究目标、参考文献。

(1)项目的研究意义：对研究意义的叙述要简明扼要。对基础研究，结合国际前沿科学发展趋势，着重论述项目的科学意义；对应用基础研究，结合学科前沿、围绕国民经济和国民经济发展中的重要科技问题，着重论述其应用前景；对应用研究项目，围绕解决国民经济和国民经济发展中的重要科技问题，着重论述预期可产生的重大经济效益或重大的社会效益。在申请课题动笔之前，就必须掌握最新的文献资料，熟悉本研究领域的国内外最新进展，并结合自身的优势特色、工作基础，提出研究目标，要特别重视提出问题的创新性，对应用基础研究要特别对它在国民经济建设或社会发展中潜在的经济效益或社会效益有充分的分析。

(2)国内外研究状况的分析:对国内外研究状况的了解应十分清楚,分析要全面透彻,回答问题十分肯定,切忌含糊不清;对国内外研究状况的了解的程度反映申请者的科研阅历和能力,也是申请本项目的前提。

(3)研究目标:提出的研究目标要合理、适当,避免分散,突出有限的目标,对提出问题的理论依据,推测和假设必须严谨、科学,对创新内容的分析必须理由充分、合理。

(4)参考文献:一般列出 10 篇左右,20 篇以内为宜,紧密结合研究内容,注意从时间上一般要近3 年的。

3.如何填写“研究方案”

研究方案一般包括 5 个方面的内容:研究目标、研究内容和拟解决的关键问题;拟采取的研究方法、技术路线、实验方案及可行性分析;项目创新之处;年度研究计划及预期进展;预期研究成果。

(1)研究目标、研究内容和拟解决的关键问题:一般课题研究内容不要过多,要有适度的难度,突出创新。研究目标要集中,必须具体、明确,它是研究的目的,是申请项目的精髓,申请者要准确地告诉评审专家你要做什么,要解决什么问题?有限的资助解决有限的目标,要依据可资助的经费额度,设计项目研究目标。研究内容要紧紧围绕研究目标,内容要具体,切忌内容分散、涉及面大而庞杂,要重点突出,不要面面俱到;拟解决关键问题选择得要恰如其分,应有所突破。

(2)拟采取的研究方法、技术路线、实验方案及可行性分析:项目的研究目标很好,但有多大的把握实现这些目标?如何实现研究目标?实施方案可不可行?这方面的问题是不是写得清楚,在评审中占有很重要的位置,50%以上的申请者是因这项内容填写不好而被淘汰。有的申请者因不愿意泄露自己的秘密而写得含糊不清,这个度只能由申请者自己掌握。如果是做得差不多了再去申请,用上 1 个课题费做这个项目,用申请到的经费做下一个项目,这是最好的保密办法。要评审人相信你能够实现研究目标,就必须写清楚你的实施方案,特别是创新之处,新的思路和新研究方法的使用,应清楚地写具体,可采用流程图或示意图。对自己的创新或对已有的研究方法、研究手段的变动,一定要详细叙述,说明变动的原因,或采取新方法的理由和优势。得让评审人信任你,不要让评审人去揣摩你的意图,也不能让评审人怀疑你是否有一个清醒的头脑。对研究中可能遇到的难点要有充分的估计,并有拟解决的办法,进行可行性分析论证。

(3)本项目的特色与创新之处:科学研究的核心是创新,要简明扼要、表达准确,起到画龙点睛的作用。特别与国内外研究的现状对比着写,突出自己特色和创新之处。

(4)年度研究计划及预期的研究进展:应包括每年的研究进度和每年的主要研究内容,可能产生的阶段性成果;凡正式立项的科研项目每年都要检查科研完成情况,是否按计划进度完成。所填写的年度研究计划要具体、量化,具有可检查性。

(5)预期研究成果:对预期研究成果应有明确的预测,客观实际与研究内容、研究目标要相对应。如果是应用研究应该有研究成果的技术指标,作为项目完成后的验收指标;如果是应用基础研究成果,应预测发表几篇论文,甚至将论文名称都能拟定出来。

4.如何填写“研究工作基础”

科研评审强调选择创新性强的项目,同时还特别注重项目可行性,已有的研究工作基础显得十分重要。要求提供项目组主要成员以往的、主要相关的研究基础和实验室支撑条件的背景材料,并进行客观的自我评价。研究工作基础分为 3 个方面。工作积累和工作成绩:要写出与申请项目密切相关的前期研究工作基础、已有的研究成果或预实验结果；已具备的实验条件：科研设计中所需要的大型主要仪器设备应列出来，如果本单位缺少某种仪器设备，一定写出解决的办法，提倡利用国家重点或部门开放实验室已有的实验条件，鼓励跨学科的合作；项目组主要成员的学历及工作简历：用这些客观实际情况，反映课题组的基本科研素质，应准确明了地写出来，不要嫌麻烦。还要把近 3 年发表的论著目录列出来，如果过多，就列与申请项目关系密切的。如果太少，就多写几年的。要把论著中全部作者名单和顺序、题目、发表年月、期刊名称、卷号期号都写清楚，用写实的方法来证明项目组成员的科研能力和客观地反映已有的工作基础，使评审专家正确判断该项目组对完成申请的项目有无成功的把握。

5.如何填写"经费预算"

项目的经费预算是否合理，直接影响项目的同行评议结果。漫天要价将导致项目被否决。要根据可能资助的强度来设计研究项目内容。研究内容不要太多，研究内容如果太多，会被评审专家认为研究目标难以实现而淘汰。研究内容也不能太少，总之要与申请渠道可能资助的经费额度相匹配。经费预算包括以下 6 个方面。

(1)科研业务费：测试费、计算费、分析费、国内调研和参加学术会议；业务资料费；论文印刷费、出版费；仪器有偿使用费；水、电、气费。

(2)实验材料费：原料、试剂、药品、消费品等购置费；实验动物饲养费；标本样品采集费。

(3)仪器设备费：申请项目专用仪器设备(一定要慎重)购置费、运输、安装费，自制专用仪器设备的材料、配件购置和加工费；大型仪器和办公设备不能申请科研费，这是申请单位应具备的条件，本单位不具备某些条件的，提倡利用国家重点实验室和部门开放实验室的条件。

(4)实验室改装费：为了完成申请项目对实验室进行简易的改装，不能把实验室扩建、土建、维修费列入其中。该条一般应严格掌握。

(5)协作费：专指外单位协作承担资助项目的研究在实验工作中开支的费用。

(6)项目组织实施费(管理费)：这项开支不是每个渠道都能列支的。国家自然科学基金委文件规定，受资助的单位可按每个项目(或课题)当年获得的实际拨款额度提取 10%作为项目组织实施费(管理费)，不得超前提取，更不能层层重复提取。

(二)申请书中常出现的问题

(1)科学意义不十分重要，学术思想缺乏创新，属于跟踪性研究或低水平重复课题。缺乏立论依据或有某些错误，对国内外研究状况掌握得不全，不了解最新进展(对正在研究的情况不了解)。

(2)拟解决的关键问题，提出的不恰当或不完整，研究方法不解决提出的问题，缺乏科学性。实验设计有缺陷，或不具体。

(3)研究目标不明确，分散而庞杂，往往因为研究内容过多，在有限的资助和有限的时间内难以完成而被淘汰。

(4)工作积累不够，缺少相应的研究工作基础。

(5)研究条件较差，缺少必要的仪器设备或必需的实验材料。

(6)研究人员力量不够，缺少工作时间的保证，项目组成员组成不合理。

(张彩云)

第十一章

门（急）诊管理

第一节　门(急)诊管理系统的概述

医院的门(急)诊工作是医院业务的重要组成部分,是一个医院的主要服务窗口,多数患者是通过门(急)诊的服务去感受医院,评价医院。它也是医院业务收入的重要来源,门(急)诊工作的好坏直接关系到医院的声誉和发展。综合性医院和专科医院均按照自身的学科设置开设相应的专科门诊,门(急)诊工作是医院树立良好形象、参与医疗市场竞争的窗口和阵地。

一、门(急)诊业务的特点

(1)接诊患者多,就诊时间短,患者高峰期集中。我国大型综合性医院的日门诊量一般均在数千人到超万人次,其服务量远远超过住院患者。而且就诊高峰期集中在上午,并受季节、天气、社会因素的影响,难以预测患者数量。在门诊高峰期,每位患者的平均就诊时间 10 分钟,要求系统能高效地完成患者的诊治和信息录入工作。

(2)门诊就诊环节多,并且要求在短时间内完成。门诊有挂号、候诊、分诊、诊病(检查及处置)、缴费、取药、检查及检验、结果查询、治疗及注射等环节,这就要求系统流程以患者为中心,各环节的手续要简便、直观和实用。

(3)门(急)诊服务要求全天候 7 天×24 小时不间断提供。目前由于医疗市场竞争激烈,许多医院推出特需门诊、假日门诊、夜间门诊等服务方式的创新,因此对系统安全性的要求非常高。

(4)门诊患者流动性大、医师变换频繁,要求系统能提供多种挂号及预约方式,方便医师调阅患者既往病情和诊治过程,同时也要求系统操作简便,有利于进行大规模的用户培训。

二、门(急)诊模式的发展趋势

近年来门(急)诊服务模式也在不断地改进,有以下发展趋势。

(一)收费窗口集中型向分散型改进

为了提供更方便的服务,避免集中挂号、收费所带来的拥挤、等待及秩序混乱,不少医院采取了分散挂号、分散收费的方式,具体做法是将挂号和收费窗口,均匀分散到门诊不同的楼层或区域,有些医院挂号和收费窗口合二为一,减少患者的流动。

(二)患者服务向"一站式服务"转变

将门诊各类审批、咨询、便民服务等集中在一处,由相关人员各司其职向患者提供服务,为患者提供方便、简单、快捷的服务。

(三)服务流程向自助式发展

为了减少患者就医各环节的排队等候时间，一些新建的门诊大楼设立了各种自助式挂号、自助式交费、自助式项目查询、自助式报告打印等服务，提高了医院的工作效率和患者的满意度。

(四)院内服务向院外拓展

卫健委出台了关于在公立医院施行预约诊疗服务工作的意见规定，要求公立三级医院开展预约挂号服务。预约方式有现场预约、电话预约、短信预约、网上预约等，也有第三方中介机构与当地各大多医院合作集中预约挂号。医院网站和手机短信是院内服务向院外拓展的平台。

(五)信息发布与医院信息系统集成

不少新建的门诊大楼都考虑了门诊信息显示屏与医院信息系统的接口，门诊专家出诊、导诊、分诊、发药使用了集成的显示屏和多媒体语音技术，代替传统的人工叫号或单一排队系统。

(六)建立患者的唯一识别码

患者使用磁卡、条形码等减少就诊流程中的信息输入时间和误操作的概率，也有城市在进行患者一卡通、社保卡与健康卡一卡通的试点。

三、门(急)诊管理系统的演变

门(急)诊管理系统的演变经历了由单机到网络、由局部业务到整体业务、由以收费信息为核心到以患者信息为核心的发展变化。门(急)诊管理系统在国内起步于20世纪80年代末，其由单机定价、收费逐步被网络取代，医院信息系统的众多子系统中，门诊子系统是最早使用网络平台的子系统之一。第一代门诊系统进入应用阶段，称之为“门诊挂号、收费、取药一条龙”，此阶段的门诊系统设计目标为管理财务信息，不涉及医师诊间工作站，与其他子系统的联系很少，开发平台较低，对安全性的考虑较少。然而随着技术的发展和应用水平的提高，实现门诊各环节全面联网的需求凸显，尤其是在医院新的业务楼宇投入运营时，决策者往往按照先进、超前的现代化理念设计业务流程，于是便产生了更全面、更完善的新型门诊系统。

目前较先进的门诊系统对门诊业务中发卡管理、挂号分诊、收费发药、输液治疗、绩效核算等多个环节进行全程管理，突破了传统门诊系统的局限。实现了诊疗卡应用、电子申请单及电子处方、电子病历，并且与住院系统、检验系统、影像存储传输系统进行接口设计，使门诊系统真正成为医院信息系统的一部分，极大地提升了门诊系统的功能和作用。

(蔡　华)

第二节　门(急)诊管理系统的业务流程

虽然各医院的管理模式有所区别，但各医院门诊的业务流程却极为类似。

患者在就诊的第一步即进行身份登记，为更好地管理门诊患者的资料，系统可以采用发放诊疗卡的方法，把卡内号码作为患者在医院的唯一标识。身份登记后进行挂号、分诊、医师为患者诊病、开具门诊医嘱等环节，患者根据医嘱交费，完成需要的检查、检验、治疗和手术等诊疗过程。门诊业务流程见图11-1。

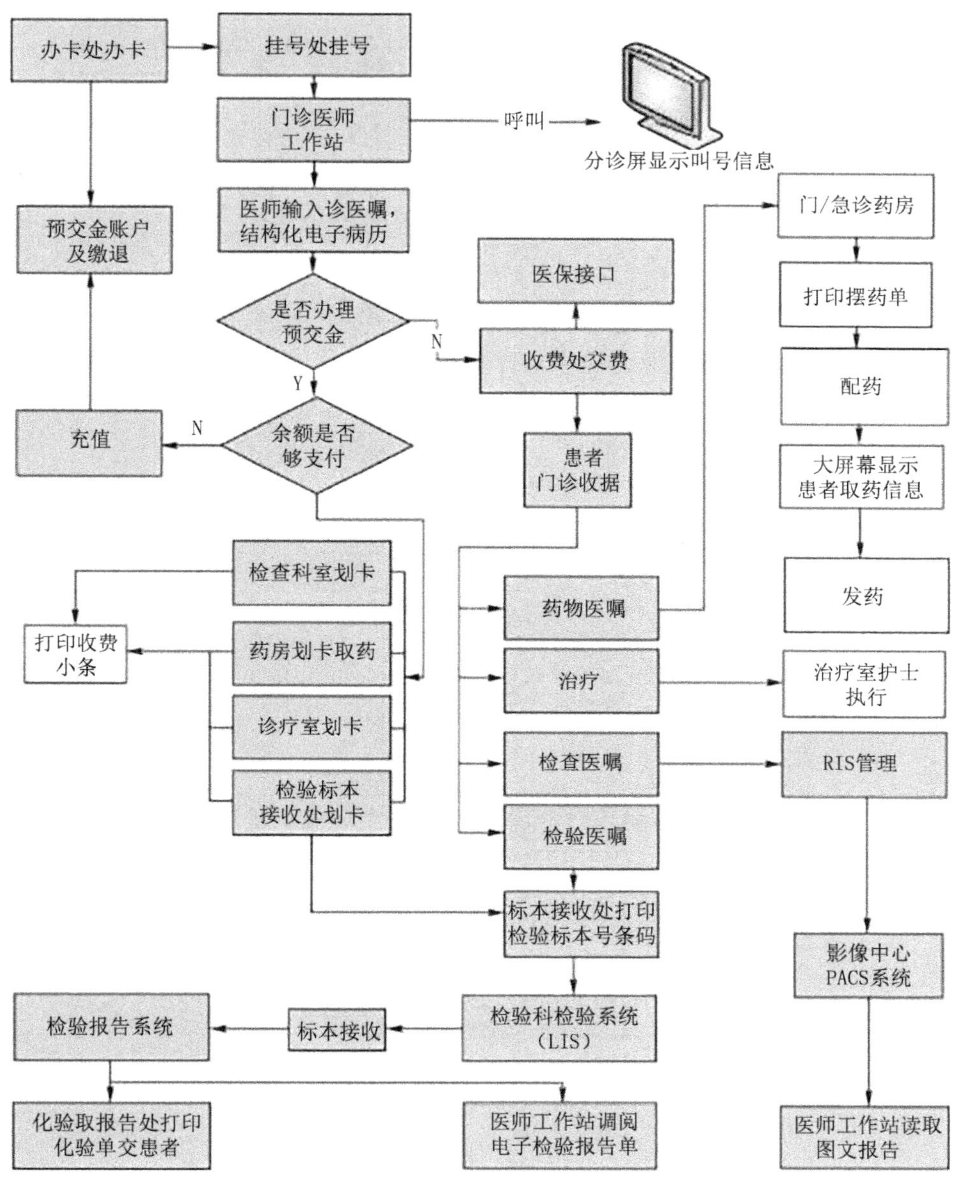

图 11-1　门诊业务流程示意图

一、发放诊疗卡

患者就诊时需持有诊疗卡就诊，每一个患者将拥有一个唯一的患者码。患者来医院后到发卡处填写“诊疗卡信息表”，交发卡处工作人员进行诊疗卡信息的录入并发卡。系统设计时应只对从未领卡的患者发卡，已领卡的患者可补发或取消，有的医院已采用二代身份证阅读器自助发卡或将身份证、医保卡作为就诊卡使用(图 11-2)。

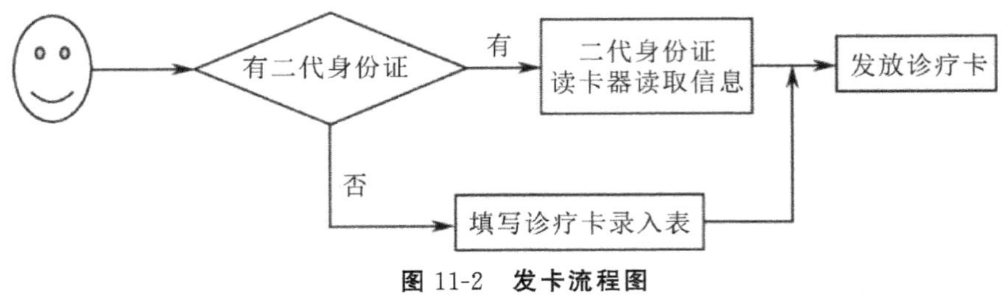

图 11-2　发卡流程图

二、门诊挂号分诊

如果患者已领有诊疗卡，则可通过刷卡选择患者类型（医保、公费、自费等）、就诊医师即可完成挂号。预约挂号的患者在预约时间持卡取预约号，但系统也须支持无卡患者的挂号，提供输入条件能够快速而准确获取患者信息发放临时卡（图 11-3）。

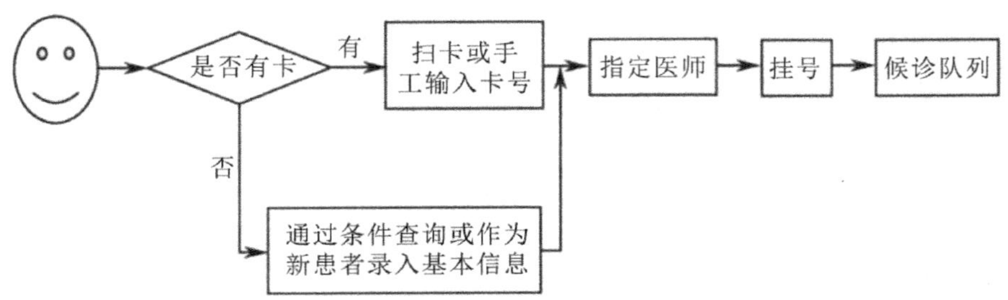

图 11-3　挂号流程图

挂号后系统根据医院的规则自动进行分诊，患者到挂号科室候诊（图 11-4）。

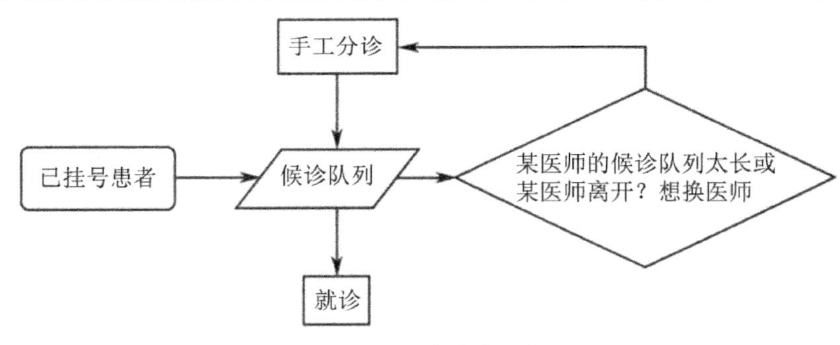

图 11-4　分诊流程图

三、门诊医师工作站

（一）叫号

医师在患者候诊队列中，按序叫号，以语音和屏幕显示的方式提醒患者应进入医师诊室就诊。医师在诊室多次呼叫患者未到，则将此患者设为过号患者，并在分诊大屏上显示出，该患者会自动排在等候队列的后面，等待医师下次呼叫（图 11-5）。

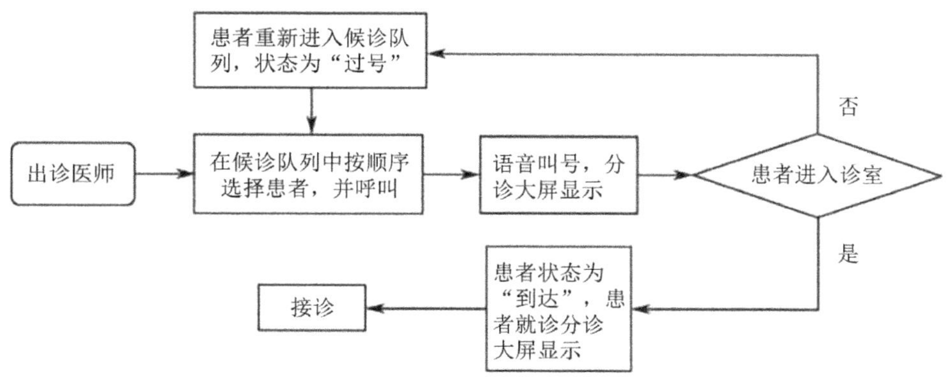

图 11-5 叫号流程图

（二）接诊

患者进入诊室后，即开始就诊过程。医师诊病后输入处方、检验、检查、治疗等各种申请单，书写病历。如果是复诊患者，可在系统中查阅已完成的检查检验结果或影像照片，根据各种医学证据做出诊断（图 11-6）。

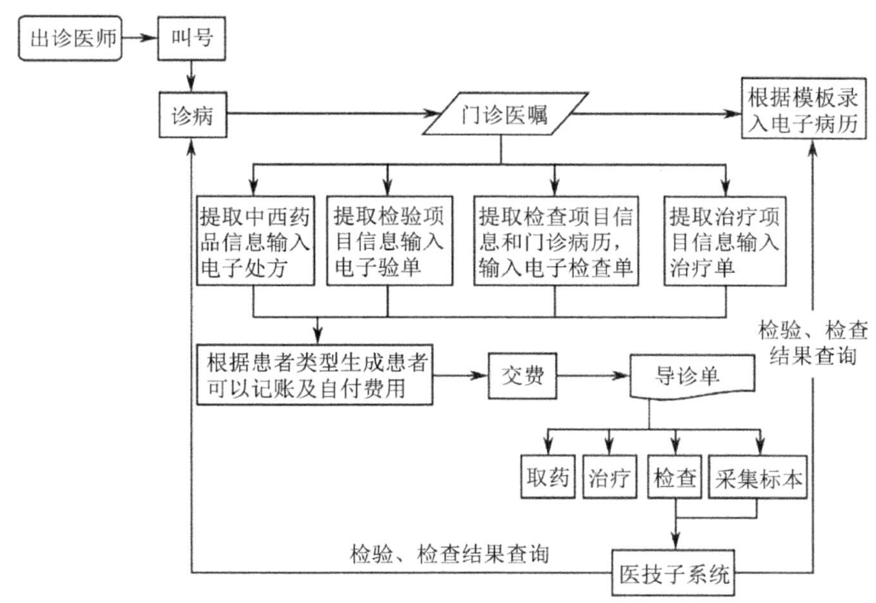

图 11-6 接诊流程图

四、门诊收费

患者就诊后前往收费通过划卡（同时支持手工输入）调出患者的电子处方（同时支持手工录入处方），依据患者类型进行费用结算，收取部分或全部自费费用金额，打印收据及患者费用清单。已收费的处方或申请单传送到医师站、门诊药房、检查、检验等相应科室。系统不仅应支持建卡、挂号、划价、收费一体化，还应支持患者退费的要求（图 11-7）。部分医院在医师工作站，医师下达医嘱后就能直接扣费，然后直接去药房或检查科室取药或检查即可。

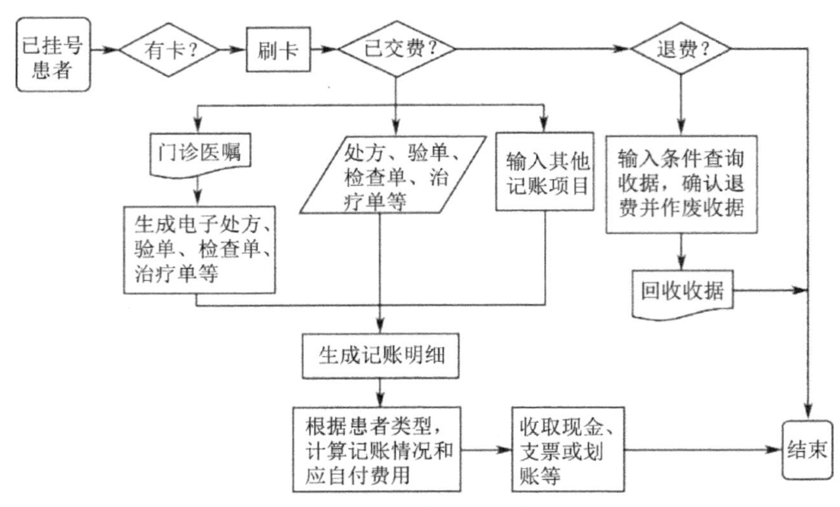

图 11-7 收费流程图

门诊预交金交款方式支持现金、支票、汇票、各类金融卡，建立预交金账户。当患者交有预交金时，可在门诊医师工作站、药房、检查、检验科室划卡划价并扣减预交金实现收费。在患者本次就诊结束时回到结算中心，结算此次就诊的所有费用，如预交金有剩余退还预交金，打印收据、费用明细清单。患者在划卡显示预交金不足时，需到结算中心补交预交金。门诊医师工作站、药房、医技科室收费窗口仅可以支持划卡有预交金患者的交款，不可以收取现金，现金只可以在结算中心收取或退回。

五、药房发药

患者缴费后，药房即可自动(也可手动选择)打印电子处方单(或称配药单)，药剂人员配完药后通过屏幕显示的方式提醒患者前来窗口取药。药房人员核对患者诊疗卡和配好的药品无误后确认发药，已经发出的药品在收费系统禁止退费(图 11-8)。

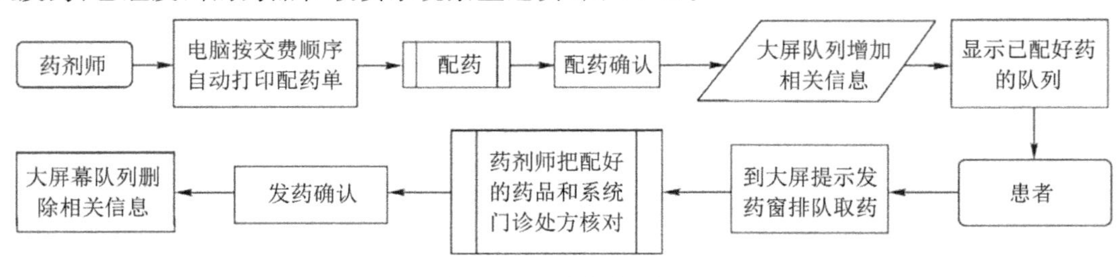

图 11-8 发药流程图

六、标本采集

如果患者需要进行检验，则在交费后持卡到抽血处采集血液等标本，系统应支持条码试管和打印条码标签，系统读卡和条码后，将该患者检验项目与试管匹配。在系统和试管上急诊患者的检验申请应有标记和普通患者的检验申请区分开来(图 11-9)。

七、门诊输液中心

患者持卡到输液室，护士刷卡确认审核信息，患者除本次使用外的其他药品存入药柜，在系统中录入药柜号，打印输液卡、瓶签和回执单，患者到注射输液室候诊(图 11-9)。

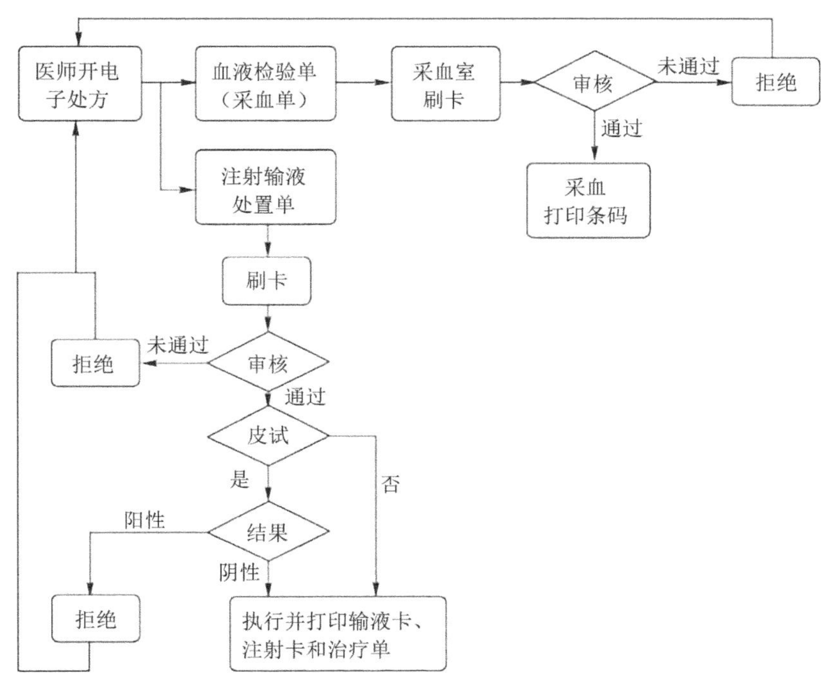

图 11-9 标本采集输液流程图

(蔡　华)

第三节 门(急)诊管理系统的功能设计

门诊子系统作为医院信息系统(HIS)的一个子系统，属于联机事务处理(OLTP)的范畴。门诊急诊工作的特点要求系统达到以下目标：①操作简便、快捷、准确、可行，避免和减少操作员的人为差错；②方便患者就诊，有效解决门诊“三长一短”(挂号时间长、缴费时间长、取药时间长和就诊时间短)的问题；③能进行患者的唯一身份管理，建立患者的健康档案；④在医师工作站录入信息，以患者信息为中心；⑤门诊的各环节实现信息化管理；⑥与住院、检验、医技等子系统进行集成，提升门诊系统的功能。

门诊子系统要覆盖患者在门诊就诊期间的各个环节，包括挂号、分诊、诊治、交费、取药、标本采集、检验、检查和复诊等各个环节，实现电子处方、电子验单、电子检查单，以及门诊电子病历，如果功能不能一步到位，也必须为将来的开发保留程序接口，留有拓展的余地。

门诊系统的功能设计要满足以下业务特点：直接面对大量的患者，并且患者种类繁多，要求系统能够迅速、准确地处理门诊业务，能够处理各种公费患者(省、市、区公医)、特约、医疗保险、托管等各种类型的门诊业务，能够根据相关政策进行处理。

以下是门诊系统的性能要求：①易用性，系统要体现出易于理解掌握、操作简便、提示清晰、逻辑性强，直观简洁、帮助信息丰富，要保证操作人员以最快速度和最少的击键次数完成工作。②高效性，一线工作站高峰期操作时无感觉等待，查询操作进行预处理以加快查询速度。额定用户同时运行时不能出现堵塞现象。③可靠性，系统应提供 7 天×24 小时的连续运行，保证所处理事务、数据的完整性。在系统设计时必须考虑系统和数据实时热备份的方式，以避免系统的意外，发生意外时具有较强的灾难恢复能力。④可扩展性，采用开放式的系统软件平台、模块化的应用软件结构，确保系统可灵活地扩充其业务功能，并可与其他业务系统进行无缝互联。⑤可维护性，系统应具有良好的可裁减性、可扩充性和可移植性；系统的安装卸载简单方便，可管理性、可维护性强；系统需求及流程变化，操作方式变化、机构人员变化、空间地点变化(移动用户、分布式)、操作系统环境变化无影响。⑥安全性，提供多种安全机制保证系统的稳定性，包括数据安全、访问安全和通信安全等。须具有严格的权限分级制度，并有严谨的操作日志和管理日志登记。

一、就诊卡简介

诊疗卡是患者在医院就诊过程中，系统根据病患编码分配机制，为患者分配唯一标识患者编码的载体，常见的载体有磁卡、条码、IC 卡等。

以上 3 种载体的对比如表 11-1。

表 11-1　3 种载体的对比

对比项目	条码	磁卡	IC 卡(非接触式)
发放方法	建卡处登记信息后，生成患者 ID 并打印该条码粘贴到病历本或空白卡片上	建卡处登记信息时，将磁卡号码保存在 HIS 建卡处中作为患者就诊 ID	建卡处登记信息时，将 IC 卡号保存在 HIS 中作为患者就诊 ID
配套硬件	配置码扫描枪	配置磁卡读卡器	配置 IC 卡读卡器
存储信息	仅就诊 ID	仅就诊 ID	就诊 ID 和其他数据信息
与医保卡(IC 卡)的结合度	可将条码直接粘贴在医保卡上	需要两卡同时存在	需要两卡同时存在
与医保卡(条码卡)的结合度	可将条码直接粘贴在医保卡上	系统中做两个卡的卡号绑定	系统中做两个卡的卡号绑定
保存容易度	易磨损，不易保存	较易保存	较易保存
补卡难易度	容易，可在工作站直接打印	需要将就诊 ID 写入新卡	需要将就诊 ID 写入新卡
美观度	较差	较好	较好
成本	低	低	高

目前国内不同医院之间信息系统或医院内部的子系统，是由不同的厂商提供的产品，一个患者可能有不同医院发放的多张诊疗卡，一个患者在同一医院子系统内可能生成不同的 PID，因此，个人身份识别是区域医疗卫生系统信息共享和医院内部的系统集成所要解决的基本问题。现在很多医院已应用身份证或医保卡作为就诊卡，这样就解决了前文所述问题。

MPI 是医院信息系统中患者基本信息的主索引，是唯一完整的患者标识，通常它只能由一个应用系统输入，并对其他应用系统进行分发，以保证整个系统中患者基本信息的一致性。MPI 往往通过 EMPI 实现，有不少国外和国内大型 HIS 厂商提供 EMPI 产品，为保持在多域或跨域中患者实例的唯一性。

PIX 是 IHE 中有关患者标识交叉引用的集成规范，也是实现 MPI 的一种方法，使用HL7 标准实现。它允许每个应用系统建立内部的患者标识，通过 PIX 对各个应用系统中的患者标识进行登记和管理，支持其他应用的查询或主动通知信息变更，而在每个应用系统中不需改变其标识符的定义和格式，保证了不同应用系统之间患者标识的同步。

二、发放诊疗卡

患者就诊时需持有医院发行的诊疗卡就诊，每一个患者将拥有一个唯一的患者码，一个部门录入的信息，相关部门可共享使用有关信息。使患者在整个门诊就医过程中各个子系统不间断流畅地运行起来，减少操作人员重复录入，缩短患者的等候时间，避免各子系统孤立运行。同时通过发卡获取患者基本信息，建立患者基本信息档案。

发卡系统还具有录入患者基本信息、建立患者档案、建立唯一的患者码功能、发卡功能，丢失卡的挂失功能，补发卡功能，查询发卡患者信息，并处理各种与卡有关的问题。支持发卡系统单独运行；发卡与挂号系统合二为一；支持发卡与录入患者基本信息前后台分步操作。

另外，由于发卡机构的多样性，带来了就诊卡的多样性，因各自医院发行的就诊卡不能通用，导致了“一卡通”的出现，如医疗机构或第三方与银行联合发行的储值卡在集团医院或部分医院通用；更有医保卡、社保卡或以交通 IC 卡为主线的市民卡在区域内使用。

诊疗卡还可以作为电子钱包用于门(急)诊医疗费用的支付，支持充值、扣款、退费、密码维护以及财务核算等功能，在发放诊疗卡时，支持收取手续费，并做相应的统计。医保部分费用从个人医保账户中支付，而自费部分将自动从“并联”的银行卡账户中扣除。

三、门诊挂号分诊

挂号是门诊系统的起点，是诊疗过程中的第一步。系统将记录患者挂号的类型、科室、医师等信息，提供给门诊的其他部分。对患者挂的每一个号系统自动产生一流水号，以管理患者该次挂号的所有信息。

(一)挂号

系统应支持有卡和无卡患者的挂号，同时可根据不同类型的患者分别进行不同的挂号操作：①如果患者有就诊卡，则应通过刷卡或输入卡号取得患者基本信息，进行挂号。②如果患者无诊疗卡而且是第一次来医院就诊，则应输入患者基本信息，进行挂号。③如果患者无就诊卡而且是再次来医院就诊，则通过查询患者的基本信息的方法，进行挂号。

如果选择的医师号源已满，则不允许挂号。号源可在预先进行设置，也可在挂号时由护士或在接诊时由医师进行临时设置。

挂号应包括预约挂号和预约登记功能，在条件许可的情况下，可以实现自助挂号等方便患者的方式。挂号时同时应打印挂号凭证和挂号收据。

(二)预约

预约挂号包括现场预约、诊间预约、电话预约和网上预约等。系统应支持医院自行设定的预约给号原则，患者在预约时间持卡取预约号。

(三)分诊

分诊是将通过挂号系统提供的患者信息，分配患者到各个就诊点的候诊队列，队列产生条件是首诊患者根据挂号时产生的序号，按从小到大排序；复诊患者按报到序号与首诊患者间隔排序；优先患者排在队列最前面。

分诊过程分为自动执行和手动执行两种，也可根据需要临时调整分诊次序。

(1)自动分诊，当患者挂号没有指定医师时，系统自动把患者分诊给同一科室和同一挂号类别中候诊患者最少的医师，指定医师时该患者直接进入指定医师的候诊队列。

(2)手动分诊包括根据人为需要将患者设置到相应的医师队列中去，并可实现同队列患者次序调整、不同队列之间的调整。

(四)退号换号

对医师未接诊的患者可进行退号换号处理。退号换号处理后，系统自动删除指定患者等候队列。对于医师已接诊的患者，则不允许退号换号处理。

(五)挂号设置

系统首先要初始化诊别、时间、科室名称及代号、号别、号类字典、专家名单、合同单位和医疗保障机构等名称，并按照当天医师排班计划表，根据患者选择医师和科室的不同，生成不同的挂号费和诊金。对于临时性的安排如某医师不出诊、增加某医师均可通过该功能进行修改。

(六)查询及报表

根据登记号、姓名等信息查询患者基本信息；根据挂号员和时间查询挂号工作量；能提供门诊量、收费项目、会计科目、科室的核算报表。

四、医师诊室

门诊医师工作站系统给医师提供一个集成化的工作平台，是门诊子系统中的一项重要功能，其体现了门诊子系统的先进性，方便医师工作，提高了工作效率，加强质控环节，提高了工作质量。门诊医师工作站包括电子病历的实现，医师通过医师工作站系统对患者进行诊断、录入医嘱、检查/检验申请单等操作。支持自动获取患者信息，自动审核医嘱的完整性和合理性，并提供痕迹跟踪功能，支持合理用药实时监控系统，支持授权医师可以查询患者的历次相关信息，支持自动核算费用，并支持当地医保结算政策。

(一)呼叫患者

门诊医师登录后界面会显示当天挂号(所属科室)的患者，医师通过医师站在医师本人的患者候诊队列中，按序叫号。当叫到患者后，该患者从排队列表中删除，未叫到的号可当时多次重复叫号，也可以在下一轮再叫，也可根据患者报到情况叫号。对于状态为等候的患者在呼叫患者不到后，医师可以选择给该患者过号，该患者会自动排在所有等候队列的后面，等待医师下次呼叫。对于没有使用医师站软件的诊区，支持叫号器方式供医师叫号。

(二)接诊

当医师确认患者到达诊室后，经问病情和体查，根据患者情况做出诊断，诊断界面包括科室常用诊断和诊断记录以及一些非常用诊断。如果医师做出的诊断在科室常用诊断中，医师可以选择相应诊断，此诊断会添加到诊断记录中。若属于非科室常用诊断则在界面中录入。

(三)医嘱录入

当医师录入诊断后，就可以进行医嘱录入，医嘱录入包括输入西药、中成药、中草药、检验单、检查单、治疗单等，应达到如下要求：①支持多种输入方法，如编码、拼音码、助记码、中英文模糊查询、分类检索等，方便操作。②支持模板和历史记录的复制，记忆使用频率。③允许插入、修改或删除。④根据公费管理规定自动计算费用。录入时门诊医师可以根据已经维护好的模板选择相应的医嘱，也可以直接录入医嘱项每个汉字的首字母选择对应的项目。录入医嘱后要对医嘱进行审核，医嘱就被保存起来。一旦保存后就不允许修改，只能停止医嘱并新开。

1.药品输入

支持商品名、通用名也支持化学名，药品名称之间应能提供互相转换，在打印电子处方上统一用一种药品名称；支持药品剂量自动换算，大单位、小单位包装的换算；可以开成组医嘱，支持药品用量管理，可以控制指定药品的用量。中药医嘱要求提供常用方剂、协定方剂等方便的输入方式，输入各种中药的用量和特殊处理办法。

2.申请单输入

为规范管理，方便操作，应根据临床需要和检验检查科室自身特点，把各项目进行组合，并对组合根据多种分类方法进行分类，在开检验、检查申请单时从组合中进行挑选。按照规则，对医师开出的项目组合进行归类，生成申请单。如把相同检验科室、相同标本、相同容器的检验项目组合合并为同一张申请单，用一支试管抽血，以减少抽血量。

3.医疗质量控制

建立医疗质量管理制度，明确质量控制的责任和流程；限制某类医嘱的条数、限制处方的条数，毒麻药品、贵重药品提示、医疗保险患者用药提示，药品咨询软件的药品适应证和配伍禁忌提示等；根据医师权限对毒麻药品和抗生素类处方分级管理；根据诊断控制药品的用药疗程；依据用法、用量、疗程自动计算整包装、成组医嘱的自动匹配等。

4.退药退费

退药是药房已经发药，在医师工作站进行退药申请，然后到药房退药，最后到收费处退费。退费指药房未发药，在医师工作站进行退费申请，然后到收费处进行退费。

（四）门诊电子病历

医师可以调阅患者的医疗记录，了解患者历史就诊情况。在问诊时，医师在电脑上记录问诊结果形成门诊电子病历，包括主诉、现病史、体格检查、辅助检查、诊断、处理意见等。为便于并规范门诊医师的病历录入工作，系统应支持临床医师建立相关个人或科室的病历模板。

（五）查询及报表

查询患者基本信息、医保信息、既往就诊记录及医嘱、药品、诊疗项目查询（价格、库存数量以及相关的包装规格等）、检验结果、检查报告、图像结果等。

医师工作量报表，统计全院医师在规定时间内的挂号人次、接诊人次、金额等。

（六）维护

维护主要包括科室常用诊断、常用医嘱模板、个人医嘱、医保特病限制诊疗项目及药品处方类型等。

五、门诊收费

通过划卡（同时支持手工输入）调出患者的电子处方（同时支持手工录入医嘱）划价收费，依据患者身份（医保、自费、公疗等）进行费用结算，收取部分或全部自费费用金额，打印收据及患者费用清单。已收费的处方或申请单传送到医师站、门诊药房、检查、检验等相应科室。支持门（急）诊合同单位管理，可以按照合同单位或具体病种分别设定信誉额度。支持门（急）诊预交金管理。

（一）收费

结算时根据患者的身份对全额费用进行处理，如医保患者根据医保政策对费用进行分解，与医保中心联网实时结算，自动收取自费部分的费用，自费患者全额收费。支持语音提示，窗口金额显示屏。具备与门诊药房消息互动功能（发票上打印到指定药房窗口取药的附加信息），收据应该具有自费公费项目自动分开打印的功能，同时收费清单应该反应药品、检查项目的全名，需要有医保标志提示功能。支持现金、支票、银行卡或自助付款的方式。

医保实时结算要求医院有专线连接到医保中心，通过医保服务机器上传下载相关文件，定期或根据需要对照医保三大目录（药品、诊疗和材料）。在收费工作站上需要安装医保系统开发商提供的医院端组件，收费时通过调用组件完成医保费用的分解过程，即可获得所需数据显示到界面由收费员与参保人核对，完成医保实时结算和个人账户支付，同时将结算信息写入到医保相关表中。

（二）退费

退费应有严格的退费手续，需要有专人管理。支持部分退费和全部退费，保留操作全过程的记录。

（三）发票管理

发票管理具有票据领入、领出、回收、报废、票据审核、查对、各种报表等功能；票据自动核销汇总功能，精确到每张发票使用情况；发票在系统中应具有流水号；支持发票重打、补打功能，对重新打印的发票应有记录或标示，说明此发票是否是重打印的发票及前次打印发票作废标示，保证发票的可靠性。

收据的起始终结号可以是整个门诊收费处一个序列，各窗口分段使用，也可以各个窗口有各自的起始终结号。如果使用预交金方式，预交金收据号同样实行统一管理功能，预交金收据号既可全院统一排序收据号，也可以各自窗口自行排序收据号。

（四）查询及报表

可查询患者费用、药品价格、诊疗项目、收款员发票、作废发票、结账情况等信息。

统计报表应有按收费贷方科目汇总和合计的日汇总表，以便收费员结账；按收费借方和贷方科目的日收费明细表，以便会计进行日记账。按科室和检查治疗科室工作量统计的日科室核算表，全院月收入汇总表，全院月科室核算表，合同医疗单位月费用统计汇总表，全院门诊月、季、年收费核算分析报表等。报表可自定义修改。报表可根据管理科室工作需要任意设定条件统计所需报表，有导出功能，财务能直接生成记账凭单。

六、药房发药

系统应能根据医院的需要增加药房数量。支持每一个药房出库、入库、借药、库存盘点等各项药房管理。药房具有可用库存数量管理，以便医师开单或处方输入后减少可用库存，保证发药时库存充分（发药后减少实际库存）。

合理解决患者在多个药房混合取药的问题。支持患者自由选择药房或指定药房两种模式。依照药品分类（类别为西药、成药和草药；剂型为口服、外用、针剂、毒麻、输液等）设定药房发药属性。

（一）登录或打开窗口

患者在收费处交费后，门诊药房系统应能够显示已交费患者的处方信息。药房人员登录系统，选择好配药窗口确认后，系统会进入到配药界面（显示所要配备的药品）提前配药。

（二）配药

在配药窗口能够接收收费处已交费患者的处方信息，并按交费先后顺序进行排列自动打印出电子处方。配药人员根据处方进行配药，配药完毕，在配药确认界面扫描处方号或者发票号，同时扫描工号确认配药。配药完毕经确认后，在发药大屏幕上显示相关信息，提示患者前来拿药。

（三）发药

当患者在发药屏幕上看到拿药提示来到窗口，发药人员扫描患者的就诊卡后，发药界面会显示此患者已配好的药品，发药人员点击发药后完成发药操作，同时清除大屏幕上的相关信息。

（四）退药

首先由药房检查药品是否可退，再由医师在系统中开退药申请，根据患者 ID 或收据号，查询其处方信息，药房人员按照相关规定对该患者进行整体或部分退药。在药房退药确认后，方可到收费处做退费处理。

（五）查询及报表

1.发药查询

根据起始日期、截止日期或者根据卡号、登记号、姓名、收据号、配药人、发药人、发药窗口查询相应的发药信息。

2.退药查询

根据起始日期、截止日期来查询某段时间内的药房退药信息。

3.处方统计

根据起始日期、截止日期或者库存分类、药理分类、药品种数查询处方统计信息。

4.工作量统计

根据起始日期、截止日期、药理分类、发药人、药品名称、库存分类或者科室等任何一个条件来查询和生成药房每天的消耗表。

七、应急系统

应急系统包括服务器应急系统、网络应急系统和应用软件系统。应急方案是指在门（急）诊系统故障的情况下，故障处理的指导原则和应对故障的处理办法。

（一）服务器应急

在门诊区域建立镜像服务器，当中心机房服务器故障、门诊区域同主机房网络发生故障时，门诊业务可以由这台服务器承担，之后再把数据恢复到主数据库中。另外，除配制镜像服务器本身功能以外，还需编写一个操作系统脚本，自动在每天中午和晚上拷贝镜像服务器数据库到同机的备份数据库里面，以提供人为误删除情况下，启动该备份数据库，以避免数据突然丢失。

（二）网络应急

可单独建立应急独立网络，一旦发生故障，门诊单独网络系统和门诊应急服务器系统一同启动，保证门诊系统在最短时间内恢复正常运行。

（三）应用软件应急

在每台收费客户机上安装单机版应用程序，在系统正常时，自动同步主库上的字典数据。一旦系统出现瘫痪，可以启动单机版应急程序，此时可以收费，打印发票。药房可以凭借盖章的收据发药。系统恢复后，可以把单机版中的数据再导回到主库中，再行发药等操作即可满足数据一致的要求。

（蔡　华）

第十二章

住院患者管理

第一节　住院患者管理的概述

一、目标

住院患者管理是医院信息管理的核心部分，是医院信息系统为临床服务的最集中体现。住院患者信息管理不仅包含管理信息，同时也包含临床信息；不仅包含本次住院信息，也包含既往住院信息，因此住院患者信息是复杂、重要的管理内容。

住院信息管理系统既属于管理信息系统，也属于临床信息系统。住院信息管理系统主要服务于医护人员，辅助规范医疗行为，对住院患者的数据进行较为完整的采集和管理。针对住院患者在院的医疗活动，采集和管理的数据包含患者的基础信息、医嘱信息、病程描述信息、检查/检验结果（检查检验报告及医学图形图像等）信息和护理信息等。在整个医院信息系统中，住院信息管理系统作为一个核心组成部分，还负责向其他系统提供必需的患者信息和准确翔实的临床信息，辅助管理部门进行医疗管理。

患者经过门（急）诊收治住院后，要经过入院（包括交纳住院预交金）、入科、病房诊治、摆药室摆药、相应医技科室辅助诊疗、收费处划价结算、病案室进行病案编目等多道环节，涉及部门较多。基于它的核心地位和面临的特点，许多医院都要建立比较完善的住院信息管理系统。

概括来讲，住院信息管理系统的主要目标包括以下几点。

（一）为医师和护士服务

实现医师和护士医疗文书的计算机处理，提高医护人员的医疗文书书写效率和质量，规范医疗行为，减少差错；通过网络传递各种信息，缩短诊治周期；提供更为准确完整且方便阅读的诊疗咨询信息，辅助提高医疗质量，并最终形成完整的住院电子病历；为管理层、业务层和患者提供方便，为各种决策提供相应信息支持。

（二）为经济管理服务

使住院患者费用实现自动划价，做到在院患者按人按天进行费用统计，方便医院进行成本核算；防止漏费、欠费，堵住收费管理中的漏洞。

（三）为管理服务

充分利用计算机网络的优越性能，实现住院患者信息共享，强化环节质控，有利于过程监控和过程管理,引导质量控制的重心由终末控制向实时环节监督转移;为管理者提供决策所需的动态数据,辅助实现医疗质量提升。

(四)为患者服务

在法规允许的范围内,使可以对患者透明的信息能够通过某种手段方便患者查询。

二、组成

住院患者管理是将患者住院期间的所有管理信息和临床医疗信息应用计算机管理,住院患者从入院、入科、转科、诊疗医嘱、出院和病历归档,每个环节上都设置了相应的功能模块,实现对患者住院期间全过程的计算机管理。这些计算机管理住院患者的软件就是住院患者信息管理系统。住院信息管理系统的主要功能组成如图 12-1 所示。

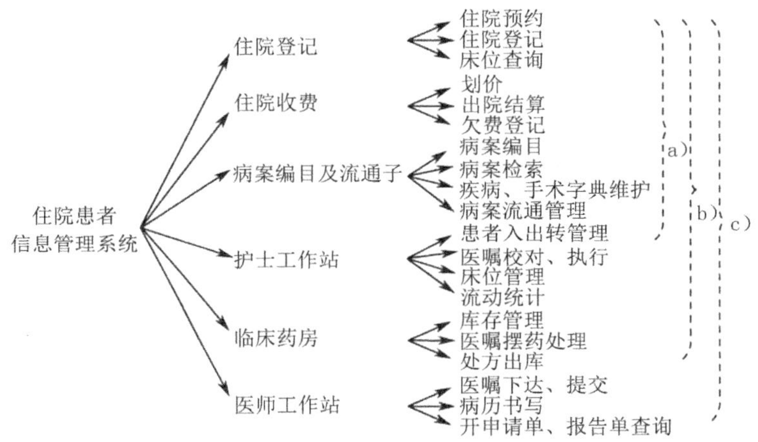

图 12-1 住院患者管理功能

一般说来,住院患者信息管理系统主要由住院登记、护士工作站、医师工作站、临床药房、住院收费和病案编目等子系统组成,每个子系统又分为若干个功能模块。为满足医院对住院患者信息全面管理的需要,有的医院信息系统还提供了监护、护理和营养膳食等系统。

(一)住院登记

主要提供住院预约、通知患者入院、等床队列维护、空床信息查询、患者入院登记(身份登记)等功能。

(二)护士工作站

主要完成患者的入、出、转管理,自动生成患者流动统计,床位和护士文档的管理,医嘱的转抄、校对与执行。

(三)医师工作站

主要提供下达医嘱、书写与打印病历;开检验/检查申请单、查询报告结果、检索和调阅病历、调阅医学影像、手术申请和术后登记;填写病案首页和提交病历等功能。

(四)住院收费

对患者在住院期间预交金及所发生的费用进行划价、结算管理。

(五)临床药房

包括库存、摆药处理和处方录入等功能,完成库存初始化、入出库处理、接收由病房发送过来的医嘱进行摆药出库处理、负责其他处方录入和出库处理,包括领导批药、出院带药和住院退药等。

(六)病案编目及病案流通

主要完成对疾病和手术的分类、编码填写,并提供病案检索和相关管理;办理住院病案的借阅和归档工作,登记借阅者、借阅时间、归还日期等信息(图 12-2)。

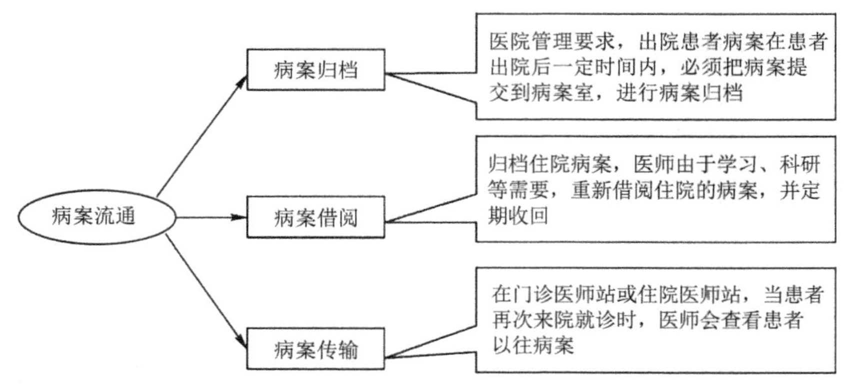

图 12-2 病案编目及病案流通

在具体应用时,各医院可根据自身情况和管理需要选择不同的功能组合模式。如有的医院只要求对患者流动和收费进行计算机管理,可采用最基本的模式,即只包含住院登记、集中入出转、住院收费和病案编目系统,如图 12-1 中(a)所示;有些医院希望对医嘱进行计算机管理,则在基本模式的基础上加入护士工作站,由护士对医嘱进行录入,并在此基础上,加强对药品的管理,加入了临床药房子系统,如图 12-1 中(b)所示;越来越多的医院则采用了较为全面的管理,加入了医师工作站,如图 12-1 中(c)所示,由医师直接在计算机上下达医嘱,护士通过计算机转抄执行,从而彻底改变了传统的手工模式。

三、流程

根据医院选择的功能组合模式的不同,住院管理系统一般也相应地分为 3 种工作流程。

(一)工作流程 1

当医院采用最基本的功能组合模式,即只包含住院登记、集中入出转、住院收费和病案编目的系统如图 12-1 中(a)所示时,其工作流程一般如图 12-3 所示。该种模式的实现最为简单,但仅能对患者流动和费用信息进行部分计算机管理,手工管理的成分仍然较多,无法获得计算机网络化管理带来的诸多好处。

这种最基本的住院患者管理系统的业务流程如下。

(1)患者经门(急)诊收治并开具入院申请单,住院处根据科室空床情况和候床预约通知患者入院,为患者办理入院登记。非免费患者还需交纳预交金。

(2)患者办理住院登记后到相应病区,护士通过集中入出转系统为患者办理入科手续。

(3)经主治医师在医嘱本上手工下达医嘱、开检查/检验和手术申请单,并通过人工传送到相应科室。

(4)护士手工转抄和校对医师在医嘱本上下达的医嘱,抄写各种执行单,摆药室根据人工传送的护士书写的药疗通知单进行摆药。

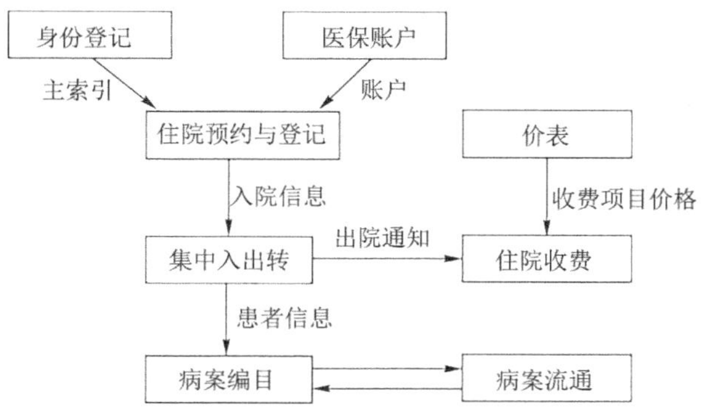

图 12-3 住院管理系统工作流程 1

(5)检查/检验和手术室接收纸张申请,进行预约,并在完成之后出具纸张报告,并人工送到相应病房。

(6)患者出院前,护士通知收费处,收费处对患者费用进行审核并结算后,护士采用集中入出转系统为患者办理出院手续。

(7)患者出院后,医师在规定的日期内书写并整理完纸张病历,并通过人工送到病案室。病案室及时进行病案编目。

(二)工作流程 2

当医院在最基本的功能组合模式基础上,加入了护士工作站和临床药房如图 12-1 中(b)所示,此时由护士对医嘱进行录入,对医嘱进行了部分计算机管理,并加强对药品的管理。这时的工作流程一般如图 12-4 所示。该种模式较上述第一种模式,对医嘱和药品进行了部分计算机管理,在一定程度上脱离了手工管理的模式,实现了药房与护士工作站之间、护士工作站与收费处间的信息共享,能实现住院患者费用自动划价,可为管理者提供更多更及时准确的数据,网络化的优势得到部分体现。

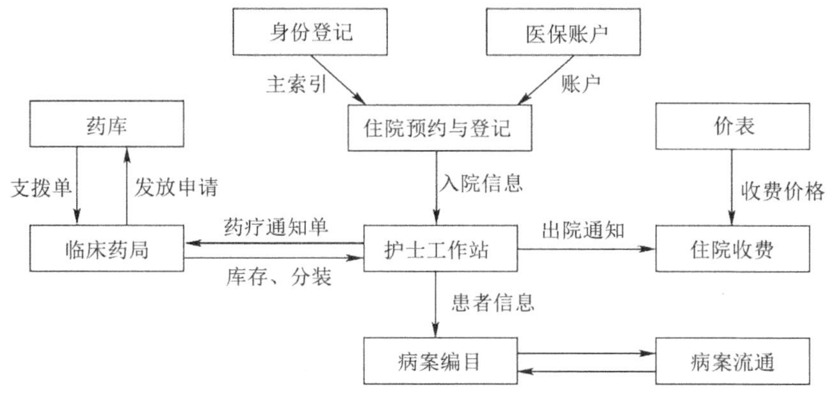

图 12-4 医院管理系统工作流程 2

该种住院患者管理系统的业务流程如下。

(1)患者经门(急)诊收治并开具入院申请单,住院处根据科室空床情况和候床预约计划通知患者入院,为患者办理入院登记。非免费患者还需交纳预交金。

(2)患者办理住院登记后到相应病区,办理入科手续,由护士工作站安排床位,填写相关信息。

(3)经治医师在医嘱本上手工下达医嘱、开检查/检验和手术申请单，并通过人工传送到相应科室。

(4)护士工作站转抄录入和校对医师提交的医嘱，自动生成各种执行单，摆药室根据护士工作站校对后产生的药疗通知单进行摆药。医院根据管理需要，可设中心摆药室进行集中摆药，也可在病区药柜摆药，还可分不同剂型在不同地点摆药。

(5)检查/检验和手术室接收申请，进行预约，并在完成之后出具报告。

(6)患者出院前，护士工作站下达预出院通知，并停所有长期医嘱，收费处对患者费用进行审核并结算后，护士工作站方可将患者进行出院处理。

(7)患者出院后，医师在规定的日期内书写并整理完纸张病历，并通过人工送到病案室。病案室及时进行病案编目。

(三)工作流程3

当医院采用较为全面的功能组合模式如图12-1中(c)所示，加入医师工作站，对医嘱和病历进行全面的计算机管理，医师直接在计算机上书写病历、下达医嘱，护士通过计算机转抄执行，相关科室间通过计算机网络进行信息传递和共享时，其基本流程一般如图12-5所示。该种模式较上述前两种模式，实现了对患者住院期间全过程的计算机管理，充分利用计算机网络的优势，实现了信息的充分共享，杜绝了手工状态下相关科室及人员的重复劳动，为收费的透明公开管理提供支持，并能为管理者提供决策所需的各种动态数据。但该种模式也对管理提出了较高的要求，需要全体人员有更强的全局观念，需要有严格的管理制度来约束。

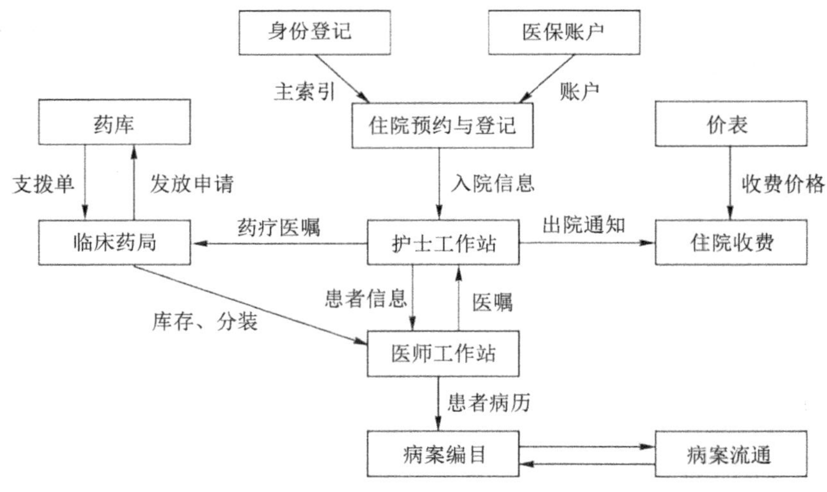

图12-5 医院管理系统工作流程3

该种住院患者管理系统的业务流程如下。

(1)患者经门(急)诊收治并开具入院申请单，住院处根据科室空床情况和候床预约计划通知患者入院，为患者办理入院登记(医院根据管理需要，也可在门诊医师站直接办理)。非免费患者还需交纳预交金。

(2)患者办理住院登记后到相应病区，办理入科手续，由护士工作站安排床位，填写相关信息。

(3)经主治医师对患者进行各种诊疗信息的处理。下达医嘱，传送到相应的护士工作站；开检查/检验和手术申请单，传送到相应科室；并可查询患者检查/检验报告、护理信息和检查、手术的预约情况。

(4)护士工作站转抄和校对医师提交的医嘱，自动生成各种执行单，摆药室根据护士工作站校对后产生的药疗通知单进行摆药。医院根据管理需要，可设中心摆药室进行集中摆药，也可在病区药柜摆药，还可分不同剂型在不同地点摆药。

(5)检查/检验和手术科室接收申请，进行预约，并在完成之后出具报告。

(6)患者出院前，护士工作站下达预出院通知，并停所有长期医嘱，收费处对患者费用进行审核并结算后，护士工作站对患者做出院处理。

(7)患者出院后，医师应在规定的日期内书写并整理完病历，然后将病历提交。病案室及时进行病案编目。

四、注意的问题

住院患者信息管理系统作为医院信息管理系统的核心，在一定程度上代表着整个医院的医、教、研、管的信息化水平。住院管理系统面临着处理环节多、涉及部门多和影响较大等诸多问题。基于它的地位及面临的特点，要建设好住院管理系统需要注意以下几个问题。

(一)做好基础数据的准备

需要在系统初始化阶段完成相关的字典建立工作，准备好价表、药品等基本字典，特别是临床诊疗项目字典、临床诊疗项目与价表收费项目对照字典，以保证每条“计价”医嘱都有其对应的计价项目，从而实现完成医嘱处理的同时完成住院患者费用的自动划价收费。

(二)做好人员培训工作

住院患者信息管理系统涉及的操作多且复杂，而且每一环节的操作失误或拖延，都可能影响整个诊疗过程操作，因此要求操作人员不仅要熟知自身的操作、要快要准，还要熟知与相关系统的衔接关系、特殊情况的处理等，不能因为操作不熟或不知无法处理等原因造成延误患者诊治或计费错误等现象。其培训难度及培训的工作量都较大，管理者对此必须有足够的认识，在系统建设时必须提早做好操作人员的培训。强调操作准确性的同时，还需特别强调操作人员对相关流程的了解。

(三)制订相应的规章制度

为尽量减少各环节或环节间管理上的漏洞，便于各有关环节及时沟通，使相关环节医护人员及时了解患者情况，尽量减少由于环节间衔接不当造成错误处理，甚至延误患者诊治的情况发生，必须及时制订相关的规章制度，以做约束。

(四)确定好工作流程和管理模式

结合医院实际，在系统建设之初确定工作流程，并在选定的流程基础上对一些管理模式进行确定，如对一科多病区、一病区多科如何管理？科室和病区具有单独的属性，没有关联性又如何管理？摆药模式如何确定？护理模式如何确定等。为使系统顺利应用，这些工作应由管理层组织协调，由计算机工程技术人员、医院各级、各类管理人员以及业务人员共同参与完成。

(蔡　华)

第二节 住院患者的动态管理与统计

住院患者管理系统的一个中心任务便是对患者的入院、入科、转科和出院(简称患者流动)这一系列的常规操作进行科学有序的管理。如何将患者的流动情况及时准确地反应给业务人员和相关的管理人员,如何让医务管理机关及时准确掌握整个医院患者流动的实际情况,怎样对入住患者病种及相应诊治情况等进行分析,更有效地根据流动情况的变化对存在的问题及时进行纠正,真正做到环节管理,这些都是患者流动管理的基本任务。住院患者管理系统借助于计算机和网络的优势,可以帮助医务管理人员有效地完成上述各项管理工作。

患者流动管理的一个基本要求是做到步步准确、环环相扣。所谓步步准确是指在不同的处理环节上的操作要准确无误,任一环节上的操作错误都会导致整个流动统计的误差;环环相扣是相关部门之间(如住院处与护士站之间、转科的两个护士站之间)要协调好,保证统计信息的准确性的同时方便患者。要做到这一点,需要认真严格地完成后面描述的各项管理工作。

住院患者入、出、转系统用于医院住院患者登记管理的计算机应用程序,包括入院登记、床位管理、住院预交金管理、住院病历管理等功能。医院住院处是为住院患者服务的重要窗口,要方便患者办理住院手续,严格住院预交金管理制度,支持医保患者就医。医院病房床位管理是医院医疗管理工作的一部分,协助医院合理使用床位,提高床位周转率是该系统的一个重要指标。

一、入院

患者住院必须办理住院登记。根据医院管理需要,可专门设住院处办理住院登记,也可在其他相关科室进行。大多数医院普遍设住院处进行住院登记处理。

住院处根据科室空床情况和候床预约计划通知患者入院,对相应患者办理住院登记,录入患者入院信息。没建立主索引(患者 ID)的患者需要先进行身份登记,录入患者基本信息,然后由住院登记填写门诊诊断、接诊医师、入院科室等内容。住院登记完成后,患者就成为在院患者。

值得注意的是未办理住院登记的患者是无法办理后续手续的(如入科)。而办理住院登记时患者信息的录入错误(如身份、费别、入院科室等)将影响后续手续的办理,并直接影响相应科室和全院的流动统计。

入院登记与门诊医师站接口可以调取医师下的住院申请单,可以读取患者二代身份证,保证准确录入患者信息。

二、入科

患者办理住院登记后到相应病区,办理入科手续。由护士工作站安排床位,填写护理、经治医师等信息后,患者就成为在科患者。在一个护理单元有多个科室时,护士应注意科室床位的配置情况,必须使患者入住科室和对应的床位一致。

护士工作站在办理入科手续时应核实住院登记的信息录入是否准确,在入科前及时通知住院处纠正错误。而护士工作站在办理入科手续时信息的录入错误(如安排床位错)不仅会影响患者病历和全院流动统计的准确性,甚至还会影响到患者的住院费用等相应的信息。

三、换床

与入科与转科不同,换床是本病区内患者床位之间的调整变动,换床不涉及科室间费用的变动,不影响以科室为主体的经济核算,但如果床位等级不同,会涉及住院患者的费用变化,床位费会实时变更。同样,住院患者换床也不涉及患者流动统计,不生成转科类的转床记录。

该功能通常配置在病房护士站使用,只有及时地跟踪本病区的病床变化,才能准确掌握床位的使用情况,如是否有单间床位,男床有多少?女床有多少?

四、占床及撤销

在床位不紧张时或对于 VIP 患者,病区允许患者进行包房,当患者将某间病房包下后,系统按规定的收费标准给此患者计算床位费,同时给该病房所占床位注非空标识,禁止入住。在停止包房时提供撤销占床操作。与换床功能一样,这一模块操作一般也由各科室护士自行操作。占床及撤销同样不涉及科室间费用的变动,不影响以科室为主体的经济核算,不会涉及住院患者的费用变化,也不涉及患者流动统计。

五、转科

转科包括转出和转入两个对接的过程,转科前应先由转出科室提出转科申请,明确转向的科室确认接受后,再进行计算机操作,先停止该患者的所有长期医嘱、完成转科病历,然后转出,再由接受科室进行转入处理。转科的流程如图 12-6。

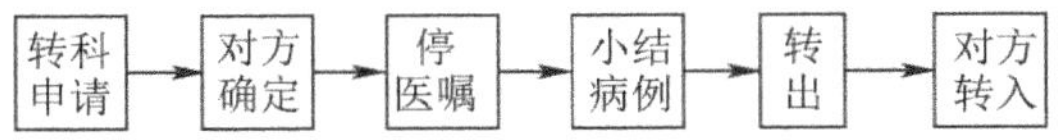

图 12-6 转科处理流程

以上流程中任何一个环节的错误都将导致整个转科过程的失败,甚至会影响到流动统计的准确性,因此必须做到步步准确、环环相扣。

床号、转向科室、转出时间为必填项,填好转出信息后才可以执行转出操作。患者转科(出)时,系统提示:医师是否有新开医嘱、是否有正在执行的长期医嘱、是否有未打印的体温单记录。若患者的转科条件都满足,则能成功转科。否则给予相应提示且不能转科。

六、出院

患者在出院前要做以下一些处理。病区护士提前通过护士工作站上“出院通知”录入将要出院患者的信息(比如出院前一天的日期),便于住院处预先了解空床信息,也有利于收费处预先对患者费用进行审核;病区护士审查并停止所有长期医嘱,修改患者信息(如取消“危重”等);患者到收费处结算住院费用,最后才能由护士站执行出院操作。出院的流程如图 12-7。

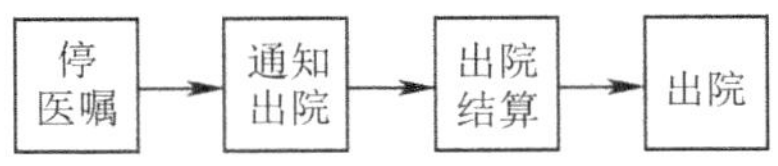

图 12-7 出院处理流程

将新入、转入、转出、出院 4 个功能整体统一在一个工具栏下,又针对每个不同的操作独立开来。方便操作,又方便统一管理。通过简单的页面信息填写就可完成对应的功能。住院患者流动管理包括患者在院期间的所有的入出转流程，通过简单的操作实现复杂的患者管理功能。

七、流动统计

患者流动情况或流动日报是基于患者入、出、转数据统计得到的。只要各相关部门准确进行患者的入、出、转处理，科室以及全院的流动日报即可自动形成。医院信息系统允许随时统计查询任意时间区间的流动情况，可完全替代手工统计工作。

（一）科室患者流动情况统计

可详细统计指定时间区间内病区的入科、出科和危重患者情况，以及病区的空床情况。

（二）全院患者流动情况统计

可按科室或患者身份分别统计指定时间区间内各病区的入科、转科和出院情况。

（三）患者流动日报

可详细统计指定时间区间内全院各病区的入科、转科和出院情况，以及各病区的空床和危重患者情况等。另外，还可按患者身份统计在院患者的情况。

（蔡　华）

第三节　住院患者的医疗信息管理

一、医嘱

医师下达医嘱是否方便快捷、护士执行医嘱是否准确及时，都直接影响着医院的医疗秩序和医疗质量，甚至影响到整个医院的服务水平，因此对医嘱处理进行科学管理是住院患者管理系统的基本任务之一。

医嘱的处理主要内容：医嘱的下达、校对、作废和执行，医嘱本和医嘱执行单的管理，另外还有检查、检验和手术的申请等。

（一）医嘱的处理流程

按照医嘱处理的方式不同，可将常规的医嘱处理流程分为以下 3 种。

1.手工方式

手工处理医嘱时，医师手工在医嘱本上下达医嘱，护士手工转抄到医嘱记录单，校对后抄写执行单并执行。

2.护士录入方式

当采用护士工作站后，采用护士录入方式。医师手工在医嘱本上下达医嘱，护士将医嘱本上的医嘱录入计算机并校对，打印医嘱记录单，并根据自动生成打印出的各种执行单进行执行。

3.医师录入

当采用医师工作站后，采用医师录入方式。医师直接通过计算机给患者下达医嘱，并通过网络自动向护士工作站发出新开医嘱提示信息。护士通过计算机转抄、校对，打印医嘱记录单，并按自动生成的各种执行单进行执行。为方便医师下达医嘱，医师工作站除了给医师提供常规的处理医嘱功能（如开医嘱、停医嘱、作废医嘱等）外，一般还提供相应工具，允许医师将一个规范的治疗方案预先定义成“套餐医嘱”(如新入患者常规医嘱、某种术前准备常规医嘱等),以备方便、快捷地调用,提高医师的工作效率。

3 种处理流程在各医院都有应用,由于第 3 种处理方式较前两种减少了转抄过程可能出现的问题,提高了文档的规范性,提高了护士的效率,避免烦琐出错,使其有更多的时间可面向患者,因此被越来越多的医院所采用(图 12-8)。

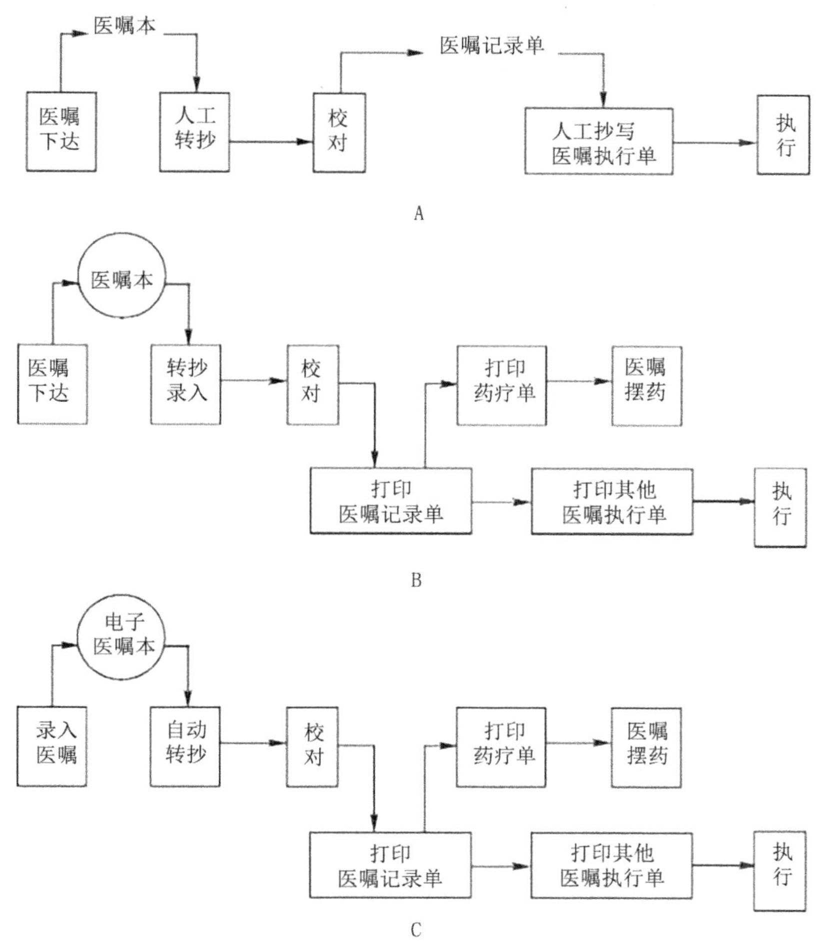

图 12-8 医嘱处理 3 种工作流程

医师一般在开完医嘱后直接提交医嘱,也可以以后再提交(如术前术后医嘱),但一定要注意下达的时间。医师对提交后的医嘱,不能再修改,但可以作废,对已开始执行的医嘱不能作废,只能停止。

只有医师将医嘱提交后,护士才能转抄、校对并执行。当医嘱提交后,护士进行转抄并打印医嘱本,经校对无误后,根据医嘱自动产生各种执行单并执行。需要注意:对于条件医嘱,医师下达时还没有执行时间,要等到护士执行完后再补填。一旦条件不满足(即医嘱实际上未执行),护士站必须将其作废;对于临时医嘱,只有输入执行时间后才打印到医嘱记录单上并执行。护士工作站准确实现了医嘱记录单、医嘱分类执行单的打印功能,满足了医嘱管理和执行的需求。患者出院后,医嘱的各种单据应按规定保留一定时期。

值得注意的是,医嘱处理采用计算机处理后,特别是采用医师录入医嘱处理流程后,医嘱本的法律效力问题成了很多医院关注的问题。医嘱本是医师用来下达医嘱并交护士处理和执行的工作本,在手工处理医嘱的模式下,有的医院把医嘱本和医嘱记录单合二为一,直接把医嘱记录单当医嘱本使用;有的医院更为规范,专设医嘱本,医师在医嘱本上下达医嘱后再由护士转抄到医嘱记录单上,但两种方法中医嘱本都是医师下达医嘱的一个必要手续。

(二)医嘱的计费

医嘱具有计费属性。医院信息系统在应用过程中,充分地利用了这一属性,使医嘱在执行过程中产生的费用记录在患者的医嘱费用单中,再通过服务器端的每天定时的后台划价服务程序,将医嘱费用单中的收费信息记录到患者的收费单中,从而完成了患者的医嘱计费过程。

在医嘱中,医嘱的计费属性是计价方式的描述。医嘱的计费属性一般分为以下几种情况,计价、不计价、手工计价、不摆药和自带药。其中"计价"表示该医嘱能够自动计价,如大换药、吸氧等;"不计价"表示该医嘱是医疗描述性不收费的医嘱,如消化内科常规护理、出院等;"手工计价"医嘱一般对应于不规范医嘱,需由人工干预计价;"不摆药"类药疗医嘱一般需从处方或其他方式进行计价;"自带药"医嘱药品本身不需计价,但一些附加的操作费和材料费还得计价。对药疗医嘱来说,医嘱的给药途径提供了更为详细的收费依据。例如:"静脉滴入"途径就包含"静脉滴入"操作费、"一次性输液器"和"一次性空针"材料费。

在医院信息系统中,医嘱的计费属性和给药途径的计费项目,都是通过医嘱的诊疗项目和价表项目对照产生的。要完成上述的医嘱计费功能,需要在系统初始化阶段进行较为完善的字典建立工作。特别是临床诊疗项目与价表收费项目对应字典,使得每条"计价"医嘱都有其对应的计价项目。

(三)有关药品

医嘱经护士工作站校对后,由摆药室对药疗医嘱进行摆药处理。由于摆药单是依据校对后的患者医嘱,因此,要严格控制病区的医嘱校对时间与摆药室的开始摆药时间的衔接。否则摆药工作将无法很好地进行。另外,并不是所有的药疗医嘱都可以进行自动摆药,因此根据摆药的要求,需对医嘱进行统一规范管理,以减少医嘱与摆药之间的矛盾。此外,医嘱摆药还应处理好与计价的关系,如预交金不够时的摆药如何处理问题等。

除常规医嘱摆药外,还有出院带药的处理问题。有的医院对出院带药下医嘱(这样的医嘱可能不太规范),从摆药室进行摆药处理;有的医院对出院带药开处方,直接从临床药房或门诊药房拿药,采取不同方法的关键在于根据医疗规范和医院规定,达到既保证患者用药,符合医疗法规,又防止漏费。

(四)对医嘱的管理要求

对医嘱的管理要求主要体现在以下5个方面:①怎样保证医嘱的规范性,医院信息系统对医嘱的分类和内容制订了相应标准,特别是含有收费内容的医嘱,在使用之前要先建立诊疗项目和收费对照。②必须确保医嘱的正确性和执行过程的先后顺序,即医嘱下达在前,转抄医嘱在后,保证医嘱各个环节构成的一个完整的过程。如在作废医嘱问题上,当护士校对发现错误时不能直接修改医嘱,而应及时通知医师先对医嘱本上的医嘱作废,然后护士再进行作废。③应规范医师下医嘱的时间,如在上午9:30之前应将常规医嘱下达完毕,便于摆药。④下达的医嘱应符合医疗护理常规的要求,不能将材料或单纯的计价单项目当做医嘱,如果把"棉球2个"等都当成医嘱,这在医院信息系统中是不允许的。⑤应处理好检查检验申请单与医嘱的关系,协调好病区与相关部门间的信息传递，并尽量采用发生地计费，以避免多收费或漏费的现象发生。

需要注意的是“三查七对”的要求还必须坚持，但由于信息传递的方式变了，效率提高了，文档更规范了，在这种情况下，对传统的查对方法需要进行改进，寻求更适当的查对管理措施。另外，在医嘱下达方面，要严格应用定义好的诊疗项目，如果不全，要增加诊疗项目字典，尽量不要手工输入医嘱。在套餐医嘱的管理上，应由科主任严格掌握，保证其科学性和权威性。对医嘱的监控要由医院业务机关组织、监督和及时抽查，看医嘱下达执行是否及时、文书是否规范等。

医师在录入医嘱时有相应的输入法支持，简单快捷，针对药品有相应的用药指导，确保用药安全，针对医保用药可提示相应的信息，在医师站可申请借阅病历，方便医师科研分析。

二、病程记录

在住院患者信息系统中，患者每住一次医院形成一份病历。患者来到病区入科后，医师首先要新建该患者的病历，然后才能对该患者进行各种诊疗信息的处理。每份病历包含该患者纸张病历的所有内容，一般分首页、病程、医嘱、检查、检验和体温单 6 类。

患者在院期间，其病历由经治医师负责管理：建立病历、记录病程、开检查检验申请单、下达医嘱和查阅结果等。患者出院后，医师应在规定的日期内书写并整理完病历，然后将病历提交。病历一旦提交，就无法再对其进行修改。因此，提交前务必确保病历完整和正确无误。

（一）病程记录书写

医师工作站中病程记录书写目前普遍采用各类编辑器进行编辑，也有部分系统采用 XML 技术对医疗内容信息进行结构化管理，便于病历内容的检索。病程书写实现的困难主要在于现有很多的编辑器还无法做到对编辑的痕迹进行保留，因此很难支持医师逐级按权限管理病历的管理模式，如上级医师可以直接修改下级医师的病历。为解决这一矛盾，医院信息系统一般都设定病历的修改原则：“谁创建谁修改”，医师可查看相应权限范围内的病历，但只能修改自己创建的病历。如果上级医师要修改下级医师的病程记录，只能先在纸张病历上进行，再由创建者据其修改病历的电子文档。但随着信息技术的发展，很多编辑器已经能够做到修改痕迹保留，因此上级医师修改下级医师的病程记录，可以方便地在计算机上直接操作。

病程的书写也是实际应用存在问题较多的部分。采用医师工作站提供的编辑器书写病程后，存在的最普遍、也是最严重的问题是病历的相互复制问题，造成了很多病历雷同、不严谨，甚至出现描述与患者实际情况不符的情况。目前很多医院普遍认识到这个问题，采取了相应的技术措施加以限制（如限制编辑器中提供的拷贝功能，或在编辑器内只提供拷贝患者本人的信息，患者之间的信息不能拷贝），并在管理上采取了严格的控制方法，以确保病历的真实性和严谨性。

为方便医师书写，医院住院患者信息系统一般都提供了病程模板及词库等辅助输入工具，提高书写速度，让医师集中精力于患者的治疗过程。模板是有经验的医师对大量病历的归纳、总结和升华，为确保模板的科学性、权威性，病历模板提倡统一制作、严格管理，不提倡医师个人随意制作模板；词库可以事先收集好，也可以进一步提供自学习功能，自动或半自动提取词库。另外，有些系统还尝试采用了语音输入和手写板录入等输入方法。

病程书写还有一个打印签名问题。目前医师书写完病程记录，需打印后签名归档。病历的打印是为了满足目前的手工管理的需要，如果在法律上认可了电子文档的电子签名后，并且在技术上真正实现了电子签名，就可直接保留电子文档，不再需要对病历进行打印了。

(二)病历书写管理要求

使用计算机书写,使传统的病历管理流程有很大的改变。其对管理上的新要求主要体现在以下几点:①医师的逐级负责制如何实施;②电子文档的安全性、真实性和严谨性如何保证;③在保留纸张病历的情况下,如何监督及时书写病历和打印病历,保证电子病历和纸张病历的一致性,并解决打印后病历的手工签名问题;④另外还要协调处理好与病案室的关系,传统情况下,只要求患者出院后在一定时间期限内必须将纸张病历送病案室归档,使用医师工作站后,还应要求在一定期限内将电子病历提交归档。

三、申请单

申请单包括检查、检验、病理、手术等。除了医师直接下达医嘱、由病区护士执行外,对患者的诊治还包括其他科室执行的项目,典型的如检查、检验、病理和手术等,这些操作一般都由病区以外的专业科室(如放射科、检验科等)执行,因此与常规医嘱处理不同,一般是病区医师提出申请、相应科室进行安排并执行、最后返回结果的过程。

对这类操作的处理,医院一般有两种处理办法:一种是这类操作不下医嘱,医师直接开申请单向相应科室提出申请,具体的计费由相关部门完成后将相应费用信息记录到患者的收费单中。另一种为保证医嘱的完整性,医师一方面对这类操作下医嘱,另外开申请单向相应科室提出申请,具体的计费可由相关部门执行完成后将相应费用信息记录到患者的收费单中,也可按照医嘱进行计费。需要注意的是,在后一种情况下,采用按照医嘱进行计费的方式时,经常会有医师下了医嘱、开了申请单后,相关科室由于某种原因没有对患者执行,但按医嘱却对患者多计了费;或医师开了申请单却忘了下医嘱,相关科室对患者执行了操作却漏了费的情况。因此为保证费用的准确性,医院最好采用在操作发生点,根据执行科室具体的操作进行计费。

医师工作站中提供的申请主要有检查、检验、病理和手术 4 类。

(一)检查

医师通过医师工作站开检查单时,需选择检查类别和发往的科室,输入患者症状、诊断及申请的项目,为方便录入,系统一般都提供了辅助的输入法(如拼音词头输入法)。相应检查科室收到申请,并安排了预约时间后,医师可查看预约时间,在检查科室完成相应检查项目并出具报告后,医师可及时查询检查报告。医师工作站与检查科室间的信息通过网络进行传递,极大缩短了手工模式下所需的时间,提高了诊治的效率(图 12-9)。

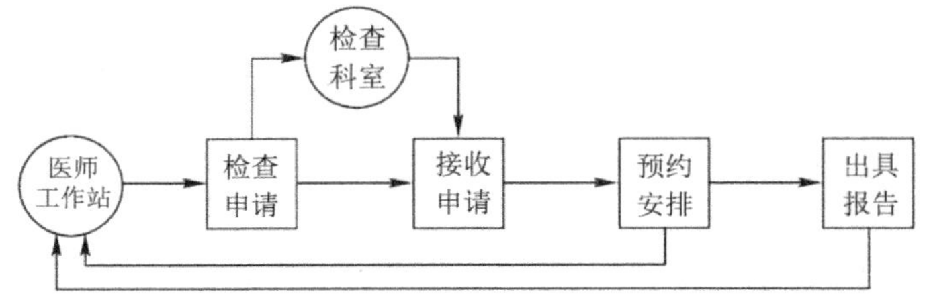

图 12-9　检查的处理过程

(二)检验

医师工作站中一般提供两种检验申请单:一种是事先将各科有固定格式的制式检验申请单输入计算机作为模板使用的制式检验申请单;另一种是对没有固定格式需逐项输入申请项目的

空白检验申请单。医师工作站申请单开出后，由护士工作站或相应科室确认执行，在执行前(尚未采集标本)申请单可以修改。在检验科室完成相应项目并确认检验结果后，医师可及时通过医师工作站查询结果。与检查申请一样，医师工作站与检验科室间的信息也是通过网络进行共享和传递，大大提高了效率(图 12-10)。

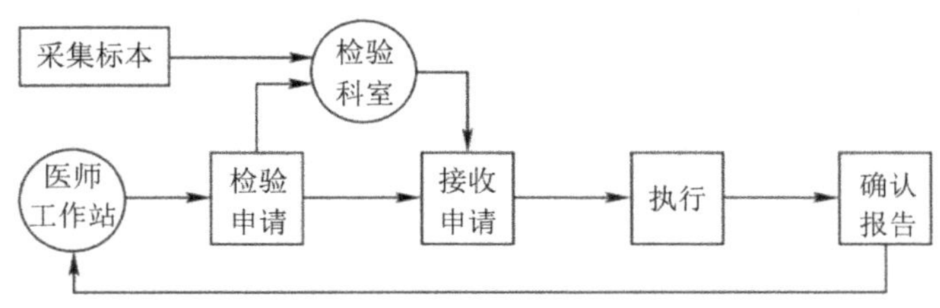

图 12-10 **检验的处理过程**

在检验申请页面中可以查看到该检验的相应状态。比如申请中的状态：申请中、已预约、收到申请、确认报告等状态。此外还有初步报告、申请取消等操作。同时在病历中也可以看到具体的返回状态。

(三)病理

医师通过医师工作站开病理单时，直接发往病理科，并输入患者症状、诊断及申请的项目，为方便录入，系统一般都提供了辅助的输入法(如拼音词头输入法)。病理科室收到申请的同时，还需接收患者的组织标本，在病理科完成相应检查项目并出具报告后，医师可及时查询病理报告。医师工作站与病理科间的信息通过网络进行传递，极大地缩短了手工模式下所需的时间，提高了诊治的效率(图 12-11)。

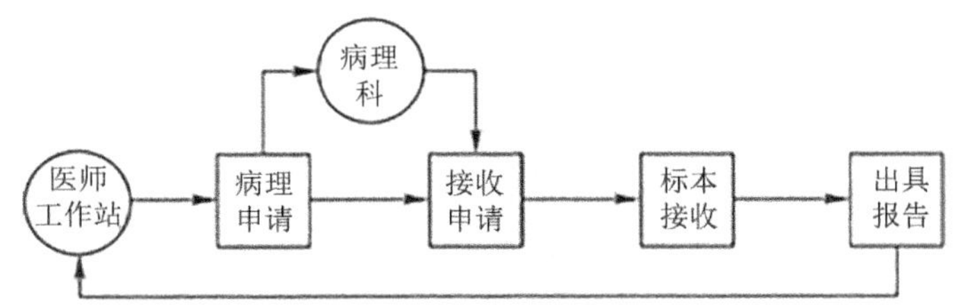

图 12-11 **病理的处理过程**

(四)手术

医师通过医师工作站向相应手术室发手术预约申请时，需输入患者诊断及申请的手术。

手术室收到手术申请，并安排手术时间、手术间和台次后，医师可通过医师工作站查询手术安排信息，并做术前的准备工作。在手术结束后医师和手术室操作人员还要分别进行术后登记(图 12-12)。

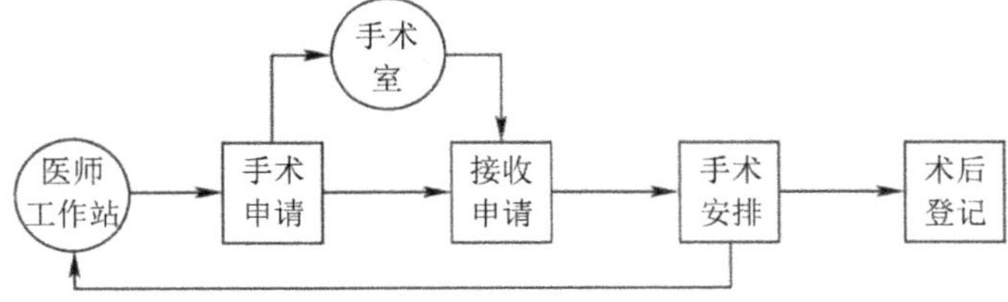

图 12-12 **手术的处理过程**

四、处方

对于住院患者的给药方式，主要途径是通过药疗医嘱给患者摆药。但对住院患者来说，有些情况还可能需要住院医师给住院患者开处方，如对于毒、麻、贵重药品，临时用药，出院带药等情况。

对于给药方式，频次等的输入简单快捷，系统会根据前面的输入自行计算总药量，方便患者选择外配处方或者自费处方。

对于每个医师的开方权限灵活设置"毒麻、抗生素、皮试"等都能智能提示。

支持对大额处方及科室平均处方的灵活控制与设置，支持按医师个人习惯设置套餐及常用诊断、常用处方、常用药品等。

（蔡　华）

第四节　住院患者的医疗收费

一、住院收费的特点

住院患者的医疗费用主要是指住院收费。相对门诊收费而言，住院收费对实时性要求相对较低。但是，住院收费有它自己的特点。

（一）医嘱划价工作量大

医嘱是医院对患者划价记账的依据，量大，重复工作多。尤其对一些长期医嘱，比如"二级护理"医嘱。这就要求系统应尽可能实现患者费用的自动划价，既避免了漏费，也避免了收错费。

（二）费用发生点分散

费用信息是在患者诊治活动过程中发生的，它们分布在各个业务系统中。用计价单传递费用信息，划价员统一录入，容易造成漏费，审核和监督都比较困难。比较合理的模式，既不是将医嘱拿到收费处计价，也不完全是根据病房医嘱计价，而应该是采用在哪里发生的费用就在哪里计价的分散计价模式。例如药品费在药房摆药时计价，检验检查在各自的执行科室计价，病房发生的治疗按医嘱计价等。当然，不实施摆药计价时，药品费也可以按医嘱计价。计价软件应该能够适应多种不同的模式。

（三）医嘱审核量大

手工模式或以收费为主导的医院信息系统，患者出院前一次审核医嘱，逐条医嘱计算累加后与费用信息比较，多退少补，有些住院时间长的患者需要较长的审核时间，所以收费处有许多专门审核医嘱的工作人员。计算机在病房全面应用后，可以提前审核医嘱。当系统平稳运行后，可以对需要手工干预的收费项目和大额（比如贵重药品费、核磁检查费等）的医疗服务收费项目重点审核，对计算机自动划价的收费项目进行抽查。不仅规范管理，杜绝漏费，而且可以起到减员增效的效果。

（四）容易发生跑费、欠费现象

住院患者先进行必要的诊疗，医院后记账，在患者出院时一次收费结算。由于患者发生费用记账的滞后性,容易造成患者跑费、欠费。计算机管理,可从源头上较好地控制跑费、欠费的发生。

二、预交金管理

住院预交金管理主要包括两项工作:收支和催补。尤其是催补力度,直接关系到住院收费中的跑费、欠费现象的多少。

住院患者先进行必要的诊疗,医院记账,在患者出院时一次收费结算。这一特点决定了如果预交金管理不好,势必大量产生跑费和欠费。为较好地解决这一问题,在信息系统的配合下管理者需做好如下两件工作。

(一)强调先交预交金后办理入院手续

根据本地区医疗费用支出水平和医院实际情况,统计出每个科室或者每种疾病的平均医疗费支出金额。患者入院前,必须略高于该金额交纳住院预交金。

(二)加大监督和催补力度

信息系统能够为预交金的催补提供多种手段,比如可以设置催补金额下限或比率控制线,即当患者医疗费用支出和住院预交金的差额或者比例超过控制线就进行催补;医师护士可以在各自的工作站上查看预交金余额。医院需要指定专人负责,打印住院预交金催补通知单,通知到临床科室,由科室向患者催补。对于公费医疗患者或医疗保险患者,要结合医疗政策区别对待,不能一概而论。对于交通事故、急诊入院等患者要重点监控。

三、医嘱计价

医嘱具有计费属性。医院信息系统在应用过程中,充分地利用了这一属性,使医嘱在执行过程中产生的费用记录体现在患者的费用清单中。医嘱的计费属性可以分为以下几种情况,计价、不计价、手工计价、不摆药和自带药。其中“计价”表示该医嘱计算机能够自动计价,如二级护理、持续低流量吸氧等;“不计价”表示该医嘱是医疗描述性不收费的医嘱,如消化内科常规护理、出院等;“手工计价”医嘱一般对应于不规范医嘱,需由人工干预计价;“不摆药”类药疗医嘱一般需从处方或其他方式进行计价,比如毒、麻、精神类药品;“自带药”医嘱药品(患者自己购买)本身不需计价,但一些附加的操作费和材料费还得计价。

在医嘱中,医嘱的计费属性是计价方式的描述。对药疗医嘱来说,医嘱的给药途径提供了更为详细的收费依据。例如:“静脉滴入”途径就包含“静脉滴入”操作费、“一次性输液器”和“一次性空针”材料费。

患者诊断治疗过程中,存在一些非医嘱计价的项目。非医嘱计价主要有护理过程中附加的材料和操作费,如处方用药、取暖费、空调费等,这些项目可以指定费用发生点或收费处通过计价单计价录入或者计算机自动上账(比如取暖费、空调费等)。

收费项目的计价标准大体上可以分为以时间单位的连续计价项目和以数量单位的计数计价项目。如吸氧是以每小时计费,药品是以数量计费。与此相对应,医嘱从计价的角度可以分为记次医嘱、记时医嘱和混合医嘱。

1.记次医嘱

记次医嘱是指按次执行的医嘱,如口服药、静脉滴注、处置等。其特征是医嘱执行频率不为空,并且没有持续时间。这类医嘱的计价,关键是确定在一段时间区间的执行次数。对于每天执行次数超过 1 次的医嘱，首先算出医嘱实际计价区间内的整天数。对不足一天的部分要分析其执行次数，分析的依据是医嘱的执行时间表。如早上 8：00 开始执行的每天 4 次的长期医嘱，执行时间表为 12-16-20，假定计价区间为 8：00 至 18：00 之间这不足一天的部分，则该区间内的执行次数为 3 次。每天执行 1 次的医嘱，则比较执行时间点是否落在计价区间内，则再执行 1 次。对于隔天或多天执行 1 次的医嘱，计算方法需要区别对待。

2.记时医嘱

记时医嘱是指连续执行的医嘱，如吸氧、护理等。其特征是长期医嘱，医嘱没有执行频率。这类医嘱的计价，关键是确定连续执行的时间区间。对记时医嘱，计价区间按医嘱的本次起止计价区间计算，比如护理按天收费。如果记时医嘱包含有记量的计价项目，如吸氧包含有材料，则记量项目的总数量以单次量计。对于不计入医嘱的床位费、取暖费等以天为单位计价。

3.混合医嘱

混合医嘱是指既按次执行，同时每次执行又持续一段时间的医嘱，如雾化吸入，每天 4 次，每次 15 分钟。其特征是长期医嘱，既有执行频率，又有持续时间，如果是临时医嘱只有持续时间。这类医嘱的计价，实质上是计算累计的持续时间，然后按记时医嘱计价。这类医嘱中持续时间如果是固定的，也可以作为记次医嘱下达。如雾化吸入 15 分钟，其中的 15 分钟不作为持续时间，而是作为医嘱内容。对混合医嘱，以量记的计价项目，按记次医嘱处理。以时间记的计价项目（计价单位为天、小时、分钟），根据执行频率及持续时间计算出累计持续时间，等同于记时医嘱的处理。如医嘱：地塞米松注射液 5 mL，3 次/天，雾化吸入 30 分钟。

地塞米松注射液为计量计价项目，一天总数量为 3 支，再乘以每支单价，得到总费用；雾化吸入为计时计价项目，一天累计时间为 90 分钟（1.5 小时），再乘以每小时单价，得到总费用。

一般情况医嘱是由计算机自动划价的。但可能由于种种原因，存在无法自动划价或者划错的情况，操作员可通过工作窗口进行修改。

补划：指定一个患者，提取出指定患者的医嘱显示在窗口中部的医嘱列表框中，根据其医嘱进行划价，计费的主要有诊疗费，各种材料费等，并把本次处理的时间记录下来，以便下次再进行补划时查看。

补划分为两种方式：①对照医嘱修改计价项目，常用于处理需手工计价的医嘱；②对照医嘱补费用，常用于已划过价的医嘱。

划价审查：主要用于审查医嘱的计费，每条医嘱包括那些计价项目以及金额，避免多收费或者漏费，可以指定一个病房后，对一组患者进行审查。另外系统还提供了查看以前某次住院期间的医嘱及其划价情况。

四、减免费管理

减免患者医疗费用，各医院都有严格的操作规程和管理制度，同时，它又是医院必须有的一项社会需求。

减免费用，要严格按照操作规程执行。出院结算窗口一般根据主管领导签字意见执行，医院信息系统对减免患者医疗费用提供了具体的的操作，为了加强对减免情况的管理，要求登记减免的患者、减免的金额、操作员、减免时间、减免原因及审批人等。管理者需定期统计，报送医院财务和有关管理部门。

可以按收据类别和总额两种方式减免。按收据类别减免时，选择要减免的票据类别，在后面输入减免额即可；按总额减免，系统显示所有费用总额，输入要减免的金额和减免原因，系统记录此次住院减免费情况。

五、欠费管理

欠费是指患者出院时，医疗费用超过住院预交金，患者没有办理结算手续，称为欠费。通过加强住院预交金的管理，可以有效预防欠费现象的发生。催缴和预防发生是减少欠费的基点。

一旦患者欠费事件不可避免，医院要对患者办理欠费登记手续，以便在今后进行催缴。进行欠费登记的目的：①增加了对欠费患者催缴医疗费的管理，可以记录患者还款计划和催缴工作记录，掌握欠费催缴的比率和患者还款的能力，这也为奖励参与催缴有功的收款人员提供一种手段；②将欠费患者的信息反馈到科室，对产生欠费患者的科室在收费管理方面提出要求，为与科室效益奖挂钩提供一种手段。

住院患者由于各种原因存在欠费出院的情况；此时该患者在系统内是已做出院全部结算的患者——只是其标识为欠费结算，患者费用采用医院垫支的形式达到平衡——患者的信息从此不再与 HIS 其他内容有关，即在患者做欠费登记前，必须先做欠费结算。而后再做欠费登记，则其一切信息直接转到欠费记录表内，而与费用明细不再发生任何联系，并在此基础上对患者的后期费用变化如欠费回收、欠费核销做相关处理。

欠费回收：当欠费患者的费用有收回时，在欠费管理模块内增加患者的付费信息，冲减患者的欠费额，但与 HIS 内其他子系统不发生任何关系。

欠费核销：当对欠费患者所欠费用进行核销时，只在欠费管理模块内对患者信息做核销标识处理，而不对其所欠费用做任何处理。

六、负数冲账管理

负数冲账就是取消(或退回)已经记入费用清单的医疗费。医院信息系统提供这种功能，主要是平衡患者的医疗收费账目，达到准确收费，避免因计费收费不准确、退费不方便而造成的经济纠纷。加强负数冲账管理，避免因恶意操作造成漏费。做好负数冲账管理：①要管理到冲账有制度，如每项冲账要有审批单、有审批人签字；②要指定权限，指定哪种冲账情况能够进行，指定什么人可以进行操作。

另一方面，要定期统计分析负数冲账情况，找出冲账的主要原因，提出改善管理的方案，减少或避免冲账现象的发生。

从整体医疗管理角度上看，负数冲账使用的越少，说明管理控制就越完善，应用规程越合理。从许多医院应用的情况看，负数冲账所占比例较大的主要是药品、处置和材料等。

七、出院结算

出院结算是为患者一个时间段的费用或整个住院期间的费用作结账处理，其主要任务包括中间结算、出院结算、取消结算和重算。

(一)中间结算

中间结算是对患者前一阶段的费用进行结算，也就是做费用合计。一般情况是对住院时间较长的患者或患者转科时进行中结处理。

（二）出院结算

出院结算是患者出院前的结算，与中间结算相似，不同之处是中间结算是对患者前一阶段的费用进行结算，而出院结算是对患者住院期间所有费用的结算。

为了避免漏费，进行结算处理时系统必须对全部医嘱费用进行核查。如尚有医嘱没有划价，无论是中间结算还是出院结算，都需检查未划价的原因，并再重新结算。

（三）取消结算

患者结算完成后，因费用发生变化或其他缘故需要取消本次结算，必须提供取消功能。做取消结算有两种情况：①患者仅做过结算，并未交费、打印收据。此时，可直接取消结算。②如果患者已交费、并打印收据，应先退费，再取消结算。

（四）重算

当患者的收费比例或身份发生改变或因其他原因，需对其结算进行重做。如果患者已做完结算，正确的做法是先取消结算，然后重算。

八、收费监督

医院信息系统充分考虑到医疗收费的工作特点，在流程和数据描述上进行较为详细的设计和记录。从流程设计上，有针对性地设计了环节监控点，如票据监控、日结账清单监控、未结账收据监控、会计记账监控等。各级管理者要在环节监控点上能够各负其责，不让有问题的数据进入到下一个环节，及时发现不规范的操作，这样才能达到流程监控的目的。从数据描述上，医院信息系统力求详细的描述各种收费信息，对发生的每种收费信息进行逐条记录，并记录了操作时间和操作人员；对发生的每项需要重点管理的操作（比如负数冲账、减免费等）自动记录了操作内容。医院信息系统由于记录了较为完整的收费信息，为流程管理和环节监控带来很多便利，各级管理者要充分运用这些方法和手段，要适应计算机网络管理的特点，将以往的依靠终末统计管理控制调整为流程管理和环节监控。

九、医保结算

医疗保险是社会保障体系的重要组成部分，医疗保险的基本政策就是“基本保障、广泛覆盖、双方负担、统账结合”。根据医疗保险种类的不同，基本保障的范围、双方负担的比例也各不相同。目前在全国各地普遍存在的医疗保险有以政府为主导的社会医疗保险、“新农合”，以企业为主导的各类企业医疗保险，以商业保险公司为主导的商业医疗保险。医院为了适应各类医疗保险相关政策，能够对医保患者进行结算，关键是医院信息系统收费与医疗保险之间要实现信息交换。

医疗保险患者结算主要包含目录对照、费用处理、费用对账和诊疗信息上传 4 个部分。

（一）目录对照

由于向各类医保中心申报医疗费用、进行费用分割计算等都必须使用医保政策规定的统一项目名称和代码，因此需要在 HIS 数据库中建立医保项目和 HIS 所使用的所有诊疗项目和药品数据的对照表。为此，在医院相应的表结构里增加医保字段，将医保数据融入本地，再把 HIS 中的有关项目字典与社保中心下发的药品目录、诊疗目录、服务设施目录建立对照关系，以便进行数据转换，从而确定患者该次诊疗活动的报销比例。

(二)费用处理

费用处理包括非实时结算和实时结算两类费用处理方式。

1.非实时结算

非实时结算是指在医院端进行结算时不进行费用分解,而是由患者支付其发生的所有费用,再由患者去医保中心进行报销支付。由于医保经办机构采用手工报销方式对此类患者的单据及处方进行审核,报销时间相对集中、审核工作量大、难以做到报销费用的有效控制。

2.实时结算

实时结算是指在医院端进行结算时即进行费用分解,患者只需要支付其自付部分,其余部分由医院垫支,再由医保中心定期将医院垫支部分进行返还。实时结算能彻底解决参保人员医疗费用手工报销周期长、环节多、垫付资金负担重的问题,给参保人员带来实实在在的实惠与便捷。与此同时,医院作为医疗费用的发生地和结算中介将在医疗保险管理中承担更多的任务,因此费用分解的准确性和实时性,对医院的运行成本和垫支风险有着举足轻重的关系。

(三)费用对账

费用对账功能对于医院医保患者费用的管理至关重要,尤其在展开实时结算后,直接关系到医保患者费用中医院垫支部分能否正常得到医保中心的回付。费用对账包括费用上传前的事前对账和医保支付后的事后对账两部分。

事前对账对当前所产生费用,HIS 系统内部的费用与医保接口中还未上传的费用进行比对,一旦发现不一致的费用,及时产生错误信息表,以备工作人员进行查对纠正,有效及时地杜绝不正确数据上传。

同时可按不同查询条件进行医保结算数据查询,对医保医院端业务系统导出的医保结算交易数据进行处理,供医院业务人员核对医保结算对账使用,如果出现 HIS 系统丢失医保结算数据的,HIS 系统必须提供医院数据导入的功能导入丢失的医保结算数据。

事后对账模块对医保中心支付情况的反馈信息进行自动化处理,使得医院财务部门对医保患者的每一笔账目的支付情况都能做到有账可查,一目了然。极大地方便了医院对于被拒付款项的分析研究和责任追查,进而能迅速采取相应的措施来避免再次出现拒付的情形。

(四)诊疗信息上传

诊疗信息上传除了帮助医保中心对医保患者的费用进行更为有力的审核,同时还为相关的分析统计提供了原数据,以协助医保中心快速有效地了解各种疾病的医疗成本、成效,发现尚未开拓的医疗资源,发现疾病诊疗中隐含的规律性的内容,从而对医疗保险政策的不断优化提供依据。

(蔡　华)

第十三章

公 共 卫 生

第一节 医疗服务与公共卫生服务

医疗机构是公共卫生服务体系重要的组成部分，也是公共卫生服务的重要环节。随着社会经济的快速发展和广大人民群众健康需求的日益提高，医疗机构在公共卫生工作中的地位也日渐突出，大量的疾病控制和妇女儿童保健等工作需要各医疗机构共同合作完成，医疗机构与公共卫生专业机构、医疗服务与公共卫生服务的关系也日益紧密。

一、公共卫生概述

(一)公共卫生基本概念

公共卫生内涵随着社会经济的发展和人类对健康认识的加深而不断发展。公共卫生在曾很大程度上被理解为环境卫生和预防疾病的策略，如疫苗的使用。后来，公共卫生扩大到包括环境卫生、控制疾病、进行个体健康教育、组织医护人员对疾病进行早期诊断和治疗，发展社会体制，保障公民都享有应有的健康权益。目前，学术界通常采用 WHO 的定义：公共卫生是一门通过有组织的社区活动来改善环境、预防疾病、延长生命与促进心理和躯体健康，并能发挥个人更大潜能的科学和艺术。

公共卫生就是组织社会共同努力，改善环境卫生条件，预防控制传染病和其他疾病流行，培养良好卫生习惯和文明生活方式，提供医疗卫生服务，达到预防疾病，促进健康的目的。

(二)公共卫生基本职能

公共卫生的基本职能指的是影响健康的决定因素、预防和控制疾病、预防伤害、保护和促进人群健康、实现健康公平性的一组活动。具体来说，基本职能包括以下服务内容。①疾病预防控制管理。②公共卫生技术服务。③卫生监督执法。④妇女儿童保健。⑤健康教育与健康促进。⑥突发性公共卫生事件处理等。

(三)公共卫生基本特点

公共卫生是以促进人群健康为最终目标、以人群为研究重点、强调防治结合和广泛的社会参与、以多学科公共卫生团队为支撑，具有以下基本特点。

1.社会性

公共卫生服务是一项典型的社会公益事业，是人民的基本社会福利之一，因此公共卫生服务不能以营利为目的。

2.公共性

公共卫生服务表现为纯公共产品或准公共产品的供给，具有排他性和消费共享性的特点。

3.健康相关性

公共卫生服务的直接目的是保障公民的健康权益，所采取的措施和方法必须遵循医学科学理论和技术。

4.政府主导性

公共卫生服务的提供是政府公共服务职能的一个重要内容，政府必须承担公共卫生服务的供给责任：统一组织、领导和直接干预，提供必要的公共财政支出。

二、医疗服务与公共卫生服务的关系

(一)医疗机构与公共卫生专业机构

医疗机构与公共卫生专业机构均是依据相关法规设立的具有独立法人代表资格的机构，医疗机构主要依据《医疗机构管理条例》而设立，为当地居民提供临床诊疗服务及部分公共卫生服务，主要包括临床综合医院和肿瘤、口腔、眼科、传染病、妇产、儿童等专科医院。公共卫生专业机构主要依据《中华人民共和国传染病防治法》《中华人民共和国精神卫生法》《中华人民共和国食品卫生法》《中华人民共和国职业卫生法》等设立的公共卫生专业机构，主要包括疾病预防控制中心、卫生监督中心(所)、妇幼保健中心(院)、职业病防治院(中心)、健康教育和健康促进中心(所)、精神卫生中心(所)等。在同一地区医疗机构和公共卫生专业机构均隶属同级卫生行政部门管理。

医疗机构在医院内部为了统筹协调、指导和监督落实院内公共卫生服务工作，预防与控制医院内感染的发生和流行，并联系相关公共卫生专业机构，依据《医疗机构管理条例》的要求，设立了预防保健科(或公共卫生科)和医院感染控制科。在我国绝大部地区医院都设立预防保健科和医院感染控制科。近年来，我国许多地方卫生行政部门为了进一步明确医疗机构公共卫生职能，规定医院统一设置公共卫生科，便于辖区内公共卫生工作的衔接。无论称谓是预防保健科，还是公共卫生科，其基本职责都是统筹协调院内公共卫生服务工作，指导和监督院内各有关科室开展公共卫生服务工作，联系并接受公共卫生专业机构业务技术指导。

公共卫生专业机构是以开展和完成区域内公共卫生服务业务为主的部门，负责区域内公共卫生规划、计划的制订，公共卫生监测，开展专项调查研究，提出并落实预防与控制措施，分析和评估实施效果。

公共卫生专业机构与医疗机构之间是密不可分的合作伙伴关系，在公共卫生服务中，医疗机构离不开公共卫生机构，公共卫生机构也离不开医疗机构，两者间应实行无缝衔接。

(二)公共卫生服务与医疗服务

医疗服务主要是针对个体，为个体提供诊断、治疗、预防保健方面服务。与医疗服务相比，公共卫生服务是针对群体，以人群为主要重点，强调防治结合和广泛的社会参与，以多学科公共卫生团队为支撑。公共卫生服务是一项典型的社会公益事业，不能以营利为目的，表现为纯公共产品或准公共产品的供给。除了基本医疗服务以外，医疗服务都不能列为公共产品。因此，公共卫生服务的提供是政府公共服务职能的一个重要内容，政府在公共卫生领域的主要职能包括：制定政策法规，制订和实施公共卫生发展规划计划，协调部门的公共卫生职责，执行公共卫生监督执法，组织、领导和协调公共卫生的应急服务。

三、医疗机构在公共卫生工作中的地位和作用

公共卫生工作离不开医疗机构，医疗机构是公共卫生体系不可或缺的重要组成部分，无论是传染病、慢性病、寄生虫病、地方病、职业病、因病死亡，还是突发公共卫生事件、食物中毒的发现都离不开医疗机构，其报告也依赖医疗机构，新生儿预防接种、妇女儿童保健、疾病监测、健康教育与干预，以及实施传染病的预防控制和传染病的救治、慢性病的治疗与控制均在医疗机构内完成。

医疗机构本身是传染病传播的高危场所，也是院内感染发生的高危场所，因而对医院在预防控制传染病的播散和医院内感染的发生提出了更高的要求，医院的规划、设计、布局，空调通风冷暖系统，给排水及污水处理系统，人流和物流系统，传染病门诊、洁净手术室、洗消供应室和 ICU 室等设置必须充分考虑满足控制传染病播散和院内感染发生的需要。医疗机构的医务工作者应掌握公共卫生基本知识，有承担公共卫生的责任意识，还应按相应法律、法规的要求切实履行其职责，及时、准确地发现报告传染病、精神病、职业病、糖尿病、高血压等疾病，实施重要传染病的监测、控制工作，做好就诊者的健康教育和干预工作。

（郭春涛）

第二节　医疗机构公共卫生基本职能

医疗机构种类繁多，有综合医院，也有专科医院。医疗机构的级别也不尽相同，有三级甲（乙）医院，也有二级甲（乙）等医院，还有一级医院、门诊等。不同类型的医疗机构所承担的公共卫生职能不尽统一，根据国家有关法律法规及我国医疗机构开展公共卫生工作的实际，医疗机构的公共卫生基本职能主要包括突发公共卫生事件的报告及应急处理；食物中毒的发现报告与救治；传染病的发现报告及预防控制；预防接种服务；主要慢性病的发现报告与管理；职业病的发现与报告；精神病的发现与报告；医院死亡病例的报告；妇女儿童保健服务；健康教育与健康促进；放射防护和健康监测；医院感染与医疗安全管理。

一、突发公共卫生事件

无论是重大传染病，还是食物中毒和职业中毒，当患者感到身体不适时，首先就诊地点为医疗机构，医疗机构医师生根据诊疗规范、诊断标准和专业知识，进行疑似或明确诊断。

（一）突发公共卫生事件报告

医疗机构发现突发公共卫生事件或疑似突发公共卫生事件，医院应及时启动突发公共卫生事件处置应急程序，逐级汇报。

(二)患者救治或转诊

医疗机构在报告的同时要做好患者救治工作,特殊情况需要转诊者,应做好相应转诊工作。

二、食物中毒

患者食用了被生物性(如细菌、病毒、生物毒素等)、化学性(如亚硝酸钠等)有毒有害物质污染的食品,出现急性或亚急性中毒症状。

(一)食物中毒的发现

患者到医疗机构就诊,医疗机构医师生根据食物史、患者症状,结合相关诊断标准确认食物中毒或疑似食物中毒。

(二)食物中毒的报告

医疗机构发现群体性食物中毒,应及时启动疑似食物中毒事件处置应急程序,逐级汇报,并协助疾病预防控制机构进行事件的调查及确证工作。

(三)食物中毒患者救治

医疗机构在报告的同时做好中毒患者的救治工作。

三、传染病

传染病的预防控制是医疗机构主要工作内容之一,包括传染病的发现、报告、监测、预防控制、救治及转诊工作。

(一)传染病的发现

医疗机构医师接诊疑似传染病患者,应按《传染病诊断标准》对疑似传染病例进行诊断,必要时请会诊予以明确诊断。

(二)传染病的报告

医疗机构发现疑似或确诊传染病后,要按《中华人民共和国传染病防治法》规定的内容及时限,录入中华人民共和国国家疾病预防控制信息系统进行网络直报。

(三)传染病监测

医疗机构应按公共卫生专业机构要求,开展传染病的监测工作,报送相关监测信息。做好传染病阳性标本留样,传送给疾病预防与控制中心实验室复核。

(四)传染病预防控制

在医疗机构中实施传染病的预防与控制,如预防控制艾滋病乙肝梅毒母婴传播项目,孕产妇进行筛查、随访、治疗,都需在医疗机构内实施。

(五)传染病的救治

传染病治疗和重症传染病的救治都需依赖医疗机构。

(六)慢性传染病患者的转诊

有些传染病发现后需转至专门机构进行随访治疗,如疑似麻风患者(临床诊断为主)、疑似肺结核患者(临床诊断和胸片结果为主)医疗机构除报告外,还要转诊至辖区慢性病防治院或传染病医院进行治疗。

四、预防接种服务

预防接种是最有效、最经济的预防控制疾病的措施,预防接种服务主要在社区健康服务中心完成，医疗机构主要承担新生儿疫苗接种，犬伤后狂犬疫苗接种及冷链的管理。

（一）新生儿疫苗接种

孕妇在医院生产后，医院应及时为新生儿免费接种乙肝疫苗、卡介苗，接种时应严格按疫苗接种规范操作。

（二）狂犬疫苗接种

对动物咬伤的就诊者，医疗机构应根据狂犬病暴露预防处置工作规范处理伤口及接种狂犬疫苗，必要时注射狂犬免疫球蛋白。

（三）冷链管理

医疗机构应严格按预防用生物制品保存要求执行存放（在冷藏或冷冻区）、领取、运输等。

五、主要慢性非传染病

主要慢性非传染病是指高血压、糖尿病，以及恶性肿瘤、脑卒中和冠心病等，医疗机构承担患者发现、报告、治疗及转诊工作。

（一）患者的发现

医疗机构要积极主动发现高血压、糖尿病患者，落实首诊测血压措施。

（二）病例的报告

医疗机构一旦发现高血压、糖尿病患者，以及恶性肿瘤、脑卒中和冠心病病例，按要求报告给公共卫生专业机构。

（三）患者的治疗

一旦明确诊断，医疗机构应采取合适的措施对患者进行治疗。

（四）患者的转诊

医疗机构待患者病情稳定后转诊至所在的社区健康服务中心，由社区健康服务中心进行随访管理。

六、职业病

医疗机构对有职业接触的疑似职业病的病例，应结合职业接触史和临床表现进行诊断和鉴别诊断，必要时邀请职业病防治机构的专家会诊，一旦发现疑似的职业病，应及时按要求进行报告，必要时转诊至相应的专业机构进行治疗。

七、重症精神病

医疗机构对疑似精神病患者应进行诊断和鉴别诊断，必要时邀请精神病专科医院专家会诊，一旦发现疑似精神病患者，按要求进行报告，必要时转诊至精神病专科医院进行明确诊断和治疗。

八、死亡病例的报告

医疗机构出现死亡病例，应按要求及时、准确填报死亡医学证明，专人定期收集全院死亡医学证明信息，组织病案管理室给予规范编码，录入国家死因登记信息报告系统并网络上传。

九、妇女儿童保健服务

具有相应资质的医疗机构提供孕产妇保健服务和儿童保健服务，并管理出生医学证明和妇幼保健信息。

(一)孕产妇保健

医疗机构为育龄期妇女开展孕前妇女保健检查和咨询,对孕期妇女提供定期产检服务和相关疾病的筛查,以及适宜的生产技术,指导母乳喂养,发现与报告孕产妇死亡情况。

(二)儿童保健

医疗机构提供新生儿疾病筛查、儿童保健服务,发现与报告新生儿和 5 岁以下儿童死亡情况。

(三)出生医学证明管理

专人管理、核发出生医学证明,并及时上报。

(四)妇幼信息管理

医疗机构负责管理妇幼保健信息系统和母子保健手册,准确录入妇幼保健相关内容,按权限完成相应工作,按期完成妇幼保健报表的统计、核实、报送等工作。

十、健康教育与健康促进

医疗机构根据其特殊性提供健康教育宣传、健康处方、健康指导,并带头做好控烟工作。

(一)健康教育

各医疗机构各专业科室应根据自身专业特点,定期制作健康教育宣传栏,宣传相关知识。

(二)健康处方

各专业科室编写本专业诊治疾病的健康处方,对就诊者进行宣传,普及相关专业知识。

(三)健康指导

医务人员适时对患者或家属进行健康指导,住院部医务人员应对患者进行健康教育指导并在病历记录。

(四)控制吸烟

禁烟标识张贴、劝止吸烟行动、医院内吸烟现况监测,带头控烟。

十一、放射防护与健康监测

医疗机构为了疾病的诊断和治疗配备了许多带有放射性的装置,如 X 线机、CT 等,因而要加强辐射防护,并做好医护人员和就诊者的保护。

(一)放射防护

对带有放射性的装置,其选址、布局及防护设计要合理,设计方案应报批,竣工后要通过专业部门验收,场所要进行防辐射处理。

(二)放射人员防护

放射工作人员要做好个人防护,上班时佩戴个人放射剂量仪,定期进行健康体检。

(三)患者的防护

医疗机构在给患者进行带有放射线装置检查或治疗时,要做好防护,尤其是敏感部位务必采取有效的防护措施。

十二、医院感染与医疗安全管理

医院内感染控制是医疗机构的重要职责,包括医院感染的报告与处理,医院消毒效果监测,医疗废弃物管理，实验室感染控制，以及感染性职业暴露处置等工作内容。

（一）医院感染的报告与处理

医务人员按《医院感染诊断标准（试行）》发现院内感染个案时，应及时报告。如果发生医院感染暴发，要按医院感染暴发处理程序进行调查、报告，必要时请专业机构协助处理，提出感染控制措施并部署实施。

（二）医院消毒效果监测

医院感染管理部门应定期对消毒剂、消毒产品、医务人员的手、空气、物体表面等进行消毒效果监测，并向当地公共卫生专业机构报告，接受公共卫生机构督导检查。

（三）废弃物管理

医院机构应按《医疗废物管理条例》要求做好医院污水处理，定期监测污水处理后的卫生指标，定期检查医疗废物处理是否规范。如果发生医用废物的流失、泄漏、扩散等意外事故应及时报告并做好相应处理。

（四）实验室感染控制

医疗单位实验室，尤其是感染性实验室要严格按照实验室生物安全要求进行规范操作，做好个人防护，菌种保藏、运输等安全防范工作。

（五）感染性职业暴露处理

医务人员要严格执行各项诊疗操作规范，发生感染性职业暴露要及时报告、评估并给予医学处理，根据职业暴露给别定期随访。

（郭春涛）

第三节　突发公共卫生事件应急准备

突发公共卫生事件的发生具有突然性、不确定性和复杂性的特点，容易对社会公众造成严重生命健康伤害和财产损失，危害社会稳定和谐。我们国家十分重视突发公共卫生事件应急处置工作，先后出台了一系列法律法规和部门规定，全面加强和大力推进对突发公共卫生事件应急处置工作的领导和管理，有效提升了我国整体的突发公共卫生事件应急处置能力水平。医疗机构在突发公共卫生事件的处置工作中承担着伤病员救治、事件发现与报告和配合调查等职责，因此，医疗机构做好处置突发公共卫生事件的各种准备非常重要，本节重点介绍突发公共卫生事件的分级和医疗机构从应急管理机构和应急队伍、应急预案和制度、信息报告管理、应急物资储备与应急培训演练等方面如何做好突发公共卫生事件应急处置准备。

一、目的

了解突发公共卫生事件的基本概念、事件分级方法，明确医疗机构在应对突发公共卫生事件中的职责和任务，明确医疗机构应为处置突发公共卫生事件做好的各种应急准备，从而提高医疗机构处置各类突发公共卫生事件的应急反应能力和医疗卫生应急救援水平，确保各项医疗卫生应急救援工作能够迅速、高效、有序地进行，最大限度地减少人员伤亡和健康危害，保障人民群众身心健康和生命安全，维护社会稳定。

二、内容与方法

(一)突发公共卫生事件基本知识

1.突发公共卫生事件

突发公共卫生事件是指突然发生,造成或者可能造成社会公众健康严重危害的重大传染病疫情、群体性不明原因疾病、重大食物和职业中毒及其他严重影响公众健康的事件。

2.突发公共卫生事件分类

不同国家对突发公共卫生事件有不同的分类方法,我国将它分为重大传染病疫情、群体性不明原因疾病、重大食物中毒或职业中毒和其他严重影响公众健康的事件四大类。

(1)重大传染病疫情。包括肺鼠疫、肺炭疽和霍乱的发生或暴发,动物间鼠疫、布氏菌病和炭疽等流行。乙类传染病和丙类传染病暴发或多例死亡,分为以下几种情形:常见的传染病暴发(在局部地区短期内突然发生多例同一种传染病);常见的传染病流行(一个地区某种传染病发病率显著超过该病历年的发病率水平);罕见的传染病或已消灭的传染病再度发生;新发传染病的疑似病例或确诊病例出现。

(2)群体性不明原因疾病。指发生 3 人以上的不明原因疾病。

(3)重大食物中毒或职业中毒。指一次中毒人数超过 30 人,或发生 1 例以上死亡的饮用水或食物中毒;或者短期内发生 3 人以上或出现 1 例以上死亡的职业中毒。

(4)其他严重影响公众健康的事件。医源性感染暴发;药品或免疫接种引起的群体性反应或死亡事件;严重威胁或危害公众健康的水、环境、食品污染;有毒有害化学品生物毒素等引起的集体性急性中毒事件;放射性、有毒有害化学性物质丢失、泄漏等事件;生物、化学、核辐射等恐怖袭击事件;有潜在威胁的传染病动物宿主、媒介生物发生异常;学生中发生自杀或他杀事件,出现 1 例以上的死亡;突发灾害/伤害事件;上级卫生行政部门临时认定的其他重大公共卫生事件。

(二)医疗卫生救援事件的分级

根据突发公共事件导致人员伤亡和健康危害情况将医疗卫生救援事件分为特别重大(Ⅰ级)、重大(Ⅱ级)、较大(Ⅲ级)和一般(Ⅳ级)四级。

1.特别重大事件(Ⅰ级)

(1)事件出现特别重大人员伤亡,且危重人员多,或者核事故和突发放射事件、化学品泄漏事故导致大量人员伤亡,事件发生地省级人民政府或有关部门请求国家在医疗卫生救援工作上给予支持的突发公共事件。

(2)跨省(区、市)的有特别严重人员伤亡的突发公共事件。

(3)国务院及其有关部门确定的其他需要开展医疗卫生救援工作的特别重大突发公共事件。

2.重大事件(Ⅱ级)

(1)一次事件出现重大人员伤亡,其中,死亡和危重病例超过 5 例的突发公共事件。

(2)跨市(地)的有严重人员伤亡的突发公共事件。

(3)省级人民政府及其有关部门确定的其他需要开展医疗卫生救援工作的重大突发公共事件。

3.较大事件(Ⅲ级)

(1)一次事件出现较大人员伤亡,其中,死亡和危重病例超过 3 例的突发公共事件。

(2)市(地)级人民政府及其有关部门确定的其他需要开展医疗卫生救援工作的较大突发公

共事件。

4.一般事件(Ⅳ级)

(1)一次事件出现一定数量人员伤亡,其中死亡和危重病例超过1例的突发公共事件。

(2)县级人民政府及其有关部门确定的其他需要开展医疗卫生救援工作的一般突发公共事件。

(三)医疗机构的应急准备职责

医疗机构应遵循“平战结合、常备不懈”的原则做好突发公共卫生事件的应急准备工作,确保突发公共卫生事件医疗卫生应急救援工作的顺利开展。

1.建立健全医疗机构内部应急管理协调机构和应急队伍

医疗机构要根据本机构应对突发公共卫生事件的医疗卫生应急救援工作需要设立内部应急管理协调机构,机构的成员应包括最高管理层、相关职能部门负责人、承担具体应急救援任务的专业部门负责人和医疗专家;机构应以文件形式予以任命并明确职能与职责分工。

医疗机构要根据本机构应对突发公共卫生事件的医疗卫生应急救援工作需要设立医疗卫生救援应急队伍,应急队伍应由本机构承担突发公共卫生事件医疗卫生应急救援工作所需的各相关专业人员组成,应急队伍人员组成应相对稳定并以文件形式予以任命,应急队伍要明确职能与职责分工。

2.建立健全医疗机构卫生应急预案体系和各项工作制度

医疗机构要依据《国家突发公共卫生事件应急预案》《国家突发公共卫生事件医疗卫生救援应急预案》和本省本地区相关预案等制订符合本机构需要的突发公共卫生事件医疗卫生救援应急预案,并根据需要不断完善,实行动态管理。医疗机构要建立并实施内部的突发公共卫生事件的医疗救治制度、监测与报告制度、信息管理制度、应急物资储备制度、应急队伍管理制度和应急培训与演练制度等。

3.建立健全医疗机构突发公共卫生事件信息管理系统

医疗机构要建立应用与本机构承担突发公共卫生事件医疗卫生应急救援工作职责相适应的信息管理系统,信息管理系统主要包括突发公共卫生事件报告与管理、传染病报告与管理、食品安全事件报告与管理、职业中毒事件报告与管理及其他严重影响公众健康事件信息的报告与管理等。当医疗机构接收到超出本机构医疗卫生应急救援职能范围的突发公共卫生事件信息和伤病员时,应及时向卫生行政主管部门报告并按规定向具备资格的医疗机构转诊伤病员。

医疗机构要建立内部及对外的应急通信联系网络,确保发生突发公共卫生事件后医疗卫生应急救援工作联络通畅。

4.有效落实突发公共卫生事件医疗卫生应急救援经费保障

医疗机构要做好承担突发公共卫生事件医疗卫生应急救援任务所必需的预算并向政府申报专项经费,同时要将各专业机构拨付的专项业务经费实行专项管理;医疗机构对这类经费要做到专款专用,并接受监督审计。

5.不断完善突发公共卫生事件医疗卫生应急救援物资储备

医疗机构按照“分类编配,分级储备,品量齐全,突出功能,实用易带,适宜野外作业”的装备原则,切实做好包括医疗卫生救援药品、快速检测器材和试剂、预防药物、卫生防护用品、医疗器械和设备、通信办公设备、后勤保障装备、健康教育宣传制品等应急物资储备工作。要建立健全应急物资的储备制度及物资储存、调拨和紧急配送系统。平战结合,确保突发事件医疗救援所需应急物资的及时供应。具体的储备要求按照《卫生应急物资储备目录》《国家医药储备应急预案》和本省本地区的相关规定执行。

6.不断完善突发公共卫生事件医疗卫生应急救援交通运输保障

医疗机构要根据应急救援工作需要配备救护车辆、交通工具和通信设备,并指定专门部门与人员负责这些设备设施的维护保养,确保医疗卫生应急救援工作需要。

7.做好突发公共卫生事件医疗卫生应急救援技能培训和应急演练

医疗机构要按照要求组织相关专业人员参加上级主管部门和公共卫生相关专业机构组织的突发公共卫生事件医疗卫生应急救援技能培训和应急演练工作,同时积极组织开展内部的相关技能培训和应急演练工作;医疗机构每年对所有相关专业人员进行至少一次相关技能培训,每年至少组织开展一次相关应急演练。

8.积极开展医疗卫生应急救援体系的评估与改进工作

医疗机构要建立内部的医疗卫生应急救援能力评估体系,每年对本机构的突发公共卫生事件医疗卫生应急救援能力至少进行一次评估,评估要素必须覆盖本机构涉及医疗卫生应急救援的所有部门和环节,要针对评估中发现的问题加以改进,保障医疗卫生应急救援能力不断提高。医疗机构要积极配合上级主管部门和各公共卫生专业机构组织开展的医疗卫生应急救援能力评估工作。

三、考核与评估

(一)考核方法

由当地卫生行政主管部门组织进行考核,考核形式可以查阅医疗机构相关部门的突发公共卫生事件报告登记情况,了解报告资料的及时性和完整性。同时查看医院急诊科/门诊记录,查看医疗机构是否存在对突发公共卫生事件的迟、漏报情况。此外,查看医疗机构突发公共卫生事件处置的相关预案、管理制度、应急物资储备情况、应急救援技能培训和演练等资料。

(二)考核指标

(1)医疗机构内部应急管理协调机构和应急队伍组建文件与运作记录。

(2)突发公共卫生事件医疗卫生救援应急预案、管理制度的资料与运作记录。

(3)医疗机构突发公共卫生事件信息管理系统运作情况(是否齐全、运作是否正常、是否存在迟漏报情况)。

(4)医疗机构突发公共卫生事件医疗卫生应急救援经费使用情况,是否做到专款专用。

(5)医疗机构突发公共卫生事件医疗卫生应急救援物资储备情况,是否符合国家、本省、本地区的要求。

(6)医疗机构突发公共卫生事件医疗卫生应急救援交通运输工具情况,是否配备齐全并处于正常运作状态。

(7)医疗机构突发公共卫生事件医疗卫生应急救援技能培训和应急演练情况,要求100%选派人员参加上级主管部门和各公共卫生专业机构组织的相关技能培训和应急演练;每年对所有相关专业人员至少进行一次相关技能培训,每年至少组织开展一次相关应急演练。

(8)医疗机构每年进行的突发公共卫生事件医疗卫生应急救援能力评估,查阅评估方案和评估记录。

(郭春涛)

第四节 传染病突发事件报告与处置

随着科学技术的快速发展和经济全球化程度的不断提高，越来越多种类的传染病成为威胁公众健康的重大公共卫生的问题。一方面，诸如流行性感冒、手足口病、流行性腮腺炎和水痘等传统传染病的暴发疫情常年发生；另一方面，诸如人感染高致病性禽流感、登革热、基孔肯雅热等新发传染病和输入性传染病疫情也经常走进公众的视野，传染病类突发公共卫生事件的威胁切实存在。自 2003 年起，国家陆续颁布了《突发公共卫生事件应急条例》《国家突发公共卫生事件应急预案》等法律法规和技术规范文件，各级医疗机构除了提供医疗救护和现场救援之外，还要及时向疾病预防控制机构报告突发公共卫生事件的相关信息。本节重点介绍传染病突发公共卫生事件的分级和上报流程，以及如何配合专业机构做好传染病突发公共卫生事件的调查处置工作。

一、目的

了解传染病突发公共卫生事件的定义、分级标准，及时发现和报告传染病突发公共卫生事件及相关信息；明确各级医疗机构在传染病突发公共卫生事件应急处置中的职责；规范各级医疗卫生机构在传染病突发公共卫生事件及相关信息的报告管理和处置流程，协助专业机构做好流行病学调查、样本采集与检测、医学观察和应急预防措施等工作。

二、内容与方法

（一）传染病突发公共卫生事件基本知识

1.传染病突发公共卫生事件

在突发公共卫生事件分类中，重大传染病疫情和新发传染性疾病均属于传染病类突发公共卫生事件，部分群体性不明原因疾病、重大医院感染事件亦有可能属于传染病类突发公共卫生事件范畴。

2.重大传染病疫情

它是指某种传染病在短时间内发生、波及范围广泛，出现大量的患者或死亡病例，其发病率远远超过常年的发病率水平。

3.新发传染性疾病

狭义是指全球首次发现的传染病，广义是指一个国家或地区新发生的、新变异的或新传入的传染病。世界上新发现的传染病中，有半数左右已经在我国出现，新出现的肠道传染病和不明原因疾病对人类健康构成的潜在危险十分严重，处理的难度及复杂程度进一步加大。

（二）传染病突发公共卫生事件分级标准

在《国家突发公共卫生事件应急预案》中规定，根据突发公共卫生事件性质、危害程度、涉及范围，突发公共卫生事件划分为特别重大（Ⅰ级）、重大（Ⅱ级）、较大（Ⅲ级）和一般（Ⅳ级）四级。现将其中传染病类事件标准摘抄如下。

1.特别重大突发公共卫生事件(Ⅰ级)

有下列情形之一的为特别重大突发公共卫生事件(Ⅰ级)。

(1)肺鼠疫、肺炭疽在大、中城市发生并有扩散趋势,或肺鼠疫、肺炭疽疫情波及2个以上的省份,并有进一步扩散趋势。

(2)发生传染性非典型肺炎、人感染高致病性禽流感病例,并有扩散趋势。

(3)涉及多个省份的群体性不明原因疾病,并有扩散趋势。

(4)发生新传染病或我国尚未发现的传染病发生或传入,并有扩散趋势,或发现我国已消灭的传染病重新流行。

(5)发生烈性病菌株、毒株、致病因子等丢失事件。

(6)周边及与我国通航的国家和地区发生特大传染病疫情,并出现输入性病例,严重危及我国公共卫生安全的事件。

2.重大突发公共卫生事件(Ⅱ级)

有下列情形之一的为重大突发公共卫生事件(Ⅱ级)。

(1)在一个县(市)行政区域内,一个平均潜伏期内(6天)发生5例以上肺鼠疫、肺炭疽病例;或者相关联的疫情波及2个以上的县(市)。

(2)发生传染性非典型肺炎、人感染高致病性禽流感疑似病例。

(3)腺鼠疫发生流行,在一个市(地)行政区域内,一个平均潜伏期内多点连续发病20例以上,或流行范围波及2个以上市(地)。

(4)霍乱在一个市(地)行政区域内流行,1周内发病30例以上,或波及2个以上市(地),有扩散趋势。

(5)乙类、丙类传染病波及2个以上县(市),1周内发病水平超过前5年同期平均发病水平2倍以上。

(6)我国尚未发现的传染病发生或传入,尚未造成扩散。

(7)发生群体性不明原因疾病,扩散到县(市)以外的地区。

(8)发生重大医源性感染事件。

3.较大突发公共卫生事件(Ⅲ级)

有下列情形之一的为较大突发公共卫生事件(Ⅲ级)。

(1)发生肺鼠疫、肺炭疽病例,一个平均潜伏期内病例数未超过5例,流行范围在一个县(市)行政区域以内。

(2)腺鼠疫发生流行,在一个县(市)行政区域内,一个平均潜伏期内连续发病10例以上,或波及2个以上县(市)。

(3)霍乱在一个县(市)行政区域内发生,1周内发病10~29例,或波及2个以上县(市),或市(地)级以上城市的市区首次发生。

(4)一周内在一个县(市)行政区域内,乙、丙类传染病发病水平超过前5年同期平均发病水平1倍以上。

(5)在一个县(市)行政区域内发现群体性不明原因疾病。

(6)预防接种或群体预防性服药出现群体心因性反应或不良反应。

4.一般突发公共卫生事件(Ⅳ级)

有下列情形之一的为一般突发公共卫生事件(Ⅳ级)。

(1)腺鼠疫在一个县(市)行政区域内发生,一个平均潜伏期内病例数未超过 10 例。

(2)霍乱在一个县(市)行政区域内发生,1 周内发病 9 例以下。

(3)县级以上人民政府卫生行政部门认定的其他一般突发公共卫生事件。

(三)突发公共卫生事件相关信息

1.突发公共卫生事件相关信息

按照《国家突发公共卫生事件相关信息报告管理工作规范(试行)》的相关规定,突发公共卫生事件相关信息报告范围,包括可能构成或已发生的突发公共卫生事件相关信息,其报告标准不完全等同于《国家突发公共卫生事件应急预案》的判定标准。突发公共卫生事件的确认、分级由卫生行政部门组织实施。

2.突发公共卫生事件相关信息报告标准

现将传染病类突发公共卫生事件相关信息标准摘抄如下。

(1)鼠疫。发现 1 例及以上鼠疫病例。

(2)霍乱。发现 1 例及以上霍乱病例。

(3)传染性非典型肺炎。发现 1 例及以上传染性非典型肺炎病例患者或疑似患者。

(4)人感染高致病性禽流感。发现 1 例及以上人感染高致病性禽流感病例。

(5)炭疽。发生 1 例及以上肺炭疽病例;1 周内,同一学校、幼儿园、自然村寨、社区、建筑工地等集体单位发生 3 例及以上皮肤炭疽或肠炭疽病例;1 例及以上职业性炭疽病例。

(6)甲肝/戊肝。1 周内,同一学校、幼儿园、自然村寨、社区、建筑工地等集体单位发生 5 例及以上甲肝/戊肝病例。

(7)伤寒(副伤寒)。1 周内,同一学校、幼儿园、自然村寨、社区、建筑工地等集体单位发生 5 例及以上伤寒(副伤寒)病例,或出现 2 例及以上死亡。

(8)细菌性和阿米巴性痢疾。3 天内,同一学校、幼儿园、自然村寨、社区、建筑工地等集体单位发生 10 例及以上细菌性和阿米巴性痢疾病例,或出现 2 例及以上死亡。

(9)麻疹。1 周内,同一学校、幼儿园、自然村寨、社区、建筑工地等集体单位发生 10 例及以上麻疹病例。

(10)风疹。1 周内,同一学校、幼儿园、自然村寨、社区等集体单位发生 10 例及以上风疹病例。

(11)流行性脑脊髓膜炎。3 天内,同一学校、幼儿园、自然村寨、社区、建筑工地等集体单位发生 3 例及以上流脑病例,或有 2 例及以上死亡。

(12)登革热。1 周内,一个县(市、区)发生 5 例及以上登革热病例;首次发现病例。

(13)流行性出血热。1 周内,同一自然村寨、社区、建筑工地、学校等集体单位发生 5 例(高发地区 10 例)及以上流行性出血热病例,或死亡 1 例及以上。

(14)钩端螺旋体病。1 周内,同一自然村寨、建筑工地等集体单位发生 5 例及以上钩端螺旋体病病例,或死亡 1 例及以上。

(15)流行性乙型脑炎。1 周内,同一乡镇、街道等发生 5 例及以上乙脑病例,或死亡 1 例及以上。

(16)疟疾。以行政村为单位,1 个月内,发现 5 例(高发地区 10 例)及以上当地感染的病例;在近 3 年内无当地感染病例报告的乡镇,以行政村为单位,1 个月内发现 5 例及以上当地感染的病例;在恶性疟流行地区,以乡(镇)为单位,1 个月内发现 2 例及以上恶性疟死亡病例;在非恶性疟流行地区，出现输入性恶性疟继发感染病例。

(17)血吸虫病。在未控制地区，以行政村为单位，2 周内发生急性血吸虫病病例 10 例及以上，或在同一感染地点 1 周内连续发生急性血吸虫病病例 5 例及以上；在传播控制地区，以行政村为单位，2 周内发生急性血吸虫病 5 例及以上，或在同一感染地点 1 周内连续发生急性血吸虫病病例 3 例及以上；在传播阻断地区或非流行区，发现当地感染的患者、病牛或感染性钉螺。

(18)流感。1 周内，在同一学校、幼儿园或其他集体单位发生 30 例及以上流感样病例、5 例及以上因流感样症状住院病例，或发生 1 例及以上流感样病例死亡。

(19)流行性腮腺炎。1 周内，同一学校、幼儿园等集体单位中发生 10 例及以上流行性腮腺炎病例。

(20)感染性腹泻(除霍乱、痢疾、伤寒和副伤寒以外)。1 周内，同一学校、幼儿园、自然村寨、社区、建筑工地等集体单位中发生 20 例及以上感染性腹泻病例，或死亡 1 例及以上。

(21)猩红热。1 周内，同一学校、幼儿园等集体单位中，发生 10 例及以上猩红热病例。

(22)水痘。1 周内，同一学校、幼儿园等集体单位中，发生 10 例及以上水痘病例。

(23)输血性乙肝、丙肝、HIV。医疗机构、采供血机构发生 3 例及以上输血性乙肝、丙肝病例、疑似病例或 HIV 感染。

(24)新发或再发传染病。发现本县(区)从未发生过的传染病或发生本县近 5 年从未报告的或国家宣布已消灭的传染病。

(25)不明原因肺炎。发现不明原因肺炎病例。

(四)医疗机构的职责

传染病突发公共卫生事件的应急处置涉及卫生行政部门、疾病预防控制机构、卫生监管机构、医疗机构和涉事相关部门，医疗机构在传染病突发公共卫生事件的应急处置工作中具有以下四方面职责。

(1)对患者提供积极的医疗救护。开展患者接诊、收治和转运工作。

(2)及时将收治患者(包括疑似患者)及事件的相关信息及时向辖区卫生行政部门或疾病预防控制机构报告。

(3)保存好患者的救治资料，协助疾病预防控制机构做好患者生物标本的采集、检测、现场流行病学调查、医学观察和应急预防等工作。

(4)做好医院内现场控制，消毒隔离、个人防护、医务垃圾和污水处理工作。

(五)传染病突发公共卫生事件的发现与报告

(1)病例的诊断与报告。医疗机构首诊医师生在诊疗过程中发现传染病患者、疑似患者后，依据各病诊断标准进行诊断，填写《中华人民共和国传染病报告卡》。根据突发公共卫生事件相关信息报告标准，如病例诊断为甲类(如鼠疫、霍乱)或按甲类传染病进行管理的病种(如人感染高致病性禽流感、传染性非典型肺炎、肺鼠疫等)时，应组织院内专家会诊和区级以上专家组会诊，并采样送疾病预防控制机构检测。医疗机构的实验室初筛阳性样本或菌毒株需送疾病预防控制机构复核。根据病例临床表现、流行病学史及实验室检测结果，专家组对病例做出明确诊断，如符合突发公共卫生事件相关信息报告标准，则由医院预防保健科医师生向辖区疾病预防控制机构进行电话报告。

(2)当首诊医师生短期(一周)内接诊多例有流行病学联系(如同单位、同家庭或具有其他共同暴露史等)、症状类似的传染病病例时，应对照传染病类突发公共卫生事件相关信息报告标准，如疑为突发公共卫生事件相关信息，获得疫情信息的责任报告单位和责任报告人，应当在2小时内以电话或传真等方式向属地疾病预防控制机构报告。

(3)属地疾病预防控制机构在接到医疗机构报送的《突发公共卫生事件相关信息报告卡》后，应对信息进行审核，确定真实性，2小时内进行网络直报，同时以电话或传真等方式报告同级卫生行政部门。

(4)报告内容。填报人应详细了解事件相关信息，填写《突发公共卫生事件相关信息报告卡》《传染病相关信息表》。

(六)配合专业机构完成事件的应急处置工作

医疗机构在负责涉事病例和事件的诊断和报告、开展临床救治的同时，还应主动配合疾病预防控制机构开展事件的流行病学和卫生学调查、实验室检测样本的采集等工作，落实医院内的各项疾病预防控制措施；并按照可能的病因假设采取针对性的治疗措施，积极抢救危重病例，尽可能减少并发症，降低病死率。

1.隔离治疗患者

根据疾病的分类，按照呼吸道传染病、肠道传染病、虫媒传染病隔离病房要求，对患者进行隔离治疗。重症患者立即就地治疗，症状好转后转送隔离医院。患者在转运中要注意采取有效的防护措施。治疗前注意采集有关生物标本和环境标本(包括血液、痰液、脑脊液、尿液、粪便、呕吐物、鼻咽拭子、水样、外环境涂抹标本等)。出院标准由卫生行政部门组织流行病学、临床医学、实验室技术等多方面的专家共同制定，患者达到出院标准方可出院。

2.协助做好患者的流行病学调查

对于那些症状较轻，预后较好，传染性不强，或病程较长的传染病，如细菌性痢疾、其他感染性腹泻、流感、手足口病、水痘、流行性腮腺炎、病毒性肝炎等，可酌情实施居家治疗。医疗机构或社康中心医师生负责居家患者的随访工作，包括上门探视患者，做相应体格检查或采集样品，或电话询问病情进展等，一旦符合治愈标准应及时通知患者解除居家治疗状态。

3.密切接触者管理

对于某些重大传染病，除对病例采取隔离治疗措施之外，还需查找其处在潜伏期的密切接触者，并对之采取医学观察或检疫、留验等管理措施。社康中心医师生负责协助疾病预防控制机构追踪密切接触者，并落实管辖范围内的密切接触者的医学观察工作，包括上门巡查、填写医学观察记录、每天上报医学观察信息等，直至医学观察期满或解除管理措施为止。

4.健康教育

协助专业机构开展健康教育，提高涉事居民自我保护意识，群策群力、群防群控。

5.医源性感染控制与隔离防范

建立健全医源性感染控制组织与制度，严格落实消毒隔离制度。除此之外，在诊疗服务中关键在于“坚持标准预防，落实隔离防范”，这样才能尽量减少医源性感染的发生。

(1)标准预防措施。①接触患者或接触可能污染病原体的物品后及在护理其他患者前，必须洗手。②被病原体污染的物品应采取合适的废弃方式，在去除病原体污染和重新加工前应装入袋内并贴上标签。

(2)隔离防范类型。除了标准预防措施外，针对不同的传播方式，应采取相应的隔离防范措施包括以下几点。

严格隔离：针对高传染性或高毒力的感染，预防可能通过空气和接触两种方式的传播。除基本要求外,还包括患者应住单间病房,所有进入病房的人要戴口罩、手套,穿工作服。

接触隔离:针对传染性较低或感染后症状较轻的疾病,适用于主要通过密切或直接接触方式传播的疾病。除基本要求外,还包括患者需住单间,但感染同一病原体的患者可同住一室。直接接触患者时需戴口罩,可能被污染时应穿工作服,接触传染性物品时应戴手套。

呼吸道隔离:预防近距离空气传播传染病,患者需住单间,但感染同一病原体的患者可同住一室。除基本要求外,近距离接触患者时需戴口罩,不必穿工作服、戴手套。

结核病隔离(抗酸杆菌阳性隔离,AFB 隔离):针对痰涂片阳性或 X 线胸片显示为活动性肺结核患者。具体措施包括患者应住在有特殊通风的单人房间并关门。除基本要求外,进入病房者必须用呼吸器型面罩。穿工作服可防止衣服污染,不必戴手套。

肠道防范:适用于直接或间接接触粪便传播的感染。除基本要求外,具体措施还包括:如果患者卫生习惯差时需住单间,不必戴口罩;如可能发生污染,应穿工作服;接触污染物品时应戴手套。

引流物/分泌物防范:适用于预防通过直接或间接接触脓性物或集体感染部位的引流液传播的感染。无须住单间,除基本要求外,如可能污染时穿工作服,接触污染物品时应戴手套。

三、考核与评估

(一)考核方法

由当地卫生行政主管部门组织进行考核,考核形式可以查阅医院相关科室传染病突发公共卫生事件报告登记情况,了解上报资料的及时性和完整性。同时查看医院门诊、住院与实验室相关记录,查看医院传染患者及突发公共卫生事件相关信息是否有漏报。此外,查看医院重大传染病的应急预案、管理制度、应急演练等资料。

(二)考核内容及指标

1.重大传染病应急预案

结合本单位实际情况,制订重大传染病应急预案。

2.传染病突发公共卫生事件报告管理

传染病突发公共卫生事件相关信息报告率=报告事件数/实际应该上报的事件数。

传染病突发公共卫生事件相关信息及时率=报告及时的事件数/实际应该上报的事件数。

3.传染病相关知识知晓率

临床相关科室及防保科医务人员对传染病突发公共卫生事件的报告和管理知识的掌握情况。

(郭春涛)

第五节 食品安全事故报告与处置

随着国民经济的快速发展,国民生活质量得到不断的提高,人民也要求吃得营养、健康和安全。但近年来发生的食品安全事故却屡见不鲜,为了建立健全应对食品安全事故运行机制,国家出台了国家食品安全事故应急预案。《食品安全法》也明确指出:事故发生单位和接收患者进行治疗的单位应当及时向事故发生地县级卫生行政部门报告和处置。可见各医疗机构在食品安全事故的处置过程中不但承担着患者的救治工作，还要对发现食源性疾病和食品安全事故（食物中毒）线索，及时报告当地卫生行政部门和疾病预防控制机构。本节重点介绍食品安全事故的分级、上报流程、患者的处置，以及如何配合疾病预防控制机构做好食品安全事故的调查与处置等工作。

一、目的

了解食品安全事故的主要特征、事故分级，及时发现和报告食品安全事故病例；明确各级医疗机构在应对食品安全事故中的职责和任务；规范各级医疗卫生机构在食品安全事故的信息报告管理及处置流程，更好地协助疾控机构及其他相关部门开展食品安全事故调查和生物标本的采集，协助疾控机构做好食品安全事故的调查取证工作；此外，明确各级医疗机构为应对食品安全事故要加强制度建设、救治队伍的建设、物资的储备等工作。

二、内容与方法

（一）食品安全事故基本知识

1.食品安全事故

指食物中毒、食源性疾病、食品污染等源于食品，对人体健康有危害或者可能有危害的事故。

2.食物中毒

指食用了被有毒有害物质污染的食品或者食用了含有毒有害物质的食品后出现的急性、亚急性疾病。

3.食源性疾病

指食品中致病因素进入人体引起的感染性、中毒性等疾病，广义的食源性疾病概念包括食物中毒，狭义的食源性疾病概念则指食物中毒以外的其他食源性疾病。

4.食品污染

指食品在种植养殖、生产、加工、贮存、运输、销售至消费整个过程中，因任何生物性、化学性、物理性的有害因素污染而产生潜在健康危害的状况。

（二）食品安全事故分级

《国家食品安全事故应急预案》规定食品安全事故根据事故的性质、危害的程度及涉及的范围分四级，即特别重大食品安全事故、重大食品安全事故、较大食品安全事故和一般食品安全事故，事故等级的评估核定，由卫生行政部门会同有关部门依照有关规定进行。同时规定食品安全事故中毒人数达到 30 人及以上时或造成严重影响时，应按照《突发公共卫生事件应急条例》的规定进行处置。深圳市结合食品安全事故调查处理工作实际，一般将食品安全事故分为五级，具体分级如下。

1.特别重大食品安全事故（Ⅰ级）

涉及外省或境外和本市，并有以下情形之一的食品安全事故。

（1）受污染食品流入 2 个及以上省份或国（境）外（含港澳台地区），造成特别严重健康损害后果的；经评估认为事故危害特别严重的。

（2）经国务院认定的其他Ⅰ级食品安全事故。

2.重大食品安全事故(Ⅱ级)

省内发生且涉及本市,并有以下情形之一的食品安全事故。

(1)受污染食品流入2个及以上地市,造成或经评估认为可能对社会公众健康产生严重损害的食物中毒或食源性疾病的。

(2)属于国内首次发现的新污染物引起的食源性疾病,造成严重健康损害后果,并有扩散趋势的。

(3)1起食物中毒事件中毒人数≥100人并出现死亡病例的;或出现≥10人死亡病例的。

(4)经省级以上人民政府认定的其他Ⅱ级食品安全事故。

3.较大食品安全事故Ⅲ级

本市发生,并有以下情形之一的食品安全事故。

(1)受污染食品流入2个行政区以上,已造成严重健康损害后果的。

(2)1起食物中毒事件中毒人数≥100人且未出现死亡病例的;或出现≤9人死亡病例的。

(3)市政府认定的其他Ⅲ级食品安全事故。

4.一般食品安全事故(Ⅳ级)

本市某区发生并仅限于该区,并有以下情形之一的食品安全事故。

(1)食品污染已造成严重健康损害后果的。

(2)1起食物中毒事件中毒人数30～99人,且未出现死亡病例的。

(3)区政府认定的其他Ⅳ级食品安全事故。

以上四级必须按照突发公共卫生事件的要求进行处置。

5.其他食品安全事故(Ⅴ级)

本市某区发生并仅限于该区,并有以下情形之一的食品安全事故。

(1)1起食物中毒事件中毒人数≤29人,且未出现死亡病例的。

(2)发生在学校或托幼机构,或发生在全国性或区域性重大活动期间,1起食物中毒事件中毒人数≤4人,且未出现死亡病例的。

(三)医疗机构单位的职责

食物中毒应急处置涉及卫生行政部门、食品安全监管机构、疾病预防控制机构、医疗机构和其他有关部门,医疗机构在食物中毒的应急处置过程中具有以下四方面职责。

(1)对食物中毒突发事件的患者提供积极的医疗救护。

(2)收治疑似食物中毒患者后应及时向辖区卫生行政部门报告。

(3)做好食物中毒人才和技术的储备,同时要做好食物中毒特效药品的储备。

(4)保存好患者的血清、呕吐物、排泄物等临床标品,协助疾控机构做好患者生物标本的采集和食物中毒的现场调查。

(四)医疗救援应急处置程序

一旦发生疑似食品安全事故,应立即启动医院食品安全事故应急机制,医院相关部门应立即做好应急处理工作。

(1)积极组织抢救治疗患者,尽可能按照就近、相对集中的原则进行处理。如患者发生呕吐,切忌止吐,以便及早排出胃肠道尚未被吸收的毒物。

(2)立即向食品安全监管部门、卫生行政部门报告中毒情况、中毒发生时间、中毒人数、中毒的主要症状等;如果怀疑与投毒有关,应立即向当地公安机关报告。

(3)食品安全事故发生后应保持稳定,食品安全事故性质、等级应由卫生行政部门、食品安全监管机构确认,要严格控制信息发布渠道,规范信息发布,注意工作方式,避免产生不必要的恐慌,维护医院正常工作秩序。

(4)严格保护现场,保管好供应给中毒者的食品,维持好原有的生产状况。对引起中毒的可疑食品、原料及残留食品应立即封存,放入冷藏箱交给疾控机构调查人员。禁止继续食用或擅自销毁。

(5)在卫生部门的专业人员到达后,配合收集可疑食品和中毒者的呕吐物、排泄物、洗胃液等,协助疾控机构开展现场流行病学调查。待现场调查结束后,按照卫生专业人员要求进行现场消毒清洁处理。

(五)食品安全事故报告

《食物中毒事故处置管理办法》第五条规定,接收食物中毒或疑似食物中毒患者进行治疗的单位,应当立即向所在地卫生行政部门报告发生食物中毒的单位、地址、时间及中毒人数等;同时第七条规定,对Ⅰ~Ⅳ级食品安全事故,实施紧急报告制度。

1.上报部门

《食品安全法》第七十一条明确规定:县级以上卫生行政部门为食品安全事故的接报单位。

2.上报时限

医疗机构发现疑似食品安全事件,应当在2小时内向所在地县(区)级人民政府卫生行政主管部门报告。

3.报告方式

包括口头报告、电话或传真报告、网络报告、书面报告。

4.报告原则

初次报告要快,阶段报告要新,总结报告要全。

5.报告内容

医疗机构接诊疑似食品安全事件的患者,除应立即报告当地卫生行政部门,还要做好上报信息的登记,一般首次报告内容如下。

(1)事件基本信息。包括事件名称、患者基本情况、事件发生地点及场所、共同就餐情况、发病时间。患者的基本情况包括姓名、联系地址、联系电话等;共同就餐情况包括可疑进食时间、中毒人数、医院接诊疑似病例人数,危重人数及死亡人数等。

(2)临床表现及体征。有无恶心、呕吐、腹痛、腹泻、发热、大便性状、呼吸困难、发绀及其他症状体征等。

(3)上报相关部门情况。包括上报单位相关信息和接报单位相关信息。其中上报单位信息包括:上报时间、上报电话号码,上报人姓名,上报人通信方式;接报单位信息包括:接报单位名称、对方接报人姓名、接报人通信方式等。

(4)患者治疗情况。包括与疑似食物中毒相关的诊疗措施,即是否开展大便常规、血常规、细菌培养及某些特殊检验。此外,还包括做好患者呕吐物、排泄物、洗胃液和血液的采集和留置情况。

(5)记录人签名及记录时间。

(6)阶段报告和总结报告。阶段报告内容:报告事件的发展与变化、处置进程、事件的诊断和原因或可能因素。在阶段性报告中既要报告新发生的情况,同时对初次报告的情况进行补充和修正。总结报告内容有以下几方面：食物中毒事件结束后，对事件的发生和处理情况进行总结，分析其原因和影响因素，并提出今后对类似事件的防范和处置建议。

(六)标本采集和保存

1.大便样品采集

大便样品对诊断细菌性食物中毒尤为重要，尤其是在无法采集到剩余食品时，主要靠大便样品明确诊断。一般要注意以下几点：①必须用采集管采集腹泻患者的大便或者肛拭子，若患者自行留便可能影响致病菌的检出。②无论中毒患者是否已经服药，均应进行大便采集。③应采集严重腹泻中毒患者的大便。

2.呕吐物(胃内容物)采集

出现呕吐患者时，应尽量采集患者呕吐物，呕吐物已被处理掉时，涂抹被呕吐物污染的物品。对患者进行洗胃治疗时，应收集洗胃液。

3.血液采集

怀疑感染型细菌性食物中毒时，采集中毒患者急性期(3 天内)和恢复期(2 周左右)静脉血 5 mL，至少采集 5 名患者，同时采集正常人静脉血作为对照，观察抗体效价的变化，以便明确致病菌；当疑似化学性食物中毒时，根据情况也应考虑采集血液样品。

4.尿液采集

当怀疑化学性食物中毒时，应采集 5 名以上患者的尿液。

三、考核与评估

(一)考核方法

由当地卫生行政主管部门组织进行考核，考核形式可以查阅医院相关科室食物中毒报告登记情况，了解上报资料的及时性和完整性。同时查看医院急诊科/门诊记录，查看医院食品安全事故是否有漏报。此外，查看医院食品安全事故的相关预案、管理制度、应急演练等资料。

(二)考核内容及指标

1.食品安全事故处置预案

结合本单位实际情况，制订相应食品安全事故应急预案。

2.食品安全事故报告管理

(1)食品安全事故报告率＝报告事件数/实际应该上报的事件数。

(2)食品安全事故报告及时率＝报告及时的食品安全事故起数/实际应该上报的事件数。

(3)食品安全事故报告完整率＝填报合格的食品安全事故上报登记数/实际应该上报的事件数。

3.食品安全事故的处置

(1)对患者呕吐物、洗胃液和腹泻物等临床样品进行留置，且样品留置规范；同时协助疾控机构采样和调查。

(2)按食品安全事故调查处置程序等相关规定开展大便常规、血常规、细菌培养及某些特殊的生化检验如胆碱酯酶和高铁血红蛋白检测等。

4.食品安全事故相关知识知晓率

临床相关科室、防保科及医务科工作人员对食品安全事故的报告和管理基本知识的掌握情况。

(郭春涛)

第六节 职业中毒事故报告与处置

随着生产的发展和科学技术的进步，人们接触化学物质的机会和品种日益增加。目前世界市场上可见的化学品多达200万种，其中有6万～7万种常见于工农业生产和日常生活中。我国现有的7.4亿劳动力人口中，30%经常接触有毒有害化学品。因此，在化学品生产、运输和使用过程中发生，突发职业性化学中毒事件潜在威胁逐渐增大，危害日显突出。

医疗卫生机构在应对突发职业中毒事故中承担着重要职责。因此，医疗卫生机构应建立救援队伍，配备急救设备和常规特效解毒药品，定期开展急性职业中毒应急救援的培训和演练，提高应急救治能力。

一、目的

了解职业中毒基本知识，减轻突发职业中毒事故产生的危害，及时抢救患者，减少人员伤亡，对已经发生或可能进一步产生严重后果的职业中毒事故及时报告，有效处置，最大限度地保护劳动者的生命安全。

二、内容与方法

（一）基本知识

1.突发职业中毒事故

突发职业中毒是指在生产或劳动过程中，从事职业活动的劳动者一次或短时间大量接触外源性化学物质，造成人体或脏器损伤，甚至危及生命而引起的群发性职业中毒事件。

2.急性职业中毒定义

急性职中毒是指在生产过程中，劳动者短时间接触大量外源性化学物，引起机体功能性或器质性损伤，出现临床症状，甚至危及生命的中毒事件。

3.引发急性职业中毒的常见毒物

（1）刺激性气体。是指对眼睛和呼吸道黏膜有刺激性的一类气体的统称，常见的刺激性气体有氯气、光气、氯化氢、氨气、氮氧化物、有机氟化物等。人体接触刺激性气体后可引起流泪、咽痛、咳嗽、气急、烦躁不安等，长时间接触较高浓度或接触极高浓度时，可引起电击样死亡。

（2）窒息性气体。是指能引起机体缺氧的气体，可分为单纯窒息性气体和化学窒息性气体。单纯窒息性气体是指本身不具毒性，但当其含量较高时，能排挤空气中的氧气，使空气中氧浓度降低，导致机体缺氧，如二氧化碳、甲烷、氮气等；化学性窒息性气体是指进入人体后，使血液的运氧能力或组织利用氧的能力发生障碍，造成组织缺氧的有害气体，如一氧化碳、硫化氢、氰化物等。

（3）重金属。重金属中毒是指相对原子质量大于65的重金属元素或其化合物进入机体后，使蛋白质结构发生改变，影响蛋白质功能，引起的中毒。主要包括铅及其化学物、汞及其化合物、砷及其化合物、锰及其化合物、磷及其化合物等。

（4）高分子化合物。高分子化合物本身在正常条件比较稳定，对人体基本无毒，但在加工或使用过程中可释出某些游离单体或添加剂，对人体造成一定危害。如氯乙烯、丙烯腈、氯丁二烯、二异氰酸甲苯酯、环氧氯丙烷、己内酰胺、苯乙烯、丙烯酰胺、乙氰及二甲基甲酰胺等均可引起中毒。

(5)有机溶剂。有机溶剂是在生活和生产中广泛应用的一大类有机化合物，分子量不大，常温下呈液态，该类化学物大多对人体产生神经毒性、血液毒性、肝肾毒性、皮肤黏膜毒性等。常用有机溶剂包括苯及苯系物、正己烷、三氯乙烯、1，2-二氯乙烷、四氯化碳、乙醇等。

(二)工作原则

1.安全第一原则

在处置突发职业中毒事件时，应急救援人员必须坚持“安全第一”的原则，既要保证被救援人员的安全，也要保护自身的生命安全。

2.迅速快捷原则

突发职业中毒事件具有突然、不可预测、变化快等特点，处置不当可能迅速变化，因此在处理过程中应把握时间，应及时和尽可能掌握发生中毒事故的原因、化学物种类、性质、影响范围等情况，以便采取有效的对应措施，做到早了解情况、早做出处置决定、早实施控制措施、早取得防控效果，防止事态蔓延。

3.科学处置原则

在应对突发职业中毒事件时，应针对不同类型的化学品类型，采取有效救援措施，做到忙而不乱，多而有序，急而不躁，稳而不怠。

4.协调一致原则

参加处置急性职业中毒的应急救援人员和队伍应做到分工明确，各司其职、相互配合、高效有序地开展救援工作，迅速控制危害源，及时抢救中毒人员。

(三)突发急性职业中毒事故分级

1.分级

(1)一般事故。发生急性职业病 1～9 人的，未出现死亡病例。

(2)重大事故。发生急性职业病 10～49 人或者死亡 1～4 人，或者发生职业性炭疽 1～4 人的。

(3)特大事故。发生急性职业病 50 人及以上或者死亡 5 人及以上，或者发生职业性炭疽 5 人及以上的。

2.分级响应

(1)一般事故应急响应。由县、区卫生行政部门立即启动应急预案，组织专业人员进行调查、评估；根据急性职业中毒发生的范围、人数等因素，采取有效防控措施，并按照规定及时向本级政府和上级卫生行政部门报告。

(2)重大事故应急响应。由市卫生行政部门立即组织专家调查确认，并进行综合评估，必要时建议市政府启动突发公共卫生事件应急预案；县、区卫生行政部门在当地政府的领导下，按照上级卫生行政部门的要求，结合实际情况开展防控工作。

(3)特大事故应急响应。在省、市政府职业中毒防控临时指挥部的统一领导和指挥下，建立市卫生局职业中毒控制专业组，按照省政府及省级卫生行政部门的有关要求，科学有序地开展应急处理工作。

医疗卫生机构接诊医师生临床诊断怀疑为急性职业病或疑似职业病的，应当立即向患者工作单位及所在地的区疾病预防控制中心电话报告，会商疾病预防控制中心或职业病防治院专家进行会诊。

特大事故和重大事故的报告时限为接到报告后 2 小时。一般事故的报告时限为接到报告后 6 小时。诊断为疑似急性职业病的，应在 6 小时内，由首诊的医疗卫生机构进行网络直报，同时向患者单位所在地区卫生监督所填报疑似职业病报卡。

(四)事故报告形式与内容

1.报告形式

(1)电话报告。出现死亡病例或同时出现 5 例以上中毒患者的急性职业中毒事故应立即以电话或传真形式报告同级卫生行政部门，同时电话报告所在地卫生监督机构。

(2)初次书面报告。急性职业中毒事故核实无误后，2 小时内进行网络直报；个案职业中毒或疑似急性职业病应在 6 小时内，由首诊医疗卫生机构进行网络直报，同时填写《职业病报卡》报患者单位所在地卫生监督机构。

(3)进程报告。急性职业中毒重大事故和特大事故应从初次书面报告起，每 24 小时将事故的发展和调查处理工作进程进行一次报告，填写《突发公共卫生事件进程报告记录单》，进行网络直报。

(4)结案报告。在对事故调查处理结束(结案)后 24 小时内，应对本起事故的发生、发展、处置、后果等进行全面汇总和评估，以书面形式向同级卫生行政部门和上级卫生监督部门进行最终报告，填写《突发公共卫生事件结案报告记录单》，进行网络直报。

2.报告内容

(1)事件简要情况(接报时间、发生单位及地址、事件发生经过)。

(2)中毒患者情况(发病时间、接触人数、中毒人数及死亡人数、中毒主要表现及严重程度、患者就诊地点及救治情况)。

(3)可疑毒物情况(毒物名称、种类、数量、存在方式)。

(4)样品采集情况(包括患者的血液和尿液、空气、水源等样品)。

(5)已采取的控制措施(隔离、防护、人员疏散、中毒人员救治等)。

(6)中毒事故结论(包括中毒事件发生单位、中毒人数、毒物种类、名称等)。

(五)突发职业中毒事故处置

1.现场调查

在组织应急医疗救援队伍开展医疗处置同时，应积极配合职业卫生技术人员进行现场医疗救治和现场事故调查，收集相关资料。

2.样品采集

根据事故分析的需要，采集患者生物样品。采集患者生物样品时应根据中毒特征选择生物样品的种类，样品量应满足检测方法的要求。

3.现场快速检测

为及时了解发生急性职业中毒的原因，迅速做出急性职业中毒诊断，应尽可能进行现场快速检验。不能进行现场测定的项目，采样后，应及时送检验中心进行化验分析。

4.现场个体防护

所有中毒现场处置人员应配备适当的个体防护装备。当有害物质达到短时间接触容许浓度(PC-STEL)或最高容许浓度(MAC)以上时，应使用过滤式呼吸防护器；如有害物质环境浓度达到立即威胁生命和健康的浓度（IDLH）或环境浓度无法明确，或者同时存在缺氧（氧浓度＜18％）时，应使用供气式呼吸防护器；同时根据毒物理化性质选择相应的个体防护装备（防护服、防护手套、防护眼镜、防护靴、防护帽等）。

5.医疗救援

本着“先救命后治伤，先救重后救轻”的原则，有效组织，分类救治，快速转运，确保生命。

（六）现场医疗救援遵循的原则

1.迅速脱离现场

迅速将患者移离中毒现场至上风向的空气新鲜场所，安静休息，注意保暖，等待医学救援。必要时，密切观察24～72小时。在发生多人急性中毒时，医务人员根据患者病情迅速将病员检伤分类，做出相应的标志，并根据患者病情分类处理。

2.防止毒物继续吸收

脱去被毒物污染的衣物，用清水及时反复清洗皮肤、眼睛、毛发15分钟以上，对于可能经皮肤吸收中毒或引起化学性烧伤的毒物可考虑选择适当中和剂处理。

3.对症支持治疗

保持呼吸道通畅，密切观察患者意识状态、生命体征变化，保护各脏器功能，维持电解质、酸碱平衡，对症支持治疗。

4.应用特效解毒剂

针对不同化学中毒，尽可能早期、足量给予相应特效解毒剂。

三、考核与评价

（一）考核评价方法

突发职业中毒事故报告与处置应纳入医疗机构年度考核内容，通过日常工作与模拟演练的结合，可采用“听、看、查、考、问”方式进行，分项打分，综合评估。

（二）考核评价内容

（1）处置突发职业中毒事故医学救援的应急预案及演练情况。

（2）急救设施的装备与药品贮备情况。

（3）事故报告和处置情况。

（郭春涛）

第七节　医院放射事故应急处置

放射诊疗设备是疾病诊疗过程中经常使用的检查手段。放射诊疗设备使用的特殊性，决定了各医院应有效地防控放射性事故发生，强化放射性事故应急处理责任，最大限度地控制事故危害的措施。

一、目的

为应对医院发生放射事故时能迅速采取有效应急措施，确保有序地开展事故救援工作，最大限度地保护工作人员、公众及环境的安全，减少或消除事故造成的影响，维护正常的医疗工作秩序。

二、内容与方法

（一）基本知识

1.放射事故

放射事故指射线装置或其他辐射源失去控制，或因操作失误所致异常照射事件。医院放射事故通常分为以下几种。

（1）放射源或放射性同位素在治疗室内丢失。

（2）废放射源在运输过程中丢失。

（3）放射性同位素外壳损坏或洒漏导致工作场所放射性同位素污染。

（4）因机械故障卡源，导致放射源辐照完毕后没能回位，导致工作人员或公众受到意外照射。

2.放射事故应急预案

针对可能发生的放射事故，事先在组织、人员、设备、设施、行动步骤等方面制订应急处置方案，预先做出的科学而有效的计划和安排，以控制事故的发展。

3.应急演练

为检验应急预案的有效性、应急准备的完善性、应急响应能力的适应性和应急人员的协同性而进行的一种模拟应急响应的实践活动，根据所涉及的内容和范围不同，可以分为单项演练、综合演练。

（二）放射事故应急预案制订

为规范和强化应对突发放射事故的应急处置能力，最大限度地保障放射工作人员与公众的安全，维护正常放射诊疗秩序，各级医院应根据自身放射诊疗设备状况，制订相应的放射事故应急预案，定期开展应急演练，不断完善预案。做到对放射事故早发现、速报告、快处理，形成快速反应机制。

（三）放射事故报告与处置

1.放射事故分类

按人体受照剂量和部位可分为一般事故、严重事故和重大事故。

2.放射事故报告

（1）发生或者发现放射事故的单位和个人，必须尽快向卫生行政部门、公安机关报告，最迟不得超过 2 小时，《放射事故报告卡》由事故单位在 24 小时内报出。造成环境放射性污染的，还应当同时报告当地环境保护部门。

（2）卫生行政部门、公安机关在接到严重事故或者重大事故报告后，应当在 24 小时内逐级上报至卫健委、公安部。

（3）发生人体受超剂量照射事故时，事故单位应当迅速安排受照人员接受医学检查或者在指定的医疗机构救治，同时对危险源采取应急安全处理措施。

（4）发生工作场所放射性同位素污染事故时，事故单位立即撤离有关工作人员，封锁现场；切断一切可能扩大污染范围的环节，迅速开展检测，严防对食物、畜禽及水源的污染。

对可能受放射性核素污染或者放射损伤的人员，立即采取暂时隔离和应急救援措施，在采取有效个人安全防护措施的情况下组织人员彻底清除污染，并根据需要实施其他医学救治及处理措施。

(5)发生放射源丢失、被盗事故时，事故单位应当保护好现场，并配合公安机关、卫生行政部门进行调查、侦破。

(6)卫生行政部门接到事故报告后，应当立即组织有关人员携带检测仪器到事故现场，核实事故情况，估算受照剂量，判定事故类型级别，提出控制措施及救治方案，迅速调查；公安机关接到事故报告后，应当立即派人负责事故现场的勘查、搜集证据、现场保护和立案调查，并采取有效措施控制事故的扩大。

3.放射事故处置

(1)放射性事故应急救援应遵循的原则。及时报告、科学施救、迅速控制、个人防护原则。

(2)应急预案启动条件。①放射源泄漏污染。②放射源丢失。③人员受超剂量照射。

(3)放射事故应急处置要点。①事故发生后，应迅速通知放射工作场所工作人员及公众撤离，并按事故报告程序逐级上报。②立即启动应急预案，控制现场，划定控制区，禁止人员进入，使事故造成的损失降低到最低限度。③开展受照人员的救治和医学观察。④通知专业检测人员现场检测，估算受照人员的受照剂量，评估事故危害，进行现场洗消。⑤如为丢源事故，应立即报告公安、环保等部门，配合追查放射源。⑥组织事故调查，查找事故原因，落实责任追究，制订整改措施和预防措施，防止事故的再发生。

三、考核与评价

(一)考核评价方法

放射事故应急处理内容应纳入医疗机构年度考核内容，通过自查与考核相结合、日常工作与模拟演练相结合、硬件投入与软件建设相结合，可采用“听、看、查、考、问”方式进行，分项打分，综合评估。

(二)考核评价内容

放射事故应急处理主要考核内容包括以下几点。

(1)放射事故应急救援预案编制、宣传、培训。

(2)放射事故应急演练。

(3)放射事故报告。

(郭春涛)

第八节　突发公共事件心理救援

突发公共事件具有突发性、不可预测性等特征，往往会导致群体和个体产生无法抵御的打击，引发一系列生理、心理和行为反应，如沮丧、紧张、焦虑、恐惧等。大规模严重的灾难后，幸存者、救援人员、罹难者家属、社会大众等直接和间接受灾难影响的人都会遭受一定程度的心理创伤。突发公共事件的心理健康服务是日常心理健康服务体系的组成部分，集中体现在紧急的心理救援。

我国突发公共事件的心理救援始于克拉玛依大火事件。其后几次突发公共事件中，我国心理救援逐渐大面积、全方位介入突发公共事件中。《关于进一步加强精神卫生工作的指导意见》中提出发生重大灾难后，应积极开展心理干预和心理救援工作。

一、目的

通过建立和完善突发公共事件心理救援工作预案和心理健康服务体系，减少突发公共事件带来的急性的、剧烈的心理危机和创伤的风险；稳定和减少危机或创伤情境的直接严重的后果；促进个体从危机和创伤事件中恢复或康复。

二、内容与方法

（一）突发公共事件心理救援的基本知识

1.心理危机

心理危机是指群体或个体在面临突发或重大生活事件（如个体的亲人死亡、婚姻破裂或群体天灾、人祸等）时，既不能回避又无法用通常解决问题的方法来解决时，个体或群体所出现的心理失衡状态。

2.心理危机干预

从心理上解决迫在眉睫的危机，又称危机介入、危机管理或危机调解。危机干预是给处于危机中的个体（或群体）提供有效帮助和心理支持的一种技术，通过调动他们自身的潜能来重新建立或恢复到危机前的心理平衡状态，获得新的技能以预防将来心理危机的发生。

（二）突发公共事件心理健康服务的阶段

1.宣传教育与预防阶段

主要任务是开展突发事件心理健康服务的研究与知识普及工作，工作重点是推进研究，贮备知识和人才，做好应急处置的预案。

（1）要持续不断地推进各级各类灾害应对策略与方法普及工作。宣传预防、避险、自救、互救、减灾等知识和技能，有组织、有计划地为公众提供知识和技能培训，提高公众应对各种突发公共事件的综合素质。

（2）要加强人才储备。心理救助队伍应积极参与国内外的突发公共事件的心理健康服务，积累经验，提升综合应对能力。在多学科合作的基础上，加强制度建设、队伍培养、组织管理、课程开发，推进人才专业化。

（3）各地应结合当地的资源和实际情况，制订符合当地需求的较为完善的心理专业救助计划和预案。

2.应急救助阶段

此阶段的主要任务是展开心理救助和干预，应该由针对突发事件特点组织的应急心理救助队伍完成。紧急心理危机干预的时限为灾难发生后的 4 周以内，主要开展心理危机管理和心理危机援助。

（1）成立应急救援工作组。成立突发公共事件心理救援应急工作组，负责提供心理卫生服务。应急工作组人员应包括：应急指挥人员、协调员及联系人，负责指挥和协调各部门开展心理救援工作；心理危机干预工作人员，包括不同水平的心理学专业人员，如心理咨询师、心理治疗师、精神科医师等，负责对心理救援目标人群进行心理评估、心理治疗与危机干预，对现场其他心理卫生服务人员进行专业指导和培训，对发现疑似精神疾病患者转诊到精神专科医院进行治疗；

健康教育宣传人员，负责对目标人群进行心理健康教育，与相关部门协作组织心理卫生宣传活动；后勤保障人员，负责应急救援过程中人力资源及物资支援的运送等工作；信息管理人员，负责心理救援工作各项信息数据的收集、整理及上报，为应急指挥人员及上级行政主管单位的决策提供依据。

(2)现场评估。评估是及时开展救援、救助成败与否的基础保障和关键环节，在整个突发公共事件的心理健康服务过程中有着十分重要的作用，是制订心理健康服务目标计划的前提。评估要贯穿心理健康服务的始终。

对危机事件的评估：对当地心理健康服务的背景、当前服务资源，对事件性质、类别、严重程度、影响范围、持续时间、事件可能的发展方向、事件可能造成的后续影响进行评估，估计受影响群体的基本心理状况，确定服务的优先级，设定心理救助的目标，制订计划。

对目标人群的评估：突发公共事件心理救援的目标人群一般分为4级。干预重点应从第一级人群开始，逐步扩展。一般性宣传教育要覆盖到四级人群。①第一级人群为灾难亲历的幸存者，如死难者家属、伤员、幸存者。②第二级人群为灾难现场的目击者(包括救援者)，如目击灾难发生的灾民、现场指挥、救护人员(消防、武警官兵、医疗救护人员、其他救护人员)。③第三级人群为与第一级、第二级人群有关的人，如幸存者和目击者的亲人等。④第四级人群为后方救援人员、灾难发生后在灾区开展服务的人员或志愿者。

目标人群的心理健康状况可使用心理健康自评问卷(SRQ-20)进行评估，SRQ-20的临床参考指标为7或8分，高于标准则应引起关注。根据评估结果可将目标人群分为普通人群、重点人群。普通人群是指目标人群中经过评估没有严重应激症状的人群，对其开展心理危机管理；重点人群是指目标人群中经过评估有严重应激症状的人群，应对其开展心理危机援助。

(3)现场危机干预。

普通人群：对普通人群采用心理危机管理技术开展心理危机管理。包括以下几方面。①对灾难中的普通人群进行妥善安置，避免过于集中。在集中安置的情况下建议实施分组管理，并在每个小组中选派小组长，作为与心理救援协调组的联络人。对各小组长进行必要的危机管理培训，负责本小组的心理危机管理，以建立起新的社区心理社会互助网络，及时发现可能出现严重应激症状的人员。②依靠各方力量参与。建立与当地民政部门、学校、社区工作者或志愿者组织等负责灾民安置与服务的部门/组织的联系，并对他们开展必要的培训，让他们协助参与、支持心理危机管理工作。③利用大众媒体向灾民宣传心理应激和心理健康知识，宣传应对灾难的有效方法。④心理救援协调组积极与救灾指挥部保持密切联系与沟通，协调好与各个救灾部门的关系，保证心理危机管理工作顺利进行。对在心理危机管理中发现的问题，应及时向救灾指挥部汇报并提出对策，以使问题得到及时化解。

重点人群：对重点人群采用“稳定情绪”“放松训练”“心理辅导”等技术开展心理危机救助。①稳定情绪，包括倾听与理解，增强安全感，帮助适当释放情绪，释疑解惑，给予实际帮助，重建支持系统，提供心理健康教育，联系其他服务部门。②放松训练，包括呼吸放松、肌肉放松、想象放松。分离反应明显者不适合学习放松技术。③心理辅导，为重点人群提供心理社会支持，以减轻灾难对重点人群造成精神伤害；同时，鉴别重点人群中因灾难受到严重心理创伤的人员，并将其转介到精神卫生专业机构进行治疗。心理辅导可个别或集体进行，自愿参加。开展集体心理辅导时，应按不同的人群分组进行，如：住院轻伤员、医护人员、救援人员等。心理辅导的主要内容有以下几点。

第一，了解灾难后的心理反应。了解灾难给人带来的应激反应表现和灾难事件对其的影响程度。也可以通过问卷的形式进行评估。引导重点人群说出在灾难中的感受、恐惧或经验，帮助重点人群明白这些感受都是正常的。

第二，寻求社会支持网络。让重点人群确认自己的社会支持网络，明确自己能够从哪里得到相应的帮助，包括家人、朋友及社区内的相关资源等。强调让重点人群确认自己可以从外界得到帮助，提高重点人群的安全感。给儿童做心理辅导时，形式可以更灵活。

第三，应对方式。帮助重点人群思考选择积极的应对方式；强化个人的应对能力；思考采用消极的应对方式会带来的不良后果；鼓励重点人群有目的地选择有效的应对策略；提高个人的控制感和适应能力。

3.善后阶段

善后阶段是应急基本结束后的综合恢复阶段，工作重点是针对突发事件中产生的创伤后应激障碍(PTSD)群体，以及其他因灾造成的特殊群体，进行追踪与干预，应该由应急心理救助队伍配合常规的心理健康服务体系完成，并最终成为常规心理健康服务的一部分。

三、考核评估

(一)考核方法

由当地卫生行政主管部门组织进行考核，考核形式可以查阅医院相关部门的文件资料、现场查看物资及结合心理救援实施时的具体情况进行考核。

(二)考核内容及指标

1.突发公共事件的心理救援预案

结合本地区实际情况，制订相应的突发公共事件心理救援应急预案。

2.应急救援物品储备

查看相应科室的心理救援物资储备是否齐全。

3.参与突发公共事件心理救援工作情况

有完善的应急救援日志、工作记录、评估报告等。

(郭春涛)

第十四章

生物医学工程

第一节　生物医学工程的概述

一、生物医学工程的内涵

生物医学工程学可以描述为："综合运用现代自然科学和工程技术的原理、方法，从工程学的角度，在多种层次上研究生物体，特别是人体的结构、功能和其他生命现象，揭示和论证生命运动的规律，深化对生命系统的认识，提供防病、治病、人体功能辅助及卫生保健的人工材料、制品、装置和系统的新兴交叉学科。"几乎所有工程学科和基础学科都可以与生物医学相互结合，用以研究人类生理学、组织与器官的病理学，提供治疗与预防的最佳手段。

生物医学工程的主要任务是以临床医学为对象，以数、理、化、生等学科为基础，融材料、电子、机械、化工、计算机信息、力学为一体，为临床诊断、治疗和预防疾病做出巨大的贡献。生物医学工程学从理论研究到创新应用，其工作包括了研究、开发、实现和运行。生物医学工程师有一个重要作用，就是发现医疗保健系统中目前还存在哪些可用现有工程技术解决的问题和需求。生物医学工程专业主要培养 3 类人才：医疗保健系统的临床工程师；工业界的生物医学设计工程师；研究型科学家。临床工程师和设计工程师是"解题人"，他们为医学工作人员提出的问题提供知识和技术服务。生物医学工程设计工程师通过考察生物学和医学某些前沿领域问题，自己寻找和确定先进技术可以发挥作用的地方，自己提出问题，然后解决问题，并开发出完备的产品服务于人类，则称为"技术企业家"。生物医学工程师必须熟练掌握工程技术专业知识，同时学到足够多的生物医学基础知识。

二、生物医学工程的研究领域和基本任务

（一）生物医学工程的研究领域

生物医学工程和其他工业领域一样，很难用单一学科专业完成研究工作，根据目前国内外生物医学工程学研究发展趋势，大致可归纳为以下几个研究领域。

1.医学测量

医学测量包括生物电测量和非电量测量。生物电测量需要用到各种电极，主要有心电、脑电、眼电、肌电、胃电等。非电量需要用各种传感器，先将各物理量转换为电量，然后进行信号处

理。主要有声、振动的测量；流量、流速的测量；位移、压力测量；化学、生物化学测量；放射线测量；超声测量；生物磁测量；高、低温度测量等。信号通过传感器转换为电信号，利用高共模抑制比的采集装置，将信息放大处理、显示，以服务于医师。

2.医学信息、传递和处理

医学信息学是对生物医学信息、数据和知识存储、检索并有效利用，并在卫生管理、临床掌控和知识分析过程中做出决策和解决问题的学科。主要任务是借助于医学科学研究中获得的知识，开发和评估有关获取、处理和解释患者数据的方法和系统。应用领域主要包括电子病历、生物信号分析、临床支持系统、医学决策系统、医院信息管理系统、卫生信息资源、图像识别和处理、生物医学数据的处理和传递等。

3.功能辅助和修复

功能辅助和修复包括人工器官、智能假肢、感官辅助装置、器官保存以及人体各系统模拟装置等。主要研究模拟人体器官的结构和功能，用人工材料和电子技术制成部分或全部替代人体自然器官的机械装置和电子装置，当人体器官病损而用常规方法不能医治时，使用人工制造的器官来取代或部分取代病损的自然器官，补偿、修复或辅助其功能。

4.生物刺激及治疗

生物刺激及治疗设备包括电磁场治疗仪器，心脏起搏器、心脏除颤仪，紫外线、可见光、红外线治疗仪器，超声治疗仪器，放射线治疗仪器，激光及等离子体治疗仪器，高温、低温治疗设备，高压氧治疗设备，水疗设备，负离子发生器，以及各种康复治疗设备等。

5.生物医学材料与器件

生物医学材料和器件包括自然生物材料、医用高分子材料、医用金属材料、医用非金属材料，及其制品等。生物材料是研制人工器官及一些重要医疗技术的物质基础，每一种新型生物材料的发现都会引起人工器官及医疗技术的飞跃。

6.医疗器械及装置

医疗器械和装置主要覆盖了医用电子仪器（心电图仪、脑电图仪、多参数监护仪等）、临床检验类仪器、医学成像设备（X线成像、B超影像学、磁共振成像、放射性核素成像、红外成像等）、康复工程等医疗仪器或装置。

（二）生物医学工程的基本任务

生物医学工程学的基本任务是运用工程技术手段，研究和解决生物学和医学中的有关问题。首先需要完成对生命的探讨，而生命的活动可分为若干层次。作为生物医学工程学研究的主体，人体更是一个多层次的庞大系统。从微观上看，有分子层次、细胞层次；从宏观来看，有整体、群体以至于环境；在两者之间，有组织层次、器官层次、系统层次等。因此，概括地说，可以将生物医学工程学分为3个层次，即整体层次、器官与组织层次以及微观层次。在整体层次上，可将人体与周围的环境看作一个整体。主要研究有人体与外界环境的热量交换、质量交换、动量交换（即力学的作用），有声、光、电、热、味的信息交换，有环境对于人体的作用，有人与生活环境及工作环境的相互关系，有人对于环境的能动作用等。器官和组织层次是目前生物医学工程的主要对象与研究主体。生物医学工程的主要内容，如生物力学、生物材料、生物信号、人工器官、控制、建模、康复、组织工程等都发生在这一层次。在微观层次上，是指细胞和细胞以下如分子、大分子等为对象的生物医学工程研究内容。细胞生物力学、分子生物力学、组织工程等可划入这一范畴。

三、生物医学工程的特点

(1)生物医学工程学具有新兴、综合、交叉与边缘科学的特点。说它新兴,是因为它在近几十年才从医学中独立出来,形成一门独立学科。当代高新科技的飞速发展,为它提供了强有力的理论与实践基础。特别是它的发展结合了生命科学、信息科学、能源科学、电子学、当代力学、环境科学以及当代工程学。例如,致力于生物传感器开发的生物医学工程师可能会与开发假肢的工程师联合,以便研究检测和利用生物电信号驱动假肢的方法。再比如致力于临床生化检验自动化的工程师也许会与那些开发专家系统的工程师合作,以便设计专家系统,辅助临床检验医师根据检验结果做出诊断。这也体现了新兴、综合、交叉的边缘学科特点。

(2)医学和其他学科的发展互为动力。生物医学工程学一方面为医学、生物学提供技术设备,另一方面又为医学和生物学的发展开辟新路。例如,人工心脏瓣膜的成功研制,把风湿性心脏病的治疗提高到一个新的高度,每年挽救了数以万计的人的生命;人工关节用于置换、修复、替代失掉功能的天然关节,使每年数以百万计的人免于残缺;膜式人工肺的开发,不仅使心胸手术得以进行,而且使得体外呼吸辅助和体外循环成为可能。医学的高速发展也向工程学提出了新的要求,为工程学不断开创新的课题,促进了科学技术新方法、新理论的出现。

(3)生物医学工程是社会效益与经济效益的综合。医学是一门公益事业,其重在社会效益。而工程的目的,就是以最低的成本最有效的解决问题。生物医学工程则是两者必然的结合。生物医学工程领域是各国竞相发展的高科技领域。

(陈咏俊)

第二节　生物医学工程的主要研究内容

生物学是研究生命现象的科学;医学是解决人类防病治病,保护人民健康的科学;工程技术是研究创造新材料、新工艺、新技术、新仪器设备的科学。从目前发展来看生物医学工程学学科分类有两种趋势:一是以应用范畴为依据的学科分类,可分为医学工程、临床工程、康复工程、环卫工程、中医工程;二是以学科专业为依据的学科分类,大致可分为生物力学、医用材料(或生物材料)、人工器官、生物信息、生物控制、生物传感器、生物反馈、生物能量与质量传递、医学电子、医学仪器及装备、人工智能、医用超声、医用激光、辐照医学、核医学。医学图像处理及医学物理等。

一、生物力学

生物力学是研究生物体与力学关系的学科。生物力学包括的内容非常广泛,涉及生物分子、细胞、组织、器官、系统、生物个体、个体与环境、生物群体甚至生物体与整个宇宙的关系及运动。所以当前生物力学可分为分子生物力学、细胞生物力学、组织生物力学、器官力学、系统力学、人与环境生物力学、生物流体力学等。骨、牙和其他硬组织生物力学的发展,已提供了丰富的生物体运动及受力的知识;循环流体力学和呼吸力学大大地推动了心血管系统和呼吸系统的研究与疾病诊疗;体内各部分之间、体内与体外的动量、热量和质量的传递,已为新陈代谢等生理过程提供了定量的解释，为疾病的治疗和组织及器官的替代物奠定了基础；细胞力学的建立，使生物力学向微观发展，从细胞、分子水平上揭示生命体的运动规律；人工器官的力学研究，为进一步发展更高级的人工替代物奠定了理论基础；此外，生物力学在循环系统的动力学原理，心脑血管疾病防治，人工心脑瓣膜、人工关节、细胞应力与生长及组织工程等方面也取得较大成果；随着生物材料的发展，材料本身的力学特性以及材料在生物体内的力学性能，也成为生物力学的重要研究领域。

二、生物材料学

生物材料学研究的对象是用于治疗、诊断和替代生命体的组织与器官的全部或部分功能，目前生物材料已成功地应用于人工骨与关节，医用导管、人工肾、人工心脏瓣膜、人工植入物（如血管类），齿科材料，药物释放载体等。常用材料有生物陶瓷、记忆合金、骨水泥、高分子中空纤维、聚氨酯、硅橡胶、生物梯度材料、生物降解材料、细胞与人造材料结合的杂化材料（组织工程活性材料）等。除了人工材料以外，也可以是天然的，如胶原、甲壳素等，或者是这些天然材料与人工材料相结合的材料，还可以是有生命的生物活性分子、细胞，或是活体组织与无生命功能材料（或杂化材料），或组织工程材料。

生物材料学研究涉及无机化学、有机化学、高分子化学、无机材料学、有机材料学、高分子材料学、金属材料学、生理解剖学、病理学、医药学、内外科学等。

三、组织工程学

组织工程学是应用生命科学和工程学原理和方法去认识动物的正常和病态组织结构与功能的关系，设计、构造、改良、培育、保养活组织，研制生物替代物，用以修复和重建器官的结构，维持与改善组织器官的一门新兴边缘学科，是综合细胞生物学、材料科学、生物化学、生物力学、移植学、临床医学等学科的交叉领域。组织工程学的出现为现代医学的发展与进步开辟了一个新领域。组织工程学带动了组织工程材料和仿生人工器官的出现。组织工程材料是利用组织工程技术将生物相容性材料作为骨架（或载体）和生物机体材料（如细胞、基因和生长因子）合成具有生命力的生物替代材料，用于制备组织工程化的组织与器官。应用组织工程技术研制的“真正的”仿生活性组织和人工器官，使人工器官的“活的”备件置换式的梦想成为可能。

四、人工器官

广义上讲，人工器官是人造的或人工合成的可以部分或全部的、短期或长期地、体内或体外地用于替代人体自然器官的装置。至今为止，人体各个生理系统的大多数器官（大脑和少量器官除外）都有了人工替代物。狭义上讲，只有那些替换了原自然器官的位置，并能发挥其全部功能的人造装置才能称得上是真正的人工器官。目前使用与开发的人工器官多是广义的人工器官。狭义的人工器官还仅是人们的愿望和未来努力的方向。人工器官有很多分类方法，按人体系统分，可将其分为心血管人工器官、呼吸系统人工器官、泌尿系统人工器官、消化系统人工器官、感觉系统人工器官、运动系统人工器官、神经系统人工器官、生殖系统人工器官等。按功能分类，可将人工器官分为支持运动功能的、支持血液循环功能的、支持呼吸功能的、具有血液净化功能的、支持消化功能的、支持排尿功能的、具有内分泌功能的、支持生殖功能的、具有神经传导功能的、具有感觉功能的人工器官等。研究与开发人工器官，除了生物材料和生物力学的内容以外，还要涉及生命体的电、磁、热等信号，这些信号的识别、处理、反馈对于人工器官的开发是至关重要的。

五、生物医学传感器

生物医学传感技术是把生物体的各种物理的、化学的生理活动信息，转换成与之有确定函数关系的电信息的变换技术，是拾取人体信息的测量装置的核心。生物医学传感技术常用的传感器大体分为3类，即物理型、化学型、生物型传感器。生物医学传感技术已广泛地应用于基础医学、临床医学和生物医学工程的研究中，具有知识密集、可靠性高、工艺精细等特点。未来的生物医学传感器是向着微系统、多参数、智能化等方向发展，其应用涉及床边监测、在体监测、无损监测、细胞内监测、仿生传感器、基因探测等。化学传感器、酶电极、离子电极、气体电极、DNA芯片等是现代传感器研究的新领域，它们有助于将人体生物分子变化的信息与传统的电子电路、电光混合电路、微电子技术等结合起来，以实现医疗仪器的自动化、智能化。

六、生物医学信号检测、处理与识别

生物医学信号检测、处理与识别是研究生命原理和生物医学工程的主要手段之一。生物医学信号检测是对生物体中包含的生命现象、状态、性质和成分等信息进行检测和量化的技术。生物医学信号的特点：噪声强、信号弱。生物医学信号处理是从被干扰和噪声淹没的信号中提取有用的生物医学信息特征，需要借助于低噪声电子器件和高共模抑制比的差分放大电路，进行信号检测，并利用计算机信号处理技术进行弱信号提取。研究主要集中在3个方面：一是使用高精密器件，降低传感器与放大器的固有噪声，尽量提高信噪比；二是研制适合弱信号检测的原理，并能满足特殊需要的器件；三是研究并采用各种弱信号监测技术和计算机算法。

七、生物医学图像

生物医学图像研究分为医学成像和图像处理。成像主要是借助物理、机械和电子计算机把人体医学信息以图像的形式呈现出来。图像处理主要是借助计算机数字图像处理技术，对图像进行识别、分割、分类、解释与分析等，更利于医师作出判断。医学成像上按大类分主要有X线成像、超声成像、磁共振成像、放射性同位素成像、红外热成像、内窥镜成像、显微图像、电阻抗成像等。每一大类成像都有其适合领域，它们通过互补、融合，更好地提供人体诊断信息。医学图像处理是计算机图像处理在医学上的应用，主要内容有数字图像的形成、医学数字图像处理系统的基本组成、医学图像的数据源、图像与视觉、图像的数据结构及基本统计特征、图像运算与变换、图像增强与应用、图像恢复及几何校正、图像的编码、图像分析、图像的几何尺寸测量与医学图像的重建、医学图像的DICOM结构等。

八、生物系统的建模与控制

生物系统各个层次上的系统建模、仿真、辨识与控制，无论是传统的生物医药领域还是新兴的基因调控领域，大量的复杂现象都需要进行精确的定量描述。传统的方法是进行大量的重复试验来获取数据，从中寻找统计规律，可以充分利用这些数学、计算机工具，首先对生物医药、基因调控中的生物信息进行储存、检索、分析、处理，再综合考虑建立数学模型，通过对数学模型的理论分析和数值计算，后为医疗诊断和生物医药的研制提供相关解决方案。生物系统建模和控制已广泛应用在人体循环系统、神经系统、呼吸系统、免疫系统和流行病研究等方面。

九、物理因子的生物效应及治疗作用

物理治疗是康复医学中的一个重要组成部分，它包括物理因子治疗技术和运动治疗技术。物理因子治疗指利用天然或人工物理因子，如采用声、光、电、磁、辐射等手段作用于人体，以提高健康水平，预防和治疗疾病，恢复或改善身体功能与结构、活动以及参与能力，达到康复目的的治疗方法，已成为药物和手术治疗以外的重要治疗手段。放射性疗法、超声碎石、体外反搏、激光治疗等已在临床广泛应用。

十、医疗器械

医疗器械是基于多学科、高新技术综合的产物，涉及机械、光学、电子、信息、材料等学科。医疗器械产业是事关人类生命健康的多学科交叉、知识密集、资金密集型的高新技术产业，其发展水平代表了一个国家的综合实力与科学技术发展水平。

十一、中医工程

应用现代科技手段使中医理论、临床诊治手段科学化、现代化。中医诊疗设备主要分为诊断和治疗两类。中医诊断设备有脉象仪、舌象仪、经穴探测仪、腹诊仪、呼吸动度检测仪、面诊仪、闻诊仪、耳诊仪等。中医治疗仪器是根据中医辨证的结果，利用中医的治疗原则提供相应的治疗参数，并在中医辨证施治的过程中发挥临床治疗作用的仪器如电针仪、灸疗仪和经络导平仪等。

十二、生化工程

将生物技术的实验室成果经工艺及工程开发，成为可供工业生产的工艺过程，常称为生化工程。生化工程是生物工程的重要组成部分，包括底物或营养液的准备、预处理、转化以及产品的分离、精制等工程和工艺问题。一般把发酵工程、动植物细胞的大规模培养、酶工程、生化反应工程、生物分离工程（下游工程）、生物功能元件（如酶电极）以及生物过程中的控制和优化都包括在生化工程之内。

大剂量生物反应器研究与设计已取得很大进展。生物反应器是利用酶或生物体（如微生物）所具有的生物功能，在体外进行生化反应的装置系统，是一种生物功能模拟机，如发酵罐、固定化酶或固定化细胞反应器等。基因工程又称基因拼接技术和 DNA 重组技术，是以分子遗传学为理论基础，以分子生物学和微生物学的现代方法为手段，将不同来源的基因（DNA 分子），按预先设计的蓝图，在体外构建杂种 DNA 分子，然后导入活细胞，以改变生物原有的遗传特性，获得新品种，生产新产品。基因工程技术为基因的结构和功能的研究提供了有力的手段。

十三、医学领域相关的其他内容

（一）心脑血管辅助装置的研究

当前心脑血管病仍是威胁人类生命健康的一大杀手，防治心脑血管病仍是现代医学首要任务之一。心脏起搏装置不仅治疗心脏传导障碍有效，而向多功能起搏、除颤、埋植式自动电复律等方面发展。血管内窥镜干预技术、心室辅助装置（VAD）、人工心脏瓣膜防钙化、长寿命生物瓣、全碳质机械瓣、人工血管、心搏骤停的急救装置、脑血管病的介入诊疗装置等都是当前研究的重点。

（二）新型肿瘤检测、治疗装置

开发新型有效、有助于尽早发现、诊断和治疗癌症的装置仍是目前生物医学工程研究的重点。利用影像学方法检测癌症，在早期发现癌症方面有一定限制。急需开展探测癌症诊断的新途径、新方法，新型癌症监测仪器以及癌症治疗装置的研究，如通过对癌干细胞的研究，已经研制出癌症疫苗、特效药、抑制剂等。

（三）医学人工智能和医学专家系统

人工智能是计算机科学的一个分支，涉及的领域包括语音识别、图像识别、机器人、专家系统等。信息化和医疗数据的规模和质量推动了医疗健康的进步和发展。人工智能在医疗大数据领域的参与度非常高。相比人脑，人工智能的优越性在于可以更高效地处理海量数据，迅速找到一些特征和规律。在图像识别上，人工智能的优越性表现得特别突出。人工智能可以利用庞大的医学知识库和数据库，建立医师的临床辅助决策系统，帮助医师进行诊断。

（四）无创或微创诊疗技术

为了减少诊疗中出现的损伤，现代医学从“有创”到“无创”是人类医学发展的必然趋势与永恒追求。这一诊疗技术的发展与介入医学的关系密切，它是以影像学为诊断基础，利用导管等技术，在影像监视下对一些疾病进行非手术治疗，也可以在影像监视下，利用导管等技术，取得组织学、细菌学、生理和生化资料，以明确器官病变性质。

（五）康复医疗装置

康复医学和预防医学、保健医学、临床医学并称为“四大医学”，它是一门以消除和减轻人的功能障碍，弥补和重建人的功能缺失，设法改善和提高人的各方面功能的医学学科，也就是功能障碍的预防、诊断、评估、治疗、训练和处理的医学学科。康复医疗装置为健康身体，恢复伤残功能，发挥越来越大的作用，市场需求量大。

（六）意外事故的防护装置

当前研制防护创伤保护人身安全的急救技术，是仅次于防治心脑血管病、癌症的又一重要领域。如高速保护系统，冲击力保护装置，加速度保护装置，高压、低压环境的安保，高温、低温环境的安保技术都是生物医学工程中出现的新课题，值得重视。以上所列只是生物医学工程应用的部分方面，生物医学工程师可以发挥才干和技能的领域还有很多。

（陈咏俊）

第三节　生物医学传感器

一、概述

人体的感觉器官完成传感器功能，通过眼（视觉）、耳（听觉）、皮肤（触觉）来感知外界的光、声、温度、压力等物理信息，通过鼻（嗅觉）、舌（味觉）感知气味和味道这样的化学刺激。传感器作为信息获取与处理的装置在整个信息处理系统中占有十分重要的地位，它是信息处理系统的三个构成单元（传感器、通信系统、计算机）的基础。一个系统所能提取信号的精度直接取决于传感器，传感器的设计是信息处理的首要考虑因素。国家标准 GB7665-87 对传感器的定义：能够感受规定的被测量并按照一定规律转换成可用输出信号的器件和装置。传感器技术是一个汇聚物理、化学、材料、器件、机械、电子、生物工程等多类型的交叉学科，涉及传感检测原理、传感器件设计、传感器开发和应用的学科。

生物医学传感器广泛应用于临床医学和生物学研究中的各种生理、生化参数测量，在医学诊断中具有极其重要的作用。为了准确进行医学检测，传感器的设计和使用必须满足一定的精度、测量范围、响应时间、灵敏度、分辨率和重复性等性能指标，同时根据具体情况的特殊性，要求能够提供安全、有效的测量。

传感器一般有敏感元件、转换元件和转换电路三部分构成。敏感元件是能够敏感地感受被测量并做出响应的元件。为了获取被测量的精确数值，不仅要求敏感元件对被测量的时间、频率响应有足够的灵敏度和稳定性，还希望它尽量减少环境因素影响。转换元件指传感器中能将敏感元件输出转换为适于传输和测量的电信号部分。有些传感器的敏感元件与转换元件是通过同一元件完成。转换电路是将上述信息参数接入电路，以转换成电量输出的部分，一般需要完成基本放大、阻抗匹配以利于后续仪表测量接入。

(一)传感器的分类

同一个传感器可以同时测量多种参数，而对于同一个被测量的物理量，又可用多种传感器进行测量。传感器有许多分类方法，可以按照它们的转换原理、用途、输出信号类型以及制作的材料和工艺等进行分类。常用的分类方法有两种，一种是按被测物理量来分，另一种是按传感器的工作原理来分类。

传感器类教材上通常按被测物理量把传感器归为三大类：物理传感器、化学传感器、生物传感器。

1.物理传感器

物理传感器是利用某些物理效应，把被测量的物理量转化成为便于处理的能量形式的信号的装置。主要的物理传感器有光电式传感器、压电式传感器、压阻式传感器、电磁式传感器、热电式传感器、光导纤维传感器等。如利用金属材料在被测量作用下引起的电阻值变化的应变式传感器；利用半导体材料在被测量作用下引起的电阻值变化的压阻效应制成的压阻式传感器；利用磁阻随被测量变化的电感式、差动变压器式传感器等。物理型传感器又可以分为结构型传感器和物性型传感器。结构型传感器是以结构（如形状、尺寸等）为基础，利用某些元件相对位置或外观尺寸变化感受被测量，并将其转换为电信号实现测量。例如电容式压力传感器，当被测压力作用在电容式敏感元件的动极板上时，引起电容间隙的变化导致电容值的变化，从而实现对压力的测量。物性型传感器是利用某些功能材料本身所具有的内在特性及效应感受（敏感）被测量，并转换成可用电信号的传感器。例如利用具有压电特性的石英晶体材料制成的压电式压力传感器，就是利用石英晶体材料本身具有的正压电效应而实现对压力的测量。

2.化学传感器

化学传感器是利用电化学反应原理，把物质成分、浓度等转换为电信号的传感器。最常用的是离子敏传感器，即利用离子选择性电极，测量溶液的 pH 或某些离子的浓度（如 K^+、Na^+、Ca^{2+} 等）。化学传感器主要有识别系统和传导系统组成。识别系统主要功能是选择性地与待测物发生作用，将所测得的化学参数转化成传导系统可以产生响应的信号。化学传感器的主要研究就是分子识别系统的选择以及如何将分子识别系统与合适的传导系统相连接。

化学电极是常用的化学传感器，主要是利用电极界面（固相）和被测溶液（液相）之间的电化学反应，即利用电极对溶液中离子的选择性响应而产生的电位差。所产生的电位差与被测离子活度对数呈线性关系，故检测出其反应过程中的电位差或变化的电流值，推算出被测离子的活度。化学传感器的核心部分是离子选择性敏感膜。膜可以分为固体膜和液体膜。其中玻璃膜、单晶膜和多晶膜属固体膜；而带正、负电荷的载体膜和中性载体膜则为液体膜。

3.生物传感器

用固定化生物成分或生物体作为敏感元件的传感器称为生物传感器。生物传感器与物理传感器和化学传感器的最大区别在于生物传感器的感受器中含有生命物质。生物传感器具有两个特殊的组成部分：是由固定生物体材料和适当转换器件组合成的系统。生物敏感材料作识别元件(包括酶、抗体、抗原、微生物、细胞、组织、核酸等生物活性物质)作为中介物，它们对于特定的化学成分(即被测物)具有很强的选择性，与生物识别元件紧密结合从而构成传感器的支撑部件。这类传感器的功能就是将生化反应的结果转换成特定的化学物质，生成浓度成正比的声、光、热等物理信号，然后选择适当的物理或化学换能器(如氧电极、光敏管、场效应管、压电晶体等)及信号放大装置构成的分析系统对生物信号进行检测。根据生物传感器中分子识别元件可分为酶传感器、微生物传感器、细胞传感器、组织传感器、免疫传感器和 DNA 传感器。根据生物敏感物质相互作用类型可分为生物亲和型生物传感器、代谢型生物传感器和催化型生物传感器。根据生物传感器的转换元件即信号转换器分类有生物电极传感器、半导体生物传感器、光电生物传感器、热生物传感器、压电生物传感器等。

(二)传感器的静态特性

传感器作为感受被测量信息的器件，希望它能按照一定的规律输出待测信号，通过研究传感器的输出——输入关系及特性，以便指导其设计、制造、校准与使用。传感器输入信号可分为静态量(即输入量是不随时间变化的常量)和动态量(即输入量是随时间而变化的量)，传感器所表现出来的输出特性也被分为静态特性和动态特性，传感器必须具备良好的静态和动态特性，这样才能完成信号无失真转换。

1.定义

传感器的静态特性是指传感器在静态工作条件下的输入输出特性。所谓静态工作条件是指传感器的输入量恒定或缓慢变化而输出量以达到相应的稳定值的工作状态，这时，输出量为输入量的确定函数。

2.主要静态性能指标

传感器静态性能指标是衡量传感器静态性能优劣的重要依据。衡量一个传感器检测系统静态特性的主要技术指标有灵敏度、分辨率、线性度、测量范围、迟滞、重复性等。

(1)灵敏度：灵敏度(静态灵敏度)是传感器或检测仪表在稳态下输出量的变化量叙与输入量的变化量 Δx 之比，用 K 表示。

如果检测系统的输入输出特性为非线性，则灵敏度不是常数，而是随输入量的变化而改变，应以 dy/dx 表示传感器在某一工作点的灵敏度。为了测量需要一般要求传感器具有较高的灵敏度，灵敏度增加必将带来测量范围变小，所以要进行折中考虑。

(2)分辨率：分辨率也称灵敏度阈值，即引起输出量产生可观测的微小变化所需的最小输入量的变化量。当输入量改变 Δx 时引起输出量变化，Δx 小到某种程度，输出量就不再变化了，这时的 Δx 就是灵敏度阈值。存在灵敏度阈值的原因有两个。一个是输入的变化量通过传感器内部被消耗掉，因而反映不到输出端。第二个原因是传感器输出存在噪声。如果传感器的输出值小于噪声水平，就无法把有用信号和噪声分开。对数字显示的测量系统，分辨率是数字显示的最后一位所代表的值。对指针式测量仪表，分辨率与人们的观察能力和仪表的灵敏度有关。

(3)线性度：线性度是用来评价传感器的实际输入输出特性对理论拟合的线性输入输出特性的接近程度的一个性能指标，即传感器特性的非线性程度的参数。线性度的定义为：传感器的实测输入输出特性曲线与理论拟合直线的最大偏差与传感器满量程输出之比的百分数表示。线性度又称为“非线性误差”。

线性度的大小是以一拟合直线或理想直线作为基准直线计算出来的，基准直线不同，所得出的线性度就不一样，因而不能笼统地提线性度大小，必须说明其所依据的拟合基准直线。比较传感器线性度好坏时必须建立在相同的拟合方法上。按照所依据的基准直线的不同，线性度可分为理论线性度、端基线性度、独立线性度、最小二乘法线性度等。

(三)传感器的动态特性

传感器动态特性是指传感器对于随时间变化的输入信号的响应特性。传感器输入量是时间的函数，输出量也是时间的函数。传感器的时间响应可分为瞬态响应和稳态响应，瞬态响应是指传感器从初始状态到达稳态的响应过程。稳态响应是指时间趋于无穷大时传感器的输出状态。影响动态特性除固有因素外，还与输入信号变化的形式有关。动态特性一般从频域和时域两方面研究，用正弦信号、阶跃信号做标准信号如图 14-1 所示，输入正弦信号，分析动态特性的相位、振幅、频率，称频率响应或频率特性。输入阶跃信号分析传感器的过渡过程和输出随时间变化情况，称阶跃响应或瞬态响应。

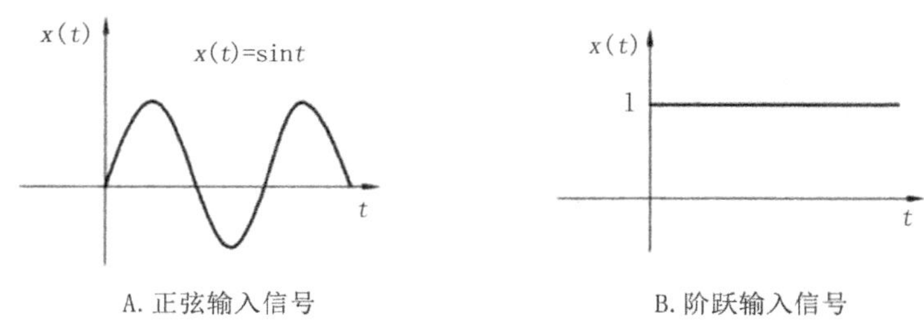

A. 正弦输入信号　　B. 阶跃输入信号

图 14-1　典型地输入信号

传感器是一信号转换元件，当外界有一激励施加于系统时，系统对外界有一响应，系统本身的传输、转换特性可由传递函数表示，为分析动态特性首先要由数学模型求出传递函数。假设传感器输入、输出在线性范围变化，它们的关系可用高阶常系数线性微分方程表示。

评价传感器动态特性指标：一阶系统主要是时间常数、二阶系统有固有振荡频率、阻尼比、超调量等。

二、敏感材料

敏感材料是构成传感器的基础与核心，是指可以感知物理量、化学量或生物量(如电、光、声、力、热、磁、气体、湿度、离子、各种酶等)的变化，并根据变化量表现出性能改变的功能材料。一般而言，敏感材料应具有以下性能。

(1)敏感性，灵敏度高、响应速度快、检测范围宽、检测精度高、选择性好。

(2)可靠性，耐热、耐磨损、耐腐蚀、耐振动、耐过载。

(3)可加工性，易成型、尺寸稳定、互换性好。

(4)经济性,成本低、成品率高、性价比高。敏感材料种类繁多,按照功能不同,敏感材料可分为导电材料、介电材料、压电材料、热电材料、光电材料、磁性材料、透光和光导材料、发光材料、激光材料、红外材料、隐身材料、梯度功能材料、机敏材料、智能材料、纳米材料、仿生材料等;根据材料学的一般分类方法,敏感材料还可以分为金属敏感材料、陶瓷敏感材料、有机敏感材料、半导体敏感材料等,本节按照第二种分类方法进行介绍传感器敏感材料。

(一)金属敏感材料

金属的最大的特征是电子可以在金属中自由运动,若物理量的变化可以影响自由电子的运动,则可以通过控制自由电子的多少与运动状态进行物理量的检测。金属磁性材料通过外界控制磁性改变也是测量的基础,利用外界条件影响其自旋的排列进行物理量的检测。大部分金属在极低温下还能显示出超导性,超导材料是弱磁场检测的核心元件。金属可制成利用热膨胀和相变的金属敏感元件。此外金属在形状记忆材料、储氢材料等方面也有很大的应用。根据金属敏感材料的使用范围不同,可分为磁敏金属材料、温敏金属材料、形变金属材料和超导敏感材料。

1.磁敏金属材料

材料的电阻值随外界磁场变化而变化的现象称为磁阻效应。磁阻效应可分为基于霍尔效应的普通磁阻效应和在强磁体中出现的各向异性磁阻效应。对于强磁体金属(Fe、Co、Ni 及其合金),当外磁场的方向平行于磁体内部磁化方向时,电阻几乎不随外磁场变化,但若外磁场偏离内磁场的方向,则电阻减小。因磁阻效应的存在,在回路中,元件两端电压随外磁场变化而变化,从而根据变化地端电压检测磁场的大小。

2.温敏金属材料

金属系温度敏感元件典型的输入-输出关系,在利用机械量的敏感元件中,有双金属、形状记忆合金等,其特点是精度低,但廉价、简便。而利用电阻温度依赖关系温敏元件使用温度范围广,且精度高,例如常见的有利用热电势的温敏元件。利用马氏体相变的形状记忆合金和规则-不规则相变中的电阻变化的熔断丝是利用相变的例子。利用磁性的温度依赖性的敏感元件中典型的是感温铁氧体,但金属系磁铁是磁补偿合金,使用实例较少。另外开发研究的还有光磁敏感元件、超导相移等金属材料。

近年来基于超大规模集成电路技术的传感器集成化趋势,迫切要求从原来的体传感器转变到薄膜传感器,薄膜温敏元件包括各类金属敏感元件薄膜化及与体材特性不同的薄膜敏感元件。实际中,薄膜的电阻率受薄膜表面产生的电子散射及薄膜晶粒间界散射、杂质散射等影响,缺陷对金属薄膜的电阻影响也较明显。将金属薄膜用于温度敏感元件时必须控制膜厚和晶粒尺寸。而用于薄膜热电偶时,还需要控制合金成分。近年来,薄膜敏感件的研究焦点是超晶格膜和多层膜,并注重通过控制晶粒来改变薄膜的电阻特性。

3.形变金属材料

形变规是利用物质因受力而电阻发生变化的敏感元件。用作形变规的材料有金属、半导体、电介质等。金属材料使用最早,与半导体相比具有容易制作、耐高温、抗冲击性好,弹性范围大等特点。

另一种形变金属材料为磁性金属材料。强磁性体一旦被磁化就表现出尺寸变化的性质,通常称为磁致伸缩效应。反之若给强磁体以形变致使内部磁化发生变化,则称为反磁致伸缩效应。磁致伸缩产生的原因是磁偶极矩变化而产生晶格离子位置的偏移,磁弹性结合能变化引起晶格离子位置的偏移,以及由自旋引起的传导电子云分布的变化等。磁致伸缩效应可以用于开发形变敏感元件，采用矽钢和磁性铁氧体的荷重敏感元件、转矩敏感元件。

4.超导敏感材料

超导材料有三个临界值，即临界电流密度、临界转变温度、临界磁场。利用这些基本性质可制成电流、温度、磁场敏感元件。人体弱磁场测量的核心是约瑟夫逊效应的磁敏元件。其主要是基于超导量子干涉原理。经典力学中，若两个区域被一个势垒隔开，则只有粒子具有足够的能量时，才会从一个区域进入另一个区域。量子力学中，粒子具有足够的能量不再是一个必要条件，一个能量不太高的粒子也可能会以一定的概率“穿过”势垒，即所谓的“隧道效应”。在两块超导体间插入纳米级绝缘体，超导电流会从一块超导体无阻碍通过绝缘层到另一块超导体。此超导体/绝缘体/超导体结被称为约瑟夫逊结。

超导量子干涉仪（SQUID）是在用超导体制作的环内引入一个或两个约瑟夫逊结制成的器件，若检测电路中使用高频电流称为 RF SQUID，而使用直流驱动的称为 DC SQUID。以 SQUID 为基础派生出各种传感器和测量仪器，可以用于测量磁场、电压、磁化率等物理量。超导量子干涉仪的灵敏度可以达到 10^{-15} T，可以用于人体心磁场与脑磁场的检测。

（二）半导体材料

半导体最大特征是运输电流的荷电粒子（电子或空穴）的密度可在很宽的范围内变化，且可利用此变化对电阻进行控制。从敏感元件的观点来看，若来自外界的作用可改变半导体内电子的运动状态和数目，则可将外部作用的大小可转换为电信号。

半导体材料具有半导体性质的元素、化合物等材料广泛用作敏感材料，此类敏感元件若按照测量对象进行分类，主要有光、温度、磁、形变、湿度、气体、生物等敏感元件。

晶体半导体可以分为单晶和多晶，它们内部的原子都按照一定的规律排列着。用于敏感元件的 Si 的晶体结构几乎都是单晶。近年来随着薄膜化的要求非晶 Si 等作为敏感材料受到重视，可在低温下进行薄膜制作，不必选择制膜时的衬底种类，且可利用微细加工技术，具有微型化等特点，是实现传感器集成化、多功能化的首选材料。化合物半导体是由两种或两种以上元素的原子构成，从材料角度，涉及ⅡA～ⅤA 族、ⅡB～ⅥA 族、ⅣA～ⅣA 族等多种类型。以 GaAs 为代表的ⅢA～ⅤA 族化合物半导体构成原子配置几乎都是具有正四面体配位结构的立方晶系的闪锌矿结构。其能带结构几乎都是直接跃迁型。GaAs 的电子迁移率比 Si 大 6 倍，可有效地利用其特点作为光器件和高速器件材料。

（三）陶瓷敏感材料

无机陶瓷材料是以离子键为主的无机化合物，再加上 Si_3N_4、SiC 之类的氮化物、碳化物等。

1.化学敏感元件用陶瓷材料

化学敏感元件是获取被测对象的化学特性并将其转换为电信号或光信号加以检测的元件。化学敏感元件主要是利用化学反应进行化学物质的识别并获取有关的信息。因为化学反应通常通过物质间的电子的授受进行，所以化学敏感元件是利用以敏感元件本身为物质一方，而物质的另外一方为外界物质，其间进行电子授受的结果使敏感元件的电性质发生变化的现象制成的。通过敏感元件检测就可以知道此化学物质是什么和存在的量是多少。

根据气体分子与固体敏感材料的关系，化学敏感元件的作用机制：气体分子的物理吸传感器基础附、气体分子的化学吸附和化学反应、气体分子深入固体中和气体分子透过固体。

（1）物理吸附，例如湿敏元件工作时，水吸附于多孔介质表面，由于水的质子传导、电荷移动，从而使多孔介质电导率发生变化，或者由于吸附水的极化，电容值发生变化。

(2)化学吸附,气体分子吸附于敏感材料表面,与表面产生电子授受,而使敏感材料的电子浓度发生变化,从而改变其电导率。

(3)化学反应,以基于可燃性气体的氧化催化传感器为例,在氧化活性最高的铝催化剂与可燃性气体的氧化催化反应过程中,氧化反应的进行和可燃性气体的浓度相对应,且使铝/氧化铝催化剂的温度上升,从而利用埋入催化剂中的铂金丝电阻的变化检测气体浓度。

(4)气体成分分子深入固体中,因为氧化物中氧离子与气相氧处于平衡状态,所以氧缺陷浓度(晶格间的氧离子侵入或空位)随氧分压而变,电子或空穴浓度随缺陷浓度增加,从而使氧化物的电导率发生变化。

(5)气体成分分子透过固体,固体电解质两侧的气氛不同,固体中的特定离子就由浓度高的一侧向浓度低的一侧移动,即产生浓淡电池电动势。由于此电动势依赖于两侧气氛的浓度比,所以根据电动势的值可选择性地测定被测气体的浓度。

2.物理敏感元件用陶瓷材料

陶瓷具有绝缘性、磁性、介电性、导电性(半导性)等性质。当物质上加有外电场时,电荷载体(电子、空穴、阳离子、阴离子)的行为大致有如下两种,第一种是电荷载体受电场力的作用后在物质中做宏观移动,并伴有电流产生的导电性;第二种是电荷载体被束缚在确定的位置上,当受到电场力时,产生短暂的微观移动的介电性。由于这些电荷载体的轻微移动而使正、负电荷的重心不一致,这样的现象称为极化。

产生极化的机制:①电子极化,由原子内的电子与核的相对位置发生改变而产生的极化;②离子极化,在离子性化合物中,由于正、负离子的中心偏移而产生的极化;③定向极化,由于对偶极距电场取稳定方向而产生的极化;④空间电荷(界面)极化,在多晶等不均匀电介质中,由于电荷载体聚集在特定空间或界面产生的极化。电介质性质与组成原子和晶体结构间的关系极大。在 32 种晶系中,不具有对称中心的 20 种晶系为压电性晶系,一旦施加应力或位移,正电荷和负电荷的中心变得不一致,从而产生极化。在显示压电性的 20 种晶系中,对称性特别差的 10 种晶系,在既不加电场也不加应力的状态下,一开始就产生自发极化。一旦温度变化,晶体的热膨胀和热振动状态就发生变化,使晶体表面出现极化,此现象称为热释电性。

(四)有机高分子敏感材料

传感器的发展主要以无机敏感材料为中心,但随着高分子材料技术的发展,使得基于有机高分子材料的传感器迅速被开发利用,有机高分材料易加工,易做成大面积材料;合成新结构分子的自由度大;可实现在无机敏感材料中难以达到的识别功能等优点。医用高分子材料的敏感元件主要有有机热敏电阻、红外敏感元件、超声波敏感元件等。

如聚乙烯基咔哩类高分子,暗电导完全处于绝缘区域,却显示出相当大的光电导性。这一发现使高分子材料在电子摄影式复印机和激光晒图机用大面积薄膜感光体中得到广泛应用。极性高分子聚乙烯薄膜是为电容器应用而开发的高价电率薄膜,若将薄膜朝一个方向做拉伸处理,在薄膜中存在微晶结构,该微晶结构中的偶极子按一定方向排列,即存在极性微粒,对外产生电性。这种高分子驻极体在大面积压电、热释电薄膜方面有广阔的应用前景。液晶材料不是高分子物质,液晶显示材料的研制成功使很多研究者认识了有机低分子材料的重要性。有机低分子物质特别是色素物质已被使用作为电子摄像感光体和激光色素材料,有机低分子晶体中低维金属导电性的发现和利用光化学性烧孔效应的超高密度存储元件的提出,使得有机低分子材料在新型电子材料及器件方面的重要性大大增强。

有机高分子材料的响应特性可分为物理响应和化学响应，其中物理响应包括电、磁、光、射线、温度、压力等，这些信息被转换成电特性变化。

高分子敏感材料可分为导电高分子材料、光电导性高分子材料、压电性高分材料、热释电性高分子材料、感光性高分子材料等。高分子材料的导电机制主要分为三大类：由杂质等产生的离子导电；由电子和空穴产生的能带传导和跃迁传导；由导电性填料形成的导电通路。高分子材料的导电性随外界作用而发生变化，所以可构成敏感元件。

光电导高分子材料是指有机材料被光照射时所产生各种物性变化，如发光、光介电效应（折射率、电容改变）、光电导性或光电动势等。在光纤芯线中采用非晶高分子材料的光纤称为塑料光纤，芯线常采用聚甲基丙烯酸酯。

高分子材料显示压电性的必要条件是材料本身具有极大的自发极化，由形变引起的自发极化变化的现象称为压电效应；由温度引起自发极化变化称为热释电效应。热释电率与压电率的相关性极强。除聚偏二氟乙烯外，聚二氟乙烯和聚三氟乙烯的共聚物等有氟系高分子薄膜都具有自发极化。这些高分子固体是结晶高分子，其中在称为β型晶体的高分子，由于CF_2的永久双极子排列在同一方向，所以这种晶体是极性微晶。实际上高分子薄膜可有微晶区和非微晶区构成，多数微晶极化方向是随机的，所以就薄膜整体而言不具有自发极化，然而在某一温度下加热并加上高的直流电压，实行原样冷却的还原处理，使得薄膜中极化取向一致而体现出自发极化。高分子薄膜的压电系数和热释电系数是还原处理的函数。大规模集成电路的制造成功，离不开称为抗蚀剂的高分子材料和微细加工技术，该材料是因可见光照射而诱发化学反应，导致对溶剂的溶解性发生变化的材料。由于电子器件高密度化的要求，希望制作微小的图案，从而要求使抗蚀剂产生化学反应的波长更短。在绘制有特定图案的掩膜与抗蚀剂层紧密接触的情况下，经曝光可获得的最小线宽受菲涅耳衍射支配。抗蚀剂有正型和负型，正型就是放射线照射部分产生高分子链的切断反应而增加溶解性。负型则是在照射部分产生交联反应而减少溶解性。

（五）复合敏感材料与智能材料

1.复合敏感材料

复合敏感材料是由两种或两种以上的不同性质的敏感材料通过物理或化学的方法，在宏观（微观）上组成具有新性能的敏感材料。复合敏感材料的组分材料虽然保持其相对独立性，但复合材料不是组分材料的简单加和，而是不同敏感材料在性能上取长补短，产生协同效应，使复合敏感材料的综合性能优于组分材料而满足各种不同要求，因此敏感材料正在由单一材料向复合材料发展。在复合材料中，经常有一项为连续相，称为基体；另一项为分散相，称为增强材料。例如金属纳米粒子可以克服光学衍射极限，将自由空间的光辐射聚焦到纳米尺度的光学器件上。这个过程中由于增强了光与物质之间的相互作用，加之金属纳米粒子和光电器件因源区材料的共振产生巨大的局域场，使得光生载流子有效分离被两端电极收集，从而提高了光电探测器的量子效率。随着石墨烯等新型敏感材料的发现，将聚合物与石墨烯及金属氧化物半导体纳米颗粒（或金属纳米颗粒）三相复合形成新的纳米气敏材料体系，既可充分发挥石墨烯和纳米颗粒的气敏特性和电学性能，又能发挥聚合物对气体分子的特异响应，同时三者的界面键合作用和协同效应还可以增强机体的导电性和敏感性。又如吡咯单体是非致癌物质，对金属离子、气体分子、有机溶剂等有着良好的电学响应特性，同时作为线性共振聚合物，聚吡咯 PPy 还具有一定光导电性质，因此在电极材料、气体传感器、生物传感器、光电传感器等领域均有广泛应用。但单一的 PPy 材料存在难溶、难熔的问题，其导电性、热稳定性、机械强度等性能有待进一步提高。如将

PPy 与 PCP(聚己内酯)、PEO(聚环氧乙烷)等进行复合,将 PPy 与其他有机支撑材料进行复合是解决这些问题的有效途径。

2.智能材料

智能材料是继天然材料、合成高分子材料、人工设计材料之后第四代材料,是现代高技术新材料发展的重要方向之一。智能材料是指具有感知环境(包括内环境和外环境)的刺激,对其进行分析、处理、判断,并采取一定的措施进行适度响应的具有智能特征的材料。

智能材料的基础是功能材料,不是一种单一的材料,而是一个材料系统。确切地说,智能材料是一个由多种材料组元通过有机的紧密复合或严格的科学组装而构成的功能材料。可以说,智能材料是机敏材料与控制系统相结合的产物,或者说是敏感材料、驱动材料和控制系统的有机合成。就本质而言,智能材料就是一种智能机构,它是由传感器、执行器和控制器三部分组成。因为设计智能材料的两个指导思想是材料的多功能复合和材料的仿生设计,所以智能材料系统具有或部分具有如下的智能功能和生命特征。

(1)传感功能,能够感知外界或自身所处的环境条件,如负载、应力、应变、振动、热、光、电、磁、化学、核辐射等的强度及其变化。

(2)反馈功能,可通过传感网络,对系统输入与输出信息进行对比,并将其结果提供给控制系统。

(3)信息识别与积累功能,能够识别传感网络得到的各类信息并将其积累起来。

(4)响应功能,能够根据外界环境和内部条件变化,适时动态地做出相应的反应,并采取必要行动。

(5)自诊断能力,能通过分析比较系统的状况与过去的情况,对诸如系统故障与判断失误等问题进行自诊断并予以校正。

(6)自修复能力,能通过自繁殖、自生长、原位复合等再生机制,来修补某些局部损伤或破坏。

(7)自调节能力,对不断变化的外部环境和条件,能及时地自动调整自身结构和功能,并相应地改变自己的状态和行为,从而使材料系统始终以一种优化方式对外界变化做出恰如其分的响应。

三、生物传感器信号转换器

生物传感器是一类特殊的化学传感器,它是以生物活性单元(如酶、抗体、核酸、细胞等)作为生物敏感基元,对被测目标物具有高度选择性的检测器。它通过各种物理、化学型信号转换器捕捉目标物与敏感基元之间的反应,然后将反应的程度用离散或连续的电信号表达出来,从而检测待测量。

Clark 等最先提出酶电极的设想,他们把酶溶液夹在两层透析膜之间形成一层薄薄的液层,再紧贴在 pH 电极、氧电极或电导电极上,用于监测液层中的反应。各种酶多数来自微生物或动植物组织,因此就自然地启发人们研究酶电极的衍生物:微生物电极、细胞器电极、动植物组织电极以及免疫电极等新型生物传感器,使生物传感器的类型大大增多。

到目前为止,生物传感器大致经历了 3 个发展阶段:第一代生物传感器是由固定了生物成分的非活性基质膜(透析膜或反应膜)和电化学电极所组成;第二代生物传感器是将生物成分直接吸附或共价结合到转换器的表面,而无须非活性的基质膜,测定时不必向样品中加入其他试剂;第三代生物传感器是把生物成分直接固定在电子元件上,它们可以直接感知和放大界面物质的变化，从而把生物识别和信号的转换处理结合在一起。

此处简要介绍常用的生物传感器中的信号转换器。

(一)酶传感器

酶是生物体内产生的、具有催化活性的一类蛋白质，分子量可以为一万到几十万，甚至数百万以上。根据化学组成酶可分为两大类，即胰蛋白酶与结合蛋白酶。前者除蛋白质以外不含其他成分，如胰蛋白酶、胃蛋白酶和脲酶等。后者是由蛋白质和非蛋白质两部分组成，非蛋白质部分若与酶蛋白结合得牢固，不易分离则称辅基；若结合得不牢，可在溶液中离解，则称为辅酶，如常见的烟酰胺腺嘌呤二核苷酸和烟酰胺腺嘌呤二核苷酸磷酸都为脱氢酶之辅酶。另外，根据酶的催化反应类型分为氧化还原酶、转移酶、水解酶、异构酶等。

1.酶的基本特征

(1)酶的高效催化性：酶是一类具有催化活性的蛋白质，在生命活动中起着极为重要的作用，参与所有新陈代谢过程中的生化反应，使得生命赖以生存的许多复杂化学反应在常温下能发生，并以极高的速度和明显的方向性维持生命的代谢活动，可以说生命活动离不开酶。

(2)酶的高度专一性：酶不仅具有一般催化剂加快反应速度的作用，而且具有高度的专一性(特异的选择性)，即一种酶只能作用于一种或一类物质，产生一定的产物，如淀粉酶则只能催化淀粉水解。酶催化的专一性一般表现为对作用物分子结构的立体化学专一性和非立体化学专一性。前者包括对镜像异构体的光学专一性和对顺反异构体的几何专一性；后者包括键、基因和绝对专一性。

酶的这种专一性及其催化低浓度底物反应的能力在化学分析上非常有用。酶-催化反应用于分析目的已有较长的时间，可用于酶的底物、催化剂、抑制剂以及酶本身的测定。

检测物质与固定化酶膜上的酶进行反应，生成热、光、电、质量改变等信号变化，这些信号作用于变换器，通过变换器将物理信号转换成电信号。通过测量检测被测物质及其浓度等检测与酶反应的检测物及浓度。

2.酶生物传感器中酶的固定技术

生物活性酶的固定化是生物传感器制备过程中重要步骤，酶的固定化技术的发展是提高生物传感器性能的关键技术之一，对传感器的性能起决定作用。一般包括吸附法、包埋法、共价键固定法、交联法等。

(1)吸附法：通过非特异性物理吸附法或生物物质的特异性吸附作用将酶固定到载体(如硅藻土、陶瓷、塑料等)表面，方法简单，酶活力不受影响，但是吸附的静电作用力容易受到反应液中变化的影响。

(2)包埋法：即载体(如聚丙烯酰胺凝胶、矽酸盐凝胶、藻酸盐、角叉菜聚糖等)在有酶的存在下发生聚合、沉淀或凝胶化。包埋法是细胞或酶固定化最常用的方法，它是将酶或细胞固定在高分子化合物的三维网状结构中。现有 3 种包埋法，即凝胶包埋法、微胶囊包埋法和纤维包埋法。

(3)共价键合法：利用化学方法将载体活化，再与酶分子上的某些基因反应，形成共价的化学键，从而使酶分子结合到载体上，这是广泛采用的制备固定化酶的方法。

(4)交联法：通过借助于交联剂在酶分子之间、酶分子与载体之间交联形成网络结构而使酶固定化的方法称交联法，常用的载体如胶原蛋白膜、肠衣膜、尼析布、透析膜等。

3.酶传感器的类型

酶传感器是应用固定化酶作为敏感元件的生物传感器。依据信号转换器的类型，酶传感器大致可分为酶电极、酶场效应管传感器、酶热敏电阻传感器等。

(二)电化学型信号转换器

电化学电极(固体电极、离子选择性电极、气敏电极等)作为信号转换器已广泛用于酶传感器、微生物传感器及其他类型的生物传感器中。化学反应与电荷变化密切相关，将待测物质以适当形式置于电化学反应池，测量其电化学性质变化(如电位、电流和电容等)可实现物质含量的测定。

1.基本电化学概念

(1)固体电极的相间电位：将金属电极插入电解质溶液中，从外表看，似乎不起什么变化。但实际上，金属晶格上原子被水分子极化、吸引，最终有可能脱离晶格以水合离子形式进入溶液。同样，溶液中金属离子也有被吸附到金属表面的，最终两者达到一个平衡。荷电粒子在界面间的净转移而产生了一定的界面电位差(图 14-2)。该类电位主要产生于金属为基体的电极，它与金属本性，溶液性质、浓度等有关。

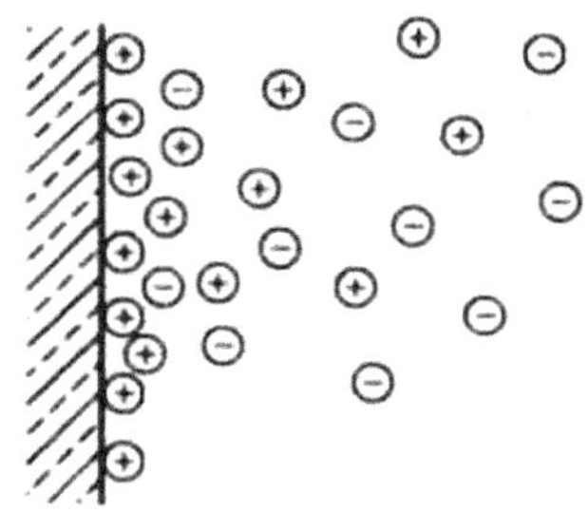

图 14-2　固体电极的相间电位

(2)液体接界电位(浓差电位)：其产生的条件是相互接触的两液存在浓差梯度，同时扩散的离子其淌度不同。如图 14-3，界面两侧 HCl 浓度不同，左侧的 H^+ 和 Cl^- 不断向右侧扩散，同时由于 H^+ 的淌度比 Cl^- 淌度大，最终界面右侧将分布过剩正电荷，左侧有相应的负电荷，形成了液体接界电位。

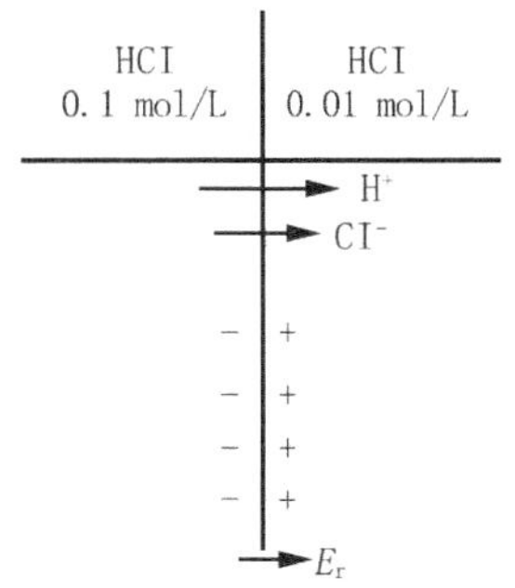

图 14-3　液体接界电位(浓度电位)

2.基本电化学信号测量技术

(1)电位信号测量方法：对于一个选择性膜电极，当其他外界条件固定时，膜电位与溶液中待测离子活度(或浓度)的对数值呈线性关系,即符合能斯特关系式。由于单个电极电位值是无法测量的,通常将待测电极与一个参比电极组成一个电池,测量其电位差值,生物传感器中常涉及用电位法测量 H^+、NH_3、CO_2的浓度。采用的参比电极除了可使用标准氢电极外常常使用甘汞电极和银-氯化银电极。

(2)电流信号测量方法:物质在电极上发生氧化反应或还原反应与其自身的电极电位相关,控制电极电位可以有选择地使溶液中某成分发生氧化反应或还原反应。当电路中有电流通过时电极将发生极化现象,使得电极电位偏离平衡电位值。为了有效地测量和控制研究电极的电位,通常可采用三电极测量体系。电解回路由工作电极和对电极(又称辅助电极)构成,电位的测量和控制由参比电极与工作电极回路实现。测量时采用线性扫描法、恒电位法等方式,测量的电流信号与发生电极氧化(或还原)的物质浓度相关。生物传感器中常涉及用电流法测量 O_2、H_2O_2等其他电活性物质浓度。电化学电极及相关的电化学测试技术具有性能稳定、适用范围广、易微型化特点,已在酶传感器、微生物传感器、免疫传感器、DNA 传感器中得到应用。目前,微电极技术也已应用于探讨细胞膜结构与功能、脑神经系统的在体研究(如多巴胺、去甲肾上腺素在体测量)等生物医学领域。

3.酶电极传感器

酶电极是由固定化酶与离子选择电极、气敏电极或氧化还原电极等电化学电极组合而成的生物传感器,因而具有酶的分子识别和选择催化功能,又有电化学电极响应快、操作简便的特点,能快速测定试液中某一给定化合物的浓度,且需很少量的样品。目前,酶电极用于糖类、醇类、有机酸、氨基酸、激素、三磷酸腺苷等成分的测定。根据电化学测量信号,酶电极主要分为电流型酶电极和电位型酶电极。

(1)电流型酶电极:指将酶促反应产生的物质在电极上发生氧化或还原反应产生的电流信号,在一定条件下,测得的电流信号与被测物浓度呈线性关系。其基础电极可采用氧、过氧化氢等电极,还可采用近年开发的介体修饰的炭、铝和金等基础电极。

(2)电位型酶电极:将酶促反应所引起的物质量的变化转变成电位信号输出,电位信号大小与底物浓度的对数值呈线性关系。所用的基础电极有 pH 电极、气敏电极(CO_2、NH_3)等,它影响着酶电极的响应时间、检测下限等许多性能。电位型酶电极的适用范围,不仅取决于底物的溶解度,更重要的取决于基础电极的检测限。

尿素电极:是一种基于水解酶体系的酶电极。临床检查上,定量分析患者的血清和体液中的尿素对肾功能诊断是很重要的。另外,对慢性肾功能衰竭的患者进行人工透析时,在确定人工透析次数和透析时间施行有计划的人工透析上,尿素的定量分析也是必不可少的。可用氨气敏电极、二氧化碳电极等作为基础电极测定尿素的含量。常用氨气敏电极,其灵敏度高、线性范围较宽。尿素电极已仪器化和商品化,用于临床全血、血清、尿液等样品中尿素含量的测定及尿素生产线监测分析。

GPT 传感器:GPT 即谷氨酸丙酮酸转氨酶,GPT 值是诊断肝炎的一个重要指标,它能催化酮戊二酸与丙氨酸反应生成谷氨酸和丙酮酸,然后用丙酮酸氧化酶做催化剂的传感器测定丙酮酸被氧化后放出的二氧化碳,即可推算出 GPT 值。

(三)离子敏场效应晶体管型信号转换器

1.结构与原理

场效应晶体管(FET)有 4 个末端,当栅极与基片(P-Si)短路时,源极与漏极之间的电流为漏电流。如果施加外电压，同时栅极电压对基片为正，电子便被吸引到栅极下面，促进了源极和漏极两个n区导通，因此栅极电压变化将控制沟道区导电性能——漏电流的变化。因此，只要设法利用生物反应过程所产生的物质来影响栅极电压，便可设计出半导体生物传感器。氢离子敏感的FET是常用的信号转换器。

将生物活性物质如酶固定在栅极氢离子敏感膜(SiO_2水化层)表面，样品溶液中的待测底物扩散进入酶膜。假设是检测酶催化后的产物(反应速率取决于底物浓度)，产物向离子选择性膜扩散的分子浓度不断积累增加，并在酶膜和离子选择性膜界面达到衡定。通常，酶-FET传感器都含有双栅极，一只栅极涂有酶膜，作为指示用FET，另一支涂上非活性酶膜或清蛋白膜作为参比FET，两个FET制作在同一芯片上，对pH和温度以及外部溶液电场变化具有同样的敏感性，也就是说，如果两支FET漏电流出现了差值，那只能是酶-FET中催化反应所致，而与环境温度pH加样体积和电场噪声等无关，故其差值与被测产物的浓度呈比例关系。离子敏场效应晶体管可作为酶(水解酶)、微生物传感器中的信号转换器。

2.FET的特点

(1)构造简单，体积小，便于批量制作，成本低。

(2)属于固态传感器，机械性能好、耐震动、寿命长。

(3)输出阻抗低，与检测器的连接线甚至不用屏蔽，不受外来电场干扰，测试电路简化。

(4)可在同一硅片上集成多种传感器，对样品中不同成分同时进行测量分析。

3.FET-酶传感器

场效应晶体管酶传感器(FET-酶)是将酶膜复合场效应管的栅极，在进行测量时，酶的催化作用使待测的有机分子反应生成了场效应晶体管能够响应的离子。由于场效应晶体管栅极对表面电荷非常敏感，由此引起栅极的电位变化，这样就可对漏极电流进行调制，通过漏极电流的变化，获得所需信号。由于氢离子敏的FET器件最为成熟，与H^+变化有关的生化反应自然首先被用到FET-酶传感器方面，随后出现FET-免疫传感器和FET-细菌传感器。其原理是利用FET检测脉酶水解尿素时溶液pH发生的变化，基片是P型硅片。图中的斜线部分是源级和漏级的扩散区，芯片顶部的源级和漏级间形成沟道。此沟道上的绝缘物形成栅极，对溶液中的氢离子产生响应。沟外部分有一p+层形成沟道截断环，防止漏级电流流通。栅极的绝缘物由SiO_2层和在其上用CVD法形成的Si_3N_4层所形成。在源极上与漏级上焊上导线后，用树脂封装起FET时露出前端，用浸渍涂敷法在其上形成有机薄膜，并把脲酶固定在膜表面上。由于栅极是氢离子敏的，脲酶水解尿素时膜内pH发生的变化引起栅极的电位变化，这样就可对漏极电流进行调制，漏极电流的变化就是所需信号。

基于同样原理，FET-葡萄糖、FET-青霉素、FET-L-谷氨酶传感器等也被研制出，它们都是依据酶促反应pH变化，通过场效应晶体管转换成电信号进行检测。

近年来，薄膜物理与固态物理学的发展，为FET-酶传感器的微型化开拓了新的前景。离子敏场效应晶体管、气敏金属氧化物半导体电容器、薄膜电极等微型传感器都使用微电子生产工艺制造，有良好的重现性、可靠性和适用性。微型化的FET-酶传感器与传统的电化学电极比较，具有输入阻抗小、响应时间短、线性好、体积小、样品用量少、信号倍增等特点，是酶传感器重要的发展方向。

(四)热敏电阻型信号转换器

在众多的热敏元件中，热敏电阻是一种十分有效的温度传感器。热敏电阻是由铁、镍、锰、钴、钛等金属氧化物构成的半导体。从外形上分类有珠型、片型、棒型、厚膜型、薄膜型与触点型等。凡有生物体反应的地方，大都可以观察到放热或吸热反应的热量变化（焓变化）。热敏电阻生物传感器就是以测定生化反应焓变化作为测定基础。若测量系统是一个绝热系统，借助于热敏电阻，可根据对系统温度变化的测量实现试样中待测成分的测定。

热敏电阻酶传感器是由固定化酶和热敏电阻组合而成。酶反应的变化量在 5～100 kJ/mol 范围。对于酶促反应，反应焓变与参与酶促反应有关物质量相关。用酶热敏电阻测定待测物的含量是依据酶促反应产生热量的多少来进行的。若反应体系是绝热体系，则酶促反应产生的热，使体系温度升高，借测量体系的温度变化可推知待测物的含量。目前，热敏电阻可测定 10^{-4} K 微小的温度变化，精度可达 1%。热敏电阻具有热容量小、响应快、稳定性好、使用方便、价格便宜的特点。因此该类传感器具有广泛的适用性，其测定对象可涉及医学、环境、食品等诸多方面。

该类传感对酶的载体有特殊要求：不随温度变化而膨胀和收缩，热容量小；机械强度高，耐压性好，适合流动装置用；对酸、碱、有机溶剂等化学试剂和诸如细菌、霉菌等具生物学稳定性等。目前，载体除玻璃以外，还有使用多糖类凝胶或尼龙制的毛细管等。

（五）压电晶体型信号转换器

1.结构与原理

压电晶体型信号转换器是基于压电材料的压电效应。在一定方向上施加机械力时晶体产生变形，就会引起它们内部产生极化，从而在两个电极表面可以检测到与力成正比的电荷量。若对石英晶体施加电场作用时，同样会引起内部正、负电荷中心的相对位移而导致石英晶体变形，且应变与外电场强度成正比；外电场方向改变，石英晶体形变方向也随之改变。当外加电场的振荡频率与石英晶体固有振动频率一致时，石英晶体处于谐振状态。在其两面真空喷镀一层导电用得金属电极。

2.特点与应用

把生物敏感元件固定在石英晶体上组成的生物传感器兼有生物材料高选择性和压电传感器高灵敏度的特点。后经研究发现，在液相中，石英晶体的频率不仅对质量变化敏感，而且会受到温度、气压、液体密度、黏度、介电常数等多种因素影响，其中质量负载和黏弹性耦合是导致压电石英晶体频率变化的两个主要作用机理。因此据检测原理的不同，压电生物传感器分为质量响应型和非质量响应型，它们在免疫学、微生物学、基因检测、血液流变、药理研究以及环境等科学领域具有重要应用价值和开发前景。压电免疫分析技术被认为是非标记免疫分析的一个重要突破，并有可能部分地取代放射免疫分析技术。该技术和流动注射分析技术联用可以进行连续和重复检测，可实现对复杂样品的在线分析。压电生物传感器还可直接用来检测生物反应的过程，用于反应动力学的研究。

（六）光纤光学型信号转换器

1.结构与原理

光纤是用来传输光波能量的。在传输过程中，光波的导波参量会发生变化，如振幅、相位、偏振度、强度、波长、频率等，尤其是外界因素（如压力、温度、振动、浓度）对光纤的作用更会引起上述参量发生较大的变化。光纤生物传感信号转换器主要由光纤和生物敏感膜组成。分析测试时将传感端插入待测溶液中，当光通过光纤达到传感端时，由于传感膜中生物活性成分和待测组分之间的相互作用引起传感层光学性质变化。将酶、辅酶、生物的受体、抗原、抗体、核酸、动植物组织或细胞、微生物等敏感膜安装在光纤、平面波导或毛细管波导面上，对样品中的待测物质进行选择性的分子识别，再转换成各种光信息，如紫外光、可见光及红外光的吸收和反射，荧光、磷光、化学发光和生物发光、拉曼散射、光声和表面等离子体共振等信号输出。组成感受器和换能器的可以是同一物质或不同物质构成的单层膜，也可以是不同物质构成的双层膜(覆膜)。大多数情况下，光纤只起光的传输作用，也有传感器是基于被测物质能直接影响光纤的波导性质(如张力或折射率的变化)来进行化学或生物传感的。光纤光学生物传感系统主要部件是光源、单色器、光纤管、光电倍增管及检测数字显示器或记录仪。

光纤生物传感信号转换器有 3 种构筑方法，是一根双叉分枝光纤，入射光经过光纤的一个臂传导给光纤公共端的生物敏感膜，最后光信号从光纤另一臂传至检测系统。单臂光纤的生物敏感膜可位于一端，也可覆盖在光纤表面。使用这两种结构时需对入射光和检测光在时间上、相位上或波长范围加以区分。用于固定生物识别物质的载体都是光学透明物质或者高分子无色透明液体，常用的载体有玻璃(包括硅藻凝胶、硅胶、石英和多孔玻璃微球等)、纤维素、琼脂糖、高分子聚合物(包括聚乙烯、聚氯乙烯、聚苯乙烯、聚丙烯酰胺、聚乙二醇、聚乙烯醇、聚丙烯酸酯、尼龙等)、离子交换膜、渗析膜、牛血清蛋白等。厚度在 5～100 μm。近年来具有单分子层或多分子层结构的人工类脂膜受到很大重视，已用于制备高选择性、快响应的生物传感器。

2.特点与应用

光纤生物传感器具有如下独特优点。

(1)轻、细长、小，很细小的光纤探针可应用于生物体内研究。

(2)抗电磁干扰强，适用于在强电磁干扰、高温高压、易燃易爆和强放射性等恶劣环境中应用，使远距离遥测成为现实。

(3)应用范围广，成本低且操作方便。

(4)可应用于多波长和时间分辨测量技术，从而改进分析结果的重现性，大大提高方法的选择性。

光纤生物传感器是具有很高的传输信息容量，可以同时反映出多元成分的多维信息，并通过波长、相位、衰减分布、偏振和强度调制、时间分辨、搜集瞬间信息等加以分辨，真正实现多道光谱分析和复合传感器阵列的设计，实现对复杂混合物中特定分析对象的检测。光纤生物传感器的探头直径可以小到与其传播的光波波长属同一数量级(纳米级)，这样小巧的光纤探头可直接插入那些非整直空间和无法采样的小空间(如活体组织、血管、细胞)中，对分析物进行连续检测。由于光纤与样品之间没有直接的电接触，它不会影响生物自身的电性质，如生物电流和生物膜电位等。光纤生物传感器所具有的内参比效应，也避免了使用外参比带来的困难，并使测定信号更加稳定。

3.光纤光学型酶传感器

这类传感器利用酶的高选择性，待测物质(相应酶的底物)从样品溶液中扩散到生物催化层，在固定化酶的催化下生成一种待检测的物质；当底物扩散速度与催化产物生成速度达成平衡时，即可得到一个稳定的光信号，信号大小与底物浓度成正比。利用固定化酯酶或脂肪酶做成生物催化层进行分子识别，再通过产物的光吸收对底物浓度进行传感。

测量在 404 nm 波长下光吸收的变化，即可确定对硝基苯磷酸酯的含量，线性范围为 0～400 μmol/L，生物体内许多酯类和脂肪类物质都可用类似传感器进行测定。

五、生物芯片检测技术

生物芯片是一种微型化的生化分析仪器。如今人类基因组计划的第一步——“人类基因组工作草图”已宣告完成，正等待着人们去破译深藏在生物体中遗传语言的生物学意义。生物芯片将成为我们揭示生命本质的有力工具。生物芯片主要是指通过平面微细加工技术，在固体芯片表面构建微流体分析单元和系统，以实现对细胞、蛋白质、核酸以及其他生物化学组分准确、快速、大信息量的检测。生物芯片是生物技术与微电子学、化学等学科互相渗透的基础上发展起来的，它的出现将会给分子生物学、疾病诊断与治疗、新药开发、农作物育种和改良、司法鉴定等领域带来一场革命。生物芯片是由活性生物靶向物(如基因、蛋白质等)构成的微阵列。其概念来源于计算机芯片，它们的外形也有几分相似。生物芯片种类很多，有基因芯片、蛋白质芯片、芯片实验室、细胞芯片、组织芯片等。目前，基因芯片(或 DNA 芯片)和芯片实验室作为生物芯片的代表，已经走出实验室，开始产业化了。

(一)基因芯片

基因芯片又称为寡核苷酸探针微阵列。它是借助定点固相合成技术或探针固定化技术，将一系列不同序列的寡核苷酸按阵列形式分别固定在固相载体上。载体可以是硅片、尼龙膜、玻璃片等。基因芯片的主要特点是一块芯片可以完成数百次常规测试，大大简化了测试过程，能在短时间内采集到大量的信息。基因芯片分析的实质是，利用 DNA 双链的互补碱基之间的氢键作用，让芯片上的探针分子与样品中的靶标核酸分子在相同条件下进行杂交反应，反应结果用化学荧光法、同位素法、化学发光法或酶标法显示，然后用精密的扫描仪或摄像技术记录，通过计算机软件分析处理，得到有价值的生物信息。目前基因芯片主要有两种制备方法。一种是原位合成法，它是将半导体工业中的微光刻技术和 DNA 的化学合成方法结合起来，把用光不稳定保护基团保护的 4 种 DNA 模块固定在载体(如玻片)上。通过光脱保护，按照特定的序列进行 DNA 的定位合成或延伸。该技术具有合成速度快、步骤少、集成度高的特点，缺点是需花大量的时间去设计和制造价格昂贵的照相掩蔽网。另一种是显微打印法。这一技术是由美国斯坦福大学研究所发明的。首先用通常的分子生物学技术(如 PCR 扩增法、分子克隆技术、化学合成 DNA 片段等)制备探针，然后通过点样机将预先合成的 DNA 有序地固定在硅芯片或普通玻璃片上。该技术具有成本低的特点，不足之处是，每个样品都必须是合成好且经过纯化制备而成的。基因芯片是生物芯片研究中最先实现商品化的产品，比较成熟的产品有检测基因突变和细胞内基因表达水平的 DNA 微阵列芯片。

(二)蛋白质芯片

蛋白质芯片是生物芯片研制中极有挖掘潜力的一种芯片，它是从蛋白质水平去了解和研究各种生命现象背后更为真实的情况。蛋白质本身固有的性质决定了它不能沿用 DNA 芯片的模式进行分析和检测。一方面是蛋白质不能采用 PCR 等扩增方法来提高检测的灵敏度；另一方面是蛋白质与蛋白质之间的特异性作用主要体现在抗原—抗体反应或与受体的反应，但不像 DNA 之间具有序列的特异性，而只有专一性。所以蛋白质芯片分析本质上就是利用蛋白质之间的亲和作用，对样品中存在的特定蛋白质分子进行检测。美国曾开发成功世界上第一块蛋白质芯片。其制作方法是把已知蛋白质(抗体或受体)和合成的分子探针有序地排列在微小的芯片上。其测试原理是通过原位反应，芯片上的探针分子就会与某一组织中的蛋白质分子结合在一起。然后去掉芯片上没有结合的蛋白质分子，最后用质谱仪读出与芯片结合的蛋白质的分子量，从而得出被测样品中蛋白质的指纹图谱。只要对用蛋白质芯片测得的正常人与患者的蛋白质指纹图谱进行比较，就可以找出与疾病相关的蛋白质分子。有学者把作为探针的蛋白质分子高密度地固定在聚双氟乙烯膜上制得蛋白质芯片，可检测到 10 pg 的微量蛋白质。由于蛋白质芯片技术不受限于抗原—抗体系统，因此能高效筛选基因表达产物，为研究受体—配体的相互作用提供了一条新的途径。同时蛋白质芯片技术还在蛋白质纯化和氨基酸序列测定领域显示出很好的应用前景。

(三)芯片实验室

芯片实验室是最理想的一种生物芯片。在生命科学和医学研究中，对样品的分析通常包括3个典型步骤，即样品分离处理、生物化学反应、结果检测和分析。目前商品化的生物芯片，如基因芯片，对实验室的规模和仪器设备要求很高，依赖性很强。解决这一系列问题的关键是开发一种集样品分离处理、生化反应和结果检测/分析于一体的高集成度生化分析系统。芯片实验室正是通过专门的样品制备芯片、反应芯片、检测芯片以及微泵和微阀门等器件，将以上 3 个步骤连续化、集成化，得到一个封闭式、全功能、微型化便携式实验室。例如，用于样品制备的有微电泳芯片、过滤分离芯片等，用于生化反应的有 PCR 芯片等。芯片实验室在制造方面应用了微电子技术和半导体技术中的微加工技术，保证了制造工艺的可靠性，同时也降低了生产成本。目前，含有加热器、微泵微阀、微流量控制器、电子化学和电子发光探测器的芯片已经研制出来，同时也已经研制出将样品制备、化学反应和分析检测部分结合的芯片。芯片实验室技术相对于传统的生化分析技术而言有许多优点：信号检测快，样品耗量低，稳定性高，没有交叉污染，制作容易，成本低。正因为芯片实验室形成了一个相对封闭的检测环境，从而使检测的适应温度、pH 范围大大拓宽。

(四)生物芯片应用前景

生物芯片的应用正处在迅速发展中，并将在生活和生产的各个方面发挥越来越重要的作用，比如芯片测序、基因图谱绘制、基因表达分析、克隆选择、基因突变检测、遗传病和肿瘤诊断、微生物菌种鉴定及致病机制、药物研究、农林业、军事药学等。

1.预防医学

生物芯片可应用于预防医学和新药开发。例如，血液过滤芯片可让指定的红细胞、白细胞留下，将胎儿细胞从孕妇血液中分离出来，做无创遗传学检测，较现在做羊水穿刺安全可靠得多。再如，针对感染、肿瘤、遗传病等不同的疾病，可进行细胞核内遗传物质的鉴定分析。生物芯片技术还可以用于临床治疗，例如已开发出在 4 mm^2 的芯片上布满 400 根有药物的针管，定时定量为患者进行药物注射。身体健康检查可完全由基因芯片实现。在操作中，只要在人体上取一滴血，放到仅有手指甲大小的一块芯片上，便可由计算机迅速自动诊断出被检者是否患有遗传病，以及其他可能存在的遗传缺陷，预测到你未来的健康会受到哪些威胁，以便采用相应的对策加以预防。

2.急救芯片与植入人体芯片

科学家已经研制出一种可以穿戴的芯片，这种芯片能够依靠无线通信系统监测使用者的身体情况，在紧急时刻向医护中心发出求助信号。这种芯片可以像手表一样戴在人的手腕上。芯片有一根天线，可以通过现有的无线通信网络和全球定位系统向医院、服务中心发出请求。芯片能够连续监测使用者的多种重要身体状况信号，如脉搏、血压等，还能向医院或服务中心提供使用者所在地点的数据，以便医护人员找到患者。未来能够用于临床治疗的生物芯片将植入人体，这样就可以清楚地显示出人体的基因变化信息，医师把基因变化趋势与疾病早期状况相对照，就能准确地判断癌症、心脑血管等疾病。通过及时地早期预防治疗。另外，科学家还在考虑制作定时释放胰岛素治疗糖尿病的生物芯片微泵，以及可以置入心脏的芯片起搏器等。植入人体的芯片将生物传感技术、无线通信网络以及全球卫星定位技术结合在一起，它的工作原理是将体热转变为驱动力。因此，医师透过这种芯片，可在网上给患者治病，检查他们的血糖、心跳等人体机能。

3.寻找基因开关

美国麻省理工学院的研究人员发明了一种基因芯片，它能帮助科学家找到控制基因的开关，从而帮助人们读懂已经基本破译出的人类基因组图谱。基因开关又称基因激活器，可以控制基因在人体内发生作用。找到控制基因的开关对癌症研究等具有重要意义。细胞繁殖处于失控状态时将引发癌症，而专家们认为，失控可能正是由于基因开关失效所致。目前，这种基因芯片能通过"劈"开 DNA，再使用抗体的方法，帮助科学家们找到基因开关，进一步的功能正在研究开发中。

4.开发新药

从经济效益来说，生物芯片最大的应用领域可能是开发新药，由于存在个体差异，可以说没有一种药物可以适用于所有的患者。因此，根据每个人特有的基因型开发出其专用的药物，即个性化药物，将成为药物治疗学上的一次质的飞跃。这就要快速分析患者的多个基因以确定用药方案，基因芯片技术将是最佳选择。

（陈咏俊）

第四节　生物医学测量与控制基础

生物医学测量是对生物体中包含的生命现象、状态、性质、变量和成分等信息进行检测和量化的技术。生物医学测量在生命科学和临床医学的许多领域中，都是十分重要的基础性技术。例如生命科学研究、医学基础研究、临床诊断、患者监护、治疗控制、人工器官及其测评、运动医学研究等，其研究的前端都直接或间接应用到生物医学测量技术。人体各项基本生物医学特性和将各种能量施加于人体的反应是生物医学测量和控制的基础。生物医学电子学中，为了获取疾病诊断和治疗相关的生物体信息而进行的测量，常利用各种能量施加于人体组织，如超声、放射线、电流、磁场、高频能量、加速粒子等，对人体进行相应的疾病诊断、医学治疗、临床监护等。在此过程中不同能量对人体会造成不同的生理效应。同种能量在安全范围值下有助于诊断及治疗，超出安全范围值则会对人体造成损伤。因此，研究各种外加能量对人体的影响亦是医学测量的前提条件之一，是十分必要的。

一、生物医学测量概述

生物医学测量的对象涉及人体各个系统的形态与功能。被测对象：物理量（生物电、光、声、热、压力、流量、速度、温度等）；化学量（血气、代谢产物、呼吸气体、体液中的电介质等）；生物量（酶活性、免疫、蛋白质等）；生理量（听觉、视觉、嗅觉、触觉、痛觉、味觉等）以及生理活动信息等。

生物医学测量的分类方法很多，以下给出一些按照不同途径进行分类的常用的测量方法：有创测量，无创测量；无线测量，有线测量；直接测量，间接测量；在体测量，离体测量；体表测量，体内测量；单维测量，多维测量；接触式测量，非接触式测量；生物电测量，非生物电测量；形态测量，功能测量。

（一）离体测量与在体测量

对离体的体液、尿、血、活体组织和病理标本之类的生物样品进行的测量，称为离体测量。离体测量检测条件稳定性和准确度高，已广泛用于病理检查和生化分析中。在人体和实验动物活体的原位对机体的结构与功能状态进行的测量，称为在体测量。按照测量系统是否侵入机体内部，在体测量又可分为无创测量和有创测量两类。无创测量常在体表测量，通常采用间接测量方法；有创测量一般在体内测量，又称侵入式测量，通常采用直接测量的方法。无创测量不会造成机体的创伤，易被受试者接受，但大部分方法的准确度和稳定性较差；有创测量由于探测部分侵入机体，对机体会造成一定程度的创伤，给患者带来一定的痛苦，但其原理明确、方法可靠、测量数据精确，因此也可用于手术过程及术后的监测，以及作为无创测量方法的对照评估。随着微电子技术的发展，采用植入式测量时，能够得到更精确的测量结果，可进行实时、动态、长期监测，是生物医学测量发展的方向之一。

（二）生物电测量与非生物电测量

对生物活体各部分的生物电位及电学特性（阻抗或导纳等）的测量，称为生物电测量。生物电位活动是生命体的基本指征，人体不同部位的生物电，诸如心电、脑电、肌电、神经电、眼电、细胞电及皮肤电等均与相关器官的功能密切相关，是诊断相关疾病的重要手段。非生物电测量系统是指除生物电量以外的各种生命现象、状态、性质和变量的测量。各类非生物电量，包括压力、体温在内的物理量，血气及电解质在内的化学量，以及酶和蛋白质在内的生物量之间，均有错综复杂而有序的联系，各种非生物电量也与生物电量一样是生命活动的表征，这些参量偏移正常范围后将会导致人体器官功能的失衡而引发各类病变。非生物电量的测量涉及能量变换的问题，为测量、处理与记录方便起见，通常由各类换能器（传感器）将各种非生物电量转换为相关的电量后进行测量，这就是非电量的电测技术。

（三）生物医学测量的特点

生物医学测量是以人体的生命现象作为基本对象，在测量方法、测量结果以及对测量结果的认识上，与工业测量及其他非生物医学测量相比，具有以下显著的特点。

1.生命系统是一个复杂的闭环系统

生命体的生命活动是由多个系统决定的，它们之间相互影响，对某一个量的测量往往受到其他量的影响，如体表心电图的测量受肌电信号的干扰，这是生命体的基本特征，测量过程中要充分考虑各种因素。同时测量过程中还受到人的心理和生理因素的影响，如人紧张的情况下心率、血压、体温等都会发生变化，测量过程中要综合考虑各方面因素。生命体具有精确的自动调节功能，这是由于在生命体中存在多环路、多层次、多重控制的闭环系统特性所决定的。多种原因可导致同一生理参数的变化，同一原因又可导致多种生理参数的同时变化。因此，测量单一生理参数往往不能有效地评估生理和病理状态，需要采取多参数综合测试，综合评估。

2.信号弱，干扰强

生物医学测量过程中，由于被测参数往往十分微弱，易受外界环境干扰，如在对人体生物电的测量时，周围电磁波叠加在人场的干扰往往大于人体信号，人体活动时的体位变化、电极接触不良及传感器错位时也会产生伪差，必须采用抗干扰技术、排除伪差等方法提取有用信号。测量环境，例如温度、湿度、电磁场干扰、振动、冲击等，都会使测量产生困难。尤其是在进行细胞级的测量时，利用微电极测量细胞内的电位变化时，对环境要求很严格，否则将影响测量结果的可靠性。

3.被测对象的安全、有效问题

生物医学测量的对象是生命体，尤其是人体，因此其安全性是极其重要的。测量过程中应防止各种电击的危害，尤其是在体内有心导管测量时，极微小的电流也有可能导致室颤。其次，电流通过人体时，会产生许多物理变化(例如热效应)和化学变化，并会引起多种复杂的生理效应。要求测量装置不能产生有毒物质，应与人体组织与血液有较好的生物相容性等。另一个方面要求生物医学测量必须是有效的，在疾病诊断上必须避免误诊和漏诊。

4.新方法建立与评估的困难

生物医学测量的新方法，尤其是一些测量方法往往会涉及测量模型的建立问题。由于研究者对生命现象复杂程度了解不够，加上生物个体差异很大，因此测试模型往往带有片面性，在评估时也缺乏正确、有效的措施。由于研究者、设计者乃至操作者应了解基本医学常识。在临床诊断过程中，医师必须利用其对医学的先验知识结合仪器测量的结果进行综合判断。

5.适用性问题

任何测量方法与技术都有一定的局限性，尤其是在生物医学领域。生命体中的各个系统、组织和器官，同一测量对象可能有多种测量方法，每一种测量都在一定条件限制下进行的，因此，在进行测量以前首先要研究方法与技术的适用性问题。对一个生物医学测量系统来说，有效性、安全性和适用性 3 个方面的要求均应受到重视。

(四)生物医学测量系统

生物医学测量系统通常包括信息获取、信号加工、显示和记录等三大部分。信息获取部分用来引导与感知被测对象的某种生理和生化量，一般通过传感器转换为易测量与加工的电信号。信号加工部分用来对获取的电信号进行放大、处理及变换，以适于对测量结果的分析与识别。显示和记录部分用来显示和记录测量结果。人体生理信息进行测量，其目的为诊断和治疗疾病，其模式有开环和闭环两种。

大部分的医疗仪器属于开环系统，生理信号通过传感器变成电信号，通过检测电路放大并且转换成数字信号，供计算机处理和计算，最后显示和打印结果。医师读取信息，仪器帮助医师对患者进行诊断和治疗疾病。对于闭环系统的医疗器械，医师的作用由控制装置实现治疗功能，即根据信息反馈由控制装置提供诊断和治疗疾病的作用，闭环控制系统自动完成诊断和治疗疾病的全部过程。例如植入式人工胰，通过判断血糖水平进行自动给药。

二、生物体电场测量

生物电现象是生命活动的基本特征，生物电测量及诊断主要依靠对提取的生物电信号进行相关分析，首先应了解电荷等相关的物理量与人体生理效应的相互作用，及对生物电信号测量的影响。物质的电特性包括导电性和介电性两方面。导电性是指物体传导电流的能力，介电性是指在电场作用下表现出对静电能的储蓄和损耗的能力，通常用介电常数和介质损耗来表示。

(一)生物体电学特性

1.细胞电特性

细胞是生物电的基本单位,细胞膜两侧带电离子(如 Na^+、K^+)的不均匀分布和选择性离子跨膜转运,构成生物体的电特性。细胞水平的生物电现象主要有两种表现形式,即细胞未受刺激时的静息电位和受刺激时产生的动作电位。细胞受到刺激后细胞膜由静息电位变为动作电位,细胞的电位发生变化的同时完成细胞间生物电信号的传导,从而实现信号的传递。由此多细胞组成的组织或器官在电信号作用下实现了受激及响应,表现出整体的生物电现象并实现对应功能。

(1)静息电位:是指细胞未受刺激时存在于细胞膜内、外两侧的电位差。细胞膜处于静息电位时,膜内侧聚集负电荷,带负电;膜外侧聚集正电荷,带正电,细胞膜两侧保持稳定的电位差。

因细胞膜同时具有电阻和电容的特性,在直流和极低频的情况下,细胞膜基本上是绝缘的,整个细胞可以看作是一种绝缘层包围的导电区。不同组织的电导率和介电常数有所不同,血液电导率大,皮肤电导率小。

以心肌细胞为例,心肌细胞膜内外两侧的溶液都是电解质溶液,且各种带电离子的浓度差别较大。静息时,K^+ 的膜内浓度比膜外高 30 倍,Na^+ 的膜外浓度比膜内高 10～15 倍,Cl^- 的膜外浓度比膜内高 4～7 倍,Ca^{2+} 的膜外浓度比膜内高 1.4 倍,蛋白质阴离子的膜内浓度比膜外高等。膜内外的各个带电离子之前各有一定的浓度差形成浓度梯度。细胞在静息状态时,仅有部分 K^+ 通道开放,允许 K^+ 在浓度梯度作用下发生跨膜扩散,即向膜外扩散。它们总体构成了膜内外电位差(内负外正),即心肌细胞的静息电位,约等于 K^+ 外流的平衡电位,可以由能斯特方程进行推导。

(2)动作电位:细胞膜受到刺激时,表现出细胞兴奋的过程即为动作电位。动作电位是膜受刺激后,在原有的静息电位基础上发生的膜两侧电位的快速而可逆的翻转和复原。例如:当神经纤维在安静情况下受到一次短促的刺激时,膜内原来存在的负电位将迅速消失,并且进而变成正电位,即膜内电位在短时间内可由原来的－90～－70 mV 升至＋20～＋40 mV 的水平,由原来的内负外正变为内正外负。从生物学角度来解释,动作电位即为细胞膜对带电离子的跨膜转运,膜蛋白为离子泵(钠-钾泵,简称钠泵,也称 Na^+-K^+-ATP 酶),继发性主动转运:它是间接利用 ATP 能量的主动转运过程,由此造成细胞膜内外的电位差变化,形成动作电位。细胞膜可以把 Na^+ 排出细胞膜外,把 K^+ 吸到细胞膜内,即为 Na^+-K^+ 交换泵。细胞外液的主要阳离子是 Na^+,细胞内液的主要阳离子是 K^+。虽细胞内、外液中 Na^+、K^+ 离子的分布不均衡,但并不会产生明显的顺浓度梯度扩散。此现象即为在 Na^+-K^+,泵吸 K^+ 排 Na^+ 的作用下形成的离子间的动态平衡。因 Na^+-K^+ 泵引起的 Na^+、K^+ 离子流动增大了细胞内外液体中带电离子内低外高的浓度差,细胞膜产生的电位差可相当于一个 70～100 mV 的电池。同时,Na^+-K^+ 泵将 Na^+、K^+ 沿逆浓度梯度运输,为主动运输,因此又可称为主动交换泵。需要不断消耗 ATP 酶,此酶横跨细胞膜,与细胞外的 K^+ 作用后,K^+ 即被带入膜内,同时,ATP 酶被细胞内的 Na^+ 所活化,将钠送出膜外。钠泵所需的能量即来自 ATP 酶的作用,它使 ATP 水解成 ADP 和无机磷酸,同时释放出所需能量。

在细胞膜的离子转运过程中,Na^+-K^+ 泵和离子扩散同时存在的。离子扩散过程进行得相当缓慢。但是,动作电位的发生仅在几毫秒之内,故认为发生动作电位时,K^+、Na^+ 离子进出膜的过程不单纯是被动地扩散作用，而是在某种载体参与下进行的。在 Na^+-K^+ 泵和离子扩散的共同作用下，在受刺激时完成离子的迅速转运，从而实现动作电位的产生。以某种方法使膜电位发生较大变化(相当于细胞受到刺激或通入电流)，改变膜的电容性质，膜对 Na^+ 的通透性是电压的函数，因此产生急剧的膜电位变化。Na^+ 进入细胞导致膜电位的变化作用，在某点膜电位自动地发生大的变化，此现象即为细胞兴奋。

(3)细胞膜的电阻和电容特性：细胞膜为半透膜，同时具有电阻和电容特性。位于细胞膜内的细胞液和膜外的细胞外液均为含有多种带电离子的导电性良好的溶液，而细胞膜两侧存在稳定的电位差(静息电位)，且对某些带电离子不通透，此种情况下细胞膜近似于已充电的电容(因两侧已聚集电荷)。对于其他可通透的带电离子，如 Na^+、K^+，相当于有电流通过，此时细胞膜相当于电阻。由此膜电阻和膜电容同时存在，细胞膜的等效电路。

2.生物组织电阻抗

在交流电作用下，生物整体结构表现出的电阻性质却非常复杂。不同的生物组织或结构可能会表现出不同的电阻性质，如对人体各种离体组织进行测定时测得的电阻率和电导率各不相同。同一组织器官在不同功能状态下的电阻抗也可能不同，如肺泡的电阻率会随着呼吸而发生规律性变化。生物体的这些电学特性与很多生理研究都是密切相关的，如神经的兴奋和传导、心电的发生、生物体的电刺激与电气安全等，因此生物体的电特性是生物医学工程的一项基础且重要的研究内容。一般来说，血清、血浆、汗液等为良导体，神经、肌肉、内脏等次之，结缔组织、干燥的皮肤、脂肪等为不良导体，干燥的头发、指甲等为绝缘体。因从人体体表获取生物电信号时，首先要通过皮肤进行测量，所以对皮肤阻抗的讨论尤为重要。人体的皮肤阻抗较高，人体每一肢体内的电阻为 200～500 Ω，躯干内的电阻为 25～100 Ω。所以任意两肢体内的电阻为 500～1 000 Ω。肥胖患者由于脂肪层的增厚，电阻稍大一些。一般以两肢体内电阻为 500 Ω 作为电击时估计流过电流的标准。但是很多情况致使皮肤阻抗大大下降。例如，手术室里的患者，衣服或皮肤上渗有生理盐水或血液；心脏病监护系统中的患者，皮肤表面常因使用电极胶而导致皮肤阻抗大大下降。皮肤可分为表皮、真皮、皮下三层，皮肤电阻基本上集中在表皮层，特别是角质层，皮脂(皮脂腺分泌)次之；真皮与皮下层的电阻较小。人体皮肤有角质层时，单位长度电阻率高达几十万欧姆·厘米(Ω·cm)；但无角质层时，p 降至 800～1 000 Ωcm。

上皮角质层本身导电性差，但是其上布满的汗腺孔分泌汗水，汗水由水和电解质组成，因此是导电的。不同部位皮肤电阻差别很大。干燥的皮肤为 100～300 Ω/cm^2，而潮湿的皮肤电阻只有干燥皮肤的 1%。汗腺的分泌可以大大降低角质层电阻。所以环境，生理和心理条件都可影响皮肤阻抗。为了减小皮肤阻抗对测量的影响，在进行人体电信号测量时，经常要首先将皮肤表层的角质层和皮脂去除，其常用方法为用酒精或细砂纸擦洗皮肤表面或在皮肤表面涂抹导电膏。对于涂敷导电膏的情况，因角质层中存在的主要是死亡的角质细胞，当表面电极通过导电膏和皮肤接触时，角质层此时充当离子半透膜。因导电膏中有些体积较大的离子无法通过角质层，在角质层两边即会产生由离子浓度不同引起的电位差，称为浓差电动势。

3.常规生物电无创测量

生物电的无创测量是指在体表进行的生物电位及其他电特性(阻抗和导纳)测量。常规的心电、脑电、肌电、胃电、眼电、眼震电、皮肤电等生物电位的无创测量已渐趋成熟，是临床上应用最广的检查手段。随着电子与信息科学技术及生命科学研究的进展，生物电位的无创测量也在不断深入与拓宽。以心电图 R 波检测为例，由于多类别心律失常自动分析的需要，后来就出现了许多算法，其目的均是在强干扰和噪声（包括人体的其他生物电噪声）背景下提高 R 波的检出率。心电图中的 P 波检测、S-T 段分析、在母体体表提取胎儿心电的研究也在逐步深化。以眼电、脑电为代表的无创检测研究大部分集中在诱发电位的测量上，采用电、光（含图像）、声、触觉、嗅觉和味觉等外界刺激诱发生物电的研究，在自然环境或在特殊环境下的生理、病理、心理以及新的机体的整体反映规律的研究，以及对人类的认知规律的研究等相辅相成，都取得了许多进展。

（1）体表心电图测量。

心电图产生原理：心脏在每个心动周期中，由起搏点、心房、心室相继兴奋，伴随着生物电的传导，这些生物电的变化称为心电。将若干电极（导联）连接于肢体，对生物电流进行采样后得到心电信号，通过一定方式记录后得到心电图，即体表心电图。心脏的电活动（主要是心房肌、心室肌的激动）经过躯体（组织）在体表形成电位差（即心肌细胞除极、复极过程中向各方面传导而到达肢体电极时的电位差）。心电图所记录的就是这个电位差随时间变化的轨迹。体表心电图检查，主要有常规心电图，动态心电图和运动心电图。常规检查的心电图在分析与鉴别一些心律失常，如各种类型期前收缩、房室传导阻滞、心动过速等有重要价值。也可以反映心肌受损的程度和发展过程以及心房、心室的功能结构情况。同时，在指导心脏手术进行和指示必要的药物处理上有参考价值。动态心电图又称为心电 Holter，Holter 动态心电监护和分析系统采用长时间（一般 24 小时）心电监测，并可真实地记录人在安静状态下、睡眠中以及活动或运动（如跑、跳）中的心电图。运动心电图是指在一定运动负荷下所获取的心电图。因为在生理情况下，人体肌肉组织为满足运动时需氧量增加，心率增快，心排出量相应增多，伴随心肌耗氧量增加，冠状动脉血流量增多。当患者冠状动脉发生病变，轻度狭窄时，静息状态下冠状动脉血流量可正常，无心肌缺血现象，心电图可以正常。而当运动负荷增加时，冠状动脉血流量不能相应增多，即引起心肌缺血、缺氧，心电图出现异常改变。心房的电激动与 P 波对应，心室的电激动与 QRS 波群对应，心室复极化与 T 波对应等。所以从体表记录的心电图能够反映，心脏各部分电兴奋的产生、传导和恢复过程中的生物电位变化。

心电图测量：在人体不同部位放置电极，并通过导联线与心电图机电流计的正负极相连，这种记录心电图的电路连接方法称为心电图导联。

（2）心电逆问题研究：近几年来生物电位以及相应的逆问题研究也取得了长足的进步。将检测到的数十乃至数百个体表电位，利用计算机的强大信息处理功能构建体表等电位图、极值轨迹图等，使心脏和脑的电活动及一些病变信息能用更清晰的方法表达。

心电逆问题是从心电场在体表面所产生的电位分布来推断心脏内的电活动，即推断心脏的状态。临床心电图判断是一种经验知识的判断，而对于心电逆问题是根据体表电位的分布、人体几何形状以及躯干容积导电的电磁特性、通过数学物理方法求得心脏电活动的定量解。心电逆问题不存在数学上唯一解，只要心脏兴奋区域不确定，心电源是不可能被唯一确定的，因为某封闭内面的心电源在其外部产生的心电场可能与等效单层或双层场源在该表面本身产生的心电场极为相似，这个困难可以通过等效心电源来解决，也可以通过求心外膜电位方法来解决。由此引出心电逆问题的两种主要解法，即基于等效心电源的求解方法和基于心外膜电位的求解方法。

心电逆问题的重要特性是病态性，即不稳定性。哪怕输入极小的噪声或扰动，其解就振荡得厉害，参数越多其病态性越严重，通过“正则化技术”对心电源加上许多空间或时间约束。基于等效源的心电逆问题研究方法先通过假设心脏等效为一个或多个电偶极子，然后由测得的体表电位求出这些偶极子的大小和方向。

(二)电流对人体的生理效应

人体内含水量约 65%,因此可认为人体为电的良导体,电流流过人体便会产生一定的生理效应,若电流过大甚至引起电击乃至死亡。因此设计电子类医疗器械之前,必须注意人体可承受电流大小和仪器对人体进行测量时的电流大小。当体表任意两点与电源相接触时,人体成为电源通路中的一部分,此时电流即可通过体内,产生电击。电击可被用于治疗中,如在心脏纤颤期间,施加足够大的除颤电脉冲,使大部分或全部心肌纤维瞬时同步收缩,可使心脏恢复正常节律。

1.低频电流生理效应

低频电流(包括直流电和低于 1 kHz 的低频交流电)流过生理组织时可产生三种效应。

(1)因组织的电阻性而产生焦耳热,电流通过皮肤处产生大量热,而使温度升高,从而产生人体的灼伤、炭化、危及人的生命安全。

(2)刺激神经、肌肉等细胞产生兴奋,电流通过人体组织时,形成局部电位,从而兴奋组织,当电流强度足够大时,肌肉纤维挛缩,使肌肉处于极度紧张状态,结果产生过度疲劳和生理功能损伤,直至危及生命。

(3)各类化学效应。主要表现为人体内部元素,在电流作用下能发生电解、电泳和电渗现象。

IEC 60479《电流通过人体时的效应》标准根据测试结果规定电压不大于 1 000 V、频率不大于 100 Hz 的交流电通过人体时有以下几个主要阈值。

感觉阈值:人体能感觉出来的最小电流,一般为 0.5 mA,此值与电流通过的持续时间长短无关。

摆脱阈值:当人用手持握带电导体时,如流过手掌的电流超过此值,肌肉反应将不依人意地紧握电导体而不能摆脱带电体,IEC 取平均值为 10 mA。

心室纤颤阈值:电流通过人体时引起心室纤维性颤动是电击致死的主要原因,引起心室纤维性颤动的最小电流称为心室纤颤阈值。此阈值与通电时间长短、人体条件、心脏功能状况、电流在人体内通过的路径有关。

对于持续时间而言,通电时间越长,能量的积累越多,引起心室颤动的电流减小。在整体情况下,由感知电流所造成的电击称为微电击。由感觉阈以下的电流所造成的电击,称为微电击。微电击主要指流过心脏的电流可能对心脏产生功能性障碍。

一般认为 10 μA 的电流是引起心室纤颤的最小交流电流。特别是使用心脏监护仪的患者和装有佩戴式起搏器时,起搏导管常由静脉插入心脏,这种导管的电阻仅为几欧。因此,切忌带电的任何物体与之接触。

2.直流电通过人体的效应

直流电通过人体时感觉阈值约为 2 mA,它没有明确的摆脱阈值,只是在人体通电和断电瞬间能引起类似痉挛的疼痛感和肌肉收缩。其心室纤颤阈值,当电击持续时间超过一个心搏周期时,比交流电大几倍。

3.高频电流生理效应

对于高频电流而言,电流频率增高时,刺激作用反而逐渐减小,热作用更明显,便可利用高频电流的此特性进行治疗。例如高频电刀基准频率为 300 kHz,它本质上就是通过有效电极尖端产生的高频高压电流与肌体接触时对组织进行加热,即利用高频电流的热作用,使生物体组织分离和凝固,从而起到切割和止血的目的。

4.植入式电刺激系统

对于植入式测量问题,测量与控制是构成闭环调节系统的 2 个重要方面。下面介绍几个具有典型意义的植入式控制、调节与刺激系统,包括植入式膀胱刺激器(人工括约肌)、植入式神经肌肉刺激器、人工耳蜗、人工视觉、植入式心脏起搏器与除颤器、植入式药疗系统和植入式人工心脏等。

(1)植入式膀胱刺激器:若尿路系统肌群麻痹而失去排尿功能时,可采用膀胱刺激器经皮刺激的方式,自体外向体内接收器发送 30～300 Hz 的刺激脉冲来实现膀胱刺激。刺激电极一般缝在膀胱外壁上,也可将刺激电极置于括约肌控制的尿道肌肉里面或附近,还可采用类似的电刺激方法来避免尿失禁,或排除神经性膀胱肌能障碍。

(2)植入式神经肌肉刺激器:当发生脑卒中而引起半身不遂等中枢性麻痹时,可采用神经肌肉刺激器对肌肉或支配肌肉的运动神经施加相当于中枢神经送来的信号,帮助恢复失去的运动机能,例如可使手的控制肌肉完全麻痹的患者恢复原有的持物能力,也可以使因足背屈肌麻痹而产生足下垂的患者抬起脚尖而行走。刺激器通过注射器注射方式埋植于体内有关部位,通过经皮磁耦合方式与体外装置进行信息通信,实现麻痹肢体的信息控制。

(3)人工耳蜗:是一种借助刺激耳蜗鼓阶内的听神经末梢而产生人工听觉的植入式电刺激器。它包括体外信号处理器-发射器及植入耳内的接受刺激器两大部分。

(4)植入式心脏起搏器:目前世界上配戴心脏起搏器的患者数以千万计。程控起搏器、双腔起搏器、频率自适应起搏器以及起搏与除颤相结合的起搏一除颤器等集现代高科技之大成,在抗心律失常上拯救了许多濒于死亡的心脏病患者并使他们能过近于正常人的生活方面。心脏起搏器通常埋植于人体的胸部和腹部,起搏脉冲发生器通过特殊加工的、性能优良的导线将刺激电脉冲输给电极刺激心肌(或心内膜、心外膜),使心肌受到刺激和兴奋,导致整个心房或心室兴奋和收缩,从而使心脏按刺激脉冲频率而有效地搏动。

(5)功能性电刺激:脑卒中、脊髓损伤、侧索硬化、脑外伤及外周神经损伤等疾病破坏运动中枢或阻断其余肢体的神经联系,使患者丧失部分或全部的肢体运动功能。在诸多康复训练设备和技术中,功能性电刺激是临床上广泛应用的辅助治疗技术。通过刺激恢复肌肉神经功能,达到促进神经再生目的。

三、人体的磁场特性

电与磁相伴而生,生物体除了具有电特性外同样也具有与电特性相关的磁效应。人体的磁信号非常微弱,又常常处于周围环境的磁场噪声中。人体磁场信号的测量对临床多种疾病的诊断及推进一些疑难病症的治疗中,都有重要的意义。经研究得知,大多数生物大分子是各向异性反磁性,少数为顺磁性,极少数为铁磁性。同时,绝大多数的有机材料和生物材料只有微弱的抗磁性。例如血红蛋白含有 Fe 离子;DNA 生物合成需要的核糖核苷酸还原酶,氨基酸代谢需要的谷氨酸变位酶含有 Co 离子;磷酸转移需要的已糖激酶含有 Mn 离子等。这些过渡金属元素的 d 轨道含不成对电子,使得含此类元素的组织或生物体在一定条件下的外加磁场中,呈现出各向异性的顺磁性。如与氧结合前,血红蛋白为顺磁性(含不成对电子),结合后变为抗磁性(不成对电子已结合)。对于生物体整体而言,以人体为例,磁化率小且无剩余磁矩。一方面是由于体内的顺磁性物质与反磁性物质抵消,另一方面是由于磁性离子浓度很低,作用很弱,所以整体表现为非磁性。虽人体磁场非常微弱,人体磁场所反映出的信号对某些疾病诊断、预防、治疗等意义重大，对人体磁场的研究及检测日益增多。在对人体磁场进行检测时，常采用铁磁屏蔽技术和空间鉴别技术，同时运用高灵敏度的磁强计（超导量子干涉仪 SQUID）进行测量。

四、人体生化参数测量

人体本身的温度及 pH、人体各组织器官的组成成分及密度、血液等的流动性等均对人体的健康、防护、治疗等有一定影响。

（一）人体的 pH 特性

氢离子浓度指数是指溶液中氢离子的总数和总物质的量的比，简称 pH，是表示溶液酸性或碱性程度的数值，即所含氢离子浓度的常用对数的负值。pH 一般在 0～14，7 为中性，小于 7 为酸性，大于 7 为碱性。

1.pH 检测意义

人体组成中水约占 65%，同时体液中存在多种离子成分，共同构成了人体微妙的体液环境，因此人体在正常生理状态下，各个组织器官的 pH 保持在某一特定范围内处，即维持着酸碱平衡。

人体内酸性部分和碱性部分是同时存在的，但绝大部分的器官及组织偏碱性，如血液、骨骼、肌肉、脑、心脏、胰脏等，若体液的酸碱度超出了细胞的容忍范围，细胞的正常生理功能就难以为继，细胞机能的缺失导致了器官和组织功能的受损，继而引发疾病。根据此特性，可由人体的 pH 来检测人体的健康状况。以血液为例，若血液偏离正常 pH，将造成血液供氧能力的下降，从而造成组织缺氧等不良状态。再有糖尿病为例，某些情况下的糖尿病胰脏细胞并未病变或损伤，而是因血液和体液的酸碱度变化，pH 偏离正常值，胰脏细胞环境变化诱发胰脏细胞功能减弱，胰岛素分泌效率下降，从而造成了糖尿病。因此检测人体的 pH 对某些疾病的诊断及预防也是十分重要的。

血液中的酸碱度（pH）以及血液中的氧和二氧化碳气体是反映血液中酸碱平衡状态的常用指标，可以用来鉴别酸碱失调的种类。

血液 pH 测量通常采用电极电位法，亦即利用电极电位与被测溶液中离子浓度的关系来测定氢离子浓度。用来测量氢离子浓度的电极称为 pH 电极。血液中的氧分压 $P(O_2)$ 反映血浆中的溶解氧量。血氧分压的测量可采用氧电极来完成。氧电极是由铀丝电极作为阴极、Ag-AgCl 电极作为阳极，用透氧膜覆盖电极顶端，膜和电极间放入电解液 KCl，膜只允许血液中的氧分子与电极接触，这种电极通常称为克拉克电极。透氧膜的性质和厚度不同，氧电极的灵敏度、响应时间和稳定性也随之改变。氧电极可用来测量离体的血液标本，也可以置于血管内或皮肤表面（经皮）测量血氧分压。血液中的二氧化碳分压 $P(CO_2)$ 的测量，通常也采用电极电位法。血液中的 CO_2 透过薄膜可溶解在电极的外缓冲液中，使电解液的 pH 随二氧化碳分压（CO_2）呈对数变化，也就是说血液中的 pH 与 $P(CO_2)$ 的对数呈线性关系，因而通过测量电解液中的 pH 就能实现对 $P(CO_2)$ 的测量，或者说二氧化碳电极实际上是 pH 电极的另一种形式。

目前，进行血气分析时，常将 pH 电极、$P(O_2)$ 电极和 $P(CO_2)$ 电极安装在一起，成为一个组合电极。在测量时，血液流进测量室，不同电极分别响应，并测出各个值。采用光电极（而不是化学电极）测量 pH、$P(O_2)$ 和 $P(CO_2)$ 的方法得到了发展，光电极内所含染料的荧光数量会随 pH、$P(O_2)$ 和 $P(CO_2)$ 而变，因而可制成能同时测定 pH、$P(O_2)$ 和 $P(CO_2)$ 的传感器，当动脉血样注入样品室时，即可同时测定 pH、血气 $P(O_2)$ 和 $P(CO_2)$。便携式血气分析仪包括一个产生激发光的蓝色受控光源，一根光导纤维与一个光电极相连，光电极受激发的光或荧光由另一根光导纤维送至光电二极管检测，微机根据光电二极管接收到的荧光数量计算 pH、P(O_2)和 P(CO_2)，并在屏幕上显示其结果。采用光电极后，无论在生产和使用上都带来了很多方便，便于批量生产，不需经常校正，不工作时不消耗任何试剂，响应时间快，可制成携带式仪器，便于急诊使用，且可在患者家中或边远地区提供服务。

2.吞服式 pH 胶囊无线电遥测

植入式遥测是生物医学测量技术发展最快的分支之一。由于植入式遥测能直接用埋植于人体内部的传感—检测装置直接获取体内的信息，用来长期实时跟踪处于无拘束状态下生物体的生理或生化参数的变化，这对生物体本身的研究，以及对采用药物、人工器官和辅助装置的疗效评估都有十分重要的意义，而且由于测量装置植入体内后，可保证植入装置处在接近恒温和少干扰的良好环境中，使处在自然状态下的生物体参数的测量准确度大幅度提高。

植入式遥测系统可归纳为两大类：一类是吞服式无线电胶囊，主要用来研究消化道机能；另一类是固定植入式遥测装置，广泛应用于测量体内各部分生理和生化参数的提取。科学家为了研究消化道机能，采用了吞服式无线电发送器来向体外传送消化道器官中的各类生理和生化信息，由于这种微型无线电发送器的外形酷似医用胶囊(药丸)，因而通常称为医用无线电胶囊。目前，这种无线电胶囊已广泛应用于消化道内的 pH、压力、温度、酶活性以及出血部位的测定。这种技术除已用来诊断疾病外，对研究分析消化道的药物吸收作用、劳动防护及环境保护等方面都有积极的作用。

(二)血氧饱和度监测

氧在血液内的运输有两种形式，物理溶解和化学结合。从肺泡进入到肺泡毛细血管的氧气，首先溶解在血浆(水)内。氧在血浆的溶解量，受氧在水中的溶解系数、氧分压、温度的影响。正常人(常压下、呼吸空气、体温 37 ℃)100 mL 液可溶解氧气 0.3 mL(0.3 mL%)。化学结合是指与血液红细胞中的血红蛋白(Hb)，结合成氧合血红蛋白(HbO_2)。

血氧饱和度的测量通常分电化学法和光学法两类。采用电化学法，如临床和实验室常用的血气分析仪，要取血样来检测。尽管可以得到精确的结果，但属于有创测量，操作复杂，分析周期长，不能连续监测。光学法对脉搏血氧饱和度的测量，采用的是光电技术，通常有两种方法：透射法和反射法。光电技术常测量的是脉搏血氧饱和度(SpO_2)，利用不同组织吸收光线波长的差异性，从而测定氧合血红蛋白及脉率。具体的测量操作是，由探头所产生的光线穿过组织，然后被探头内的光电探测器转换成信号，检测器对电信号进行处理并用波形及数值将 SpO_2 及脉率显示在屏幕上。一般认为 SpO_2 正常应不低于 94%，否则为供氧不足。

(陈咏俊)

参考文献

[1] 简炼，杨伟华.现代医院管理规范与实践[M].汕头：汕头大学出版社，2023.

[2] 于先会，李洁月，宋振鹏，等.医院管理与研究[M].成都：四川科学技术出版社，2023.

[3] 郭龙.再谈民营医院管理[M].上海：东方出版中心，2023.

[4] 徐剑，谷满意，曾友元.现代医院管理研究医疗服务篇[M].成都：西南交通大学出版社，2023.

[5] 李凯，冯鲁俊，李惜羽，等.现代医院管理实践与经济运行[M].青岛：中国海洋大学出版社，2023.

[6] 杨世民.医院药事管理[M].北京：人民卫生出版社，2023.

[7] 马莉娜.现代医院管理实务[M].北京：科学技术文献出版社，2022.

[8] 贾娜.新编医院管理理论与实务[M].开封：河南大学出版社，2022.

[9] 董四平，陶红兵.医院管理与卫生政策研究方法[M].北京：中国协和医科大学出版社，2022.

[10] 罗力，黄虹，朱卫国等.医院信息管理[M].北京：中国协和医科大学出版社，2022.

[11] 李为民，程永忠，王军，等.医院运营管理[M].北京：中国协和医科大学出版社，2022.

[12] 李智，黄海莹.医院流程管理[M].北京：经济管理出版社，2023.

[13] 李小民，燕宪亮.现代医院急诊管理[M].北京：中国协和医科大学出版社，2023.

[14] 杜方兴，苏梅英，张回应.医院财务管理与财务分析[M].长春：吉林科学技术出版社，2023.

[15] 李峨嵋，李承惠.基层医院院感管理手册[M].北京：人民卫生出版社，2023.

[16] 郭霞.医院感染重点部门风险管理策略[M].长春：吉林科学技术出版社，2023.

[17] 王美霞.药事管理与药物应用[M].上海：上海交通大学出版社，2023.

[18] 徐金菊，罗中华.现代医院管理学[M].北京：中国中医药出版社，2023.

[19] 柴建军，王德智，谢磊，等.现代医院后勤管理实务[M].北京：研究出版社，2022.

[20] 苗豫东.公立医院应急管理理论与实践[M].北京：经济科学出版社，2022.

[21] 翟波，韩英，陈迎九，等.医院精细化管理与经济运营[M].哈尔滨：黑龙江科学技术出版社，2022.

[22] 刘志军，杨丁贵，张海芳.中医精诚文化与医院文化管理[M].北京：中国协和医科大学出版社，2022.

[23] 刘益民.加强公立医院医德医风建设与管理思考[M].汕头：汕头大学出版社，2021.

[24] 陈建华.医院管理制度的建设与实践[M].天津：天津科学技术出版社，2021.

[25] 韩斌斌.公立医院战略管理[M].郑州：郑州大学出版社，2021.

[36] 钱庆文.医院财务管理[M].北京:中国对外翻译出版公司,2021.
[27] 潘美恩,廖思兰,黄洁梅.医院档案管理与实务[M].长春:吉林科学技术出版社,2022.
[28] 王兴鹏.医院后勤管理[M].北京:中国协和医科大学出版社,2022.
[29] 陈英耀.医院人力资源管理[M].北京:中国协和医科大学出版社,2022.
[30] 张玉,胡豫,许栋.医院应急管理实践[M].北京:清华大学出版社,2022.
[31] 牟雁东,王钧慷,何述萍.现代综合医院门诊管理[M].北京:化学工业出版社,2022.
[32] 安秀丽.公立医院全面预算管理实务[M].哈尔滨:黑龙江科学技术出版社,2021.
[33] 赵文主.精编现代医院管理规范[M].哈尔滨:黑龙江科学技术出版社,2021.
[34] 李晓艳,王咏梅,马凤霞,等.医院管理实践与经济管理[M].哈尔滨:黑龙江科学技术出版社,2021.
[35] 梁海伦.现代医院医疗服务管理[M].北京:化学工业出版社,2022.
[36] 李璐璐.应急状态下医院人力资源管理评估和方案分析[J].中国卫生标准管理,2023,14(12):53-57.
[37] 张芳.激励薪酬机制对医院人力资源管理的价值探究[J].经济师,2023(9):248-250.
[38] 张强,宋均亮,王轩.综合医院药事管理现状及改进建议研究[J].中国卫生产业,2023,20(11):242-245.
[39] 邓云静,李勇,代军.药品不良反应分析与医院药事管理探讨[J].中国卫生产业,2023,20(2):56-59.
[40] 胡南希,郁扬,吴小华.医疗质量管理考核在医院持续质量改进中的作用分析[J].中国卫生标准管理,2023,14(2):60-64.